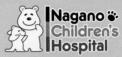

改訂第2版 長野県立こども病院方式
超低出生体重児の管理マニュアル

監修 中村友彦 長野県立こども病院 名誉院長

編集 廣間武彦 長野県立こども病院 副院長／
          総合周産期母子医療センター長
     小田　新 長野県立こども病院新生児科 部長
     小川　亮 長野県立こども病院新生児科 副部長
     深尾有紀 長野県立こども病院新生児病棟 看護師長

MEDICAL VIEW

本書では，厳密な指示・副作用・投薬スケジュール等について記載されていますが，これらは変更される可能性があります。本書で言及されている薬品については，製品に添付されている製造者による情報を十分にご参照ください。

Nagano Children's Hospital Handbook of Extremely low birth weight infant, 2nd edition
(ISBN 978-4-7583-2147-1 C3047)

Cheif Editor : NAKAMURA Tomohiko
Editors : HIROMA Takehiko, ODA Arata, OGAWA Ryo, FUKAO Yuki

2019. 4. 1 1st ed
2024. 11. 20 2nd ed

©MEDICAL VIEW, 2024
Printed and Bound in Japan

Medical View Co., Ltd.
2-30 Ichigaya-hommuracho, Shinjuku-ku, Tokyo, 162-0845, Japan
E-mail ed@medicalview.co.jp

序文

　初版を刊行してから5年間に私達が取り組んできた試みが少しずつ目に見える成果になってきましたので、『改訂第2版長野県立こども病院方式　超低出生体重児の管理マニュアル』を刊行することとしました。

　改訂版の特徴は3つあります。

　1つ目は、超低出生体重児のケアの核心は看護にあります。そこで看護師の執筆を大幅に増やし、さらに初版同様、各章に「看護のポイント」を掲載しました。

　2つ目は、「未熟児」という単語をできる限り「早産児」に置き換えました。疾患名として「未熟児」という単語が確立している疾患名もありますが、熟慮のうえで置き換えました。その決断を後押ししてくれたのは、日本NICU家族会機構（JOIN）の会員からのメッセージです。ご本人の許可をいただいたのでご紹介します。「早産や低体重児を出産したことで家族は自分自身を責め、その罪悪感とともに日々過ごしております。そのなかで、一つひとつの言葉を非常に敏感に拾ってしまう親も少なくありません。私自身も『未熟児』という単語は自分の罪悪感を呼び起こすきっかけになると感じております。私が自分のこどもの話をするときは『小さく、早く生まれたので』と表現することが多いです。些細な違いかもしれませんが、『未熟』という言葉が使われないことで少し罪悪感が和らいでいるような気がします」。

　3つ目は、初版で使っていた「母親」「お母さん」という単語を文脈に合わせて「家族」に置き換えました。私達はフィンランドTurku大学と連携してFamily-centered care：FCC（家族と一緒に築く医療）に力を入れています。各章に適宜"FCC Point"を掲載して、私達の取り組みを紹介しました。

　所々に私の「コラム」も掲載しましたので、息抜きにお読みください。表紙は長く当院NICUに入院しており、今はイラストレーターとして独立しているヤマガタコウキチ氏（スタジオロクドゴブ）に、「こども病院への思い」を込めてデザインしてもらいました。

　末筆になりますが、1993年の開院以来「こども達とその家族のために」日夜献身的に尽くしている医師、看護師、その他の医療従事者に感謝するとともに、改訂第2版を刊行するに当たり、適切なアドバイスと叱咤激励をいただいたメジカルビュー社の工藤亮子氏に深謝します。

2024年10月

長野県立こども病院　名誉院長
中村　友彦

第1版 序文

　長野県立こども病院が開院した翌年の1994年にメジカルビュー社より，仁志田博司先生が編集した東京女子医科大学母子総合医療センターでの10年間の超低出生体重児（当時は超未熟児とよばれていた）医療のノウハウをまとめた『超未熟児』が刊行され，超低出生体重児管理のバイブルとして日夜熟読したことを思い出します。

　今回，その『超未熟児』，その後改訂されて『超低出生体重児 新しい管理指針』の後継本として本書の企画を頂いた時は，身に余る光栄であるとともに，期待に応えられる内容を刊行できるか不安でした。現在は，日本の超低出生体重児の予後は目覚ましく改善し，そして世界一と諸外国からも認められています。長野県立こども病院NICUでも，その時々の最新の知識と，我々が蓄積した経験，そして想像力を駆使して「超低出生体重児の管理」を進歩させてきました。そのなかには，「常在菌獲得を目指した母乳綿棒の口腔内塗布」「オリジナルマットによる体幹，四肢のポジショニング」など当院から全国に発信した管理法も少なくありません。当院の特徴は，医師だけでなく看護師，理学療法士が積極的に新しい治療・管理法の開発に関わってきたことかと思います。本書では，その当院の特徴を生かして，全項目に「看護師からの視点」を記載しました。また，フロー図・写真を多く使い，視覚から理解できるように心がけ，代表的な疾患については出生からの時間経過に沿った管理法について別途まとめました。従って，本書は超低出生体重児の診療に関わる，新人からベテランの医師のみならず看護師にもご利用頂けることと確信しています。最近，カナダで早産児の研究チームから共同研究の提案を頂きました。本書の内容が世界に発信され，「日本のみならず世界の未来を担うこども達とその家族のために」お役に立つことを願っています。

　超低出生体重児の管理は，Non-invasive careからIntensive careへ，そしてDevelopmental careからFamily centered careへと，「命を救う医療」から「命を育てる」医療に進歩してきました。これからどんな医療になって行くのでしょうか。もし，可能でしたらNICUで育ったこども達の生の声を聞いてみたい。彼らが，どんな辛い思いをしていたのか？ どんな時が楽しかったのか？ どんなことがしたかったのか？ いつかそんな話が聞ける日が来ることを願っています。

　末筆ながら，1993年の開院以来，共に「幼いこども達のために」日夜献身的に尽くしてくれている医師，看護師，その他の医療従事者に感謝するとともに，本書を刊行するに当たり，適切なアドバイスと叱咤激励をいただいたメジカルビュー社の浅見直博氏，工藤亮子氏に深謝します。

平成31年（2019年）2月吉日

長野県立こども病院 病院長

中村 友彦

目次

I 総論 **1**

① 超低出生体重児とは？ ———————————————— 中村友彦　2

② 超低出生体重児診療に関する基本的な管理とデータ —— 中村友彦　9

　　column Family-centered care「家族と一緒に築く医療」　中村友彦　15

③ 超低出生体重児医療における倫理的対応 —————————— 中村友彦　16

④ 超低出生体重児における看取りの医療 ————————— 小田　新　18

⑤ 超低出生体重児の看護 ————————————————— 岡部稔枝　21

⑥ ファミリーセンタードケア(FCC)概論 ———————————— 25

　　ファミリーセンタードケア(FCC)とNICU ———————————— **糸島　亮**　25

　　ファミリーセンタードケア(FCC)と看護 ———————————— **野田磨紀子**　29

　　column 救っていただいた小さく生まれた息子と家族の絆　関野康平　33
　　　　　　　273gの重み　中村友彦　34

II 出生前・出生時の管理 **35**

① 出生前管理 ————————————————————————— 36

　　産科管理 ————————————————————————— 吉田志朗　36

　　プレネイタルビジット ————————————————————— 小田　新　42

② 出生・入院 ————————————————————— 柳沢俊光　46

　　総論 ———————————————————————————— 46

　　蘇生 ———————————————————————————— 50

　　搬送 ———————————————————————————— 58

　　体温・湿度管理 ——————————————————————— 63

Ⅲ 超低出生体重児によくみられる疾患とその管理・看護　67

① 呼 吸 ——— 68

総 論	小田　新	68
呼吸窮迫症候群	小田　新	70
無呼吸発作	小田　新	75
エアリーク	小田　新	79
慢性肺疾患	小田　新	85
慢性肺疾患の薬物療法	小川　亮	91

ｃｏｌｕｍｎ CLDの児の笑顔　中村友彦　99

肺低形成	小田　新	100
間質性肺気腫	星名雄太	102

② 循 環 ——— 田中章太　106

総 論	106
早産児動脈管開存症	110
新生児遷延性肺高血圧症	116
心不全	120
晩期循環不全	124

③ 神 経 ——— 鈴木将浩　128

総 論	128
脳室内出血	132
出血後水頭症	137
脳室周囲白質軟化症	140
新生児発作	144

④ 消化器 ——— 148

総 論	小川　亮	148
壊死性腸炎	小川　亮	152
胎便関連性腸閉塞	小川　亮	160
消化管穿孔	長谷部匡毅	164
消化管アレルギー（新生児・乳児食物蛋白誘発胃腸症）	伊藤靖典	168
胃食道逆流症	長谷部匡毅	172

⑤ 栄 養 ——————————————————————— 176

総 論	赤川大介	176
経静脈栄養	赤川大介	178
経腸栄養	赤川大介	181
ドナーミルク(完全人乳由来栄養)	小川 亮	185
母乳育児支援	能見恭子	191

⑥ 内分泌代謝 ——————————————————— 195

総 論	杉本美紀	195
低血糖症	杉本美紀	197
甲状腺機能低下症	長崎啓祐	201
早産児骨減少症(未熟児くる病)	長崎啓祐	204

⑦ 血 液 ————————————————— 杉本美紀 208

総 論		208
早産児の貧血		210
播種性血管内凝固症候群		213

⑧ 黄 疸 ————————————————— 小川 亮 219

総 論		219
黄疸(高ビリルビン血症)		220
ビリルビン脳症(核黄疸)		225

⑨ 感染症 ————————————————————— 228

総 論	村井健美	228
後天性サイトメガロウイルス感染症	小川 亮	235
新生児敗血症	小田 新	239

  column MRSA保菌と常在菌保菌 中村友彦 244

⑩ 早産児の網膜症(未熟児網膜症) ——————— 北澤憲孝 245

早産児の網膜症(未熟児網膜症)		245

⑪ ポジショニング・皮膚保護 ——————————— 252

ポジショニング	深尾有紀	252
皮膚保護	上條みどり	257

vii

12 退院前検査 ———————————— 糸島 亮 260

退院前検査 ··· 260

13 退院調整 ————————————————— 267

退院調整 ·· 降籏和美 267
在宅酸素療法(HOT)の調整 ··············· 小川 亮 271

Ⅳ 症例から考える管理 277

1 呼吸：呼吸窮迫症候群 ———————— 小田 新 278

2 a. 循環：早産児動脈管開存症 ———— 田中章太 284

2 b. 循環：新生児遷延性肺高血圧症 —— 田中章太 287

3 神経：脳室内出血および出血後水頭症 —— 鈴木将浩 290

4 a. 消化器：消化管穿孔 ——————— 長谷部匡毅 295

4 b. 消化器：胃食道逆流症 —————— 長谷部匡毅 298

5 内分泌代謝：甲状腺機能低下症 ————— 長崎啓祐 300

6 血液 ——————————————————— 杉本美紀 303

a. 在胎23週の超低出生体重児の貧血管理 ················ 303
b. 在胎27週の超低出生体重児の貧血管理 ················ 306

Column ビタミンK欠乏性出血症とビタミンK予防投与 中村友彦 308

7 黄疸：黄疸 ———————————————— 小川 亮 309

8 感染症：新生児敗血症 ———————— 小田 新 313

⑨ 皮膚保護 ——————————————————— 上條みどり 318

    a. 在胎22〜24週 ————————————————————— 318

    b. 在胎25〜27週 ————————————————————— 321

V フォローアップと予後   **323**

① 総論 ——————————————————————— 廣間武彦 324

② フォローアップ健診の概要 ———————————————— 328

    長野県立こども病院のフォローアップ外来 ——————————— 廣間武彦 328

    RSウイルスの重症化予防 ———————————————— 長谷部匡毅 331

    column 新生児死亡率と周産期死亡率 中村友彦 333

    リハビリテーション ——————————————————— 佐藤紗弥香 334

③ フォローアップの実際 ——————————————— 廣間武彦 338

    年齢別のフォローアップ健診 ———————————————————— 338

    発育および発達のフォローアップ ——————————————————— 356

    神経発達症の評価と支援 ——————————————————————— 374

    column ちいさく生まれたあなたたちへ 中村友彦 383

索 引 384

⚠ 看護のポイント　目次

Ⅱ　出生前・出生時の管理

1　出生前管理 ———————————————————————————— 深尾有紀

プレネイタルビジット ································ 45

2　出生・入院 ———————————————————————————— 深尾有紀

総 論 ···································· 49	搬 送 ···································· 62
蘇 生 ···································· 57	体温・湿度管理 ···················· 65

Ⅲ　超低出生体重児によくみられる疾患とその管理・看護

1　呼 吸 ———————————————————————————————— 深尾有紀

総 論 ···································· 69	慢性肺疾患 ·························· 90
呼吸窮迫症候群 ···················· 74	慢性肺疾患の薬物療法 ············ 98
無呼吸発作 ·························· 78	肺低形成 ···························· 101
エアリーク ·························· 84	間質性肺気腫 ························ 105

2　循 環 ———————————————————————————————— 岡部稔枝

総 論 ···································· 109	晩期循環不全 ························ 127
早産児動脈管開存症 ················ 115	心不全 ······························ 123
新生児遷延性肺高血圧症 ·········· 119	

3　神 経 ———————————————————————————————— 上條恵理香

総 論 ···································· 130	脳室周囲白質軟化症 ················ 143
脳室内出血 ·························· 135	新生児発作 ·························· 147
出血後水頭症 ························ 139	

4　消化器 ———————————————————————————————— 岡部稔枝

総 論 ···································· 150	消化管アレルギー（新生児・乳児食物
壊死性腸炎 ·························· 158	蛋白誘発胃腸症） ·················· 171
胎便関連性腸閉塞 ·················· 163	
消化管穿孔 ·························· 167	

4　消化器　深尾有紀

胃食道逆流症 ·························· 175

5　栄養　深尾有紀

経静脈栄養 ·························· 180
経腸栄養 ·························· 184
ドナーミルク（完全人乳由来栄養） ·························· 189
母乳育児支援 ·························· 193

6　内分泌代謝　深尾有紀

低血糖症 ·························· 200
甲状腺機能低下症 ·························· 203
早産児骨減少症（未熟児くる病） ·························· 207

7　血液　上條恵理香

総論 ·························· 209
早産児の貧血 ·························· 212
播種性血管内凝固症候群 ·························· 218

8　黄疸　上條恵理香

黄疸（高ビリルビン血症） ·························· 224

9　感染症　岡部稔枝

総論 ·························· 234
後天性サイトメガロウイルス感染症 ·························· 237
新生児敗血症 ·························· 243

10　早産児の網膜症（未熟児網膜症）　上條恵理香

早産児の網膜症（未熟児網膜症） ·························· 250

11　ポジショニング・皮膚保護　上條みどり

皮膚保護 ·························· 258

12　退院前検査　深尾有紀

退院前検査 ·························· 265

改訂第2版 長野県立こども病院方式
超低出生体重児の管理マニュアル
執筆者一覧

■ 監 修

中村　友彦 長野県立こども病院 名誉院長

■ 編 集

廣間　武彦 長野県立こども病院 副院長／総合周産期母子医療センター長

小田　新 長野県立こども病院新生児科 部長

小川　亮 長野県立こども病院新生児科 副部長

深尾　有紀 長野県立こども病院新生児病棟 看護師長／新生児集中ケア認定看護師

■ 執筆者 (掲載順) ＊所属は執筆時

中村　友彦 長野県立こども病院 名誉院長

岡部　稔枝 長野県立こども病院新生児病棟／新生児集中ケア認定看護師

糸島　亮 長野県立こども病院新生児科／Department of Clinical Medicine, Faculty of Medicine, University of Turku

野田磨紀子 長野県立こども病院新生児病棟 助産師

関野　康平 長野県立こども病院NICU退院児 患児家族

吉田　志朗 長野県立こども病院 総合周産期母子医療センター産科 部長

小田　新 長野県立こども病院新生児科 部長

柳沢　俊光 長野県立こども病院新生児科

深尾　有紀 長野県立こども病院新生児病棟 看護師長／新生児集中ケア認定看護師

小川　亮 長野県立こども病院新生児科 副部長

星名　雄太 長野県立こども病院新生児科＊

田中　章太 長野県立こども病院新生児科

鈴木　将浩 長野県立こども病院新生児科＊

上條恵理香 長野県立こども病院新生児病棟 副看護師長/新生児集中ケア認定看護師

長谷部匡毅 長野県立こども病院新生児科

伊藤　靖典 長野県立こども病院 小児アレルギーセンター長

赤川　大介 長野県立こども病院新生児科

能見　恭子 長野県立こども病院新生児科 母乳育児支援担当

杉本　美紀 長野県立こども病院新生児科

長崎　啓祐 長野県立こども病院内分泌代謝科 部長/生命科学研究センター長

村井　健美 長野県立こども病院感染症科 副部長/総合小児科

北澤　憲孝 長野県立こども病院眼科 部長

上條みどり 長野県立こども病院看護部キャリア開発室 副看護師長/皮膚・排泄ケア認定看護師

降籏　和美 長野県立こども病院療育支援部 看護師

廣間　武彦 長野県立こども病院 副院長/総合周産期母子医療センター長

佐藤紗弥香 長野県立こども病院 リハビリテーション技術科

第1版 執筆者一覧

■ 監修

中村　友彦

■ 編集

廣間　武彦，宗像　　俊，小田　　新，小川　　亮

■ 執筆者 (掲載順)／第1版 担当項目

中村　友彦	Ⅰ総論，Ⅲ⑩未熟児網膜症
宮下　　進	Ⅱ①出生前管理
柳沢　俊光	Ⅱ②出生・入院
深尾　有紀	Ⅲ⑫ポジショニング，[看護のポイント]Ⅱ②出生・入院，Ⅲ①呼吸，Ⅲ④消化器：胃食道逆流症，Ⅲ⑤栄養，Ⅲ⑥内分泌代謝，Ⅲ⑬退院前検査
小田　　新	Ⅲ①呼吸，Ⅲ④消化器：消化管穿孔／新生児乳児消化管アレルギー／鼠径ヘルニア／臍ヘルニア／胃食道逆流症，Ⅲ⑨感染症，Ⅲ⑩未熟児網膜症，Ⅳ①呼吸：呼吸窮迫症候群，Ⅳ⑧感染症：遅発型新生児敗血症
赤澤　陽平	Ⅲ②循環，Ⅳ②-a循環：未熟児動脈管開存症，Ⅳ②-b循環：新生児遷延性肺高血圧症
岡部　稔枝	[看護のポイント]Ⅲ②循環，Ⅲ④消化器：総論／壊死性腸炎／胎便関連性腸閉塞／消化管穿孔／新生児乳児消化管アレルギー／鼠径ヘルニア／臍ヘルニア，Ⅲ⑨感染症
小川　　亮	Ⅲ③神経，Ⅲ④消化器：総論／壊死性腸炎／胎便関連性腸閉塞，Ⅲ⑧黄疸，Ⅲ⑪皮膚保護：乳児血管腫，Ⅳ③神経：脳室内出血および出血後水頭症，Ⅳ⑦黄疸
上條恵理香	[看護のポイント]Ⅲ③神経，Ⅲ⑦血液，Ⅲ⑧黄疸，Ⅲ⑩未熟児網膜症，Ⅲ⑪皮膚保護：乳児血管腫
関　　聡子	Ⅲ④消化器
宗像　　俊	Ⅲ⑤栄養，Ⅲ⑥内分泌代謝，Ⅳ④-a消化器：消化管穿孔，Ⅳ④-b消化器：胃食道逆流症，Ⅳ⑤-a内分泌代謝：高カリウム血症，Ⅳ⑤-b内分泌代謝：甲状腺機能低下症
三代澤幸秀	Ⅲ⑦血液，Ⅳ⑥血液
北澤　憲孝	Ⅲ⑩未熟児網膜症
山﨑　紀江	Ⅲ⑪皮膚保護：総論，Ⅳ⑨皮膚保護，[看護のポイント]Ⅲ⑪皮膚保護：総論
糸島　　亮	Ⅲ⑬退院前検査
降籏　和美	Ⅲ⑭退院調整
廣間　武彦	Ⅴフォローアップと予後

xiii

略語一覧

	略語	フルスペル	和文表記
A	ABR	auditory brain stem response	聴性脳幹反応
	AC	abdominal circumference	腹囲
	ADHD	attention-deficit/hyperactivity disorder	注意欠如・多動症
	AFI	amniotic fluid index	羊水指数
	ALP	alkaline phosphatase	アルカリホスファターゼ
	APTT	activated partial thromboplastin test	活性化部分トロンボプラスチンテスト
	ASD	autism spectrum disorder	自閉スペクトラム症
	AT	antithrombin	アンチトロンビン
B	BBB	blood-brain barrier	血液脳関門
	BMDP	bone mineral deficiency of prematurity	早産児骨減少症
	BNP	brain natriuretic peptide	脳性ナトリウム利尿ペプチド
	BPD	biparietal diameter	児頭大横径
	BPD	bronchopulmonary dysplasia	気管支肺異形成症
C	CAM	chorioamnionitis	絨毛膜羊膜炎
	CAOS	chronic abruption oligohydramnios sequence	慢性早剥羊水過少症候群
	CHD	congenital heart disease	先天性心疾患
	CI	confidence interval	信頼区間
	CLD	chronic lung disease	慢性肺疾患
	CLD-AD	CLD-airway disease	新生児慢性肺疾患に合併した気道病変
	CLD-PH	CLD-pulmonary hypertension	新生児慢性肺疾患に合併した肺高血圧症
	CMV	cytomegalovirus	サイトメガロウイルス
	CNS	coagulase-negative staphylococci	コアグラーゼ陰性ブドウ球菌
	COHb	carboxyhemoglobin	カルボキシヘモグロビン
	CP	cerebral palsy	脳性麻痺
	CPAP	continuous positive airway pressure	持続気道陽圧
	CRH	corticotropin-releasing hormone	副腎皮質刺激ホルモン放出ホルモン
	CRL	crown-rump length	胎児頭殿長
	CRT	capillary refilling time	毛細血管再充満時間
D	DA	developmental age	発達年齢
	DEX	dexamethasone	デキサメサゾン
	DIC	disseminated intravascular coagulation	播種性血管内凝固症候群
	DOA	dopamine hydrochloride	ドパミン塩酸塩
	DOB	dobutamine	ドブタミン塩酸塩
	DPAP	directional positive airway pressure	呼気吸気変換方式気道陽圧法
	DTI	diffusion tensor imaging	拡散テンソルイメージング
	DQ	developmental quotient	発達指数
E	ECMO	extracorporeal membrane oxygenation	体外式膜型人工肺
	Edi	electrical activity of diaphragm	横隔膜電気活動
	EDチューブ	elemental diet tube	
	EOS	early onset sepsis	早期型敗血症
	EUGR	extrauterine growth retardation	子宮外発育不全
F	FCC	family-centered care	ファミリーセンタードケア(家族と一緒に築く医療)
	FDP	fibrin/fibrinogen degradation products	フィブリン-フィブリノゲン複合体
	FFP	fresh frozen plasma	新鮮凍結血漿
	FGR	fetal growth restriction	胎児発育不全
	FiO2	raction of inspired oxygen	吸気酸素分画
	FIP	focal intestinal perforation	限局性腸穿孔
	FL	femur length	大腿骨長

G	GBS	group B Streptococcus	B群溶血性連鎖球菌
	GER(D)	gastroesophageal reflux disease	胃食道逆流(症)
	GMs	general movements	自発運動
H	HbA	adult hemoglobin	成人ヘモグロビン
	HbF	fetal hemoglobin	胎児ヘモグロビン
	HDC	hydrocortisone	ヒドロコルチゾン
	HFNC	high flow nasal cannula	高流量鼻カニュラ
	HFO	high frequency oscillatory ventilation	高頻度振動人工換気
	HIE	hypoxic ischemic encephalopathy	低酸素性虚血性脳症
	HIV	Human immunodeficiency virus	ヒト免疫不全ウイルス
	HNNE	Hammersmith neonatal neurological examination	Hammersmith新生児神経学的検査(Dubowitz 神経学的評価)
	HOT	home oxygen therapy	在宅酸素療法
	HR	heart rate	心拍数
	HTLV-1	Human T-cell leukemia virus type 1	ヒトT細胞白血病ウイルス1型
I	ICT	infection control team	感染制御チーム
	Ig	immunoglobulin	免疫グロブリン
	IGF-1	insulin-like growth factor 1	インスリン様成長因子1
	IMV	intermittent mandatory ventilation	間歇的強制換気
	iNO療法	inhaled nitric oxide療法	一酸化窒素吸入療法
	INSURE	intubation-surfactant-extubation	
	IPPV	intermittent positive pressure ventilation	間歇的陽圧換気
	IQ	intelligence quotient	知能指数
	IVH	intraventricular hemorrhage	脳室内出血
	IVIg	intravenous immunoglobulin	静注用免疫グロブリン製剤
L	L-AMB	liposomal amphotericin B	アムホテリシンBリポソーム製剤
	L-T$_4$	Levothyroxine Na	レボチロキシンナトリウム
	LCC	late-onset circulatory collapse	晩期循環不全
	LFD	light-for-date	
	LISA	less invasive surfactant administration	
	LOS	late onset sepsis	遅発型敗血症
	LVDd	left ventricular end-diastolic dimension	左室拡張末期径
M	MAP	mean airway pressure	平均気道内圧
	MAP	mean arterial pressure	平均動脈圧
	MAS	meconium aspiration syndrome	胎便吸引症候群
	M-CHAT	Modified Checklist for Autism in Toddlers	
	MRI	meconium related ileus	胎便関連性腸閉塞
	MRSA	methicillin-resistant *Staphylococcus aureus*	メチシリン耐性黄色ブドウ球菌
	MRSE	methicillin-resistant *Staphylococcus epidermidis*	メチシリン耐性表皮ブドウ球菌
	MSSA	methicillin-sensitive *Staphylococcus aureus*	メチシリン感受性黄色ブドウ球菌
N	NAVA	neurally adjusted ventilatory assist	神経調節補助換気
	NBS	newborn screening	新生児マススクリーニング
	nCPAP	nasal continuous positive airway pressure	経鼻持続気道陽圧
	NDI	neurodevelopmental impairment	神経発達障がい
	NEC	necrotizing enterocolitis	壊死性腸炎
	NHF	nasal high flow	ネーザルハイフロー
	NIV-NAVA	noninvasive ventilation-NAVA	非侵襲的神経調節補助換気
	NO	nitric oxide	一酸化窒素
	NPPV	noninvasive positive pressure ventilation	非侵襲的陽圧換気療法
	NRFS	non-reassuring fetal status	胎児機能不全
	NRN	Neonatal Research Network	新生児臨床研究ネットワーク
	NT-pro BNP	N-terminal pro BNP	脳性ナトリウム利尿ペプチド前駆体N端フラグメント

xv

O	OAE	otoacoustic emission	耳音響放射
	OT	occupational therapy	作業療法
P	PAF	platelet activating factor	血小板活性化因子
	PCT	procalcitonin	プロカルシトニン
	PD	pharmacodynamics	薬物力学
	PDA	patent ductus arteriosus	動脈管開存(症)
	PDE	phosphodiesterase	ホスホジエステラーゼ
	PEEP	positive end-expiratory pressure	呼気終末陽圧
	PFO	patent foramen ovale	卵円孔開存
	PGE	prostaglandin E	プロスタグランジンE
	PH	pulmonary hypertension	肺高血圧(症)
	PIE	pulmonary interstitial emphysema	間質性肺気腫
	PIP	peak inspiratory pressure	最大吸気圧
	PIRS	Premature Infant Respiratory Status	
	PIカテーテル	peripherally inserted central venous catheter	末梢静脈挿入式中心静脈カテーテル
	PK	pharmacokinetics	薬物動態
	PPHN	persistent pulmonary hypertension of newborn	新生児遷延性肺高血圧症
	PROM	premature rupture of membrane	前期破水
	PT	physical therapy	理学療法
	PT	prothrombin time	プロトロンビン時間
	PTH	parathyroid hormone	副甲状腺ホルモン
	PT-INR	prothrombin time-international normalized ratio	プロトロンビン時間 国際標準比
	PVL	periventricular leukomalacia	脳室周囲白質軟化症
R	RDS	respiratory distress syndrome	呼吸窮迫症候群
	ROP	retinopathy of prematurity	早産児の網膜症(未熟児網膜症)
	RR	respiratory rate	呼吸回数
	RSS	respiratory severity score	
	RSV	respiratory syncytial virus	RSウイルス
S	SGA	small for gestational age	在胎不当過小
	SIDS	sudden infant death syndrome	乳児突然死症候群
	SIMV	synchronized intemittent mandatory ventilation	同調性間歇的陽圧換気
	SiPAP	sigh positive airway pressure	
	SIRS	systemic inflammatory response syndrome	全身性炎症反応症候群
	SLD	specific learning disorder	限局性学習症
	SpO2	saturation of percutaneous oxygen	酸素飽和度
	ST	speech therapy, Speech-Language-Hearing Therapy	言語療法，言語聴覚療法
T	Ti	inspiratory time	吸気時間
	TNF	tumor necrosis factor	腫瘍壊死因子
	TPN	total parenteral nutrition	完全静脈栄養
	TRAb	thyrotropin receptor antibody	甲状腺刺激ホルモン受容体抗体(TSH受容体抗体)
	TSH	thyroid stimulating hormone	甲状腺刺激ホルモン
	TTTS	twin-to-twin transfusion syndrome	双胎間輸血症候群
U	UC	umbilical catheter	臍カテーテル
	UGT	uridine diphosphate glucuronosyl-transferase	UDP-グルクロン酸転移酵素
	UIBC	unsaturated iron binding capacity	不飽和鉄結合能
W	WBC	white blood count	白血球数
	WISC	Wechsler Intelligence Scale for Children	児童用ウェクスラー式知能検査

I

総　論

I 総論

1 超低出生体重児とは

定義・分類

超低出生体重児(extremely low-birth-weight infant；ELBW)は，出生体重1,000 g未満の児であるが，在胎期間が短いほど未熟であり，さまざまな問題が生じるので，体重で考えるよりも妊娠期間で問題点を考える必要がある。

表1に出生体重による新生児の分類を示す。表2に在胎週数による分類を示す。新生児医療の進歩により最近では在胎22週台，出生体重200 g台の児の生存，発育も確認されている(p33，34，コラム参照)。

要因

わが国における低出生体重児出生の要因として

表1 出生体重による新生児の分類

用語	意味	備考
超低出生体重児 extremely low birth weight infant	出生体重が1,000 g未満の児	
極低出生体重児 very low birth weight infant	出生体重が1,500 g未満の児	超低出生体重児も含まれる
低出生体重児 low birth weight infant	出生体重が2,500 g未満の児	超低出生体重児，極低出生体重児も含まれる
正出生体重児 normal birth weight infant	出生体重が2,500 g以上4,000 g未満の児	
巨大児/高出生体重児 excessively large infant/high birth weight infant		

表2 在胎週数による新生児の分類

用語	意味	備考
超早産児 extremely preterm infant	在胎28週未満で出生した児	
早期早産児 early preterm infant	在胎28週以上34週未満で出生した児	
後期早産児 late preterm infant	在胎34週以上37週未満で出生した児	
早産児 preterm infant	在胎37週未満で出生した児	上記すべてを含む
正期産児 term infant	在胎37週以上42週未満で出生した児	

は，若い女性のやせ，喫煙，不妊治療の増加等による多胎，妊婦の高齢化，妊娠中の体重管理，帝王切開分娩の普及等による妊娠週数の短縮，医療技術の進歩など，社会，文化的，保健，医療的なさまざまな因子が指摘されている1)。

母体・胎児要因で早産児，超低出生体重児の短期的・長期的予後に関連する要因としては①多胎，②絨毛膜羊膜炎(CAM)，③妊娠高血圧症候群(HDP)が重要である2)。

多胎

多胎の頻度は1980年以降増加し，分娩件数に占める複産の割合は2005年の1.2％をピークにその後は1.0～1.1％を推移している。複産の種類別分娩件数は双子が98％を占めるが，三つ子が100件台(2021年は163件)，四つ子が数件(2021年は2件)である。2020年の単産の出生時平均体重は3.02kg，2,500g未満出生数の割合は7.9％に対して，複産の出生時平均体重は2.22kg，2,500g未満出生数の割合は71.1％で多胎が低体重児の要因になっている3)。

絨毛膜羊膜炎(CAM)

CAMの早産への影響については新生児臨床研究ネットワーク(Neonatal Research Network：NRN)の2003～2022年のデータベースによる在胎週数別の臨床的CAM(図1)と組織学的CAM(図2)を示す4)。われわれは組織学的CAMが在胎25～29週出生の極低出生体重児の3歳と6歳時における神経発達障がい(neuro-developmental impairment；NDI)に与える影響について検討しているが，組織学的CAMの有無で有意差はなかった5)(表3)。

妊娠高血圧症候群(HDP)

HDPが重症化した場合の母体の根本的治療は妊娠の終了であるので，早産の主要な要因である4)(図3)。HDP母体の児は高率に胎児発育不全(FGR)をきたし，出生児はsmall-for-gestational age(SGA)になることも知られている。SGAとDevelopmental Origins of Health and Disease(DOHaD)との関係も含め，HDP母体の児は成人期に至るまでのフォローが必要である。

超低出生体重児の疫学

出生数と全出生数に対する割合

2010年までは超低出生体重児の出生数と全出生数に対する割合は増加していたが，最近はいずれも横ばいである3)(図4)。

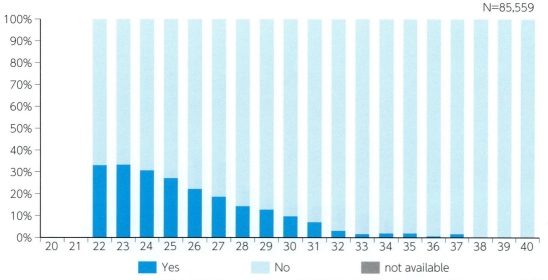

図1 在胎週数別の臨床的CAM頻度：NRNデータベース，2003～2022年

(新生児臨床研究ネットワーク：周産期母子医療センターネットワーク共通データベース解析報告.
https://plaza.umin.ac.jp/nrndata/reports/nrn4_all.pdf より作成)

図2 在胎週数別の組織学的 CAM 頻度：NRN データベース，2003～2022 年

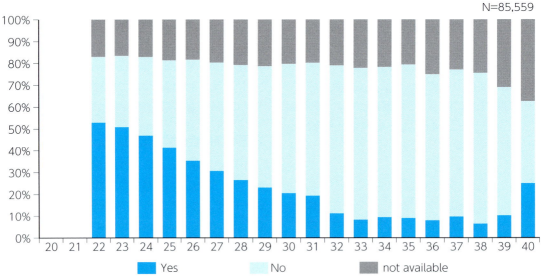

(新生児臨床研究ネットワーク：周産期母子医療センターネットワーク共通データベース解析報告.
https://plaza.umin.ac.jp/nrndata/reports/nrn4_all.pdf より作成)

表3 組織学的絨毛膜羊膜炎（hCAM）が3歳，6歳時 NDI に与える影響

予後	評価年齢	hCAMあり 3歳n=101 6歳n=79	hCAMなし 3歳n=151 6歳n=106	リスク比（95％信頼区間）	P value
死亡または神経学的障害n(%)	3歳	27(27%)	29(19%)	1.392 (0.879-2.204)	0.16
	6歳	16(20%)	26(25%)	0.826 (0.476-1.432)	0.49

hCAM：histological chorioamnionitis

図3 在胎週数別の妊娠高血圧症候群頻度：NRN データベース，2003～2022 年

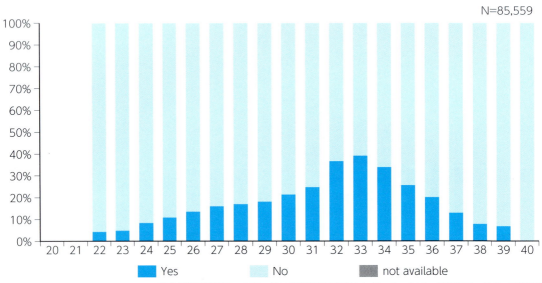

(新生児臨床研究ネットワーク：周産期母子医療センターネットワーク共通データベース解析報告.
https://plaza.umin.ac.jp/nrndata/reports/nrn4_all.pdf より作成)

超低出生体重児の死亡率

平野は[6]，NRNデータを用いて在胎週数別死亡率の年次推移を報告している（図5）。在胎22～24週の死亡率が年々低下している。当院の2011～2022年の在胎週数別死亡率を示す。本書初版で示した2010～2017年と比較して，在胎22週は1名死亡者が増えたので死亡率が上昇したが，他の週数は横ばいである[7]（表4）。

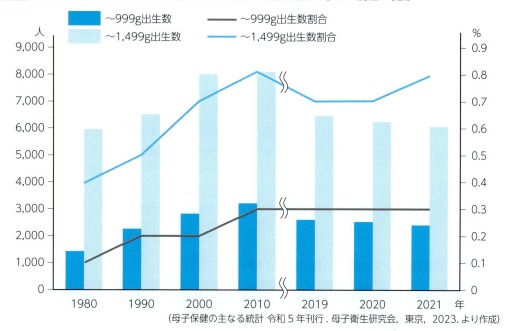

図4 極低出生体重児と超低出生体重児出生数と全出生数に対する割合の推移

（母子保健の主なる統計 令和5年刊行. 母子衛生研究会, 東京, 2023. より作成）

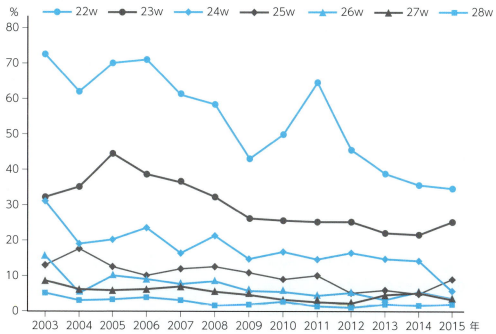

図5 在胎週数別死亡率の年次推移：NRNデータ

（平野慎也：わが国における在胎22-28週の早産児の成績（2003-2015）－新生児臨床研究ネットワークデータベース登録例の解析より－. 周産期学シンポジウム抄録集 2022；40：30-5. より引用）

表4 在胎週数別死亡率；長野県立こども病院，2011〜2022年入院児

在胎週数	例数(人)	死亡数(人)	死亡率(%)
22週	17	2	11.8
23週	41	2	4.9
24週	37	3	8.1
25週	21	2	9.5
26週	37	3	8.1
27週	36	1	2.8
28週	41	1	2.4

 超低出生体重児の長期予後

平野は[6]，NRNデータを用いて神経発達障がい（NDI）発生割合の年次推移を報告している（表5）。NDIの発生率は，いずれの週数でも横ばいである。当院の2011〜2022年の3歳時NDI（表6）[7]を示す。当院のデータでも，初版の2010〜2017年と比較してNDIは横ばいである。超低出生体重児や在胎28週未満の超早産児は発達障害や精神疾患の合併リスクが高く，知的障害を合併していることが多いといわれている。正期産のコントロールと比較すると注意欠如・多動症（ADHD）のオッズ比は4倍で，多動・衝動型よりも不注意型が多く，頭囲，脳室内出血，脳実質の障害や脳室拡大などの脳の成熟や障害との関連がいわれている。自閉症スペクトラム障害（ASD）の合併率も高く，超早産児で8％に認め一般児の4倍以上という比率で，知的能力の低さや不注意と関連するコミュニケーションスキル，社会適応力の遅れが特徴であるという。早産児の"脳高次機能の障害"として認められる，言語概念の理解，作業記憶，視空間能が低いこと，処理速度が遅いことと関連が示唆されているという[8]。

表5 在胎週数別NDI発生率の年次推移；NRNデータ

	22w	23w	24w	25w	26w	27w	28w
平均	52.8	43.8	34.2	27.7	21.8	18.8	15.2
2003	50.0	41.0	30.4	27.2	23.9	21.1	15.3
2004	60.0	48.8	28.4	30.3	22.7	22.9	16.0
2005	40.0	41.5	31.8	28.4	21.8	13.6	11.5
2006	25.0	52.4	36.9	18.1	23.4	12.1	13.0
2007	70.0	44.7	27.4	29.4	17.7	24.2	15.0
2008	57.1	33.3	30.6	24.7	23.2	17.9	18.3
2009	40.0	38.0	28.6	20.0	23.5	15.1	11.9
2010	28.6	40.3	34.4	31.4	20.0	20.6	18.7
2011	87.5	42.1	38.5	28.7	20.2	19.9	18.8
2012	52.0	47.0	39.2	28.0	21.1	20.2	14.1
2013	46.2	48.0	35.5	31.1	18.6	17.7	13.7
2014	77.8	47.1	40.2	34.2	24.4	15.7	14.2
2015	52.6	44.6	43.4	28.8	22.8	22.8	17.7

NDI：neurodevelopmental impairment
（平野慎也：わが国における在胎22-28週の早産児の成績（2003-2015）－新生児臨床研究ネットワークデータベース登録例の解析より．周産期学シンポジウム抄録集 2022；40：30-5. より引用）

I. 1 超低出生体重児とは

周産期医療における超低出生体重児医療の重要性

少子化における超低出生体重児医療の重要性

近年わが国の合計特殊出生率は、8年連続で最低水準（1.20，2023年）が続いている状況で、慢性的な少子傾向が続いている。また、不妊症に悩み、高度生殖医療を受けて出生する児は年々増加しており、2021年には8.6％となっている[9]（図6）。もしその児が超低出生体重児であれば、その児の生命予後のみならず長期予後も家族にとっては重要な関心事であり、それらの児に向き合うわれわれの責任は重い。

表6 在胎週数別3歳時NDI；長野県立こども病院，2011〜2022年入院児

在胎週数	例数（人）	DQ＜70または死亡（人）	DQ＜70または死亡（％）
22週	15	8	53.3
23週	33	15	45.5
24週	26	13	50.0
25週	16	8	50.0
26週	26	9	34.6
27週	23	3	13.0
28週	32	9	28.1

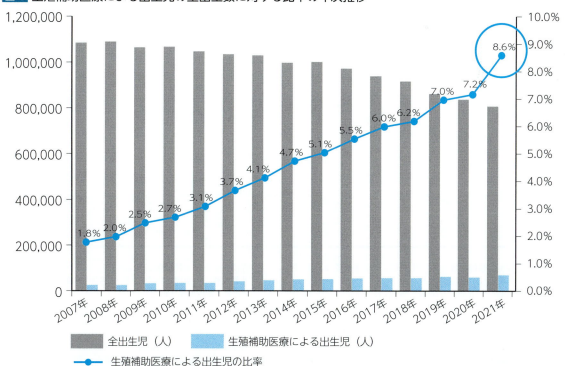

図6 生殖補助医療による出生児の全出生数に対する比率の年次推移

出典：生殖補助医療による出生児数：公益社団法人日本産科婦人科学会「ARTデータブック（2021年）」，全出生児数：厚生労働省「令和3年（2021）人口動態統計（確定数）」
（厚生労働省：令和5年度不妊治療を受けやすい休暇制度等環境整備事業 不妊治療と仕事との両立サポートハンドブック〜不妊治療を受ける方と職場で支える上司，同僚の皆さんのために〜．2023, p.2.より引用）

新生児医療の進歩に果たす役割

わが国で開発，製品化された人工サーファクタントを代表に，早産児，特に超低出生体重児の予後改善のために開発された医薬品，医療器具，医療機械は数少なくない。「何もかも未熟」ゆえに一つのバランスの崩れがさらに一つの悪化をよび，全身状態を崩していくという超低出生体重児の治療は，緻密な組み立てを求められる。胎外で成熟させ成長させるという，いわばチャレンジの連続であり，その研究の積み重ねが臨床応用に実を結んでいる。超低出生体重児医療の新生児医療の進歩に果たす役割は大変大きい。

NICUにおける超低出生体重児治療の重要性

超低出生体重児の管理には，多くの医師・看護師をはじめとする医療スタッフと高額な医療機械が必要である。わが国の診療報酬(2024年)は，超低出生体重児には1日につき，新生児特定集中治療室管理料1：10,584点(105,840円)，新生児特定集中治療室管理料2：8,472点(84,720円)が90日を限度に算定でき，さらに2024年の診療報酬改訂ではスーパーNICUを評価する新点数として出生体重750g未満の児には，1日につき14,539点(145,390円)最長7日間算定できる新生児特定集中治療室重症児対応体制強化管理料が新設された。超低出生体重児の管理に必要な新生児集中治療室(NICU)の運営に果たす役割は大きい。

文 献

1) 池田智明，金山尚裕，関沢明彦 編：胎児発育不全. 中外医学社，東京，2018，p12.
2) 河野由美：Neonatal Research Network of Japan (NRNJ)データベースからみた極低出生体重児の予後. 日本周産期・新生児医学会雑誌 2020；56：203-12.
3) 母子保健の主なる統計 令和5年刊行. 母子衛生研究会，東京，2023.
4) 新生児臨床研究ネットワーク：周産期母子医療センターネットワーク共通データベース解析報告. https://plaza.umin.ac.jp/nrndata/reports/nrn4_all.pdf (最終閲覧2024年10月1日)
5) 小久保雅代：組織学的絨毛膜羊膜炎が25週から29週出生の極低出生体重児の神経学的長期予後に与える影響. 周産期学シンポジウム抄録集 2015；33；111-9.
6) 平野慎也：わが国における在胎22-28週の早産児の成績(2003-2015)−新生児臨床研究ネットワークデータベース登録例の解析より−. 周産期学シンポジウム抄録集 2022；40：30-5.
7) Yanagisawa T, Nakamura T, Kokubo M: Prognosis of 22- and 23-gestational-week-old infants at our facility: A retrospective cohort study. Am J Perinatol 2024; 41: 660- 8.
8) 河野由美：低出生体重児の発達障害. 医学のあゆみ 2017; 260: 231-6.
9) 厚生労働省：令和5年度不妊治療を受けやすい休暇制度等環境整備事業 不妊治療と仕事との両立サポートハンドブック〜不妊治療を受ける方と職場で支える上司，同僚の皆さんのために〜. 2023，p2.

2 超低出生体重児診療に関する基本的な管理とデータ

出生前の管理

超低出生体重児が分娩になる経緯は，切迫早産または破水で母体が入院後妊娠継続を図ったうえで分娩になる場合と，母体が入院後すぐに分娩に至ってしまう場合に大別される。母体入院後に分娩までに時間的余裕があれば，可能な限りプレネイタルビジットを行いたい（p.42「Ⅱ①出生前管理 プレネイタルビジット」参照）。家族と医療者が，さまざまな情報を共有することが必要である。母体の状態が許す限り，妊娠継続が基本的な方針である。しかし，妊娠継続が困難と予測された時点で次の目標は，胎児がより良い状態で出生を迎えるよう，方針を転換する。母体ステロイド投与と分娩方式の選択が検討される。

わが国の超低出生体重児予後の報告では，出生前の母体ステロイド投与が超早産児の救命率を上げることが報告されている[1]。図1に新生児臨床研究ネットワーク（NRN）の2003〜2022年の在胎週数別の母体ステロイド投与頻度を示す。早産児では約50％前後である。当院では，在胎22週で65％，23週でも71％の症例で母体ステロイド投与後に出生となっている（p.13，表2参照）。

分娩方式の選択については，帝王切開術か経腟分娩かの比較検討による医学的根拠はなく，経験的根拠に基づいて方針を決定せざるをえない。当院では，在胎23週以降は帝王切開術による分娩を選択する傾向にある。

分娩室での対応

分娩室での対応で最も留意していることは，体温管理である。皮膚が脆弱な超低出生体重児は体温維持が難しい。蘇生室の室温を高く維持するとともに，出生後の蘇生は保育器内で行っている。しかし，保育器の窓を開けての蘇生時間が長くなる場合や，蘇生室からNICUまでの廊下の移動でも体温は下がりやすい。頻回に体温を測定して低下し

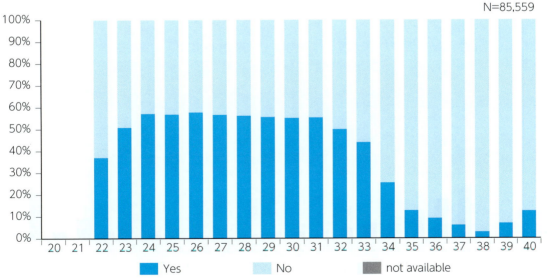

図1 在胎週数別の母体ステロイド投与頻度：NRNデータベース，2003〜2022年
N=85,559

（新生児臨床研究ネットワーク：周産期母子医療センターネットワーク共通データベース解析報告. https://plaza.umin.ac.jp/nrndata/reports/nrn4_all.pdf より作成）

ている場合は，処置をいったん中止して体温の回復を待つ配慮も必要である。

日本発の超低出生体重児の蘇生法に関するエビデンスである臍帯ミルキング（umbilical cord milking）に関しては，臍帯遅延結紮（delayed umbilical cord clamping）との生後の輸血機会減少効果と頭蓋内出血減少効果について諸外国では議論があるが[2,3]，当院では臍帯ミルキングを行っている。

呼吸管理

超低出生体重児の多くは新生児仮死，呼吸窮迫症候群，中枢性無呼吸のため人工呼吸管理を必要とする。人工呼吸器関連肺損傷は慢性肺疾患（CLD）の発症・重症化のリスクである。また，早産の原因となる破水・子宮内感染は肺成熟の阻害因子ともなる。重症なCLDは長期的な呼吸予後のみならず，神経学的予後にも影響がある。従って，重症なCLD発症予防は，超低出生体重児の呼吸管理の大きな目標である。

ステロイド吸入は，当院が中心になって国内で多施設共同ランダム化比較試験を実施し，子宮内感染症のある児で退院時の死亡または酸素投与を有意に減らすことを報告した[4]。コクランレビューでも生後2週以内のステロイド吸入は，死亡またはCLDをわずかに減少させる可能性があるとされている[5]。人工呼吸管理の技術的進歩としては在胎24週未満，出生体重500g未満の児の呼吸管理では2.0mm径の気管内チューブも使われることが多くなった[6]。

また，当院では自発呼吸に同調した非侵襲的呼吸療法として超早産児の生後早期から神経調節補助換気（neurally adjusted ventilatory assist；NAVA）の使用頻度が増えており[7]，その全国的な普及に力を注いでいる。

循環管理

かつては，超低出生体重児では動脈血路の確保は侵襲的管理として避けられる傾向があったようであるが，血圧を持続的に監視し，また，心臓超音波検査も適切な頻度で行いながら，適切な水分管理，血管作動薬の使用を検討することが短期的・長期的予後改善のために必要だと考えている。

晩期循環不全は在胎週数が短いほど発症しやすい。われわれの検討では胎盤重量と晩期循環不全の発症頻度に有意な逆相関があり[8]，晩期循環不全は胎内環境と関連があるようである。早産児でも生後早期に遷延性肺高血圧症があり（図2），一酸化窒素（NO）を使う機会が増えており[9]，NOの適応疾患の拡大が検討されている。

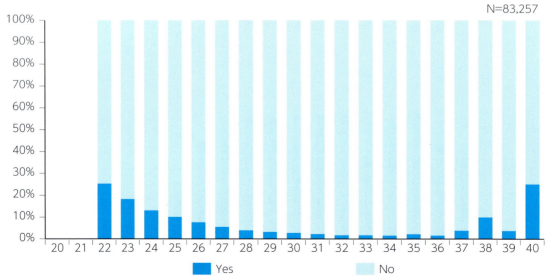

図2 在胎週数別の遷延性肺高血圧症頻度：NRNデータベース，2003〜2022年

（新生児臨床研究ネットワーク：周産期母子医療センターネットワーク共通データベース解析報告．https://plaza.umin.ac.jp/nrndata/reports/nrn4_all.pdf より作成）

水分，栄養，皮膚の管理

超早産児における母乳栄養は，壊死性腸炎（NEC），重症感染症，早産児の網膜症〔未熟児網膜症（ROP）〕，CLDなどの罹患率を低下させることが知られている。わが国では母乳バンクが整備され，ドナーミルクによる超早期授乳も可能になった[10]。わが国が諸外国に比較してNECの発症頻度が少ないことと母乳栄養の積極的な導入は，関連があると思われる。

超早産児の特に生後早期の皮膚ケアは，水分管理，褥瘡対策，感染予防の視点から非常に重要である。かつて，何人かの児を皮膚感染症から全身状態の悪化に至らせた経験から，当院では看護師が中心になって，試行錯誤して独自の皮膚ケアを行っている。皮膚ケアは，看護師の観察力と迅速・適切な対応が肝腎である。

脳保護

図3にNRNデータからみた在胎週数別の脳室内出血の頻度を示す。神経発達障がい（neurodevelopmental impairment；NDI）の改善のために脳室内出血の防止は重要である。早産児の脳室内出血は，過度な血圧変動が危険因子といわれている。特に生後72時間の血圧変動を抑制することが重要であり，気管内吸引，体位変換，体重測定などは極力頻度を減らしている。

鎮痛・鎮静薬を使用することの長期NDIへの影響については不明な点も多いが，当院では短期間集中的に使用している。急性期以降の脳保護の視点からは後述する「痛みのケア」が最近注目されており，看護師が中心にその評価と介入を積極的に行っている。

感染管理

敗血症は，超早産児の死亡原因として重要である。図4に敗血症のNRNデータを示す。当院では，「積極的な正常細菌叢の獲得」が病原性細菌の保菌を阻止することを報告してきた[11,12]。初乳の口腔内塗布は，一般的な新生児管理としても普及してきている。

NICUにおける病原体の主たる水平感染経路は，医療従事者の手指を介した直接的な伝播である。これらの伝播を遮断する最善策は，擦式アルコール剤による手指消毒の遵守である。医療スタッフの大規模な入れ代わりや入院患者の増加によって，この手指消毒が疎かになり，多剤耐性菌の保菌者が増加する（アウトブレイク）ことは決してまれでは

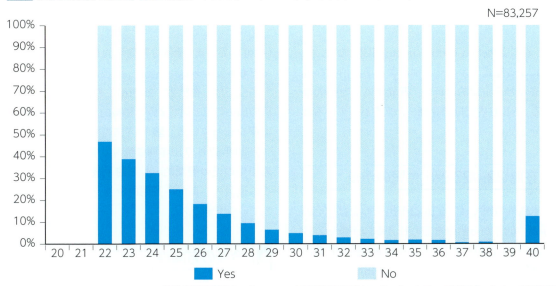

図3 在胎週数別の脳室内出血頻度：NRNデータベース，2003〜2022年

（新生児臨床研究ネットワーク：周産期母子医療センターネットワーク共通データベース解析報告．
https://plaza.umin.ac.jp/nrndata/reports/nrn4_all.pdf より作成）

図4 在胎週数別の敗血症頻度：NRNデータベース，2003～2022年

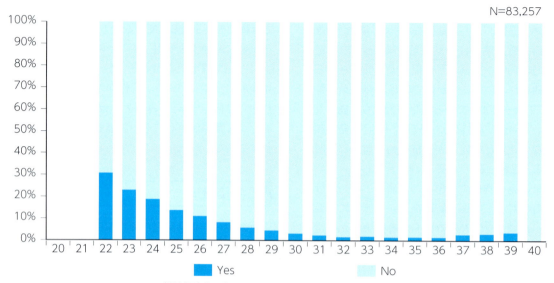

（新生児臨床研究ネットワーク：周産期母子医療センターネットワーク共通データベース解析報告．
https://plaza.umin.ac.jp/nrndata/reports/nrn4_all.pdf より作成）

表1 在胎22，23週出生児の生存率：長野県立こども病院，2011年1月～2020年12月出生

	在胎22週	在胎23週
院内出生児	17名	35名
生存退院	14名	33名
分娩室死亡	2名	0名
NICU病棟死亡	1名	2名
院内死産児*	2名	1名
生存率（死産を含む）	73.7%（14/19名）	91.7%（33/36名）
生存率（死産を含まず）	82.4%（14/17名）	94.3%（33/35名）

＊すべての症例が子宮内胎児死亡（IUFD）だった。

ない。病院 infection control nurse（ICN）など，第三者による擦式アルコール剤による手指消毒の遵守調査などを定期的に行い，還元することが大事である。NICU内だけで評価・介入を行っていると不十分となる。

在胎22，23週出生児の予後

日本以外の国では，在胎22週出生の児は，その生存率の低さから治療を差し控える国が多い。日本においても次項（「I③超低出生体重児医療における倫理的対応」）で後述するように（p.16），15%の施設が積極的な蘇生を控えている。在胎22，23週出生児の予後を明確にすることは，次項で解説する「生育限界，成育限界」の倫理的意思決定をするうえでも重要である。

当院では，在胎22，23週出生の児も在胎24週以降の出生の児と同じように積極的（標準的）な蘇生・治療を行っている。表1～4に当院での2011年1月～2020年12月の10年間に院内出生した在胎22，23週出生の児の短期的・長期的予後を示す。今後もこの週数の短期的・長期的予後を，定期的に報告していく予定である。

今後の方向性

今後目指すのは神経発達障がい改善と，たとえ障がいをもっても「幸せ」な生活が送れる支援であ

Ⅰ．② 超低出生体重児診療に関する基本的な管理とデータ

表2 在胎 22，23 週出生児の患者背景：長野県立こども病院，2011 年 1 月〜 2020 年 12 月出生

	在胎22週	在胎23週
母体情報		
初産	82.4%（14/17名）	34.3%（12/35名）
帝王切開術	11.8%（2/17名）	68.6%（24/35名）
母体ステロイド投与あり	64.7%（11/17名）	71.4%（25/35名）
リトドリン塩酸塩投与	88.2%（15/17名）	94.3%（33/35名）
硫酸マグネシウム投与	52.9%（9/17名）	77.1%（27/35名）
前期破水	41.2%（7/17名）	31.4%（11/35名）
組織学的絨毛膜羊膜炎	94.1%（16/17名）	77.1%（27/35名）
妊娠糖尿病	5.9%（1/17名）	2.9%（1/35名）
出生情報		
男児	47.1%（8/17名）	42.9%（15/35名）
双胎	35.3%（6/17名）	34.3%（12/35名）
先天異常	0%（0/17名）	0%（0/35名）
在胎週数	22週3日*	23週4日*
出生体重	273-576g（486g*）	388-696g（537g*）
入院日数**	148-258日（175日*）	126-213日（167日*）
SGA	11.8%（2/17名）	11.4%（4/35名）
Apgar score 1分	0-5点	1-6点

＊中央値

表3 在胎 22，23 週出生児の治療内容と合併症：長野県立こども病院，2011 年 1 月〜 2020 年 12 月出生

	在胎22週	在胎23週
サーファクタント投与	88.2%（15/17名）	100%（35/35名）
気胸	5.9%（1/17名）	34.3%（12/35名）
修正36週での酸素投与	76.5%（13/17名）	85.7%（30/35名）
在宅酸素療法	11.8%（2/17名）	37.1%（13/35名）
気管切開	0%（0/17名）	0%（0/35名）
動脈管手術	5.9%（1/17名）	14.3%（5/35名）
NO吸入療法	41.2%（7/17名）	11.4%（4/35名）
ROPレーザー治療	64.7%（11/17名）	57.1%（20/35名）
血液培養陽性		
生後72時間未満	0%（0/17名）	2.9%（1/35名）
生後72時間以降	64.7%（11/17名）	31.4%（11/35名）
日齢7未満	5.9%（1/17名）	5.7%（2/35名）
日齢7以降	52.9%（9/17名）	28.6%（10/35名）
晩期循環不全	23.5%（4/17名）	17.1%（6/35名）
NECまたはFIP	17.6%（3/17名）	2.9%（1/35名）
Grade Ⅲ以上のIVH*	11.8%（2/17名）	11.4%（4/35名）
脳室内出血後水頭症	17.6%（3/17名）	8.6%（3/35名）
脳室周囲白質軟化症	0%（0/17名）	0%（0/35名）

＊ Papile 分類
NO；nitric oxide，NEC；necrotizing enterocolitis，FIP；focal intestinal perforation，ROP；retinopathy of prematurity

表4 在胎 22, 23 週出生児の 3 歳時 NDI：長野県立こども病院，2011 年 1 月〜 2020 年 12 月出生

	22週	23週
脳性麻痺 (GMFCS2 以上) *	14.3%（2/14名）	6.3%（2/32名）
新版 K 式発達検査 (修正 DQ) *		
DQ 80 以上	50.0%（7/14名）	50.0%（16/32名）
DQ 70-80	7.1%（1/14名）	28.1%（9/32名）
DQ70 未満	35.7%（5/14名）	18.8%（6/32名）
評価不能	7.1%（1/14名）	3.1%（1/32名）
視力障害 (全盲, 半盲, 弱視) *	35.7%（5/14名）	6.3%（2/32名）
聴力障害 (補聴器あり) *	0%（0/14名）	3.1%（1/32名）
神経発達障がい (NDI) *	57.1%（8/14名）	25.0%（8/32名）
NCIU 退院後死亡*	0%（0/14名）	0%（0/32名）
フォローアップ率 (死亡含む)	100%（17/17名）	97.1%（34/35名）
3歳 Intact survival 率 (死産含まず) **	35.3%（6/17名）	68.6%（24/35名）
3歳 Intact survival 率 (死産含む) **	31.6%（6/19名）	66.7%（24/36名）

＊ NDI（neuro-developmental impairment）の定義：脳性麻痺（GMFCS 分類 level 2 以上）または修正 DQ ＜ 70（評価不能者も含む）または視力障害（全盲, 半盲, 弱視）または聴覚障害（補聴器あり）
＊＊評価症例数に対する，死亡・NDI がない割合

表5 超低出生体重児管理のポイント

出生前の管理	プレネイタルビジット・母体ステロイド投与
分娩室での対応	保温・臍帯ミルキング
呼吸管理	ステロイド吸入・NAVA
循環管理	晩期循環不全・一酸化窒素 (NO)
水分，栄養，皮膚の管理	皮膚ケア
脳保護	脳室内出血防止
感染管理	正常細菌叢の獲得
今後の方向性	Family centered care

る。かつて「新生児は痛みを感じない」と信じられ，侵襲的処置時に鎮静はするが鎮痛には配慮してこなかった。しかし，早産児であっても痛みを知覚・伝導・処理することができ，むしろ早産児は痛みの閾値が低く，痛み刺激を多く受けた早産児の神経学的発達が危惧されている。わが国では2010年代から「新生児の痛みのケア」ガイドラインの作成が始まり，痛みの評価，介入，記録，それらの医療者と家族との共有についてさらに議論されている[13]。今後，日本の新生児医療に最も必要であり期待されていることは，"Family-centered care" である[14]。Family-centered care を，筆者は「家族と一緒に築く医療」と訳している。日本の新生児医療に "Family-centered care" という考え方が導入されて，まだ日が浅い。特に入院期間が長くなる超低出生体重児の医療において，"Family-centered care" をどのように導入していき，その成果をどう評価するかの検討は，まだ始まったばかりである。当院では，この分野で先進国であるフィンランド Turku 大学と連携して，日本版 Family-centered care を確立したいと考えている。

最後に，表5に超低出生体重児管理のポイントをまとめる。

Ⅰ．2 超低出生体重児診療に関する基本的な管理とデータ

文 献

1) Miyazawa t, Arahori H, Ohnishi S, et al: Mottality and morbidity of extremely low weight infants in Japan, 2015. Pediatr Int 2023; 65: e15493.

2) Tarnow-Mordi W, Morris J, Kirby A, et al: Delayed versus immediate cord clamping in preterm infants. N Engl J Med 2017; 377:2445-55.

3) Katheria A, Reister F, Essers J, et al: Association of umbilical cord milking vs delayed umbilical cord clamping with death or severe intraventricular hemorrhage among preterm infants. JAMA 2019; 322:1877-86.

4) Nakamura T, Yonemoto N, Nakayama M, et al. Early inhaled steroid use in extremely low birthweight infants: a randomized controlled trial. Arch Dis Child Fetal Neonatal Ed 2016; 101: F552-6.

5) Shah VS, Ohlsson A, Halliday HL, et al: Early administration of inhaled corticosteroids for preventing chronic lung disease in very low birth weight preterm neonates. Cochrane Database Syst Rev 2017 Jan4; 1(1): CD001969

6) Rysavyn MA, Nakamura T, Mehler K, et al: Use of 2.0-mm endotracheal tubes for periviable infants. J Perinatol 2022; 42: 1275-6.

7) Yonehara K, Ogawa R, Kamei Y, et al: Non-invasive neurally adjusted ventilatory assist versus nasal intermittent positive-pressure ventilation in preterm infants born before 30 weeks' gestation. Pediatr Int 2018; 60: 957-61.

8) Nakamura C, Miyosawa Y, Motoki N, et al: Relationship between placental weight and late-onset circulatory collapse. Pediatr Int. 2021; 63:1205-11.

9) Nakanishi H, Isayama T, Kokubo M, et al: Inhaled nitric oxide therapy in the post-acute phase in extremely preterm infants: A Japanese cohort study. J Pediatr 2032; 252: 61-7. e5.

10) 水野克己：国内におけるドナーミルクの運用と最近の知見. 小児内科 2023；55：1769-72.

11) 鈴木昭子，中村友彦，小宮山淳，ほか：超低出生体重児の上気道常在細菌叢と口腔内母乳塗布のMRSA保菌への影響. 日本小児科学会雑誌 2003；107：480-3.

12) Shimuzu A, Shimizu K, Nakamura T: Non-pathogenic bacterial flora may inhibits colonization by methicillin-resistant Staphylococcus aureus in extremely low birth weight infants. Neonatology 2008; 93: 158-61.

13) 福原里恵：知っておきたい周産期・新生児医療のup to date 出生後　新生児の痛みのケアガイドライン. 小児内科 2023；55：1773-6.

14) 小田　新：ファミリーセンタードケアとは何か. 日本小児科学会雑誌 2024；128：443-2.

---

column

Family-centered care
「家族と一緒に築く医療」

　Family-centered care に似たような言葉としてFamily-integrated care, Developmental care: DC, Newborn Individualized Developmental Care and Assessment Program: NIDCAP, Family-Oriented primary careというような言葉がいくつかあります。それぞれ，そのままアルファベットやカタカナで表記していてFamily-Oriented primary careは「家族志向のプライマリ・ケア」と直訳している書籍もあります。

　一般的に，アルファベットやカタカナから連想されるイメージや，直訳したときの日本語で意味がよくわからなくなることは多々あるように思います。Family-centered careは直訳すると「家族中心の医療」ですが，先進的なフィンランドのTurku大学のみなさんや，Turku大学に留学や見学してきた当院のスタッフの話を聞いていると"何か違う"と思うのは私だけではないと思います。アルファベットやカタカナ文字ではなく，日本語で日本人の心に響きやすい表現がないかと考えて「家族と一緒に築く医療」としました。

　日本の家族と新生児医療者の心に響く「家族と一緒に築く医療」をつくってもらいたいと願っています。

(中村友彦)

I 総論

3 超低出生体重児医療における倫理的対応

わが国の新生児医療において,「倫理的観点からの医療方針決定」という考え方を最初に示したのは本書の前身である『超未熟児[その実践的医療と管理]』(後に『改訂3版 超低出生体重児 新しい管理指針』)の著者,故仁志田博司博士である[1]。この方針の導入にあたって仁志田は「明らかに死が避けられない赤ちゃんにも苦しみのみを与える医療が続けられていた一方,予後不良と考えられた場合においては十分な倫理的議論がなされないまま,主治医や上長の判断で簡単に治療が行われなかったり(withhold),治療が中止(withdraw)されていました。たとえ赤ちゃんと言えども人間の命であり,1人の医療者の判断でその命運を左右することはきわめて危険,衆知を合わせた判断のプロセスを作るべき」と述べている[1]。

生育限界と成育限界

2022年に開催された日本周産期・新生児医学会第40回周産期学シンポジウムのテーマは「周産期医療における生育と成育の限界について考える」であり,そこでは特に在胎22,23週の胎児・新生児管理と予後について議論された。このシンポジウムで諫山が報告した全国145施設へのアンケート結果によると,原則ほぼ全例蘇生する最も若い週数は,在胎22週が50%の施設,23週が35%で,15%の施設は無回答であった。出生後に積極的蘇生を行わなかった症例が,在胎22週で15%,23週で2%と報告している[2]。世界的にもこの週数の正確な情報が少ないことが,「倫理的観点からの医療方針決定」を混乱させている[3]。現在,日本,スウェーデン,スペイン,ドイツ,米国の5カ国34病院が参加して在胎23週以下で出生した児の前方視的登録事業が行われており〔The Tiny Baby Collaborative International Research Group(MINI study)https://www.tinybabycollaborative.org〕,わが国からも当院を含む5病院が参加しているが,今後データの蓄積と分析により科学的エビデンスに基づく医療方針の決定ができることが期待されている。当院の在胎22週,23週の短期的・長期的予後は決して悪くなく[4],2018年に生まれた出生体重258gの男児(p.33,コラム)は2019年に生存退院し,順調に成長発達している[5]。NRNのデータを解析すると,在胎22,23週の入院患者数の多い施設では短期予後,長期予後が良くなっている[6](表1,図1)。

超低出生体重児医療における倫理的対応を考えるうえでのポイント

医学的データの積み重ね

超低出生体重児の短期的,長期的予後については,依然として医学的データが少ないのが現実である。今後,NRNならびにMINI studyのデータ蓄積に期待したい。そのうえで,死産症例のデータ上の取り扱いも検討が必要である。MINI studyでは死産も含めた院内分娩数,院内出生NICU入院

表1 重み付き回帰分析を用いたNRNデータベース登録施設の在胎22,23週合計患者数と予後との相関,2011〜2018年

	NICU退院時生存率		Intact survival率	
	相関係数	p-value	相関係数	p-value
在胎22週	0.21	0.03	0.44	<0.01
在胎23週	0.18	0.04	0.141	0.19

(柳沢俊光:当院とNRNの在胎22週・23週の予後に対する検討. 日本周産期・新生児医学会 第40回周産期学シンポジウム抄録集 2022;47-53より引用)

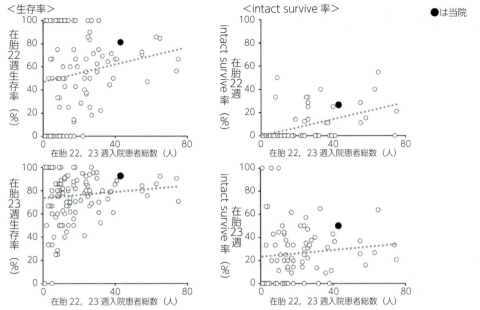

図1 NRNデータ解析による在胎22，23週の入院患者数と，生存率とintact survive率の相関，2011〜2018年

(柳沢俊光：当院とNRNの在胎22週・23週の予後に対する検討．日本周産期・新生児医学会第40回周産期学シンポジウム抄録集 2022；47-53．より引用)

数を報告することになっており，より正確な短期的，長期的予後を知ることができる．

施設間格差

各施設の入院する症例数，経験値の高い新生児科医と看護師の配置人数，新生児科医の勤務体制，産科医の診療体制等により，超低出生体重児の短期的・長期的予後に施設間格差が出るのは避けられない．出生数の減少により超低出生体重児の出生数も減少してくると予測されるので，都道府県単位を超えて超低出生体重児を取り扱う周産期施設の集約化，重点化が必要になるであろう．

普遍的な医療方針決定

最近，小児・成人領域の重篤な疾患，慢性の疾患領域で，アドバンス・ケア・プランニング(advance care planning: ACP)という考え方が言われている[7]．ACPとは「今後の治療・療育について患者・家族と医療従事者があらかじめ話し合う自発的なプロセス」という．余谷は[7]，ACPには①病状の認識を確認すること，②療養や生活に関する不安や疑問を尋ねること，③療養や生活で大切にしたいことを尋ねること，④治療の選好を尋ね最善の選択を支援することが重要であると述べている．超低出生体重児の倫理的対応を考えるうえでも，まったく同様のプロセスが必要である．

今後，超低出生体重児の医療のみならず新生児医療が特別な医療ではなく，小児・成人領域の重篤な疾患，慢性の疾患領域と同様な普遍的プロセスが適用されることになると思われる．

文 献

1) 仁志田博司，山田多佳子，新井敏彦：新生児医療における倫理的観点からの意思決定(medical decision making)．日本新生児学会誌 1987；23：337-341．
2) 諫山哲哉：生育・成育限界(特に在胎22，23週)の胎児・新生児管理に関する全国調査＜新生児領域＞．日本周産期・新生児医学会 第40回周産期学シンポジウム抄録集 2022；26-28．
3) Rysavy MA, Mehler K, Oberthur A, et al: An immature science: Intensive care infants born at ≦23 weeks of gestation. J Pediatr 2021; 233:16-25.e1.
4) Yanagisawa T, Nakamura T, Kokubo M: Prognosis of 22- and 23-gestational-week-old infants at our facility: A retrospective cohort study. Am J Perinatol. 2024;41:660-668.
5) Itoshima R, Oda A, Ogawa R, et al: Respiratory and gastrointestinal management of an infants with a birth weight of 258 grams. AJP Rep. 2021; 25;12: e89-e95.
6) 柳沢俊光：当院とNRNの在胎22週・23週の予後に対する検討．日本周産期・新生児医学会 第40回周産期学シンポジウム抄録集 2022；47-53．
7) 余谷暢之：これからの治療・ケアに関する話合い〜アドバンス・ケア・プランニング(ACP)について考える〜．日本重症心身障害学会雑誌 2019；44：115-9．

I 総論

4 超低出生体重児における看取りの医療

　看取りの医療は究極のファミリーセンタードケアである。両親との繰り返す話し合い，共同意思決定，家族それぞれの個別性に応じた対応が必要だからである。

　本来，看取りの医療は「マニュアル」化できるはずもないが，新生児集中治療において避けて通れないことであるため，ここで当院での実際を述べる。

現状

独善性や重圧の問題

　当科における治療の差し控えや看取りの医療は，現在，過渡期にある。従来は急性期において，呼吸循環が確立せず，神経学的にもきわめて重篤であることが明らかな場合や，急性期離脱後に，重篤な合併症に引き続き，救命困難な呼吸循環不全に陥った場合において，NICU内の医師・看護師の話し合い，その後，ご家族との話し合いによって看取りの治療方針が決定されていた。そしてその看取りの内容も，withholdの方針（現状以上の治療を加えない，治療の差し控え）をとることがほとんどで，抜管などの積極的な治療の中止は行われていなかった。このプロセスは，NICUという密室で決定されるという独善性の危険をはらんでいるだけでなく，現場の医療者にかかる重圧が必要以上に大きかった。

「臨床倫理カンファレンス」

　数年前から院内の倫理コンサルテーションチームが立ち上げられ，臨床倫理カンファレンスが機能し，上記のような症例について，病院内のさまざまな職種によってオープンな環境で議論されるようになった。また，看取りの医療の内容も，現時点では「終末期」に限定されるが，早産児であっても，抜管を含めた積極的な治療の中止も倫理委員会の諮問を経て，容認されるケースが出てきている。

看取りを考慮する前に客観的データを集める

　NICUに限らず，当院での終末期の定義は，「救急・集中治療における終末期医療に関するガイドライン ～3学会からの提言」を根拠としている。ただし，この3学会はすべて成人の診療科（日本集中治療学会，日本救急医学会，日本循環器学会）である。終末期か否か，という点が特に早産児では定義が難しく，成人小児と同様に脳死判定のような全脳機能の不可逆的な廃絶を根拠としてよいのか，大いに疑問が残る。

　特に早産児において，本当に不可逆と断言できるのか，どれくらい症状が固定して変化がない場合に不可逆と言えるのか，そこに明確な線を引くことが難しい。そのため，できる限り客観的なデータを積み重ねるようにしている。つまり，頭部MRI検査や聴性脳幹反応（ABR），フル脳波検査を繰り返し行うようにしている。特に超低出生体重児の場合，NICUから出てMRI検査などを行うことは困難が伴うが，重要な判断にかかわるため，こういった検査をリスクを承知のうえで行っている。

カンファレンスの実際（図1）

「最善」を探る困難さ

　超低出生体重児に限らず，すべての症例において，現在の集中治療を続行することが児の幸福かどうかに疑問がもたれるようなケースにおいては，全例でNICU内カンファレンスを開催するようにしている。根底にあるのは「児の最善の利益」であるが，医療者間でも人生観や死生観は異なるため，「最善」というただ一点に一致することは大概困難である。それでも何も決めずにいることは児や家族にとって不誠実であり，少しでも議論を前に進ませるようにしている。

I.4 超低出生体重児における看取りの医療

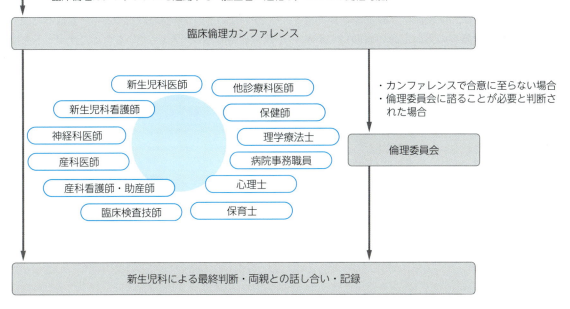

図1 長野県立こども病院における臨床倫理カンファレンスの流れ

病院全体としての決定

　NICUカンファレンスでは医師，看護師，神経科医師などが同席し，一致しないまでも，「倫理コンサルテーションチームを交えたカンファレンスで議論することが妥当である」と皆が納得して，臨床倫理カンファレンスを開催する。臨床倫理カンファレンスでは，他科・他部署の医師・看護師，心理士，保育士，臨床検査技師，事務職員なども参加してもらうようにし，第三者的な視点を取り入れ，医療だけの視点に偏らないようにしている。そしてその重要な判断がNICU内で決定されたわけではなく，病院全体としての決定であることとしている。議論の結果，看取りが許容されうると判断されたときには，治療を差し控えること，終末期であれば治療を中止することが児にとっての利益であると考えることを，率直に家族に伝える。両親と意見が一致しない場合にも，両親と医療者で児にとっての最善を見出せるように複数回話し合いの場を設けることになる。

 看取りの実際

全力の集中治療から全力の緩和医療へ

　看取りの治療方針が決定した後は，全力の集中治療から，全力の緩和医療に注力する。家族の希望も当然重要とされるが，子どもにとってそれが利益になるか，という視点で，一つひとつの方針を決定していく。

　同時に，家族の希望も最大限叶えられるようにする。沐浴する，授乳する，添い寝する，手足型を取る，きょうだいや祖父母との面会，家族同室で過ごす，記念写真を撮る，院外に散歩する，月誕生日を祝う，（実現したことはないが）自宅で看取る，なども選択肢となりうる。当院では2024年時点で，早産児の重症の脳障害があり，終末期との判断で抜管を含めた治療中止が倫理委員会の諮問を経て容認されたケースがあるが，実際に抜管する前に亡くなったため，心拍が保たれているうちに抜管したケースは未経験である。

19

課題

　当院では，「重篤な神経学的予後不良」それだけをもって治療の中止が妥当と判断された症例はない。脳死とは言えないまでも，神経予後がきわめて不良と思われる症例に対し，すべての治療が全力でなされることについては議論の余地があると考えており，毎回，議論を重ねている。

　反面，この議論は，現在神経学的予後不良で生存されている重度障害の方の生命の尊厳にもかかわることである。また，特に周産期では親子関係が確立したとはいえず，確立以前に子どもの生命にかかわる重要な決定を，両親が納得したうえで判断できるのかは難しい。

　そして，わが子を亡くした後のグリーフケアも課題として残る。数は少ないが，児を看取った後，落ち着いたところで両親に来院してもらい，担当した医師，看護師と振り返りの場をもっている。周産期では，出生後ずっとNICUに入院している場合がほとんどで，子どもの思い出を共有できるのも医療者しかいないという特殊な状況である。看取った後も家族に寄り添い，きょうだいを含めたサポートを提供するようにしている。

5 超低出生体重児の看護

超低出生体重児の看護の特性

　超低出生体重児といっても，出生体重は200g台〜999gと幅広く，在胎週数も22週〜胎児発育不全（FGR）がある場合は30週前後までと週数も幅広い。また，同じ在胎週数の超低出生体重児でも，母体の基礎疾患，破水の有無・破水の時期，感染の有無，母体に行われていた治療内容等で，出生後の状態も変わる。そのため，それぞれの超低出生体重児やその家族に合わせた看護を提供することが重要である。

新生児看護の楽しさ

　看護職の倫理綱領では，「看護職は，人間の生命，人間としての尊厳及び権利を尊重する」[1]と述べられている。超低出生体重児は，小さく脆弱であり，言語的コミュニケーションをとることはできないが，一人の人間として尊重し，擁護し，看護にあたることが大切である。超低出生体重児だけでなく，その家族も擁護していくことも大切な役割である。また，児とかかわっていくなかで，非言語的なコミュニケーションをとれていると感じることができると，新生児看護の楽しさがわかってくると筆者は感じている。

求められる幅広い能力

　超低出生体重児は常に成長発達を遂げており，その経過のなかで，今後起こりうることを予測しながら看護を行っていくことが必要である。
　横尾は，NICUの看護は，「生理学的適応を支える集中ケア」「神経行動学的発達を助けるケア」「親・家族中心のケア」からなり，幅広い能力が求められると述べている[2]。

生理学的適応を支える集中ケア

児からのサインを見逃さない

　新生児医療では，後遺症なき生存を目指している。超低出生体重児は，本来であれば，まだ母体内環境にいる時期である。しかし早産として出生した超低出生体重児には，母体外環境に適応できるよう，それぞれの対象に合わせた治療・看護が必要とされる。言語的コミュニケーションをとれない児からのサインを見逃さずに，適切な医療や看護が提供できるよう，わずかな変化に気が付く観察能力や，より繊細な看護が要求される。

観察能力とアセスメント力

　超低出生体重児は，予備能力が少ないため，症状の変化が早く重症化しやすい。そのため，高い観察能力が必要である。観察・ケアを行うなかで，今の状態だけをアセスメントしていくのではなく，一歩または数歩先を見据えながらの予測的な観察・アセスメント力も求められる。それは，数時間先であったり，数週間または，数カ月・数年後であったりすることもある。特に急性期ではその場のバイタルサインだけで判断するのではなく，今までの経過のなかで今後の変動を予測し，医師が早期介入を行えるような観察・報告が求められる。

"Not doing well"

　予測しにくい状態の観察には，「なんとなくおかしい・いつもと違う」という"Not doing well"，第六感を働かせることが大切である。"Not doing well"が異常の初期症状であることがあるため，児の訴えているサインを見逃さない観察能力が必要である。当院では，始業前には一通り病棟内を見て回り，入院している子どもたちの様子をうかがうことを勧めている。例えば，「いつもより目力が弱いな。昨日より皮膚の色がさえないな」などという，児が出している小さなサインやNot doing wellを早期に発見することができ，児の異常の早期発見・迅速な対応に結びついていく。

介入のタイミングを見極める

また，新生児看護の原則はminimal handlingであるが，minimal handlingとは何もしないわけではなくやるべきことを行うが，本当に「今」介入が必要なのか，そのタイミングを見極める，ということが必要である。また，ルーチンでのケアや根拠のない気管吸引を行うことは避けるべきである。五感＋第六感を活かした観察，各モニターの数値・人工呼吸器のグラフィックモニタ値など，幅広く観察・アセスメントして，児の状態からケア介入のタイミングを見極めるべきである。

神経行動学的発達を助けるケア

超低出生体重児は，本来であれば守られた母体内で成長発達が行われている時期であり，出生によってさまざまな刺激を受けることにより，その刺激が児の神経行動学的発達に大きく影響を与える。そのため，児の神経行動学的発達を助けるディベロップメンタルケアは重要であり，現在，ほとんどのNICUでディベロップメンタルケアが行われている。ディベロップメンタルケアとしては，養育環境の調整（音や光）・ストレスの軽減・ハンドリング・ケアパターンの調整・ポジショニング・親子相互作用の促進などがあり，各施設さまざまな工夫をしたディベロップメンタルケアが行われている。超低出生体重児の特徴を理解して，児の状態や修正週数，発達段階に合わせた環境作りや個別性のある発達促進ケアを行っていく。看護師だけでなく医師やリハビリテーションスタッフ，保育士など多職種で介入することが大切である。ディベロップメンタルケアの概念にはファミリーセンタードケアが含まれており，児のためにできることを，家族とともに介入していくことが重要である。

養育環境の調整（光・音）

概日リズムに伴って，照明の調整を行う。当院の超低出生体重児の保育器内の照度は40lxで，保育器カバーを使用し20lx程度の環境を提供している。ケアや処置等で照明の変化が起こる際は，児の目元を覆うなどの配慮をし，修正週数に合わせた照明の調整を行っていく。音環境は，当院で静かなときは40dBであるが，医療機器のアラーム音や会話等で40dBを維持することは厳しい状況である。音を完全に取り除くことは厳しいが，医療者が無意識に出している音で児に影響を与えていることを念頭に置き，環境を整える。

ストレスの軽減

児の行動合図である「安定行動」「不安定（ストレス）行動」を読み取りながら，ケア介入を行う。児の覚醒状態（State）を配慮し，深睡眠時（State 1）や激しい啼泣（State 6）の介入は避けるべきでる。State 6の際には，児を落ち着かせることが必要である。処置やケア介入時，ホールディングなどを行いながら，児へのストレスを避け，児の安定行動へと導く。

ハンドリング

医療者のハンドリングは，ときにはストレスとなることもあるため，愛護的なハンドリング技術を高めていくことが求められる。当院では，人形を使いハンドリングの練習を行う時間を積極的に設けている。家族がいる場合は家族にホールディングをしてもらうなど，少しでも児のストレスの軽減につながるケアを検討する。

ケアパターンの調整

できるだけ児への負担の少ない順序で処置やケアを組み立てていく。児の行動を読み取りながらケアを行い，児がストレスがある反応を示す際には処置やケアを止めなければならないこともある。

ポジショニング

出生週数・修正週数や児の状態に合わせ，また急性期・回復期・安定期に合わせたポジショニングを行う（p.252「Ⅲ⑪ポジショニング・皮膚保護 ポジショニング」参照）。

親子相互作用の促進

NICUに入院となり親子分離状態となっているなかでも，タッチケアやカンガルーケアなど，ケア介入を行いながら親子相互作用を促していく（p.30参照）。

疼痛緩和に対するケア

在胎25週頃までには痛みを感じる伝達経路は完成するとされている。そのため、超低出生体重児で生まれた児も痛みを感じている状態である。早産で出生したことによって、本来受けるはずのない痛み刺激を、出生時から数カ月もの間受けることとなる。

2014年に『NICUに入院している新生児の痛みのケアのガイドライン』が発表された。可能なかぎり痛みを予防し、適切に痛みのアセスメントを行っていくことが重要である。

薬理的・非薬理的方法

鎮痛法には、薬理的方法と非薬理的方法がある。当院では、在胎25週未満の児の急性期には、静脈内投与で鎮痛・鎮静薬を使用している。また、気管挿管、眼底検査・治療等の苦痛を伴う処置時、術後等に鎮痛薬を使用している。薬剤だけを使用すれば良いのではなく、非薬理的方法を併用することが前提である。非薬理的方法としては、光・音などの環境の調整・ケアパターンの調整（安静時間の確保）、ポジショニング、ホールディング、母乳綿棒、おしゃぶりの使用等がある。おしゃぶりを使用する際は、強制的にくわえさせることは望ましくない。対象の児が欲しがっているのか、使用することが適切なのかを見極めることが必要である。

ショ糖

当院では、家族の同意の下で疼痛を伴う処置の際にショ糖（ピーレスケア®）を使用している。ショ糖の導入をする際に、先行して導入している施設の意見を参考に手順を作成し、在胎25週以降の児に使用している。超低出生体重児の場合は、ショ糖をしみ込ませた滅菌綿棒を、痛みを伴う処置の際に与えている。ショ糖使用時も、非薬理的方法の介入を併用することが前提である。

早産児の痛みのアセスメント

痛みのアセスメントツールを用い、痛みの測定と評価をすることが必要である。当院では早産児が多いため、評価ツールとしてFSPAPI（Face Scales for Pain Assessment of Preterm Infants）を使用し

ている。いくつかのアセスメントツールがあるため、各施設で活用しやすいアセスメントツールを用いることが望ましい。

家族と痛みのケア

『NICUに入院している新生児の痛みのケアガイドライン2020年（改定）版』でも、新生児にかかわるすべての医療者は、新生児の痛みを緩和するために、家族中心のケアの理念に基づき家族と協働する[3]とし、痛みのケアに新生児の親が参加できることを目指している。強制的に参加させるのではなく、十分な説明を行い、親の意向を尊重・確認しながら、できることから一緒に行っていくことが必要である。当院では、超低出生体重児でも早期から家族がホールディングを実施している。そのためケア中のホールディングを家族が行うことが多く、吸引など家族は知らぬ間に痛みのケアにかかわっていることもある。そういった際に家族と一緒に児の反応を読み取り、一緒に考えることで家族への自信にもつながっていく（p.25「Ⅰ⑥ファミリーセンタードケア（FCC）概論」参照）。

ファミリーセンタードケア

ファミリーセンタードケア（FCC）は、さまざまな効果をもたらすことが各国の研究でわかってきており、新生児医療・看護のなかで重要視されている。各施設でFCCに対してさまざまな取り組みが行われているが、看護師だけで行うのではなく、児や家族を取り囲む医師・リハビリテーションスタッフ・保健師・保育士・臨床心理士等の多職種で取り組んでいく。

横尾はFCCについて、「母親や父親が、NICUに入院した子どもを含めて、自分の家族を自らの力で立て直し、発展させていくことができるよう、愛情を持って活動することであり、これが新生児看護におけるFamily centered careの基本概念である」[4]と述べている。超低出生体重児は、親子分離の状態が長くなるが、早期から親が子どもの特徴を知り、子どもが必要としているケアを考え実施していくことが必要である。

施設でのFCCをよりよくしていくことができるといわれているフィンランドのトゥルク大学病院が開

発した医療者向けの教育プログラム，『Close Collaboration with Parents』トレーニングがある。当院でも2023年から履修が開始された（p.25「I ⑥ ファミリーセンタードケア（FCC）概論」参照）。

＊　＊　＊

当院では，スタッフの目に入る場所に，1999年にLevinによって提唱された『Levinによる人間的なNICUに対する11カ条の提言』[5]を掲示している。これを見ることで，新生児医療・看護の初心に戻ることができると考えている。

Levinによる人間的なNICUに対する11カ条の提言

1. お母さんは，24時間いつでも，いつまでも病気の赤ちゃんと一緒にいられるようにしよう
2. すべてのスタッフがお母さんと赤ちゃんのケアを行うと同時に，心理的問題にも援助できるようにしよう
3. すべてのお母さんが母乳育児ができるように，母乳を出す技術を学ぼう
4. お母さんの心理的なストレスを赤ちゃんの治療期間中に減らすよう努めよう
5. 医学的な適応がないかぎり，赤ちゃんに母乳以外のものは与えないようにしよう
6. 赤ちゃんが経口で飲めないときは母乳を経管で与え，その注入はお母さんにやってもらおう
7. 検査と診察の回数は最低限まで減らそう
8. 母と子の皮膚接触や面会時の交流はできるだけ多くし，赤ちゃんのケアには機器の使用は減らすようにしよう
9. 赤ちゃんに侵襲を与える治療は最低限に減らそう
10. 母と子は心理的にも身体的にも一体のものと考えよう。毎日の診察や回診は，赤ちゃんの状態だけでなくお母さんが必要なものにも一緒に焦点をあてよう。これは産科やほかの専門家にも協力してもらおう
11. 入院が長期になるようなときは，お父さん，祖父母，そのほかの健康な家族がお母さんと赤ちゃんが面会できるようにしよう

(Levin A: Humane Neonatal Care Intensive. Acta Pædiatr 1999; 88: 353-5. より引用改変. 訳：堺武男：NICUチームで取り組むファミリーケア. 堀内 勁 編. Neonatal Care 春季増刊. 大阪，メディカ出版. 2002. p25. より引用)

文 献

1) 公益社団法人日本看護協会：看護職の倫理綱領. https://www.nurse.or.jp/nursing/assets/statistics_publication/publication/rinri/code_of_ethics.pdf
2) 横尾京子：NICU看護の理念. この1冊からはじまるNICU看護のすべて. Neonatal Care春季増刊. 入江曉子 編. メディカ出版，大阪, 2004, p12.
3) 日本新生児看護学会「NICUに入院している新生児の痛みのケアガイドライン」委員会：NICUに入院している新生児の痛みのケアガイドライン2020年（改定）版. 2020年3月. https://www.jann.gr.jp/wp-content/uploads/2019/12/16930beed6ecf5a64979bd8837720726.pdf

4) 横尾京子：NICUチームで取り組むファミリーケア. Neonatal Care春季増刊. 堀内 勁 編, メディカ出版. 大阪, 2002, p11.
5) Levin A: Humane Neonatal Care Intensive. Acta Pædiatr 1999; 88: 353-5.
6) 堺 武男：NICUチームで取り組むファミリーケア. Neonatal Care春季増刊. 堀内 勁 編, メディカ出版, 大阪, 2002, p25.

■参考文献
7) ガイドラインでどう変わる？どう変える？実践！新生児の痛みのケア. Neonatal Care2015(8). 大阪, メディカ出版.

ファミリーセンタードケア（FCC）概論

ファミリーセンタードケア（FCC）とNICU

ファミリーセンタードケア（FCC）とは？

近年，NICUにおける家族，特に両親の重要性がますます大きくなってきている。1970年代にKlausらが，母児接触を増やすことがその後の母児関係を長期にわたって改善することを示したことが，ファミリーセンタードケア（family centered care；FCC）の始まりといわれている[1]。この臨床研究から50年が経過し，さまざまな研究がFCCの重要性を示してきた。その結果，今日では，WHO[2]やEuropean Foundation for the Care of Newborn Infants（EFCNI）[3]といった新生児医療の推奨においても，新生児医療に両親を交えることの重要性が強調されている。FCCは単なる付加的なサービスではなく，新生児医療にとって必要不可欠な基礎，と認識されるようになってきたのである。

FCCにはさまざまな定義がある。正解や不正解があるものではないが，筆者が考えるFCCに最も近いGriffinによる定義[4]を紹介する。

> 「真のFCCとは，家族と一緒に児のケアをすることである。決して，家族のためにするわけではない。FCCにおける医療者と家族の役割は，目標を共有し，それぞれの持つ視点・専門性・経験などを持ち寄って，最良の結果を出すことである」。（筆者訳）

FCCを直訳した「家族中心のケア」は，家族を中心に据えるという医療者目線の言葉であり，真の意味を表していないかもしれない。大切なことは，医療者・家族それぞれが得意な分野をもっており，その長所を認識し，最大限に新生児医療に生かす努力をすることである。

NICUにおけるFCC

FCCはあくまで概念であり，それをNICUでどう実践に移すかが大きな課題である。実践の方法を，研究レベルでは「介入」とよぶ。FCCの介入は，大きく3つに分類される。①両親を支援する介入，②両親が実施する介入，および③両親と協働する包括的介入である[5]。図1に，よりわが国で実現可能な内容に沿って，介入を分類する[5]。

①両親を支援する介入

NICUで過ごす両親は，その環境で育児を始めるためにさまざまな支援を必要とする。そのための両親に対する身体的・精神的な支援策がこの介入に該当する。

両親のNICUでの滞在環境は，病棟の建築やシステムによっても改善される。代表的な介入は，個室NICUである。欧米では徐々に，特に急性期を過ぎた児の病床として個室NICUを取り入れる例が増えてきている（図2）。個室NICU内には，赤ちゃんのケアスペースのほか，両親が宿泊もできるように，ベッドやバス・トイレが用意されていることも多い。個室NICUへの入院は，母乳栄養の促進や感染の減少，両親の育児ケアへの関与の促進やストレス減少などの効果が示されている[6,7]。近年ではまた，カプレットケア（couplet care）とよばれる，NICUの赤ちゃんのそばに，あるいは同じ個室NICU内に母が入院するケアシステムも広がりつつある[8]。そのほか，24時間面会やきょうだい面会，家族ラウンジの設置など，さまざまなシステムや設備の改善も，家族のNICU滞在を支援するFCCの取り組みである。

②両親が実施する介入

赤ちゃんへの介入にあたり，両親の協力が必要

図1 NICUにおけるFCC介入とその分類

③両親と協働する包括的介入
- Family Integrated Care (FICare)
- Close Collaboration with Parents トレーニング

②両親が実施する介入
- カンガルーケア (skin-to-skin contact)
- 母乳栄養，直接授乳
- 痛みの評価と鎮痛
- 語り掛け，読み聞かせ，歌唱
- ベビーマッサージ
- 発達段階に応じた支持的ケア

①両親を支援する介入
- 医療チームと両親のコミュニケーションの改善
- 心理的な家族支援
- 支持的な環境整備（24時間面会，きょうだい面会，家族ラウンジ，両親用の宿泊場所，個室NICU，カプレットケアなど）

(Franck LS, O'Brien K: The evolution of family-centered care: From supporting parent-delivered interventions to a model of family integrated care. *Birth Defects Res.* 2019;111: 1044-59. を参考にして作成)

図2 トゥルク大学病院の個室NICU

児のスペース（左）に加えて，両親のスペースにベッドが2台ある。児のスペースには処置台や流しなどがあり，すべてのケアを個室内で完結できる。両親のスペースには，トイレやシャワーがあるほか，必要なときには両親はカーテンで児のスペースと仕切ることができる。

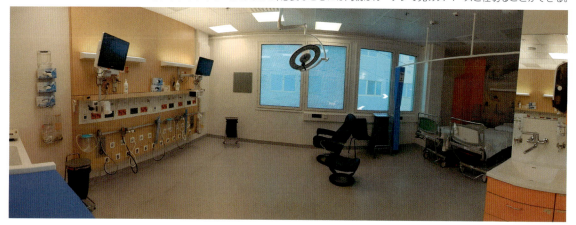

な介入である。両親への教育も必要であることから，赤ちゃんと両親の双方に対する介入ともいわれる。代表的なものに，カンガルーケア(skin-to-skin contact，早期親子接触)，母乳栄養や直接授乳，家族による鎮痛，語り掛けや歌唱，ベビーマッサージなどが挙げられる。特にカンガルーケアや母乳は，すでに多くの研究により効果が示されており，知名度も高い[9,10]。

③両親と協働する包括的介入

FCCが医療者中心の新生児医療からの脱却である，という意味では，この介入がFCCの最も本質的な実践方法である。世界的に普及したエビデンスに則った介入として，Family Integrated Care(FICare)とClose Collaboration with Parents トレーニングが挙げられる[11]。どちらも，両親と一緒に効果的に新生児医療を行うためのさまざまな要素を組み合わせた，包括的かつ実践的な介入である。

このような包括的な介入は，NICUへ入院する主に早産児やその両親に，そして新生児医療にさまざまな良い影響を与えることがわかっている。早産児に対する効果としては，成長促進，合併症の減少，入院期間の短縮，退院後の予定外受診や再入院の減少などが挙げられる[12]。両親へは，NICU滞在時間が延び，抑うつ気分やストレス，不安などを軽減する効果が期待される[13]。総合的な医療費を削減したとする報告もある[14,15]。

一方で，これらの介入を導入するハードルは高い。医療者中心の新生児医療から変わるプロセスは，医療者と家族の関係性やそれぞれの役割を見直すことでもある。特に医療者からの大きな反発は十分に想定される。それに加えて，導入費用のほか多

忙な日常業務のなかで，導入のための時間をどう確保するかも大きな課題である。いずれも海外発祥のプログラムのため，英語での履修という壁や，日本の医療文化に合うのかという懸念もある[6,7,8]。

FCCを実践するための包括的な教育プログラム：CC

両親と協働する包括的介入のひとつが，Close Collaboration with Parents（CC）トレーニングである。フィンランドのトゥルク大学病院で開発されたこの介入は，これまでにフィンランド国内外30以上の施設で導入されてきた。長野県立こども病院でも2023年から導入がスタートし，2025年頃までに完了する予定である。

Close Collaboration with Parentsトレーニングは，医療スタッフに対する介入であり，スタッフのコミュニケーションや考え方を変えることに焦点を当てている。トレーニングを通じてスタッフは，家族と一緒に赤ちゃんのケアを行う体験をする。その経験をきっかけとして，スタッフ自らが考え方や働き方を変えることが期待されている。

介入は，病棟全体で最短で1.5年ほどかかる。メンターとよばれる施設代表者がトレーニングを先行履修し，その後にメンターが他のスタッフへトレーニングを行う。施設の事情をよく知るメンターがトレーニング計画を立てることで，施設に合った方法で導入を進めることが可能となる。各スタッフへのトレーニングは，1人当たり約5日必要である。

トレーニングはフェーズ（Phase）とよばれる4つの段階に分かれている（図3）。フェーズⅠでは，赤ちゃんの系統的な行動観察の方法を学ぶ。これ以降は，両親など家族の協力が必要なトレーニングである。フェーズⅡでは，両親と一緒に赤ちゃんの観察をする方法を学ぶ。フェーズⅠで学んだ行動観察をただ教えるのではなく，両親の観察や意見を引き出すためのコミュニケーションを通じて，両親と一緒に赤ちゃんのことを知ることが目的である。フェーズⅢでは，家族背景を知るための両親との話し合いをもつ。それを通じて，家族背景を理解することの大切さや，それを家族支援やケア計画に生かすための具体的な方法について学ぶことができる。フェー

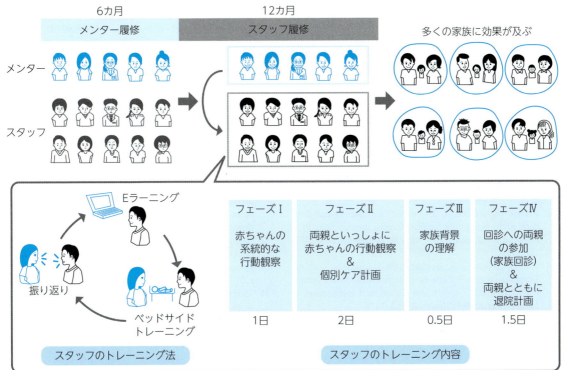

図3 Close Collaboration with Parentsトレーニングの流れと施設全体としての導入手順
まずメンターとよばれる施設代表者が履修し（6か月），その後12か月ほどかけてほかのスタッフへのトレーニングを行う。

ズⅣでは，両親と一緒に医師回診を行ったり，退院計画を立てたりする。それらを通じて，どのように両親と一緒に意思決定を行えばよいか，またそれが両親にどのような意味をもたらすのかを知ることができる。

日本のFCCの今後

日本のFCCには，まだ多くの改善の余地が残されている。FCCの必要性が正確に医療者に理解されていないこと，またFCCをNICUで実践する方法が確立していないことが大きな問題である。しかし世界的には，新生児医療の基礎として，FCCが明確に推奨される場面が増えてきている。児の救命や治療が，家族を排除する言い訳にできなくなりつつあるように感じている。

日本の新生児医療は，救命という点ではいまも世界トップレベルである。在胎22，23週で出生する

早産児の管理は，世界中から注目されている。そして多くの児が生存できるようになった今，児の合併症や長期神経学的予後に焦点があてられるようになってきた。FCCは，それらを改善する手段の一つとしても有益な可能性もある。

今後のわが国のFCCに必要なことは，医療者に対する教育を広く実施することと，FCCに関する臨床研究を推進することであると考える。FCCの必要性をわが国の医療スタッフに認識してもらうためには，客観的なデータ，特に日本で行われる研究が有用である。それに加えて，トレーニングなどでその効果をスタッフ自ら実感することも大切である。研究は時間がかかるが，自分の経験から実感することには即効性がある。紹介したClose Collaboration with Parentsトレーニングなど，スタッフへの教育は費用も時間もかかるように感じるが，実はよりよいFCCへの最短経路なのかもしれない。

文献

1) Marshall H K, Jerauld R, Kreger NC, et al: Maternal attachment. Importance of the first post-partum days. N Engl J Med. 1972; 286: 460-3.

2) Darmstadt GL, Al Jaifi NH, Arif S, et al: New World Health Organization recommendations for care of preterm or low birth weight infants: health policy. EClinicalMedicine. 2023; 63: 102155.

3) EFCNI; Pallás Alonso C, Westrup B, Kuhn P, et al: European standards of care for newborn health: parental involvement. Published 2022. Accessed February 8, 2024. https://newborn-health-standards.org/standards/standards-english/infant-family-centred-developmental-care/parental-involvement/

4) Terry Griffin: Family-Centered Care for the Newborn: The Delivery Room and Beyond. Springer Publishing Company, 2014.

5) Franck LS, O'Brien K: The evolution of family-centered care: From supporting parent-delivered interventions to a model of family integrated care. Birth Defects Res. 2019; 111: 1044-59.

6) van Veenendaal NR, Heideman WH, Limpens J, et al: Hospitalising preterm infants in single family rooms versus open bay units: a systematic review and meta-analysis. Lancet Child Adolesc Health. 2019; 3: 147-57.

7) van Veenendaal NR, van Kempen AAMW, Franck LS, et al: Hospitalising preterm infants in single family rooms versus open bay units: A systematic review and meta-analysis of impact on parents. EClinicalMedicine. 2020; 23: 100388.

8) Klemming S, Lillieskold S, Arwehed S, et al: Mother-newborn couplet care: Nordic country experiences of organization, models and practice. J Perinatol. 2023; 43: 17-25.

9) Boundy EO, Dastjerdi R, Spiegelman D, et al: Kangaroo Mother Care and neonatal outcomes: A meta-analysis. Pediatrics. 2016; 137: e20152238.

10) Lechner BE, Vohr BR: Neurodevelopmental Outcomes of Preterm Infants Fed Human Milk: A Systematic Review. Clin Perinatol. 2017; 44: 69-83.

11) Franck LS, Axelin A, Van Veenendaal NR, et al: Improving Neonatal Intensive Care Unit Quality and Safety with Family-Centered Care. Clin Perinatol. 2023; 50: 449-72.

12) Ding X, Zhu L, Zhang R, et al: Effects of family-centred care interventions on preterm infants and parents in neonatal intensive care units: A systematic review and meta-analysis of randomised controlled trials. Aust Crit Care. 2019; 32: 63-75.

13) Mendelson T, Cluxton-Keller F, Vullo GC, et al: NICU-based interventions to reduce maternal depressive and anxiety symptoms: A meta-analysis. Pediatrics. 2017; 139: e20161870.

14) Melnyk BM, Feinstein NF: Reducing Hospital Expenditures With the COPE (Creating Opportunities for Parent Empowerment) Program for Parents and Premature Infants. Nurs Adm Q. 2009; 33: 32-7.

15) Hei M, Gao X, Li Y, et al: Family Integrated Care for Preterm Infants in China: A Cluster Randomized Controlled Trial. J Pediatr. 2021; 228: 36-43.

6 ファミリーセンタードケア（FCC）概論

ファミリーセンタードケア（FCC）と看護

　NICUにおけるFCCの介入のなかで，看護師が担う役割は，両親を支援する介入，両親が実施する介入，両親と共同する包括的介入と多岐にわたる。

　具体的には，両親が入院中の児と過ごすための環境調整，両親と児の愛着形成を助けること，両親の潜在的育児能力をひきだすこと，両親に親としての自信を与えること，両親が現状とこの先の見通しなどを理解するための情報を提供したり整理したりすること，などである。

環境調整

　児がNICUに入院した両親とかかわるためには，両親がNICUに面会に行きたくなる環境作りが第一歩となる。NICUの環境は家族にとって居心地のいい環境とはいいがたい[1]。薄暗く，たくさんの医療機器が置かれ，モニタのアラーム音が鳴り響いていることが多いが，このような環境を改善し家族がNICUに面会に来ることのハードルを下げることが重要である。

　当院では，家族の面会時間は24時間可能とし，両親と祖父母の入室を許可している。NICU外周にある面会廊下からは，児のきょうだいや両親の兄弟姉妹，友人などもガラス越しに面会が可能である（感染症対策期間中は例外）。きょうだい面会は，多職種でのカンファレンスを実施し必要と判断された場合に，ファミリーケアルームなど個室に児を移動して面会を行っている（図1）。今後，きょうだいのNICU内での面会も可能にすることが課題である。

　家族が面会に来たときには，素早くベッドサイドに人数分の椅子を準備し，「スタッフは家族がNICUに来ることを歓迎している」という無言のメッセージを伝えている。以前は事務作業用の椅子を使用していたが，座り心地の良いクッションと背もたれのあるものに変更した。

　必要に応じて児のベッドの周りをパーテーションで仕切ることでプライベート空間を確保したり，移動が可能な児には面会中にプレイルーム（図2）で家族の時間を確保したりする。また，搾乳室を設けて

図1 ファミリーケアルームの様子
退院前に在宅生活の模擬体験をしたり，きょうだい面会の際に利用する。家族が自由に使える冷蔵庫や電子レンジ，トイレ，シャワールームが併設されている。

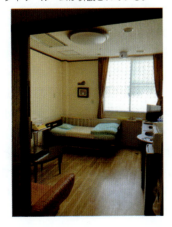

図2 プレイルームの様子。移動が可能な児は，面会時間をプレイルームで過ごすことで家族の時間を確保する。

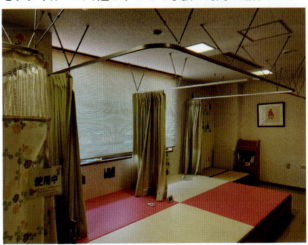

面会中の搾乳ができるようにしたり，保育士が用意したおもちゃや絵本を家族が選んで児と遊べるようにしたりと，家族の面会時間をより長く，より心地よく充実した時間になるような取り組みを実施している。

愛着形成の促進と親の潜在的育児能力を引き出す介入

親子の愛着形成のサポートはFCCの目的の一つである[2]。

児の出生直後から両親は親子分離となり，愛着形成障害のハイリスク状態となる。また，超低出生体重児の母は，「おなかの中で十分に育ててあげることができなかった」などと自責の念に駆られることが多く，親としての自信喪失状態に陥りやすい[1]。

超急性期

親子の触れ合いの機会を多くもつことで愛着形成を促進させたいが，超低出生体重児の場合，特に急性期はこの機会を得にくく，その手段も困難である場合が多い。

分娩時に，母は児の顔をみることもなく蘇生が開始されることがほとんどであるが，当院では一時蘇生終了後，蘇生室からNICUへ入室する前に保育器ごしに，短時間ではあるが母に（可能であれば父も）面会時間をもつ。産科スタッフや父が写真撮影をし，可能であれば指先だけでもタッチングをしてからNICUへ搬送する。このとき，NICUスタッフは両親へ「ご出産おめでとうございます」と必ずお祝いの言葉をかけることで，児がこの世に生を受けたことへの祝福の意を伝えている。

急性期の生後72時間はminimal handlingでケアを行うが，この時期の両親の面会時には，児への声掛けを促し，刺激にならない程度でのタッチングを促す。

ほかにも，母や父の胸に置くなどして匂いを付けたガーゼハンカチを常在菌の定着も期待して児に載せたり，綿棒を用いて母乳の口腔内塗布を行ったりする（p.228「Ⅲ⑨感染症 総論」参照）。これらは，常在菌定着を狙う目的だけでなく，両親が「自分にも赤ちゃんのためにできることがある」と，親としての自信にもつながり，スタッフが思っている以上に両親にとっての意味が大きい。

超急性期以降

急性期の絶対安静期間が過ぎた後は，ホールディングの効果や方法を説明し，面会中のできるだけ長い時間，両親にホールディングを促す。両親の意向を聞きながらケア参加を促し，おむつ交換や体温測定，痛みのケア（p.21「Ⅰ⑤超低出生体重児の看護」参照）などをスタッフと一緒に実施する。

医師や看護師間で相談したうえで可能であると判断されたら，挿管中でも抱っこやカンガルーケアを開始する。事前に両親にメリットやデメリットの説明を行い，両親の希望がある場合に実施する。両親の不安が強いときには，まずは保育器内・外の抱っこから開始し，慣れてきたらカンガルーケアといったように段階を踏むこともある。

挿管中のカンガルーケアは医師立ち合いのもとで行う。看護師が児を抱っこし，児の呼吸状態に応じて医師がバギングを行いながら，保育器から両親の胸元へ移動する。カンガルーケア中の体位は，児の状態に合わせて腹臥位か側臥位かを選択し，移動による児へのストレスも配慮し，最短でも1時間以上は実施できるように調整するが，児の状態によって途中で切り上げることもある。

経管栄養が開始されたら，シリンジポンプを使用しての時間注入とするまでの期間は，母乳やミルクの手押しでの注入を両親に実施してもらう。経管栄養注入前の胃内容物の確認と内服薬や栄養の注入，浣腸・排ガスの腹部ケアなど医療的ケアにあたることも，退院後に医療的ケアの持ち帰りが必要だからという理由ではなく「今の赤ちゃんにとって必要なお世話・育児の一部」として両親に参加を促していく。

このように両親にケア参加を促していきながら，児の観察も両親に促していく。両親の視点で「今日の赤ちゃんの様子はどうですか？」と聞いてみたり，おむつ交換を行う際に「赤ちゃんのおなかの様子はどうですか？」と聞いてみたりする。最初はそのような質問に対して「わからない」という答えが返ってくることも多々あるが，その際にはもう少しポイントを絞って聞いていく。「よく眠っていますか？」「心地よさそうですか？」や「おなかの柔らかさはどうですか？」「おなかの大きさはどうですか？」などである。

看護師は日ごろ，これらの観察やアセスメントを，両親に問うより前に伝えてしまいがちである。しか

し，両親はこれらを問われることによって，児のあらゆるサインを観察しようとする。そしてこちらの問いかけに対して両親が答えられるようになったら，看護師は「そうですね，私もそう思います。」などと肯定した意見を返すことで，両親の自信は増していく。

この児が発するサインを観察してアセスメントすることを両親に委ねることで，両親の観察力が増し，両親が児の代弁者となれることを目指している。

皮膚色や呼吸の変化（呼吸数や努力呼吸），四肢の動き，ストレスサインや安定化サインなどの児の発しているさまざまなサインを読み取れるようになり，わが子が「何が好きで何を苦手としているか」を理解できるようになる。このことは，両親にとって大きな自信となり，児とかかわる楽しみが膨らんでいき，積極的に児とかかわるようになる。

情報共有と共同意思決定のための介入

当院では，入院時の処置や検査が一通り済んだら当日の担当医より父へ（可能であれば母も一緒に）書類を用いて病状説明を行う。そして，母の産科退院前後（おおむね生後1週間）を目安に，両親そろって主治医から再度，病状説明の席を設ける。

その後も，面会時にその日の担当医や受け持ち看護師から児の状態を両親へ話しつつ，定期的に病状説明の席を設け，現在の児の状態や今後の見通しをどのように見込んでいるかを両親と情報共有する。

「家族回診」

まだ臨床研究段階ではあるが，家族と一緒の「家族回診」も行っている。両親（またはどちらか）の面会時にベッドサイドで両親とその日の担当医か主治医と看護師も交えて20～30分程度の時間をかけて情報共有をする。家族回診のはじめに，まず両親が最近の児の様子をどのように感じているのかを問う。両親が一番気になっていることを話すことが多いので，それについて両親の見解と医療者の見解を共有し，治療方針や日々のケア計画など児の治療やケア全般にかかわることを意見交換する。例えば，呼吸器設定を下げることができそうか，経管栄養の量を増やすことができそうか，沐浴をいつから始めるか，などである。カンガルーケアがどの程度実施できているかについてもその場で話題を出して，両親の意欲を促していく。そしてそこで決まった内容については，医療スタッフ間で共有し治療方針の決定や看護ケアの提供に活用していく。多くの両親が意思決定への関与を望んでいるという研究結果もあり，このように両親の観察や思いを聞き，両親が赤ちゃんの治療やケア全般の決定にかかわっていくことは，親としての権利である[3]。

退院を見込んだ話し合い

ほかにも児が生存してNICUを退院できると見込まれたら，早期から「退院」というワードを使いながら両親と話し合いの場をもつ。これは，退院調整看護師やプライマリーナースが主となって担当する。話し合いの場では，今どの程度退院について意識しているか，児が退院することをどう感じているか，不安があるとしたらその内容はどんなものかを確認していく。さらに，退院するために児がクリアすべき課題を理解できているか，課題をクリアするために今両親は何ができると思うか，そのために医療スタッフからどんな支援を必要としているか，などを問い，話し合う。

このような話し合いの場をもつことで，両親の不安の軽減につながり，早期から退院を意識した話をすることで，両親は現状の理解ができ，退院に向けて両親が主体的に何をしていくべきかを考えることができる。前項のClose Collaboration with Parentsトレーニング（p.27参照）の観点を盛り込みつつ，このような両親とのかかわり方が広がっている。

時間の確保と業務整理，スタッフの意識改革

FCCを推進するためには，その時間を確保するための業務整理が必須となる。両親と一緒にケアをする場合，看護師が一人で行うケアよりも時間がかかることもある。両親と話し合いの場をもつための時間，カンガルーケアをするための時間など，今までと同じ業務のなかにプラスアルファとして行っていくには，多忙な業務がさらに逼迫する。スタッフが増員できればいいが，容易なことではない。

FCC時間捻出の工夫

当院では，スタッフへのアンケート調査を行い，

両親への入院時の説明を看護師から病棟クラークへタスクシフトする，カンガルーケアや沐浴の準備と後片付けを看護師から看護助手や両親へタスクシフトするなどして，看護師の業務負担を減らしFCCのための時間を確保するよう努めている。両親へのタスクシフトは，単に業務軽減のためではなく，育児の一環として参加してもらうという意図のもとに行っている。

両親の声がスタッフの励みに

スタッフの意識や行動を変えることは容易ではないが，患者や家族の声はスタッフに響きやすいと考える。そのために，FCCに関する臨床研究から得られた患者の声をスタッフに届けることで，FCCの重要性をスタッフへ感じてもらう取り組みを行っている。また，カンガルーケアを初めて行った両親に感想を書いてもらい病棟内へ掲示する取り組みは（図3），ほかの両親のカンガルーケアへの意欲を引き出すだけでなく，両親の喜びの声がスタッフの励みにもなっている。

いずれにせよ，病棟全体の意識や文化を変えるためには時間も労力もかかるが，小さなステップを積み重ねて根気強く行っていくことが大きな変化を生むと信じて，当院でも試行錯誤中である。

図3 カンガルーケアを初めて実施した両親の感想の掲示
病棟廊下に掲示している。この取り組みは，両親のカンガルーケアへの意欲を引き出すとともに，両親の喜びの声がスタッフの励みにもつながっている。

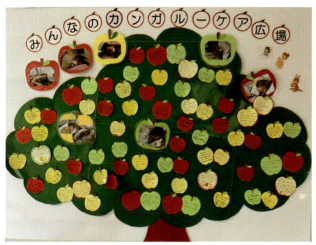 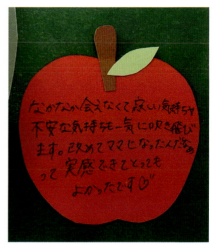

FCC Point　挿管児カンガルーケアへの道のり

当院でカンガルーケアは以前から積極的に実施されてきたが，挿管児は対象外となっていた。これを可能にするために，スタッフが「挿管児のカンガルーケアを行ううえで障壁と感じていることは何か」，アンケート調査を行い，学習会で早期からのカンガルーケアのメリットを再度スタッフへ周知した。挿管児カンガルーケア移動方法の手順のビデオを作成しスタッフが視聴した後，医師と看護師が参加して移動シミュレーションを行い，実際に患児を対象に実施するまでに至った。

文献

1) Al Maghaireh DF, Abdullah KL, Chan CM, et al: Systematic review of qualitative studies exploring parental experiences in the Neonatal Intensive Care Unit. J Clin Nurs 2016; 25: 2745-56.
2) Franck LS, O'Brien K: The evolution of family-centered care: From supporting parent-delivered interventions to a model of family integrated care. Birth Defects Res 2019; 111: 1044-59.
3) NICE Guideline, No. 204 Babies, children and young people's experience of healthcare. London: National Institute for Health and Care Excellence（NICE）; 2021 Aug 25.

column

救っていただいた小さく生まれた息子と家族の絆

2018年10月に誕生した三男，竜佑は，24週あまりでこの世に生を授かりました。

出生体重は258ｇと，男の子としては当時世界最小でした。

医師からは「治療経験もなく，点滴がとれない場合は判断いただく覚悟も必要です」と説明を受けました。私は「このスタッフがベストを尽くして仮に助けられなかったとしたら，竜佑の人生はそういう人生で終わったということだ」と考えていました。その数週間後には腸が便で膨らんでしまい，「このままだと破裂してしまうおそれがあり，人工肛門を作らなければならない」と説明を受けました。最適な（治療の）提案と術式の説明で，得られる効果とリスクについて理解が深まり，私達はスタッフの判断に委ねることにしました。

退院してからも定期的に各科にかかり，今日まで順調に大きな問題もなく過ごせています。竜佑の兄弟も，出生後からガラス越しに会うことができたので，竜佑の誕生と病院で過ごした日々が5年半たった今でも相乗効果として私たち家族の絆を深めるとともに，家庭の成長につながっています。

竜佑は，同学年と比べても体は小さいですが，行動については保育園の年長さんらしく過ごしております。来年には小学校に上がります。おそらくランドセルは背負えませんが，次男に持ってもらって，学校に通う予定です。

思い出せば，私たち夫婦の間では病院で先生から告知されたときに，生む覚悟，育てる覚悟が必要であると認識せざるをえませんでした。生命の尊さと「親としてできることは何か？」「どうすれば子どもを守れるか？」という思いが強かったと感じております。小さな命が無事誕生した喜びは，どんなに小さくとも生まれた瞬間は特別であり，4人目の子どもにしても同じ思いでした。周囲のサポートや医療の力を信じて，良かったと思います。

大変だったことを考えてみましたが，特にありませんでした。私たち夫婦も，困ったことや厳しくなるのではと思ったことをすべて医療スタッフに相談し，解決するための糸口をアドバイスをいただきました。おかげで不安もなく，ここまで何不自由なく生活してこられたと考えております。

最後に―医療従事者の皆様へ

竜佑が無事に退院し，現在まで無事に生活を送ることができるのは，皆様の献身的なサポートと，現在の医療界における高度な医療技術のおかげです。竜佑が成長していくなかで，辛いときや生命に危険が及んだときも親身に寄り添っていただき，希望を与えてくださったことに，心から感謝申し上げます。

毎日多くの命と向き合い，個々に合わせて助け続けてくださる皆様の姿には，ただただ感動しております。皆様のような素晴らしい医療従事者がいることで，私たちは安心して大切な人を託すことができるのだと感じております。これからもご活躍を続けてください。感謝の気持ちは言葉では表しきれませんが，心からのエールを送らせていただきます。

皆様，ありがとうございます。

(関野 康平)

＊長野県立こども病院で，2018年当時男児として世界最小で生まれ，約半年後に3,300ｇで元気に退院された関野竜佑くんのご家族に，改訂第2版に際しご寄稿いただきました。

273gの重み

私が1989年に当時の国立小児病院（現在の国立成育医療研究センター）に新生児医療の研修に行ったころは，丁度パルスオキシメータを付けての呼吸管理や，HFOの第1号であるハミングバードを超低出生体重児に装着するようなintensive careが導入された時期だった。その年に機会があって見学させて頂いた国立岡山病院（現 国立病院機構岡山医療センター）の新生児室は，当時病院長であった故山内逸郎先生が著わされた「新生児」（岩波新書，1986年）に書かれているとおりのnon-invasive careの新生児室で，大変に感動したものである。あれから30年弱，わが国の超低出生体重児医療は，時にintensive care を駆使しながら，non-invasive careを中心に，そしてさらにfamily centered careへと発展してきている。

新生児，特に早産児，低出生体重児を取り巻く医療の進歩は目覚ましい。1991年（平成3年）には，母体保護法第2条第2項の「胎児が母体外でその生命を保持することのできない時期」に関する解釈が，それまでの24週未満から22週未満に変わった。「成育限界」という言葉をよく耳にするようになったのも，その

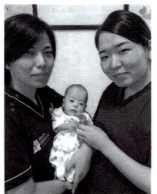

在胎22週2日，出生体重273gで出生した児の新聞記事

ころからと思う。長野県立こども病院の開院当時（1993年）は産科がなく，新生児はすべて院外出生であった。新生児搬送をしていたので在胎24週未満の超低出生体重児の救命はとても難しいと考えていたが，2000年の総合周産期母子医療センターの開設以降状況は一変し，超低出生体重児は母体搬送後院内出生となった。その後の低出生体重児医療の進歩，そして医療機器の進歩とともに救命率も向上し，現在では，胎児・新生児救急医療の長野県における最後の砦として，胎児診断，新生児医療の中心的役割を果たしている。

さきごろ，在胎22週2日，出生体重273gで出生した児（写真）が無事成長し，約9カ月の入院を経て退院していった。いまのところ，「日本で最も早く，小さく生まれた赤ちゃん」である。彼女の退院は大変感慨深く，われわれ医療スタッフの技術と献身が功を奏したことにはもちろんであるが，傍で，新生児医療，未熟児・早産児治療に心血を注いでこられた先達に感謝の思いを新たにするものであった。これからも，受け継ぎ，次代へとつなぐべく，「未来を担うこどもたちとその家族のために」より一層レベルを向上した医療の提供を目指していきたい。

（中村友彦）

＊2019年4月初版，初掲載

II

出生前・出生時の
管理

II 出生前・出生時の管理

1 出生前管理

産科管理

　超低出生体重児が出生する原因は，早産および胎児発育不全（FGR）である．本項では，産科の立場から，当院における超低出生体重児に関するデータ，当科における切迫早産・FGR児の管理方針を提示し，当院のファミリーセンタードケア（FCC）の実際を紹介する．

　なお，当院は成人疾患への対応能力に限界があるため，合併症を有する妊婦の多くは診療の対象外としていることに留意されたい．

▲ 超低出生体重児に関するデータ

　当院にて2012年1月〜2023年12月の12年間に生存出生した児のデータを示す．図1は各年の出生児を出生体重で分類したものである．各年の出生児数は310±30人で，超低出生体重児は各年4〜8%，12年間で6%（226/3,730人）を占めた．超低出生体重児は全例早産であり，超低出生体重児全体の34%（76/226人）がFGRと診断されていた．

　超低出生体重児の分娩様式を図2に示す．経腟分娩は頭位か非頭位か，帝王切開術は予定か緊急かで分類した．予定帝王切開術で出生した低出生体重児は2人で，いずれも三胎の1人が超低出生体重児であった（出生はそれぞれ妊娠35週，33週）．妊娠22週・23週で，骨盤位で分娩が進行した場合や，胎児機能不全（NRFS）と診断した場合の当院の方針については後述する．

▲ 分娩予定日・妊娠週数の確定

　分娩予定日（expected date of confinement；EDC），すなわちその時点での妊娠週数の正確な決定は，FGRの診断にもかかわる．最終月経（last menstrual period；LMP）よりEDCを決定する方

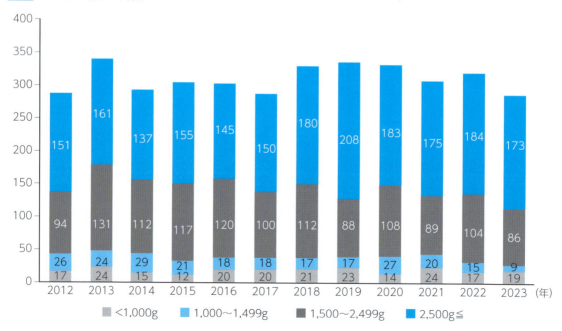

図1 出生体重別出生児数

36

II. 1 出生前管理／産科管理

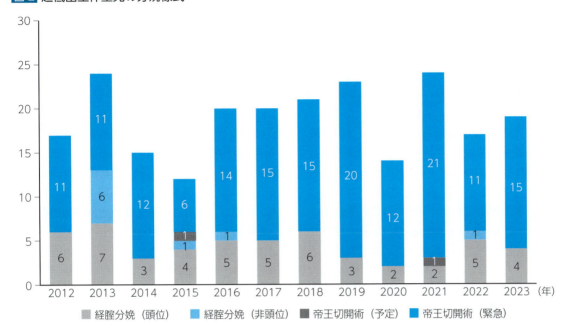

図2 超低出生体重児の分娩様式

法は，月経が28日周期，排卵日が月経開始日から14±2日であることを前提とするため，妊娠初期（8〜10週）の胎児頭殿長（CRL）によりEDCを修正，ないしLMPを根拠とするEDC決定の妥当性を確認する．不妊治療による妊娠では，排卵日や胚移植日などからEDCを決定する．

妊娠12週以降に初めて受診した場合，一般にEDCの正確な決定は困難である．多くは児頭大横径（BPD）よりEDCを決定するが，妊娠14〜16週で7日，妊娠28週以降では21日の誤差を生じる[1]．小脳横径や総心横径（四腔断面における房室弁付着部の心外膜間距離）は，計測時点での妊娠週数を推定するうえで有用である[2, 3]．BPDなど他の計測値と比較してFGRの可能性が低ければ，妊娠14〜21週までは小脳横径，妊娠22週以降は総心横径の計測値（単位：mm）をそのまま計測時の妊娠週数としてよい．

切迫早産の管理方針

妊娠22週0日から妊娠36週6日までの妊娠中に，規則的な子宮収縮が認められ，かつ子宮頸管の開大度・展退度に進行が認められるなど，早産となる危険性が高いと考えられる状態を切迫早産という．しかし，明らかな子宮収縮を伴わないものの子宮頸管長の短縮や子宮口の開大がみられ早産に至る例は多く存在する．外出血や子宮収縮などの自覚がなく子宮口が開大し，胎胞が形成される状態を子宮頸管無力症という．

早産となるリスク因子の主なものを**表1**に示す．以下に，切迫早産の治療について，当科での管理方針を含め説明する．

子宮収縮

子宮収縮の抑制が切迫早産の中心的な治療である．

表1 早産となるリスク因子

妊娠成立の状況	早産の既往，多胎
子宮因子	子宮頸部円錐切除術既往，子宮頸管無力症，子宮形態異常（子宮奇形，子宮筋腫，子宮腺筋症）
感染・炎症	細菌性腟症，性器感染（クラミジアなど），絨毛膜羊膜炎，付属器炎
妊娠に伴う異常	妊娠高血圧症候群，妊娠糖尿病

子宮収縮抑制薬として，リトドリン塩酸塩（以下，リトドリン）および硫酸マグネシウム水和物（以下，硫酸マグネシウム）が，単剤あるいは併用で投与される。

リトドリン

リトドリンに関しては，いわゆる"short-term tocolysis"，"long-term tocolysis"という異なる投与法がある。Short-term tocolysis は，リトドリン静脈内持続投与を開始し，児の肺成熟や頭蓋内出血予防を目的としたステロイド（ベタメタゾン）投与を行い，ステロイド投与後48時間でリトドリンの投与を終了する方法である。海外ではこの方法が主流である。Long-term tocolysis は，ステロイド投与の有無にかかわらず，期限を決めず投与する方法である。わが国ではこの投与法が多いと考えられる。この差異の背景には，医療保険制度や治療薬の選択肢などの要因も絡んでいる。当科では原則 long-term tocolysis を行っている。Long-term tocolysis を行う場合，薬剤の漸減・終了が可能かどうかを常に検討しつつ使用し，漫然と長期投与を行ってはならない。

硫酸マグネシウム

硫酸マグネシウムは，リトドリンによる副作用（動悸，頭痛など）が強い場合や，妊娠糖尿病・糖尿病合併妊娠（リトドリンには血糖上昇作用がある）症例などで投与を行うことが多いと思われる。リトドリン単剤の増量に伴う副作用の増悪を抑えるため，硫酸マグネシウムを併用することもある（硫酸マグネシウムには脱力感などの副作用がある）。

海外ではニフェジピンが切迫早産治療薬として使用されている。わが国では切迫早産の治療目的での投与は保険適用外となる。

妊娠32週未満での出生が見込まれる症例において，児の脳保護を目的として硫酸マグネシウムが投与される[4]。

妊娠22週および23週におけるステロイド投与の有効性に関しては，高いエビデンスは示されていない。当科では妊娠22週0日以降であれば投与している。

子宮内感染・絨毛膜羊膜炎

子宮内感染の大半は，腟から上行性に細菌が感染したものである。

絨毛膜羊膜炎は，分娩後の胎盤の組織病理学的検査で診断される。妊娠中は，①38.0℃以上の発熱，②母体頻脈≧100／分，③子宮の圧痛，④腟分泌物または羊水の悪臭，⑤白血球数15,000≧μLのうち，「①＋②〜⑤のいずれか1つ以上」「②〜⑤のすべて」が認められれば臨床的絨毛膜羊膜炎と診断する。これは子宮内感染の指標になるが，感染が腟や子宮頸管にとどまる場合は腟分泌物の異常のみ呈する。子宮内感染・絨毛膜羊膜炎の場合，胎児持続性頻脈を伴うことがあるが，これは子宮内環境の悪化を示唆する所見であり早期娩出も選択肢に入る。ただし，すでに切迫早産の治療が開始されている場合，リトドリン投与による母体・胎児頻脈の可能性もあり，血液検査の結果なども総合的に考慮して病態を評価する。

起炎菌としては，ブドウ球菌，腸球菌などのグラム陽性球菌，大腸菌などのグラム陰性桿菌，クラミジア，マイコプラズマ，ウレアプラズマなどが挙げられる。*Gardnerella* などの嫌気性菌も早産に関与する。カンジダ（真菌）は子宮内感染を生じると一般に治療が困難である。

臨床的絨毛膜羊膜炎と診断した場合，抗菌薬投与を行う。当科では，β-ラクタム系抗菌薬としてスルバクタムナトリウム・アンピシリンナトリウム（SBT/ABPC）を第一選択としている。さらにマイコプラズマや嫌気性菌を考慮し，マクロライド系抗菌薬としてアジスロマイシン（AZM）内服（500mg/日，3日間）を併用している。腟内投与する抗菌薬として，腟内常在菌である *Lactobacillus* に影響を与えないメトロニダゾール（MNZ）腟錠を選択している。特に腟分泌物に異常がある場合，連日腟内を生理食塩水で洗浄し，MNZ腟錠を投与している。*Lactobacillus* については後述する。

前期破水

陣痛発来前の破水を前期破水という。早産期の前期破水は preterm premature rupture of membranes（PPROM）という。PPROMの主な問題点は次の3つである。

子宮内感染の進行

破水により子宮内腔は外界と交通し，子宮内感染を生じるリスクが増加する。PPROM症例に予防的抗菌薬投与を行った場合，絨毛膜羊膜炎，破水後48時間以内および7日以内の分娩が有意に低下

する[5]。投与期間について一定の見解はないが，腟内細菌叢への影響や薬剤耐性菌出現のリスクも考慮し，感染徴候がなければ7日間以内にとどめることが妥当であろう。当科で投与する抗菌薬は子宮内感染・絨毛膜羊膜炎の場合に準じる。

肺成熟の鈍化

破水により羊水過少となった環境で長期間生育すると，肺は量的にも質的にも成熟が遅延し，肺低形成の原因となりうる。肺低形成の進行を予防する目的で早期娩出とするかどうかが問題となるが，当院では全身臓器の成熟を優先し，他の要因が重ならない限り早期娩出は選択しない。

胎児変動一過性徐脈の発生

羊水過少によって胎動や子宮収縮に伴う臍帯圧迫が生じ，胎児低酸素症の原因となる。

子宮頸管無力症

子宮口は通常，分娩の時期までは閉鎖している。子宮頸管は物理的に閉じているのみならず，頸管粘液が分泌されて頸管を塞ぎ，細菌などの子宮内への侵入を防ぐ免疫応答の場としても機能している。子宮頸管無力症では早期から子宮口が開大し，胎胞の腟への下降や子宮内感染が生じ，流産，早産となるリスクが上昇する。

当科では，妊娠分娩歴から子宮頸管無力症の要素が否定できない場合，子宮口開大や頸管長短縮が生じる前，妊娠12～21週の間に積極的に予防的子宮頸管縫縮術を行っている。妊娠22週以降は，子宮頸管縫縮術は行わない。

当科において，2012年1月から2022年4月の期間に予防的子宮頸管縫縮術を施行した単胎26症例の転帰を示す。妊娠34週未満で縫縮テープまでの内子宮口開大または頸管長短縮を認めたのは12例（46%）であり，1例は妊娠35週で陣痛発来し分娩となった。妊娠34週までに同所見を認めなかった14例（54%）のうち，1例は妊娠35週で陣痛発来し分娩となった。24例は妊娠37週以降の分娩となった。破水や感染などの手術合併症は認めなかった。妊娠分娩歴のみで子宮頸管無力症を抽出し予防的子宮頸管縫縮術を行うことで，約半数は流産や妊娠34週未満の早産を予防できた可能性がある。

妊娠22週以降に子宮頸管無力症の所見を認めた場合，妊娠22～29週の間は子宮頸管ペッサリー（Dr. Arabinペッサリー®）挿入[6]を選択肢に入れている。

これは，リング状の器具を子宮頸部に嵌めるように装着し，さらなる子宮口開大や頸管長短縮の抑制を期待する治療である。この治療は保険適用外であるが，従来なら分娩まであるいは妊娠34週前後までの入院管理を要した症例が，より早期に退院し外来管理とすることが可能になった。

子宮頸管無力症の治療において腟内細菌叢の確認は重要である。通常，腟内にはLactobacillusが存在し，腟粘膜のブドウ糖から乳酸を産生することで腟内を酸性に保ち，他の細菌や真菌の侵入を抑制している。腟内のLactobacillusが減少ないし消失し，腟内pHが上昇して種々の好気性菌や嫌気性菌が異常増殖した病的状態を細菌性腟症といい，流産・早産の原因となる。細菌性腟症と診断した場合，Lactobacillus以外の細菌を除菌する目的でMNZ腟錠を投与している。また，腟内細菌叢の改善・回復にプロバイオティクスが有用との報告もあり[7]，当科では酪酸菌，乳酸菌，糖化菌の3種が配合されている製剤（ビオスリー®）の経口投与を行っている。

子宮頸管炎により局所的に顆粒球エラスターゼが放出され，子宮頸部や卵膜の脆弱化が生じ，子宮口開大や頸管長の短縮，破水をきたす機序が考えられる。抗炎症作用を有するウリナスタチンを腟内投与することで脆弱化を抑制する治療がある。この治療は明確なエビデンスが示されておらず保険適用外である。当科では一定の効果はあると判断し，ウリナスタチンを腟坐剤の剤形に院内で調剤し，連日投与する方法を採用している。

安 静

切迫早産において，安静が妊娠期間の延長に寄与するというエビデンスはない。床上安静など極度の安静は，血栓症，褥瘡，廃用症候群，うつなどのリスクを上昇させる。妊娠22週から28週未満で当科に母体搬送され，子宮頸管無力症と考えられる所見（内子宮口開大を伴う高度の頸管長短縮，胎胞形成）を有する単胎症例のうち，胎胞が子宮頸管内にとどまるものを，床上安静群と非床上安静群（室内/病棟内歩行可）で比較した結果，母体搬送後28日以内に分娩となった症例数に有意差を認めなかった[8]。床上安静のリスクを考慮すると安静度は少なくとも室内歩行可とすることが適切であり，子宮頸管無力症の所見を認めない切迫早産症例においては，なおさら過度の安静は不適切と考える。

FGR の管理方針

FGRの診断は，日本超音波医学会公示[9]および日本産科婦人科学会周産期委員会報告[10]における胎児体重基準値を用い，胎児推定体重-1.5SD以下を目安とする。BPD，腹囲（AC）および大腿骨長（FL）を計測し，$1.07 \times BPD^3 + 0.30 \times AC^2 \times FL$ に代入した結果が胎児推定体重である。

FGRの主な原因を表2に示す。いかなる原因であれ，FGRを分娩までに改善する有効な方法はなく，胎児発育や胎児健常性の評価，娩出時期の判断が主な管理内容となる。

胎児発育の評価

胎児発育が停滞した場合，胎児の状態不良ないし胎盤機能低下を考慮する。計測誤差もあり，2週程度の間隔で発育停滞を認めた場合は真の発育停滞と判断することが妥当と思われる。頭部の発育停滞と神経学的予後が不良であることの関連が指摘されているが，この所見をもって早期娩出すべきであるというエビデンスはない。

胎児健常性の評価

non-stress test（NST）

基線細変動は自律神経による心拍数調節の結果である。基線細変動の減少ないし消失の所見は，胎児低酸素症など胎児の状態不良（NRFS）を示唆する。ただし，基線細変動の幅は妊娠週数が早いうちは少なく，さらにFGRの場合は自律神経の未熟性もあるため，基線細変動の所見のみで胎児の状態を判断することには慎重を要する。数週間経過を観察しているうちに基線細変動が出現する妊娠28週未満のFGR症例もしばしばみられる。

biophysical profile scoring（BPS）

超音波断層法により，「呼吸様運動の有無」「粗大な運動（胎動）の有無」「筋緊張の程度」「羊水量」を評価し，NSTを加えた5項目のスコアで胎児の健常性を判断する。低スコアの場合，胎児低酸素症を示唆するとされるが，何点以下であれば娩出すべきであるという明確な基準はない。

臍帯動脈血流，胎児中大脳動脈血流

臍帯動脈拡張期血流の途絶や逆流は，胎児胎盤循環の不良化を示唆する。血管抵抗指数（resistance index；RI）は通常，臍帯動脈RI／中大脳動脈RI＜1であるが，＞1となった場合，脳保護のため脳血流を増大させる血流再分配が生じており，胎児低酸素症などなんらかの異変が起きていることを示唆する。ただし，この所見のみで娩出すべきであるとのエビデンスはない。

表2 胎児発育不全（FGR）の原因

母体因子	内科的合併症（高血圧，糖尿病，腎疾患，甲状腺疾患，自己免疫疾患，抗リン脂質抗体症候群など
	妊娠高血圧症候群
	生活習慣（喫煙，アルコール）
	薬物（シクロフォスファミド，バルプロ酸，ワルファリンなど）
	低身長・出生時低体重，やせ，体重増加不良など
胎児因子	多胎
	染色体異常
	形態異常
	胎児感染〔TORCH（サイトメガロウイルス，風疹ウイルス，トキソプラズマ，梅毒等）など〕
胎児付属物因子	胎盤異常（胎盤血腫，胎盤限局性モザイクなど）
	臍帯辺縁付着・卵膜付着

娩出時期の判断

上述のごとく，FGRにおいて最適な娩出時期を決定することは困難であり，各種超音波断層法による計測・観察項目や，NST所見を総合して判断するしかない。

妊娠22週・23週の娩出方法

胎児適応（骨盤位，NRFS，子宮内感染など）の帝王切開術に関して，当院では，2020年頃までは「妊娠24週以上は行う」「妊娠22週は原則経腟分娩（ただし妊婦が帝王切開術を希望する場合は行う）」「妊娠23週は帝王切開術を勧める（ただし妊婦が希望しない場合は経腟分娩とする）」という方針であった。しかし，当院の妊娠22週・23週出生児の救命率はきわめて高く，短期・中期予後も比較的良好であることから，帝王切開術による母体のリスクより児と家族のメリットが上回ると判断し，妊娠22週以降は原則胎児適応の帝王切開術を行う方針とした。

FCC Point

当科には，長野県全域および近隣地域から，切迫早産，FGR，胎児形態異常などの症例が外来紹介，母体搬送される。「こども病院に紹介される，転院する」ことは，妊婦や家族にとってショックであることは想像に難くない。当科では，妊婦や家族の不安を軽減できるよう，チーム医療で支援することを心掛けている。以下に，時系列で当院の取り組みを紹介する。

① 初診時は必ず夫やパートナー，シングルマザーであれば親などの親族にも来院していただく（以下，すべて夫婦と記す）。これは，診察後に児と家族の将来にかかわる重大な説明を行う可能性があり，児の養育を行う夫婦で状況を理解していただくこと，かつ妊婦一人に精神的負荷をかけないことが重要と考えるからである。

② 初診時の病状説明には，必ず助産師または看護師が同席する。これは，産科医による夫婦への医学的説明と質問への回答の後，精神的なケアを看護の視点から十分に行う必要があるためである。

③ 出生後の治療や予後について，小児科医から夫婦への説明が特に必要と判断される症例，夫婦が小児科医からの説明を希望される場合では，産科医と小児科医，症例によっては複数の診療科や職種が早期から情報を共有し，小児科医から説明を行う（「Ⅱ①出生前管理 プレネイタルビジット」参照）。

④ 状況に応じ，NICUを夫婦で見学していただき，出生後の治療につきイメージをもっていただく。

⑤ 精神的ケアが特に必要な場合，精神科医の診療や臨床心理士の面談を提案する。

⑥ 治療費にかかわる医療制度，養育において利用可能な行政の制度などに関して，保健師の面談により社会で家族を支える体制を説明し，将来への不安の軽減に努める。

文献

1) The American College of Obstetricians and Gynecologists: Committee Opinion No 700: Methods for Estimating the Due Date. Obstet Gynacol 2017; 129: e150-4.
2) Hata K, Hata T, Senoh D, et al: Ultrasonographic measurement of the fetal transverse cerebellum in utero. Gynecol Obstet Invest 1989; 28: 111-2.
3) 日本胎児心臓病学会編：日本小児循環器学会 胎児心エコー検査ガイドライン（第2版）．日本小児循環器学会誌 2021；37 Supplement 1：S1.7-S1.8.
4) WHO guidelines approved by the guidelines review committee: WHO recommendations on interventions to improve preterm birth outcomes. Geneva: World Health Organization, 2015.
5) Kenyon S, Boulvain M, Neilson JP: Antibiotics for preterm rupture of membranes. Cochrane Database Syst Rev 2013; 12: CD001058
6) Kumagai K, Murotsuki J, Dohi S, et al: Does a cervical pessary reduce the rate of preterm birth in women with a short cervix? J Perinat Med 2022; 50: 1107-14.
7) Arai EN, Yoneda S, Yoneda N, et al: Probiotics including Clostridium butyricum, Enterococcus faecium, and Bacillus subtilis may prevent recurrent spontaneous preterm delivery. J Obstet Gynaecol Res 2022; 48: 688-93.
8) 中西恵美，吉田志朗，大家ゆず子，ほか：胎胞膨隆症例における安静度の検討―床上安静で妊娠予後は改善するか？―．関東産婦誌 2019；56：1-8.
9) 日本超音波医学会用語診断基準委員会：超音波胎児計測の標準化と日本人の基準値．超音波医学 2003；30：415-40.
10) 日本産科婦人科学会周産期委員会：超音波胎児計測の標準化と日本人の基準値．日産婦誌 2005；57：92-117.

Ⅱ 出生前・出生時の管理

 出生前管理

プレネイタルビジット
prenatal visit

　一般に，新生児医療におけるプレネイタルビジットとは医療者が出産前に児の保健指導を行うことを指すが，新生児集中治療におけるプレネイタルビジットとは，早産が懸念される状況や胎児に疾患が見つかった場合に，分娩前に両親に新生児科医から一通りの説明を行うことである．施設の方針によって説明の内容は左右されるであろうが，当科では予測される児の出生後の状態や，その後行われる治療の内容，退院までの経過，長期予後を説明し，少しでも両親の不安感を拭い，児の治療に関して前向きになれるように行っている．そして最重症例では，看取りの医療を含めた説明も行うようにしている．

▲ 準　備

　プレネイタルビジットの前に，情報収集が重要である．胎児診断で疾患が疑われている場合には胎児検討会が事前に開催され，胎児疾患の詳細，生後の治療方針，両親の性格，家庭的背景，社会的リスクなどを，事前に産科医，産科看護師，保健師，必要に応じて，循環器科医，小児外科医，小児脳神経外科医と情報共有を行っている．その話し合いの内容を受けて，家族に説明をする．
　両親は過度に緊張していることも多く，また切迫早産であれば，治療のために長期の入院，持続点滴や種々の程度の安静を強いられていることも多い．そうした状況を配慮し，労う言葉から説明を始めるべきである．

▲ 実際の説明

両親と産科スタッフの同席が基本

　基本的に両親同席のもとで行う．祖父母の同席は，父以外にキーパーソンが必要と判断したときの

みとしている．実際の説明では説明用紙を用い，平易な言葉で丁寧に説明を尽くすことを心がける．産科医，産科看護師の同席を基本とする．また，できる限りNICU看護師にも同席してもらい，説明の内容を多角的に把握するようにする．われわれにとっても，プレネイタルビジットは両親の置かれている状況を知る良い機会になる．
　切迫早産で入院中の場合には，ほとんどが母の病室で説明が行われる．胎児疾患の場合には産科外来で説明を行うこともある．説明の開始時間は厳守し，また，母の体調を考慮して説明時間も長くならないように努める．互いに視線の高さを同じくし，椅子に座って落ち着いた状況で説明する．
　以下，具体的に当院のプレネイタルビジットで実際に説明する内容，特に超低出生体重児の出生を想定した内容を述べる．

胎児診断の不確実性

　まず，（胎児診断は確定診断ではなく）生まれてみないと正確な状況はわからないことを正直に伝える．つまり，これから行われる説明がすべて当てはまるわけではなく，特に，治療の予後などは出生後の経過によることを強調して説明する．

呼　吸

　早産児であれば，呼吸が未熟であること，自身の力では力強く啼泣して呼吸を確立することが難しく，呼吸のサポートが速やかに必要になること，特に超早産児であれば気管挿管，人工呼吸がまず間違いなく必要になること，サーファクタント投与が必要になることを説明する．長期的な呼吸管理が必要になり，呼吸管理に伴う合併症（肺炎，気胸，慢性肺疾患，気管軟化症など）が起こりうることを説明する．また，超低出生体重児では慢性肺疾患になる可能性が高く，在宅酸素療法が必要になる

可能性があること，重症であれば気管切開が必要になることについても言及するようにしている。

循 環

心臓のポンプ機能が未熟で適切な血圧を生み出すために，強心薬が必要になることを説明する。また動脈管開存症に対して，インドメタシンなどの薬物治療が必要になること，それでも動脈管が閉鎖せず，心不全をきたす場合には動脈管結紮術が必要になること，低体重であっても手術が必要になることを説明する。なお，この際に，末梢静脈挿入式中心静脈カテーテル（PIカテーテル）が必要になり，PIカテーテルの抜去困難や断裂の可能性にも言及する。場合によって，臍から血管確保を行うことも説明する。

腸管，栄養

まず，超低出生体重児であるからこそ，母乳が重要であることを説明する。早産児の出産であっても母乳は出ること，むしろ栄養価の高い母乳であることを強調する。そして，壊死性腸炎などの予防には母乳が最適であることを説明する。加えて父親には，母が良い母乳を分泌するためには心の安定も大切で，父のサポートが欠かせないことも強調する。また，腸が未熟な状態で生まれ，経腸栄養はすぐには充分量にはならないため，中心静脈栄養が必要となることも説明する。強化母乳の併用を行うことも説明する。当院ではドナーミルクが使用可能であるため，この時点で同意書を取得することはしないが，ドナーミルクという制度があること自体には言及しておく。

神 経

新生児集中治療において，最も重要なことは脳神経を守る治療であることを強調する。生まれたときに，どんなに小さくて大変な治療が必要であっても，その後順調に発達してくれることが最大の目標であることを伝える。しかし同時に，脳室内出血が起こりやすいことを正直に伝える。特に最初の72時間，次の1週間程度は脳室内出血をきたしやすい大事な時期であることを伝える。そういった明らかな合併症がなくても，退院前には頭部MRI検査や聴力検査，General movement（GMs）評価（「理学療法士による評価」と説明する）で脳神経予後の評価を行うことも伝える。

なんらかの異常や発達に懸念のある経過である場合には，リハビリテーションが重要であることも必ず伝える。「早産児の脳は発達段階にあり，ダメージを受けた脳細胞は再生はしないが，他の部分がダメージを受けた部分を補うようにネットワークを作ってくれて，大人では驚くような回復をみせてくれることもある」，と説明する。何も問題なく経過することが一番であるが，何かあったとしてもリハビリテーションをしっかりやることで機能を取り戻すことができること，子どもの可能性を信じることも大切であることを伝える。

感 染

超低出生体重児は免疫機能も未熟で，感染に弱いことを伝える。われわれが感染から守られるバリアは皮膚であるが，超低出生体重児ではそれが薄くて弱いこと，その弱い部分に点滴を挿入したりしているため，容易に病原体が体に入り込む可能性があることを説明する。しかしながら，病原性のある細菌から守られるには，常在菌の獲得が重要であるため，両親が触ったり抱っこしたりすることはむしろ奨励していることも伝える。保育器の中は無菌な状態ではないことを伝える。また，この際に，メチシリン耐性黄色ブドウ球菌（MRSA）を含めた薬剤耐性菌のスクリーニングを行っていることも伝える。耐性菌の保菌が判明した際には，ほかの子どもを守るために，隔離が突然始まることも伝える。

その他

黄疸：血液中のビリルビンが高すぎると脳に傷害を及ぼす危険があるため，基準値が設定されていて，それを超えた場合には光療法を行うこと，またそれでも不十分なときには交換輸血が必要になることを説明する。

くる病：骨の材料となるカルシウム，リンが不足し，骨が脆くなり，入院中に骨折が偶発的に見つかることも説明する。

貧血：血液の材料となる鉄が不足するため，また最小量であっても頻回の採血により貧血をきたすことがある。鉄の補充，ホルモン剤の注射，輸血が必要となることを説明する。

網膜症：光を感じる細胞が集まった網膜に，異常な血管が張り出してしまうのが網膜症である。適切

な時期に眼科医に眼底検査をしてもらい，数度経過をみて，発症した場合にはレーザー治療や眼内注射の治療が必要となる。こうした治療のおかげで失明に至るケースはほとんどないことも説明する。

ファミリーセンタードケア

児がNICUにいる急性期から両親がたくさんかかわりをもってもらうと，その後の児の発達が促進されることを伝える。これはスピリチュアルな話でなく，科学的な根拠があることも伝えている。そして当院は，その科学的根拠を発信しようと試みていることも伝えている。家族がNICUにいるときから赤ちゃんの治療にかかわることをファミリーセンタードケアといい，われわれはこれを「家族と一緒に築く医療」として実践することをポリシーにしていることを伝える。最初は自責の念や，壊れそうなわが子を目の当たりにするのが怖い思いもあると思うが，たくさん会いにくること，たくさん声をかけること，触ってあげること，抱っこできるようになったらカンガルーケアをすること，こういったすべてのことが児の発達を伸ばすために重要であることを強調する。もしかしたら最初は怖くて触れない，辛そうに見えるわが子を見ることが辛く感じるかもしれない，自責の念に囚われるかもしれない，それでも可能な限り会いに来てほしい，だんだんできることは増えていくはずであると伝える。そして，NICUの全スタッフは家族が赤ちゃんに会いにくることを歓迎し，応援していることを伝える。

長期予後

当院の治療成績をもとに，大まかな数字を述べる。在胎22〜23週でも90％以上が救命可能なこと，しかし救命できても明らかな神経発達障がいがあるのが3割，境界にあるところが3割，そして残りの3割は体格は小さくても発達にほとんど問題がなく成長できる，そのように伝えている。先に述べたように神経発達障がいの可能性はゼロではないが，たとえ神経発達障がいがあったとしてもリハビリテーションと，両親の子どもへのかかわり方（ファミリーセンタードケア）が重要であることを再度強調する。

その他（よくある質問）

「どれくらいの入院期間が必要か」と聞かれることが多い。修正週数で満期（予定日）となるまで，体重が2,300g（当院のおおむねの退院の基準）を超える，自分の力で哺乳できるか，注入栄養の指導が完了したら，などと説明し，長く入院が必要になる可能性を伝える。また，体重増加目的に自宅近くの地域周産期センターに転院をお願いする可能性があることも伝える。

なるべく妊娠期間を延長したい，そのほうが良いはずだ，とお話しする両親も多い。確かに少しでも児の成熟が進み，体重も大きくなっていれば，合併症や神経発達障がいのリスクは一段ずつ下がる。しかし，それには児が子宮内で良い環境であることが条件となる。子宮内で感染が疑われる，苦しい状況にある，という場合は，覚悟をもって分娩としなくてはならないタイミングもあることを説明し，その点は新生児科医も産科医とよく相談したうえで決定することを伝える。いつ生まれることになっても，新生児チームは万全の準備をしていることを説明する。

説明の後

説明後は必ず疑問点がないか確認し質問を促すと同時に，後日疑問点が出てきたら，いつでも質問をしてほしいこと，再度話をする場を設けることも可能であることを伝える。説明後は看護師に，その後話をどれくらい理解できたか，直接医師には聞けなかったがほかに聞きたいことはないかなど，フォローをしてもらう（いくら雰囲気を柔らかくしようとしていても，われわれの想像以上に医師には率直に聞きづらいところが多分にある）。また説明の内容，質問，それに対する回答などのやり取りを診療録に記載し，NICUのチーム全員が家族の置かれている状況を把握するように努める。それによって，一貫した治療方針と説明が可能となる。

NICU 見学

母の安静度にもよるが，説明の後は実際のNICUを見学するようにお勧めしている。見学によってこれだけ「仲間」がいること，頑張って治療している他

児を見て励まされたという声も多い。ただし，見に行くことが怖いという場合には，強制はしない。

重症例
（救命が困難な場合も含めて）

仮に救命困難な状況が強く疑われる場合には，父には分娩に必ず立ち会うことをお勧めしている。場合によっては，帝王切開術の手術室に入ることを許可することもある。そして，どこまでの治療を行うか，救命不可能と判断した場合には，どのような看取りを行うか，についても率直に話をするようにしている。

 看護のポイント

- 妊娠が成立して以降，ほとんどのご両親が，赤ちゃんがNICUに入院になることなど想定していないと推察する。しかし，妊婦健診のなかで，突然，胎児の疾患や早産のリスクについて伝えられ，非常に不安な思いで産科病棟に入院されていることは想像にたやすく，新生児科医からの説明（胎児IC）についても非常に緊張して臨まれている場合が多い。
- 新生児科医からの説明時には，必ず産科病棟もしくは，新生児病棟の助産師・看護師が同席する。説明の最中のご両親の様子を見ながら，説明後に質問を促したり，医師の退室後にも内容の理解について確認をしたりして，医師の説明の補足，医師からの追加説明の調整などを行う配慮が必要である。その際には，緊張を解きほぐすような環境，雰囲気作りも非常に重要となり，ご両親の思いへの傾聴が何より大切である。
- ご両親が新生児病棟の見学を希望される場合には，積極的に病棟見学を実施し，その際は新生児病棟の看護師が病棟の説明を行う。モニタや医療機器に囲まれてはいるが，常に近くに看護師がいて赤ちゃんを看ていること，24時間体制で医師が待機している環境であり，多くの赤ちゃんたちが共に頑張っている様子をお伝えする。また，赤ちゃんが入院した後に，面会時間はどうなるのか，ご両親は赤ちゃんにどのようなケアが実施できるのか等，入院生活がイメージできるよう，パンフレットを用いて案内する。ベッドサイドにいて赤ちゃんを見守り，語りかけることだけでも親として非常に重要な役割であることの説明も忘れてはならない。
- 実際のNICUでの治療の様子，GCUでの次のステップに向けての様子を見学されると，「実際のNICUの様子を見ることができて安心した」「この環境で頑張ろうと思えた」など，前向きな発言をされるご両親が多い。

Ⅱ 出生前・出生時の管理

② 出生・入院

総論

早産児の未熟性

超低出生体重児は，肺が未熟で呼吸する力も弱く[1]，仮死で生まれてくることもまれではない(表1)。

出生後は，気道確保，人工換気，気管挿管，ライン確保，胸骨圧迫などといった蘇生によるサポートを必要とするとともに，低体温にもなりやすく保温にも注意をしなければならない。

出生後から蘇生によって心拍数および呼吸が安定するまでのこの数十分間は，その後の経過および治療に大きく影響を及ぼすため，日ごろからのシミュレーションを怠らないとともに，物品の準備や確認を定期的に行うことが大切である(図1)。

また，蘇生室からNICUへの移動および他院からの転院・搬送などは，体重のきわめて小さい超低出生体重児にとっては非常なストレスとなるため，細心の注意を払いながら行う必要がある。

表1 早産児が未熟である理由

皮膚が薄く，体重に比し体表面積が大きく，皮下脂肪が少ないため，容易に熱を喪失する。
未熟な組織は，過剰な酸素によって容易に障害される。
弱い呼吸筋のため，呼吸することが困難である。
神経系の未熟性のため，呼吸駆動が弱い。
肺が未熟で，サーファクタントが不足しているため換気が困難であり，陽圧換気によって肺がより容易に障害される。
免疫系が未熟なため感染症を合併して生まれたり，また出生後感染症に罹患しやすい。
発育途上の脳内の脆弱な毛細血管が破綻しやすい。
血液量が少ないため，血液喪失による循環血液量減少性の変化に対してより影響を受けやすい。

(田村正徳 監：AAP/AHA 新生児蘇生テキストブック 第2版. 医学書院，東京，2019. を参考にして作成)

図1 蘇生物品の確認
当院では，看護師が物品のチェックを1日1回行っている。

a：物品の欠品がないかチェックする。

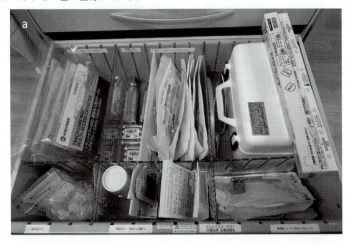

b：器具の破損の有無や，ライトがきちんとつくかなども必ず確認する。

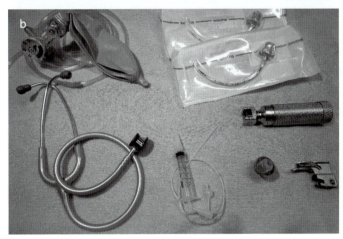

NICU入院まで

情報の共有

NICU入院までの流れを図2に示す。超低出生体重児が生まれることが確定したら，胎児・母体情報の収集，蘇生の準備に取り掛かる。事前に早産が想定される胎児に関しては，当院では週1回，産科とのカンファレンスであらかじめ情報共有を行なっている。

事前準備

次に蘇生に必要な物品を準備するとともに，蘇生室の準備や機器の準備・確認を行う。

重症が見込まれる場合は，蘇生室でのラインの確保やアドレナリン投与などの準備も事前に行う。

呼吸サポート，挿管介助，ルート確保など，スタッフそれぞれの役割分担も事前に確認しておくことが望ましい。

図2 NICU入院までの流れ

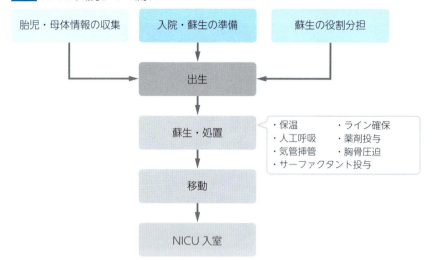

蘇生の流れとチーム

児が出生したら，新生児蘇生法（NCPR 2020）[2]に基づき蘇生を行う。新生児の蘇生でもっとも重要なのは呼吸補助であり，適切な持続気道陽圧（CPAP）および有効な人工呼吸を行うとともに，適切なタイミングで気管挿管を行う。

蘇生はチームで行い，超低出生体重児の場合，最低でも3名は蘇生者が必要である。

心拍数，SpO_2などのバイタルや，行った処置の進行状況など情報を共有しながらチームで蘇生にあたる。

NICUへの移動

前述のとおり超低出生体重児は皮膚も薄いため，モニタ装着や処置によって皮膚が損傷するリスクも高く注意する。蘇生を終え，児の状態が安定したところでNICUへ移動を開始するが，頭蓋内出血や計画外抜管などに注意をしながら，振動をなるべく与えないように注意してゆっくりと移動を行う。

NICUで待機しているスタッフは，蘇生室と連携を取りながら，必要な呼吸器や物品などを準備して児の入院を受け入れる。

看護のポイント

　超低出生体重児の出生・入院の際は，出生する児の在胎週数，体重，胎児の疾患の有無，母体の基礎疾患，破水や感染の有無，出生直前の胎児情報などを把握することが重要である。事前に得た情報を基にさまざまな入院準備を行うが，その際の「事前予測」が非常に重要となる。どのような予測を行い，どのような準備を整えるかで，児の受け入れや受け入れ後の処置が円滑に進むか否かに影響する。

ベッドの選択：児の在胎週数や体重から皮膚の成熟度を予測し，閉鎖式保育器の加温・加湿を決定する。また，皮膚損傷をきたさない，皮膚への侵襲が少ないリネンを選択し，ベッドの準備を行う。

呼吸器の選択：在胎週数や破水の有無などから，肺の成熟度を予測し，呼吸器を選択する。各呼吸器により搭載されている呼吸モードが異なるため，長期管理を想定するならば，出生直後の急性期から慢性期までをカバーできる呼吸器〔例：同調性間歇的陽圧換気（SIMV）→高頻度振動人工換気（HFO），SIMV→神経調節補助換気（NAVA）など〕を選択すると，呼吸器を変更することなく長期呼吸管理が可能となる。また，肺高血圧が予測される場合は，あらかじめNO（一酸化窒素）のスタンバイも行う。

輸液ルートの準備：超低出生体重児では，中心静脈ルートの確保は必須であるが，末梢挿入中心静脈（PI）カテーテルからの確保が可能か，臍カテーテルが適切かにより準備物品は異なる。また，出生後早期の血管確保，輸液の開始が求められ，最低限の薬液をあらかじめ作成しておくことも重要である。

ベッドサイド物品の準備：超低出生体重児の管理では，minimal handlingが重要であることは言うまでもないが，触らずして的確な観察を行うためには，さまざまなモニタリングが必要となる。心電図モニタ（当院では状況に応じて外すこともある），SpO_2モニタ（上下肢の2点計測），動脈圧ラインモニタなど生体情報の変化を的確に把握できるモニタリングの準備を行う。また，必要に応じて尿道留置カテーテルや，さまざまなチューブ固定のテープなども準備しておくと処置が円滑に行える。

＊　＊　＊

　いずれにおいても，看護師のみの判断では行えないものもあるため，事前に医師と，どのような状況が想定されるのか，新生児に最も負担の少ない準備は何であるかを十分に共有し，輸液薬剤など事前指示を出してもらうなどの協力体制が必要である。また，出生してみないと判断しかねるものについては，ダブルセットアップを行うなど最大限の配慮が必要である。

文献

1) 田村正徳 監：AAP/AHA 新生児蘇生テキストブック 第2版．医学書院，東京，2019．
2) 細野茂春 監：日本版救急蘇生ガイドライン2020に基づく 新生児蘇生法テキスト−第4版．メジカルビュー社，東京，2021．

Ⅱ 出生前・出生時の管理

2 出生・入院

蘇生

　超低出生体重児の蘇生は，新生児蘇生法（NCPR 2020）の早産児に関する蘇生方法に準拠して行う[1]（表1）。

　初期処置を確実に実施し，気道開通および有効な人工呼吸が必要とされる。超低出生体重児の皮膚は未熟であり，脳出血のリスクも高く，児の扱いには細心の注意を払う[2]。

　また，低体温予防も大切であり，保温に留意するとともに，処置は可能な限り短時間で行うことを心がけなければならない。

母体・胎児情報の収集

　超低出生体重児の娩出が決まったら，母体および胎児の情報確認を行う（表2）。

　感染リスクが高い場合は，血液培養の採取や母体から検出されている菌の薬剤感受性を考慮して，抗菌薬の投与を状況に応じて検討する。妊娠糖尿病などあらかじめ低血糖が予想される際は，NICUに入院する前に蘇生室で末梢静脈ライン確保を行うことも考慮する。長期破水で羊水が少ない状態が持続していた場合は，肺低形成やdry lung症候群の可能性も考慮してNO吸入療法などの治療の準備にあたる。

入院の準備

　児の状態が安定するまで，NICU入院後のベッド移動はなるべく避けるべきであり，あらかじめ看護師の配置などを考慮しながら，どこのエリアで児を受け入れるのかを決定する。呼吸器の立ち上げや保育器の加温・加湿には時間がかかるため，あらかじめ準備を行っておく（蘇生室の温度をあらかじめ30℃に設定し，気管挿管を含めた蘇生を保育器内で実施している）。保育器は，X線撮影の際に児を持ち上げなくてもX線のフィルムカートリッジを

表1 NCPR2020における早産児蘇生の主なポイント

- 28週以下の早産児では臍帯ミルキングが推奨されている。
- 32週未満の早産児では，高体温に注意しながらラジアントウォーマー下で蘇生し，温かいブランケットやプラスチックラッピングなどを組み合わせて入院時の低体温（36.0℃未満）を予防する。
- ラジアントウォーマー下で蘇生を行う場合，28週以上32週未満では23〜25℃，28週未満の児では26℃以上の環境温度を考慮する。
- 過剰な酸素曝露を回避するために，35週未満の早産児の蘇生においてはブレンダを用いて低濃度酸素（21〜30％）から人工呼吸を開始する（図1）。
- マノメータを使用し，気胸に注意しながら5cmH$_2$Oの圧で呼気終末陽圧（positive end-expiratory pressure；PEEP）をかける（図2）。
- 出生直後の人工呼吸開始時には20〜25cmH$_2$Oから開始し，心拍や胸郭の動きの迅速な改善がなければ，それ以上の高い圧や長めの吸気時間で換気を行う。

（日本版救急蘇生ガイドライン2020に基づく新生児蘇生法テキスト 第4版．細野茂春 監，メジカルビュー社，東京，2021．を参考に作成）

Ⅱ. ② 出生・入院／蘇生

図1 ブレンダ
PEEPおよび酸素濃度調節ができるように，ブレンダおよび流量膨張式バッグを用いて蘇生を行う。

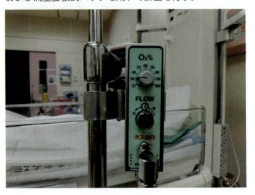

図2 流量膨張式バッグとマノメータ
適切なPEEPがかかるように，事前に調整を行っておく。

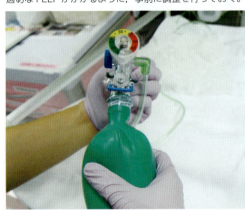

表2 確認すべき母体および胎児の主な情報

母体	胎児
基礎疾患	週数
前期破水の有無（また，その期間）	胎位
切迫早産の有無	推定体重
感染徴候の有無	胎児発育不全(fetal growth restriction；FGR)の有無
抗菌薬投与	羊水過多・過少
ステロイド投与	先天異常の有無
妊娠糖尿病，糖尿病合併妊娠	
妊娠高血圧症候群	
耐性菌情報	
その他薬物投与の有無	

51

挿入できるものが望ましい。

蘇生の準備

蘇生に必要な物品や酸素ボンベの残量などは，日常的にチェックをしておく。児に直接触れるリネンは滅菌したものを使用し，保育器内に入れて温めておく。必ず出生前に物品がそろっているかを確認し，準備されているマスクの大きさや，吸引チューブ，挿管チューブの太さを確認する（表3）。喉頭鏡は，電池残量が少ないと良好な視野を得られないことがあるため必ず点灯を確認し，光量が弱い場合は電池の交換を行う。

胎児の状態が悪く，分娩の際にアドレナリンや生理食塩水の投与が予想される場合は，末梢静脈ラインまたは臍帯カテーテルの準備および薬品の準備を行う（表4，5[1]）。

蘇生の役割分担

あらかじめ，蘇生における役割分担（リーダー，気道確保，気管挿管，挿管介助，ライン確保など）を決めておく。蘇生に際しては，医師2名，看護師1名，またはそれ以上で蘇生にあたるのが望ましく，夜間など人が少ない場合でも人を集めることを躊躇してはならない。

表3 蘇生に必要な物品リスト

早産児用フェイスマスク
流量膨張式バック（マノメーター付き）
喉頭鏡（size 0，00）
気管チューブ（内径2.0mm，2.5mm）
チューブ固定用テープ
スタイレット
静脈ラインセット
臍カテーテルセット，PIカテーテルセット，臍帯クリップ
呼気CO_2検出器
吸引カテーテル（6Fr，8Fr）
新生児用聴診器
胃管（4Fr，5Fr）
胃管シリンジ
心電図電極（小）
SpO_2プローブ
直腸体温計
閉鎖式薬剤注入用カテーテル（サーファクタント用）
温めたリネン
滅菌ガーゼ
ラップなど

Ⅱ. ② 出生・入院／蘇生

表4 蘇生に必要な薬品リスト

| ボスミン®(0.1%アドレナリン) |
| 生理食塩水 |
| メイロン®8.4%(8.4%炭酸水素ナトリウム) |
| サーファクテン®(サーファクタント) |

表5 推定体重あたりの投与量の目安

薬品	溶解方法	投与量	推定500g	推定1,000g
10倍希釈ボスミン®(静脈内投与)	生理食塩水で10倍希釈	0.1〜0.3mL/kg (0.01〜0.03mg/kg)	0.05〜0.15mL (最大0.015mg)	0.1〜0.3mL (最大0.03mg)
10倍希釈ボスミン®(気管内投与)		0.5〜1.0mL/kg (0.05〜0.1mg/kg)	0.25〜0.5mL (最大0.05mg)	0.5〜1.0mL (最大0.1mg)
生理食塩水*	原液	10mL/kg/dose	5mL	10mL

＊急速に volume expander を使用することは頭蓋内出血の誘因となるため，循環血液量の不足が懸念されるときのみ，ゆっくり投与し効果を判定する。

蘇生と処置

NCPRのアルゴリズムに沿って蘇生を行う（図3）。

超低出生体重児の皮膚は薄く剥離しやすいため，容易に皮膚損傷を生じやすい。皮膚の損傷は感染症の原因にもなりうるため，すべての処置はやさしく扱うように心がける。コミュニケーションを取りながら，誰が何をしているかを明確にして蘇生をチームで行う。

人工呼吸

人工呼吸が必要な場合は，5cmH₂OのPEEPをかけながら，初期吸気圧は20〜25cmH₂Oで開始し，胸郭の動きなどをみながら必要に応じて圧を上げる。フェイスマスクはしっかりとフィットさせるものを選択し，他のサイズのマスクもすぐ出せるように準備をしておく。酸素はNCPR 2020に従って，21〜30%から開始する。

胃管挿入

胃が空気で膨満すると，肺が胃に圧迫され換気がしにくくなるため，ある程度人工呼吸でSpO₂の値が立ち上がった時点で胃管の挿入を行う。胃管カテーテルが挿入されていると，気管挿管の際に

気道と食道が区別しやすい利点もある。

胃管挿入時は，まれではあるが消化管穿孔を起こす可能性があるため，ゆっくりと挿入し，抵抗がある場合は無理をしない。

挿入後は，空気および胃液を吸引後，胃管を開放にする。吸引した胃液はマイクロバブルテスト（p.71）で後に使用するため，保管しておく。

気管挿管

①個々の症例にもよるが，通常は，しっかりとマスクバギングで呼吸を立ち上げてから気管挿管を行う。

②分泌物をよく吸引してから喉頭展開を確実に行い，声帯が見えたところで挿管を行う（図4，5）。

・介助者は，生理食塩水を塗布した気管チューブを持って挿管者の右側で待機し，挿管者がチューブの上から3分の1あたりを持てるように渡す。

・喉頭展開の際に力を入れすぎると，口腔内損傷や口唇の裂傷などを引き起こすことがあり，過度な力を入れないように注意する。

・声帯が見えにくいときは喉頭鏡を持った左手の第4，5指，または介助者に喉を軽く押してもらうと見えやすくなることがある。

・挿管チューブは，超低出生体重児は2.0mmか

図3 NCPR 2020 のアルゴリズム

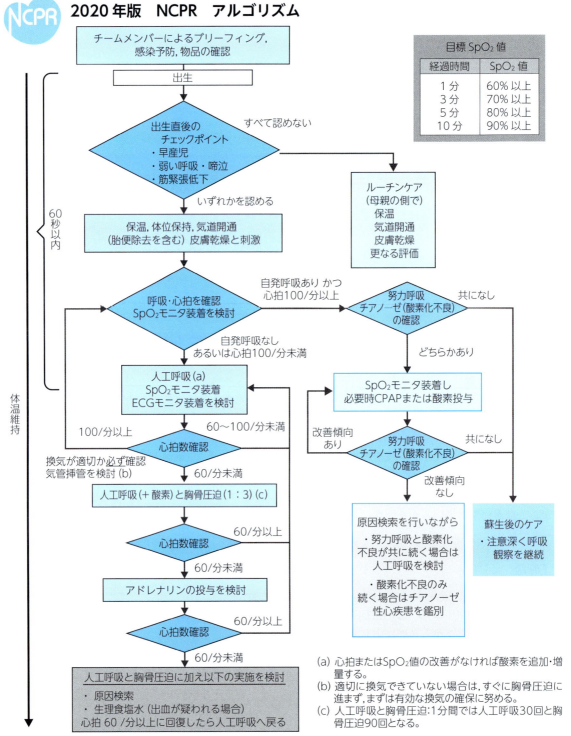

(一般社団法人日本蘇生協議会 編：2020年度版NCPRアルゴリズム．JRC蘇生ガイドライン2020．p234，東京，医学書院，2020より転載)
https://www.ncpr.jp/guideline_update/pdf/ncpr_algorithm2020.pdf 最終アクセス 2024年5月)

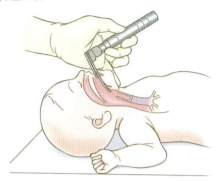

図4 気管挿管における喉頭展開
力を入れすぎないように，ブレードで舌と下顎，喉頭蓋を持ち上げる。

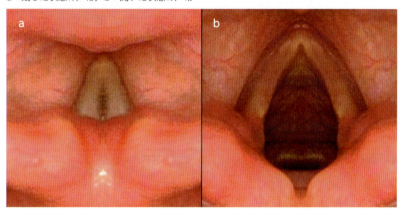

図5 声帯の見え方（筆者）
a：閉じた状態の声帯，b：開いた状態の声帯

2.5 mmのチューブで挿管を行う。
・チューブの固定長は通常の6 cm＋体重（kg）だと深くなりすぎることが多いため注意をする。NCPR 2020によれば体重400 gの適切な挿管チューブの深さは5 cm程度がおおよその目安である[1]。
③挿管が完了したら児の胸上がりを確認し，聴診によって両方の呼吸音を確かめ，片肺挿管および食道挿管になっていないかを確認する。
・肺の状態が悪い場合は呼吸音がわかりにくいことも多く，呼気CO_2検出器やチューブ内の曇り，バイタル改善の状況も合わせながら，適切に挿管されているかを判断する。
④チューブをテープで固定する前に，皮膚保護目的で皮膚に非アルコール性皮膜剤を塗ってから，テープで固定する。
・チューブ先端の向きによっては，気管壁にチューブ先端が当たって閉塞することが多くなるため注意をする。

・portex社製の気管チューブを用いる際は，ブルーラインを頭側にして左口角で固定すると閉塞が少なくなりやすい。
・また，テープを口角に過度に押し付けて固定すると，口角に潰瘍を形成することがあるため注意をする。

サーファクタント投与

当院では，在胎27週未満では全例，それ以降はマイクロバブルテストやX線所見，呼吸状態に応じて，サーファクタントを生後30分以内に投与できるよう，可能であれば蘇生室で投与している[3]。サーファクタントについての詳細は，「Ⅲ①呼吸 呼吸窮迫症候群」の「サーファクタント投与の実際」(p.72)を参照されたい。

胸骨圧迫

両母指法と2本指法があるが，一般的には両母指

法が選択される。胸骨下3分の1を圧迫するが，肝損傷のリスクがあるため剣状突起を避けるように注意をする。

胸骨の圧迫と同時に陽圧換気を行うと，気道損傷を起こす可能性があり注意をする。また，胸骨圧迫時のバギングは高濃度酸素で行う。

臍帯ミルキング

在胎29週未満では，臍帯ミルキングを行う。臍帯のねじれをしっかり解除してミルキングを行い，臍クリップで止める。臍カテーテル挿入の可能性のある場合は，臍を長めに残して臍クリップをかける。

ライン確保

当院では，状態が落ち着いていればNICU入室後にラインを確保している。

在胎24週未満では皮膚が未熟のため，臍カテーテル確保も考慮して臍は長めに残しておく。末梢静脈挿入式(PI)カテーテル，臍カテーテル挿入中は処置に集中しがちになってしまうが，保温やバイタル観察にも常に注意を払う。

末梢静脈確保やPIカテーテル確保時は駆血などの手技による皮膚損傷や血腫に注意をする。

動脈ラインは，在胎25週未満では全例，臍帯または末梢動脈から確保しており，それ以降の週数は状態に応じて判断している。

保温

超低出生体重児は皮膚が脆弱のため，羊水の拭き取りは軽く押さえる程度にとどめ，こすったりしないように気を付ける。当院では児が生まれたら濡れた羊水をやさしく拭き取り，体と頭をラップで包んで蒸散を抑え，低体温を防止している(p.63「Ⅱ②出生・入院 体温・湿度管理」を参照)。

皮膚保護

当院では，在胎25週未満では皮膚トラブル防止のためハイドロサイト®，シープマット(ボアシーツ)を使用している(図6)。

また，在胎25週未満では皮膚損傷に注意して，パルスオキシメータのプローベは皮膚の上にコメガーゼをあててその上から巻くように工夫している。血圧測定に関しても同様に，非固着性シリコンガーゼやコメガーゼをマンシェットの下に入れるようにしている(p.252「Ⅲ⑪ポジショニング・皮膚保護」も参照)。

図6 当院で行っている皮膚トラブルへの対策
滅菌されたシープマット（ボアシーツ）の上にハイドロサイト®を重ねている。

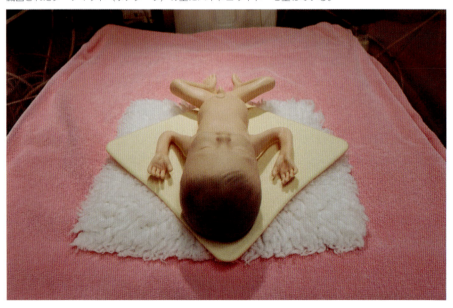

看護のポイント

- 超低出生体重児においても，新生児蘇生法（NCPR）に準拠して蘇生を行う。ただし，超低出生体重児は正期産児と比べ，すべてが脆弱であるため蘇生時にも配慮が必要である。
- 出生後は速やかに水分を拭き取り皮膚の乾燥を促すが，皮膚損傷をきたさぬようガーゼを柔らかくほぐし，やさしく押さえ拭きを行い早期にプラスチックラップによる保温を行う。当院では，蘇生時に用いる水分を吸収させるタオルの下に，児の状況に適したリネン（除圧マット）やポジショニング用具をあらかじめ用意しておき，タオルを除去するとそのまま入院ベッドになるようにしている。皮膚の脆弱性が強く，通常のタオル上での蘇生では皮膚損傷が予測される場合には，速やかにタオルを除去し，あらかじめ準備しておいた除圧マット上での蘇生を行うなど，臨機応変な対応が求められる。
- 挿管時の介助についても，頭枕を通常より低めにする，胃内の減圧を行い気管と食道を見分けるガイドにするためにも，挿管前に胃チューブを挿入するなどの工夫を行っている。サーファクタントを投与する場合（3方向）も，計画外抜管に注意しながらしっかりと体位を保持し，左右の不均等投与にならないような介助（ポジショニング）が重要である。また，超低出生体重児は良肢位の保持が困難であるため，さまざまな処置時に四肢の屈曲位を意識したホールディングを行うことも重要である。

文献

1) 日本版救急蘇生ガイドライン2020に基づく新生児蘇生法テキスト 第4版．細野茂春 監，メジカルビュー社，東京，2021.
2) 第4章 新生児仮死と蘇生．新生児学テキスト．日本新生児成育医学会 編，メディカ出版，大阪，2018, p.105.
3) Konishi M, Fujiwara T, Chida S, et al. A prospective, randomized trial of early versus late administration of a single dose of surfactant-TA. Early Hum Dev. 1992: 29: 275-82.

II 出生前・出生時の管理

2 出生・入院

搬送

病院内での搬送（表1）

蘇生室および手術室からNICUまで移動を行う際は，常に保温を心がける。搬送用保育器のドアの開閉はなるべく短時間で行い，移動距離が長い場合は，保育器の窓に手窓カバーを付けるなども有用である。

患者を搬送用保育器へ移す場合は，モニタや挿管チューブ，点滴などが引っ張られないように注意をする。また，空気と酸素を移動用のボンベに切り替える際は，ブレンダの酸素濃度や流量を正確に伝達する。切り替え時に一時的にガスの供給が止まるため，呼吸状態に注意しながら切り替えを行う。

移動用のモニタは，バギングを行っている医師に見えるように向きを調整し，バイタルに注意をしながら適宜酸素の調整をする。

移動中も，過剰な酸素投与を避けるため，ブレンダを使用することが望ましい。

呼吸補助を行っている者は，必ずバギングを行っていないほうの手で，人差し指と親指でチューブの根元を持ちながらしっかりと固定し，計画外抜管のないように移動を行い，チューブ折れなどにも注意をする。また頭蓋内出血などに注意して，振動を与えないようにゆっくりとNICUまで移動する（図1）。

児の状態が落ち着いていれば，短時間でも母と面会を行えるのが望ましい。

病院外からの搬送

長野県では，「長野県周産期医療システム」に従い「こども病院」が県内唯一の総合周産期母子医療センターとなり，県内の新生児三次医療が集約されている。そのため，広い県域の移動中も集中治療処置が可能な「ドクターカー」での新生児搬送を行っている。

県内の全病院から，NICUに設置された新生児専用直通電話に搬送要請が入ると，医師，看護師らが同乗のドクターカーが出動し，搬送元の病院から

表1 院内での移動のポイント

保温を常に心がける。
保育器のドアは短時間で開閉する。
振動を最小限に抑え，ゆっくりと移動する。
患児を他の保育器に動かす際は，モニタやチューブ，点滴等が引っ張られないように注意する。
呼吸補助者はバギングを行っていないほうの手で計画外抜管しないようにチューブを固定する。
移動用のモニタはバギングを行っている医師に向ける。
酸素の移動用のボンベへの切り替えは，呼吸状態に気をつけて行う。
移動用のモニタをチェックしながら，適宜酸素の調整をする。

Ⅱ. ② 出生・入院／搬送

図1 蘇生室からNICUへの移動
振動を与えないように注意をしながら慎重に移動を行う。

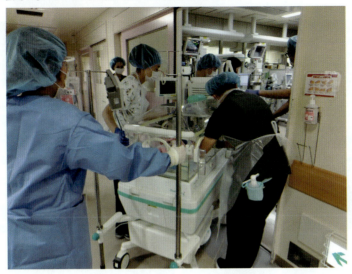

こども病院へ，あるいは必要に応じて他の地域周産期母子医療センターへと，365日24時間体制で新生児の搬送を行っている（図2，3）。

超低出生体重児の管理体制が整っていない施設からの転院や，動脈管開存症や外科疾患の治療のための転院に加えて，切迫早産でこども病院への母体搬送が間に合わない場合，ドクターカーで向かった医師が依頼元の病院で分娩立ち合いを行った後に搬送を行う場合もある。超低出生体重児では，呼吸・循環はもちろんのこと，低体温や脳出血などにも注意を払いながら搬送を行う必要がある。

また，搬送自体がさまざまな未熟性をもつ低出生体重児にとって大きなストレスとなり，予後も院内出生よりも悪い結果となるため，可能な限り母体搬送を行い，周産期センターで分娩・蘇生を行うことが望ましい。

図2 搬送の流れ
周産期施設から新生児専用直通電話に搬送依頼があると，医師，看護師同乗のもと，搬送へ向かう。

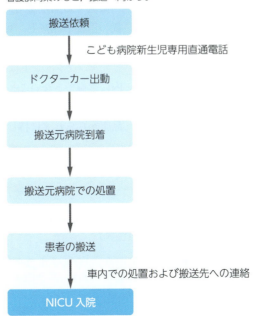

図3 長野県立こども病院ドクターカー

a：車内に運び込まれる搬送用保育器。搬送用ストレッチャーには保育器やシリンジポンプのほか，人工呼吸器も一緒に搭載して移動できる。

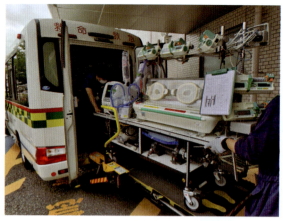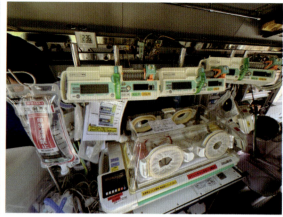

b：ドクターカー内部。移動中も，薬剤投与や採血などの処置が行えるよう，スペースが確保されている。

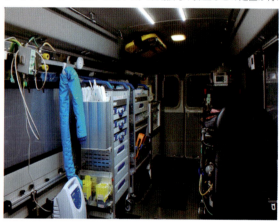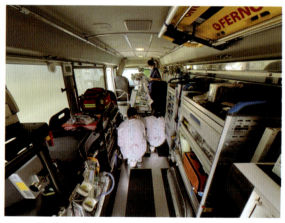

搬送の準備

搬送のために向かった病院で蘇生処置や分娩立ち合いを行う場合は，必要な物品がそろっていない場合も想定されるため，自施設から必要な物品を準備して持っていく（表2）。また，日頃からドクターカーの物品のチェックを行っておく。

搬送する病院まで時間がかかる場合は，その施設の医師と相談し，可能であれば静脈ライン確保を依頼する。

サーファクタントは冷所保存のためドクターカー内に常備できないことから，早産児の搬送などサーファクタントの投与が必要とされる際は，病棟の薬品庫から忘れずに持っていく。

表2 搬送に向かう際に携行する準備物品

蘇生物品：喉頭鏡，気管チューブ，フェイスマスク，流量膨張式バッグ等
ラップ，閉鎖式薬剤注入用カテーテル，PIカテーテルセット，臍カテーテルセット，トロッカー，持続吸引器，リネン（滅菌）
薬品：サーファクタント，生理食塩水，蒸留水，10％グルコース，ビタミンK₂，ノーベルバール®静注用（フェノバルビタール），ステロイド，ヘパリン，メイロン®（炭酸水素ナトリウム注射液），カテコールアミン等
ほか，点滴セットおよび通常の新生児搬送で必要な物品

Ⅱ．② 出生・入院／搬送

搬送元での注意点

母体情報や前医でのX線写真など，可能な限りの情報を収集する。

ドクターカー内での処置は限られており，搬送可能なバイタルまで安定させてから搬送を行う。児のビタミンK₂静注が行われていない場合は，投与を行ってから搬送する。搬送中の再挿管や処置は困難のため，搬送前に必ずX線写真で挿管チューブの位置や気胸の有無を確認し，サーファクタントが未投与の場合は必要に応じて投与を行う。

感染が疑われる場合には，抗菌薬を投与し搬送する。血液培養ボトルは持参したボトルで採取し，搬送から帰ってきた後に自施設の検査部へ提出する。また，前医で提出された母や児の培養がある場合は，結果が出たら連絡をしてもらうように依頼する。

搬送元病院における新生児病棟からドクターカーまでの移動は，距離が長い場合も多く，保育器の窓を開けてバギングをしながらの移動は，容易に保育器内の温度と湿度を下げることとなる。長野県では，冬季になると氷点下を下回る日も珍しくなく，可能な限りバギングを行う医師は保育器へ体を密着させ，保育器内の温度が下がらないように努力をする。

状態が落ち着いていれば，愛着形成のためにも両親との面会を行うように努める。また，予定外の出生に両親は動揺していることが多く，家族への説明やサポートも大切である。

搬送中の管理

搬送中は，こども病院または他の搬送先病院で待機している医師と電話で密に連絡を取り，患者の情報や現在の状態を共有する。到着後に必要と想定される呼吸器，処置，薬剤の準備などがあれば伝達を行う。

呼 吸

通常は，挿管管理での搬送となる。計画外抜管に注意し，呼気CO₂検出器もすぐ使用できるように準備をしておく。当院では通常，同調性間歇的陽圧換気（SIMV）で搬送を行っている。過剰な酸素投与は，控えるように注意する。1時間以上の搬送となる場合は，ポータブル血液分析器（i-STAT®1アナライザー）を用いて適宜血液ガスを測定し，呼吸器設定変更や重炭酸ナトリウムによる補正を行う。

循 環

低血圧だけでなく，血圧の変動にも注意をしなければならない。カテコールアミンが開始されている場合は，シリンジポンプの移動で血圧が変動しないように注意をする。

体 温

低体温に留意して管理を行う。ドクターカーの車内温度も，可能な範囲で設定温度を上げる。必要に応じて，再度ラップで包むなどの保温対策を用いてもよい。

栄 養

消化管閉鎖・狭窄・イレウス等が疑われる場合は，胃内容除去後にセイラムサンプチューブを挿入して胃内減圧の減圧を行う。

鎮 静

肺高血圧が疑われる場合には，十分に鎮静を行いつつ搬送する。

輸 送

当院のドクターカーは，専属の運転手が4名交代で勤務している。日頃より新生児搬送において振動や急加速を避ける運転を熟知しているが，児の未熟性を伝え，より一層運転に注意してもらうように依頼をする。

FCC Point

分娩後の母（特に帝王切開術の場合）は転院後しばらく児に面会できないことも多い。母および児の状態が落ち着いていれば可能な限り母から児へのタッチングなどを行い，常在菌の獲得を期待して母に身に着けてもらったタオルなどを預かり児に被せたり，また，搬送スタッフから母に，「赤ちゃんもがんばっていますからね」などと声をかけて母を応援したりするなど，可能な限り愛着が形成されるように心がけている。

看護のポイント

- 他施設からの搬送依頼時には，医師が情報収集した依頼内容を基に，安全に搬送するための必要物品を準備し，搬送内容に合わせて必要な人数のスタッフを派遣している。
- 搬送元病院へ到着までのドクターカー内で（スタッフの安全が確保されている状態で），可能な範囲で保育器内や輸液ルートなどの準備を行う。搬送元病院に到着後，速やかにバイタルサインを測定し，医師の指示に従って必要な処置を行う。適宜，搬送元病院の看護師から現在までの経緯や状況の情報を収集する。
- 超低出生体重児の搬送の際には，確実な呼吸・循環管理が必須となる。ドクターカー内での再確保は困難を極めるため，搬送前に気管チューブの挿入の長さおよび固定が確実であるか，輸液ルートに漏れはないか，必要な本数のルートは確保されているか，などの確認が重要である。搬送中，揺れのなかでの血圧測定は正確性が低下するため，発車前に必ず血圧測定を行う。
- また，保育器が屋外の外気にさらされるため（冬季や当院のような寒冷地では特に）保温が重要となる。しかし，搬送用保育器での加湿管理は困難であり，プラスチックラップや輻射熱遮断フードを使用するとともに，ポジショニング用具を用意しておくと，安静の保持に加えて，保温にも効果がある。搬送中は，激しい揺れに注意しながら，バイタルサインを観察し，異常の早期発見に努める。

Ⅱ 出生前・出生時の管理

2 出生・入院

体温・湿度管理

超低出生体重児の熱喪失

新生児は体表面から輻射，対流，伝導，蒸散の4つの経路を介して熱が失われる（図1）。特に輻射による影響は大きく，ダブルウォールやエアカーテンなどの対策が取られている保育器が多い。

超低出生体重児は，皮膚の角化が進んでいないため不感蒸泄が多く，さらに皮下組織が少ない，体表面積が体重に比較して大きいことなどから熱の喪失が大きい。

新生児蘇生法（NCPR 2020）では，32週未満の早産児では高体温に注意しながら，ラジアントウォーマーだけでなく温かいブランケット，プラスチックラッピング，キャップ，温熱マットレスなどを組み合わせて，入院時の低体温（36.0℃未満）を予防することが推奨されている[1]）。

体温管理に対する工夫

分娩室および手術室（帝王切開専用）は新生児蘇生室に隣接されており，新生児蘇生室は室温30℃を維持している。また，新生児蘇生室からNICUまでの移動距離も短くなるように設計している（図2, 3）。

また，在胎28週以前の早産児に関しては低体温防止や移動によるリスクを考え，蘇生後すぐに閉鎖式保育器へ収容し，ラップでラッピングを行い，気管挿管を含むすべての手技を保育器内で行っている（図4）。

また，リネンや蘇生物品など児に触れるものはすべて保育器の中に入れ，事前に保温して準備を行っている。

蘇生から入院直後の処置終了時まで，保育器の加温・加湿は最大設定（39℃，95％）にしている。

NICU入室後の体温管理

不感蒸泄量

NICU入室後の体温の管理は，保育器の温度，湿度を調整しながら行う。低体温に加え，高体温にも注意しなければいけない。生後は不感蒸泄が多く，蒸散熱による低体温防止の面からも高い湿度設定が必要となる。入室後の体温の管理は，保育器の温度，湿度を調整しながら行う。

検査時等の留意点

PIカテーテルなどの処置，検査，診察，看護ケ

図1 新生児の熱喪失

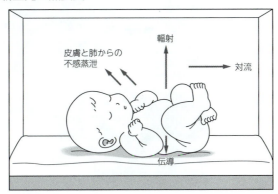

ア時などで保育器内の温度低下が予想される場合には，あらかじめ保育器内の温度を上げておく。またドアの開閉は最小限として，超音波検査中も保育器内になるべく外気が入らないように留意する。処置終了後は急激に体温が上昇する可能性があるため，こまめな体温測定が必要である。エコーゼリーは，ゼリーウォーマーで事前に加温したものを使用し，検査中は保育器内に入れて保温をする（図5）。

図2 長野県立こども病院の新生児蘇生室の見取り図

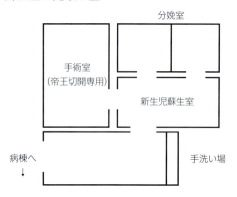

図3 新生児蘇生室の様子
開放型保育器（手前）と閉鎖式保育器（奥）。

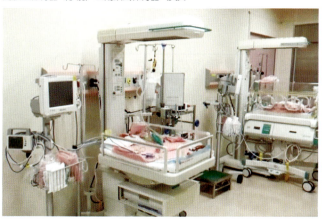

図4 プラスチックラッピング
a：当院で一般的に行われている，ラップで頭を包み，首から下をラップで覆う方法。
b：海外ではラップではなくポリエチレン袋で覆う方法が主流である。日本でも低体温防止スーツ（ネオヘルプ™）が販売されており，いずれを使用してもよい。

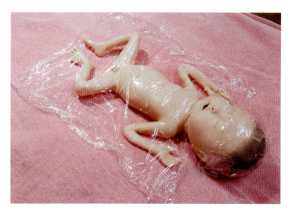 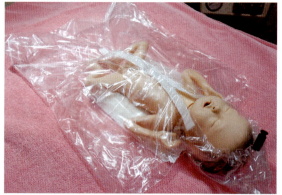

図5 ゼリーウォーマー
当院ではトレイはディスポーサブルの紙トレイを使用している。

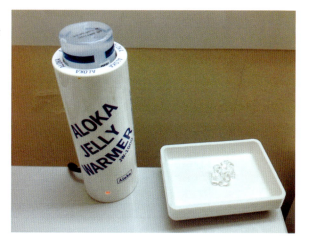

看護のポイント

- 皮膚の形成や皮下組織が未熟な超低出生体重児の体温は，周囲の環境に大きく影響される。当院では，在胎 25 週未満の超低出生体重児の出生時（蘇生時）の保育器環境を以下のようにしている。
- 出生後，閉鎖式保育器で管理を行う児は蘇生時から閉鎖式保育器を準備し，閉鎖式保育器内ですべての蘇生を行う。常に蘇生室にスタンバイしている保育器は 32℃に保温しているが，産科情報で出生が不可避と判断された時点で，器内温度を 39℃に上げてリネン類を十分に温める。湿度は，リネン類が過剰に水分を含まないように 80%程度にしておき，出生と同時に 95%に上げている。出生〜蘇生〜出生後の処置・検査時までは保育器内を「39℃，95%」としているが，その間にもこまめに体温測定を行い，すべての処置が終了した時点での最終体温によってその後，維持させる器内温度・湿度を調整している。
- すべての処置が終了し手窓を開放しなくなると，急激に体温が上昇するため，高体温にも注意が必要である。心拍数のトレンドなどから体温の上昇を予測しながら，実際の体温測定を行う。体温測定は皮膚温のみで管理している。
- 急性期における保育器内温度・湿度の目安（表）は，当院で在胎 25 週未満で出生した児，十数名の保育器内環境の実際のデータの平均から独自に作成したものである。各施設のNICU の室内環境（温度・湿度）やポジショニング用具，処置やケアの方法などを加味して決定することが必要である。また，実際に温度・湿度を下げていく際の判断は，日齢や体温だけでなく，児の体重・皮膚の成熟度・皮膚トラブルの有無・利尿の状況・電解質異常の有無など総合的に判断し，温度を下げるか湿度を下げるかを検討している。

表 当院における在胎 25 週未満の保育器内温度と湿度の目安

	保育器内温度	保育器内湿度
蘇生から処置終了まで	38〜39℃	90〜95%
日齢0	36〜37℃	90%
日齢3	35〜36℃	80〜90%
日齢5	34〜35℃	70〜80%
日齢7以降	35℃前後	80%前後

文献

1) 加藤丈典：蘇生の初期処置．日本版救急蘇生ガイドライン 2020に基づく新生児蘇生法テキスト 第4版，細野茂春 監，メジカルビュー社，東京，2021，p.69．

Ⅲ

超低出生体重児に
よくみられる疾患と
その管理・看護

III 超低出生体重児によくみられる疾患とその管理・看護

 呼 吸

総 論

> **Point**
> ◆ 超低出生体重児の呼吸の問題は，中枢（呼吸中枢の未熟），気道（上気道の開存維持が困難，気道も相対的に狭い），肺胞（肺胞構造が未熟で脆弱，サーファクタント欠乏）に加え，循環（肺循環）の問題，これらすべてが同時に伴うことが特徴である。基本的に侵襲的陽圧換気が必要になり，未熟肺に陽圧換気を行うことで慢性肺疾患（CLD）に進展するリスクがある。

　超低出生体重児における呼吸は，4つに分けると考えやすいうえに，問題を想起しやすい。呼吸中枢の問題，次に，気道の問題，肺胞の問題，そして肺循環の問題である。

超低出生体重児の呼吸の問題
- **中枢**（呼吸中枢の未熟性，無呼吸）
- **気道**（気道の狭さ，気道抵抗が高い）
- **肺胞**（肺胞構造が未熟で脆弱，サーファクタント欠乏による肺胞虚脱）
- **肺循環**〔肺高血圧，動脈管開存（PDA）症候化による肺うっ血〕

呼吸中枢

　呼吸中枢は脳幹（橋・延髄）にある。胎児は11週からすでに呼吸様運動を開始しているとされている。呼吸様運動は肺成熟に重要であり，これが喪失することで肺低形成につながる。呼吸中枢は胎児期には発達過程であり，早産児は呼吸中枢が未熟である。そのために，種々の程度で中枢性無呼吸を伴うのは当然である。未熟性の無呼吸が改善するのは在胎28週前後とされている。また新生児は正期産児であっても出生当初は周期性呼吸がみられ，これが消失するのは生後2カ月以降であるとされている。つまり正期産児であっても呼吸中枢は発達過程である。このことが乳児突然死症候群（SIDS）と関連していると指摘されている。

気道

　一般に，小児では成人に比べて体格比でも気道が狭いことはよくいわれることである。相対的に大きい舌や姿勢，気道内の分泌物により容易に気道閉塞をきたす。そのため，蘇生時において気道の開通はルーチンの処置である。超低出生体重児の場合，ほぼ気管挿管されるため，上気道の問題はいったんクリアされているが，長期挿管や反復する気管挿管により声門下狭窄をきたすこともあるし，壊死性気管炎や気管気管支軟化症などにより抜管困難に陥り，気管切開が必要になることもある。

肺胞

　超低出生体重児が生まれる在胎23～28週では，肺胞は構造的にも機能的にも完成していない。また，肺胞上皮II型細胞もまだサーファクタント産生を開始しておらず，肺胞は容易に虚脱し，新生児呼吸窮迫症候群（RDS）の発症はほぼ必発である。また，間質の結合組織は疎であり，間質の浮腫をきたしやすく，間質性肺気腫（PIE）も生じやすい。また，

超低出生体重児はほとんどが陽圧換気を必要とする。そして，未熟な肺に陽圧がかかることで容易に肺損傷が生じる。これが慢性肺疾患〔CLD／気管支肺異形成症（BPD）〕の主な原因の一つである。

肺循環

成人や一般小児よりも肺循環の問題の占める割合は大きい。肺循環は出生前後で大きく変化するからである。胎児期では肺血流は生理的な肺高血圧と，動脈管があることで大部分が肺循環は体循環にバイパスされている。そのいまだ肺高血圧が残存している時期に出生するのが超低出生体重児である。出生時の呼吸，陽圧人工呼吸，サーファクタントの投与などにより肺が拡張することで，肺高血圧も急激に解除される。しかしこの過程でなんらかの問題があると肺高血圧が残存し（遷延性肺高血圧症），肺血流が増加しない。そのため酸素飽和度が上がらないなどの呼吸パラメータの改善がみられないことがある。

また，超低出生体重児はPDAが症候化しやすい。心不全から肺うっ血が生じ，呼吸障害をきたすことも多い。

> **看護のポイント**
>
> 　超低出生体重児の呼吸管理は非常に長期にわたることが多く，肺損傷を最小にする「やさしい」呼吸管理が求められる。
>
> **呼吸器データの活用**：各人工呼吸器の特性やパラメータの意味を十分に理解し，活用する。例えば，1回換気量のトレンドを確認し，低下がみられている場合には分泌物の貯留や，気管チューブの位置が悪くなっていたり，児が暴れたり啼泣したりしているなどの予測ができ，ケア介入のタイミングの判断に有効である。換気のループ曲線や神経調節補助換気（NAVA）における横隔膜電気活動（Edi）の変化からも同様のことがいえる。
>
> **安静の保持**：超低出生体重児の呼吸管理を行ううえで，安静の保持は安定化した呼吸の維持に非常に重要な要素である。児が心地よい発達に応じたポジショニング，看護者の手でやさしく包むホールディングは児の安定化に効果がある。当院では，どのような週数であっても状態が安定したできるだけ早い時期に，ホールディング（タッチング）の方法を家族に指導している。面会中は，看護師がケアを行っている最中や児が眠っている間など，家族を中心にホールディングを実施している。
>
> **検査データの確認**：看護師の視点で，呼吸状態を評価し看護展開を行うことも必要である。X線検査後にさまざまなチューブ位置を確認することで，計画外抜管の予防や吸引チューブの挿入に関するアセスメントが行えたり，肺の状態（CLDや無気肺など）を確認したりすることで体位の工夫などが行える。血液ガスを中心とした血液検査データからは，現在のケアに対する呼吸（換気）の評価も行える。
>
> ＊　＊　＊
>
> 　呼吸に関するさまざまなデータが数値化され，数値でみる呼吸管理が可能になってきているが，実際に児の胸郭の動きや，皮膚色，表情，分泌物の量や色などを目で見ること，聴診すること，触って感じること，など五感を使った判断や評価を行うことはそれ以上に重要であると考えている。自らの五感に数値を裏付けることで，より繊細なケアが行えると思われる。

III 超低出生体重児によくみられる疾患とその管理・看護

1 呼 吸

呼吸窮迫症候群
respiratory distress syndrome; RDS

Point

- 呼吸窮迫症候群（RDS）は肺サーファクタントの欠乏により，肺胞構造が維持できず虚脱し，酸素化換気障害をきたす症候群である。
- 早産であるほど頻度は高くなり，超低出生体重児はほぼ必発であると考えてよい。
- 治療の基本は肺サーファクタント投与と陽圧人工呼吸である。

病態・病因

未熟性による肺サーファクタントの欠乏，二次的にあるいは先天的にサーファクタントが欠乏することに起因する。超低出生体重児であればほとんどが未熟性に起因する（図1）。

症状と所見

臨床症状は呻吟，陥没呼吸，鼻翼呼吸，SpO_2低下，酸素需要の増加，無呼吸である。超低出生体重児の出生時，活気が不良な場合は有効な自発呼吸がみられず，SpO_2低下を呈しているだけの場合もあ

図1 呼吸窮迫症候群（RDS）の病態・病因

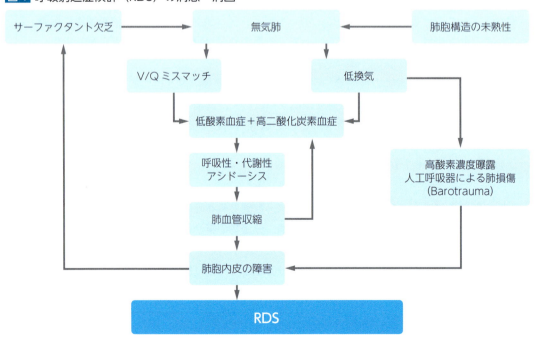

(Fanaroff and Martin's Neonatal-Perinatal Medicine: Diseases of the Fetus and Infant, 10e, p1076, fig72-3 より作成)

Ⅲ. ① 呼吸／呼吸窮迫症候群 respiratory distress syndrome；RDS

る。

聴診所見を含めた身体診察では，疾患特異的なものはない。聴診単独では診断的価値は少ないといわざるを得ない。しかし呼吸音の減弱➡増強が挿管・サーファクタント投与前後で認識されるうえに，呼吸音の左右差はサーファクタントの不均等投与や気胸を発見するきっかけにもなりうるし，呼吸窮迫症候群（RDS）の治療経過中に動脈管開存症（PDA）の連続性雑音を聴取するようになることもあるため，聴診は重要である。

検 査

マイクロバブルテストは診断的価値が高い。しかし欧米の教科書で推奨はされておらず，もっぱら臨床所見と胸部X線所見で診断されている。臨床現場では早産児の出生時に早期にサーファクタント投与を行うか否かの判断に大いに参考になる検査で

マイクロバブルテスト
・胃液を1滴スライドガラスの中央に滴下し，パスツールピペットで6秒間に20回攪拌する。
・4分間静置した後，スライドガラスを反転してホールスライドガラスに載せる。
・顕微鏡（10×10倍）で1mm²中の直径15μm以下のマイクロバブルの数を数える。
・10個未満（weakと判定される）でRDSのリスクが高い。

ある。超低出生体重児の生直後，挿管してもSpO2が上昇せず，心拍も安定しない場合，胸部X線検査やマイクロバブルテストを省略してもサーファクタント投与を急ぐことは許容される。

RDSの重症度のX線検査の評価基準としてBomsel分類（表1，図2）があり，air bronchogram（気管支透亮像）が有名であるが，その所見は呼吸補助の程度（自発呼吸か陽圧換気か）などの条件にも影響されるので，必ずしも重症度と相関しないこともあり注意が必要である（その点マイクロバブルテストはやはり優れているといえる）。

治療と管理

人工肺サーファクタントの補充が治療の根幹である。近年挿管しての人工呼吸が慢性肺疾患（CLD）の発症リスクになるという考えから，挿管を減らす目的で，挿管してもすぐ抜管する，あるいは挿管しないサーファクタント投与法〔INSURE（intubation-surfactant-extubation），LISA（less invasive surfactant administration），MIST（minimally invasive surfactant therapy）など〕が提唱されているが[1]，超低出生体重児では非挿管の管理が難しいケースが多いため，基本は挿管しての陽圧人工呼吸管理が必要である。しかしその挿管人工呼吸管理を最低限にするために，なるべく早期に人工呼吸器からの離脱を図るべきである。

当院では，在胎27週未満の出生，母体ステロイド投与のない在胎29週未満の出生は，予防的サーファクタント投与（全例に投与）の適応とする。

表1 胸部X線所見によるRDSの重症度の評価（Bomsel分類）

	網・顆粒状陰影	肺野の明るさ	中央陰影の輪郭	air bronchogram
Ⅰ度	かろうじて認められる微細な顆粒状陰影，末梢部に比較的多い。	正常	鮮明	欠如または不鮮明，中央陰影の範囲を出ない。
Ⅱ度	全肺野に網・顆粒状陰影	軽度に明るさ減少	鮮明	鮮明，しばしば中央陰影の外まで伸びる。
Ⅲ度	粗大な顆粒状陰影	著明に明るさ減少	不鮮明，中央陰影拡大	鮮明，気管支の第2，第3分岐まで認められる。
Ⅳ度	全肺野が均等に濃厚影でおおわれる。	消失	鮮明	

(Bomsel, F. : J. Radiol. Electr. 51: 259, 1970)

図2 呼吸窮迫症候群（RDS）の胸部X線像による分類（Bomsel分類）

Ⅰ度
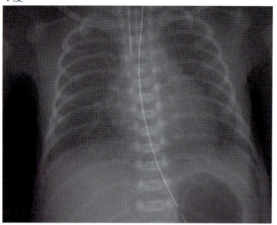

Ⅱ度
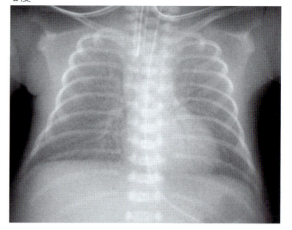

Ⅲ度
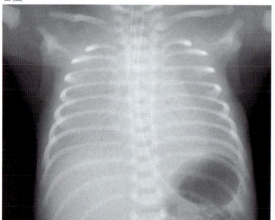

Ⅳ度
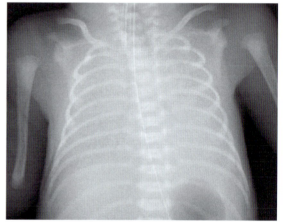

サーファクタント投与の実際

- 投与量は120 mg/kg。
- 児の安定化を図った後，できるだけ早い時期の投与が望ましい（生後30分以内を目指す）。
- サーファクタント投与前には，可能であれば血圧を測定する。
  ※循環不全があるとサーファクタントの効果が期待できないため，volume負荷あるいはカテコールアミンを使用する。
- 蘇生室で挿管後になるべく早期に投与することを目標としている。その際は，胸部X線写真でのチューブ位置確認を省略する。

サーファクタント注入および体位変換の手順

① 注入者，用手換気者，体位変換者，バイタル観察者の最低4人の人員で施行する。
② サーファクテン®1バイアル（120 mg）を，37～40℃に温めた生理食塩水3～4 mLにて泡立たないようにゆっくり溶かす（最近は3 mLに溶解することが多い。溶解前にバイアルを振って，あるいは叩いて固まりを粉々にしておくと溶けやすい）。
③ 26G注射針にて注射器に吸い取り，気管内チューブを介して投与する。
④ 注入は以下の5回に分け，バギングしながら行う。SpO_2の回復を待ってから，次の注入に移る（$SpO_2 \geq 90\%$）。バギング時の酸素濃度は投与前の酸素濃度＋αの酸素濃度で行う。高酸素投与は避ける。
  ただし，超低出生体重児では血圧の変動を防ぐために3回注入法で投与する。
  ⅰ仰臥位，ⅱ左側臥位，ⅲ右側臥位
- 注入後，最低3時間（できれば6時間）は気管内吸引を控える。
- サーファクタント投与後は，PDAの心雑音の有無に注意する。

Ⅲ．① 呼吸／呼吸窮迫症候群 respiratory distress syndrome；RDS

投与の際の留意点

サーファクタントの不均等投与を防ぐため，胸部X線写真による気管挿管チューブの位置確認は重要である。待機できる状況であれば，胸部X線写真でチューブ位置を確認してからサーファクタント投与を行う。その際チューブの深さは口角から5.3＋(体重kg)cmとする。

また，サーファクタント投与時はチューブが深くなりすぎないように，バギング担当の者はチューブを児の口元で固定するなどの工夫が必要である。

RDSの呼吸器設定

・ 基本的には同調性間歇的陽圧換気(SIMV)から開始する。以下の場合には高頻度振動人工換気(HFO)への変更を考慮する。
① ガス交換が不良〔最大吸気圧(PIP)≧25cm H_2O，平均気道内圧(MAP)≧12cm H_2Oでも適切な血液ガスを維持できない症例〕
② 肺低形成，新生児遷延性肺高血圧症(PPHN)，エアリークを合併している場合
・ 初期設定
換気回数：30～40回/分，PIP：18～22cm H_2O)，呼気終末陽圧(PEEP)：4～6，Ti：0.3～0.5秒，FiO_2：0.4～1.0(人工呼吸管理開始前の酸素濃度)

呼吸器weaningの手順

① コンプライアンスの改善は酸素化の改善より遅れるため，FiO_2，換気回数，PIP，PEEPおよびTiの順で呼吸条件を下げる。
② 基本的にはサーファクタント投与後3時間はPIPを下げない。
③ FiO_2：0.05～0.1ずつ，PIP：1～3cm H_2Oずつ，換気回数：3～5回ずつ下げていく。
④ 条件を変更したら15～20分観察し，必要に応じて血液ガスを採る。
⑤ 緊急時を除き，同時に複数の条件を変更しない。
⑥ 低二酸化炭素血症は脳室周囲白質軟化症(PVL)の発生率を上げるため，PCO_2は30mmHg以下とならないように管理する。可能であれば，経皮CO_2モニタ，呼気CO_2モニタを装着する。また，pH＜7.25のアシドーシスはサーファクタント合成を抑制するため，低pHにも注意して管理する。

サーファクタント再投与基準

● 投与12時間後にFiO_2＞0.3の場合，もしくはいったん下げられていたFiO_2が再度＞0.3となった場合。
※チューブトラブル，気胸などの原因を除外したうえで投与する。
● 追加投与の量は，60～120mg/kgとする。

サーファクタント投与に反応が悪いときに考慮すること

・ サーファクタントの不均等投与，気管挿管チューブ位置の異常
・ 肺低形成
・ 肺炎
・ 先天性心疾患(特に総肺静脈還流異常症)

サーファクタント投与以外のRDSの治療・管理

・ 経鼻持続気道陽圧(nCPAP)もしくは侵襲的陽圧換気(SIMV，HFOなど)
・ 酸素投与(Target SpO_2を目標に)
・ 積極的な栄養療法(経腸栄養，経静脈栄養)；呼吸仕事量増加によるエネルギー消費を代償するため
・ 過度な水分負荷を避ける(利尿薬は推奨されない)
・ 適切な体温管理

RDSの合併症

エアリーク

サーファクタント不均等投与による，換気のミスマッチから過膨張肺からのリークが起こりうる。また，RDS急性期のコンプライアンスの悪い時期は，換気圧が必然的に高くなることでエアリークが生じやすい。

肺出血

肺血管透過性が亢進している急性期は，肺出血をきたす可能性がある。また，PDAによる急激な肺うっ血でも肺出血をきたしうる。

Ⅲ

超低出生体重児によくみられる疾患とその管理・看護

73

肺浮腫

RDS急性期は，肺血管透過性の亢進により間質の浮腫が生じやすい。このため酸素化換気が悪化する。

気管支肺異形成症(BPD)/ CLD

RDSはCLD発症の重要な要素である。感染や肺損傷がさらに加わることでCLDへと進展する。

看護のポイント

- RDSの診断のために，蘇生の介助時に，出生直後の胃液（時間の経過とともに胃酸がでてしまうため出生直後のものを回収），または羊水を破棄せず回収し，マイクロバブルテストが行えるようにする。診断はX線検査や臨床症状などと併せて行われるが，RDSと診断されれば，サーファクタントの投与が行われる。その際には，薬剤を注入する担当者，バギングを行う担当者，体位保持の担当者の役割分担を医師と行い，心拍モニタの同期音を出しながら協力して処置を行う。この際，不十分な体位変換や深すぎる気管チューブの挿入（X線写真による位置確認後が理想だが，基本は体重(Kg)+5.3cmとしている）は，不均等投与のリスクが高まる。計画外抜管にならないよう，チューブの固定を確実に行いながら，左右にしっかりと体を傾け不均等投与を予防する。
- サーファクタント投与前後で，急速に呼吸状態が改善し，それに伴う循環動態の変化も予想される。サーファクタント投与前に，基準になる血圧を測定しておくことが望ましい。投与後は，SpO_2値だけでなく，胸郭の動き（胸上がり）の変化，肺音・エアー入りの変化，人工呼吸器のグラフィックモニタ，血圧の変化，心雑音の有無などを定期的に確認し，変化がみられた場合はすぐに医師に報告して，早期対応に努める。

文献

1) Isayama T, Iwami H, McDonald S, et al: Association of Noninvasive Ventilation Strategies With Mortality and Bronchopulmonary Dysplasia Among Preterm Infants: A Systematic Review and Meta-analysis. JAMA 2016; 316: 611-24.

III 超低出生体重児によくみられる疾患とその管理・看護

1 呼 吸

無呼吸発作
apnea

> **Point**
> - 無呼吸は，「20秒以上の呼吸休止，あるいは20秒以下でも徐脈または心拍数＜100/分，SpO₂ 89％が5秒以上を伴う呼吸休止」と定義される。
> - 早産児であれば，未熟性が原因であることが多いが，早産児，正期産児ともに，重篤な病態の一症状であることも多いため，常に原因検索をすべき症候である。

病態・病因

超低出生体重児の無呼吸の原因は，呼吸中枢が未成熟なことによる中枢性無呼吸であることが頻度的に多く，その他はなんらかの病態の一症状としてみられる二次性無呼吸に分けられる。超低出生体重児であっても，二次性無呼吸を鑑別するために未熟性以外の原因検索を常に念頭に置く必要がある（図1）。病態の分類として，中枢性，閉塞性，混合性[1]（図2）に分けられるが，無呼吸の多くは中枢性に閉塞性が組み合わさった混合性である。

症状と所見

早産児の無呼吸発作は，「20秒以上の呼吸休止，あるいは20秒以下でも徐脈または心拍数（HR）＜100/分，SpO₂ 89％が5秒以上を伴う呼吸休止」と定義されている。無呼吸を検出するために，現状では心電図モニタを利用した胸郭のインピーダンスを介して得られる呼吸回数のモニタやSpO₂モニタ，心電図波形による心拍を利用する。これに加えて近年では，NAVAで利用されている横隔膜の電気的活動であるEdi（electrical activity of the

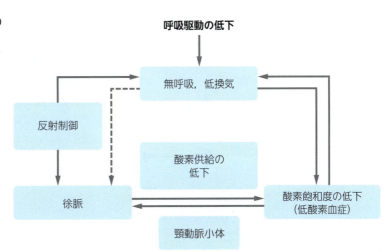

図1 反射性徐脈に至る無呼吸の生理学的機序
この機序により，二次性低酸素血症あるいは求心性気道刺激による低酸素血症が起こりうる。
Martin RJ, Wilson CG, Apnea of prematurity. Compr Physiol 2012; 2: 2923-2931, with permission.

(Avery's Neonatology, 7th ed. MacDonald MG, Seshia MMK, eds, Wolters Kluwer, 2016, p.388-9. より作成)

図2 早産児の無呼吸発作における，混合性・閉塞性・中枢性無呼吸の病態

a: 混合性無呼吸．閉塞性の呼吸が中枢性の呼吸停止に先立ったり続いたりする．b: 閉塞性無呼吸．鼻腔気流がないのに呼吸努力が続く．c: 中枢性無呼吸．鼻腔気流も呼吸努力もない．
Miller MJ, Martin RJ, Carlo WA: Diagnostic methods are clinical disorders in children. In Edelman NH, Santiago TV eds, Breathing disorders of sleep. New York: Churchill Livingstone, 1986: 157-180, with permission.

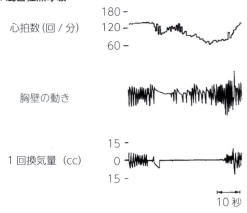

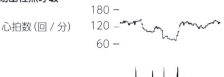

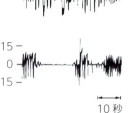

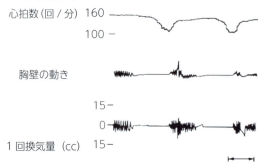

(Avery's Neonatology, 7th ed. MacDonald MG, Seshia MMK, eds, Wolters Kluwer, 2016, p.388-9. より引用して作成)

diaphragm）波形から直接無呼吸を観察することが可能である．しかし，なにより重要なのは医療者の観察である．

原因として，"APNEA CATCH BIRD"として想起するとよい（p.77 囲み参照）．

検査

未熟性による中枢性無呼吸は除外診断である．つまり，体温を含めたバイタルの確認，採血（血液ガス，血算，ビリルビン，炎症反応，電解質，血糖），胸部X線写真，心臓超音波検査，薬剤の投与状況，胃食道逆流の有無を確認する必要がある．諸々の原因検索で明らかな異常がない場合，未熟性による無呼吸ということになる．正期産児においても無呼吸がみられる場合，まれではあるが，先天性中枢性低肺胞換気が鑑別に挙がる．

治療と管理

二次性無呼吸であれば，原疾患の治療が最も重要である．原疾患の治療をしたうえで，無呼吸の頻度，重症度，児の全身状態を考慮して以下の治療法を選択する．未熟性による無呼吸は修正28週前後で改善傾向をみせ，修正32週前後でおおむね改善する．しかし，超低出生体重児では未熟性以外による問題を考慮し，観察と治療介入はそれ以降でも必要である．未熟性の問題がなくなると考えるのは修正34〜35週程度である．カフェインなどの呼吸賦活薬の治療を開始した場合も，この時期に中止を試みる．

> **介入を要する無呼吸**
> **未熟性による無呼吸発作**
> ・発作が8時間に2〜3回を超える
> ・発作ごと回復に刺激が必要
> ・マスクバギングを必要とする発作

Ⅲ．1 呼吸／無呼吸発作 apnea

"APNEA CATCH BIRD"（無呼吸の原因）

A；anemia　貧血（多血も）

P；prematurity　未熟性

N；neural　中枢神経異常（IVH，PVL，HIE）

E；electrolytes　電解質異常（Na，K，Cl，Ca，Mg）

A；abdominal　腹部（GERD，NEC）

Ca；cardiovascular　心不全，先天性心疾患

T；thermia　低体温，高体温

C；congenital central hypoventilation syndrome（CCHS）　先天性中枢性低換気症候群

H；hypoglycemia　低血糖

B；bilirubin　高ビリルビン血症

I；infection　感染症（敗血症，髄膜炎，RSウイルス）

R；respiratory　呼吸器（RDS，MSA，エアリーク，CLD）

D；drug　薬物（鎮痛・鎮静薬，麻薬，プロスタグランジン製剤）

IVH；intraventricular hemorrhage：脳室内出血，PVL；periventricular leukomalacia：脳室周囲白質軟化症，HIE；hypoxic ischemic encephalopathy：低酸素性虚血脳症，GERD；gastroesophageal reflux disease：胃食道逆流症，NEC；necrotizing enterocolitis：壊死性腸炎，RSウイルス；respiratory syncytial virus，RDS；respiratory distress syndrome：呼吸窮迫症候群，MSA；mixed sleep apnea：混合型睡眠時無呼吸，CLD；chronic lung disease：慢性肺疾患

カフェイン（レスピア®）

初回投与（ローディング）：20mg/kgを30分かけて静脈投与。

維持投与：初回投与から24時間以降に，通常5mg/kgを1日1回10分以上かけて静脈内投与，または経口投与する。なお，症状に応じて，10mgまで増量できる。

超低出生体重児では10mg/kgで維持投与する。

当院では，早期のカフェイン投与に利がある[4, 5]という報告から，早期から（日齢1～2）の投与を開始している。つまり，挿管中でもカフェイン投与を開始している。その場合，ローディングは省略し，維持投与のみで投与を開始している。抜管直前や抜管後に投与を開始する場合は，上記のとおりローディングを行う。

中止時期：7日間無呼吸を認めないまたは修正35週を過ぎたところで，いったん中止して効果をみる。再度無呼吸発作を認める際は，原因検索をしたうえで再開することもある。

経鼻持続気道陽圧(nCPAP)

無呼吸は中枢性であっても，閉塞性の無呼吸を伴うことが多いため，nCPAPによって気道閉塞を改善することは有用である。

高流量鼻カニュラ(HFNC)

無呼吸に対するHFNCの効果は，nCPAPと同様であるとの報告もある[2]。しかし，臨床的に圧補助が確実に必要なケースでは，nCPAPに劣る可能性がある[3]。

挿管人工呼吸

上記呼吸管理で改善のない場合，そして無呼吸の程度が重く，低酸素による害が大きいと思われる場合は，挿管人工呼吸管理を開始する。そのうえで原因検索を進めていくことも必要になる。

カフェイン

現在，テオフィリン製剤に代わって無呼吸の薬物治療の第一選択になった。以前使用されていたテオフィリン製剤に比較して副作用が少なく，有効血中濃度の幅が広いことから，薬物濃度の測定は不

要である。

ドキサプラム

あきらかに未熟性の無呼吸でカフェインで効果がみられない場合に適応となるが，その副作用から慎重に投与を検討する。

> **ドキサプラム**
> 在胎期間22週0日以上33週未満で出生し，修正週齢が35週未満でカフェインに不応
> ・生理食塩水，ブドウ糖液で希釈し持続静注
> ・初回投与1.5mg/kgを1時間で投与（省略されることが多い）
> ・増量判断：1時間以内に無呼吸発作を2回，または8時間以内に無呼吸発作を3回，または1回でもマスクバギングを要する
> ・維持投与0.2～0.4mg/kg/時
> ・カフェインは規定の用量で継続する
> ・**長期使用では低カリウム血症に注意が必要**

> **看護のポイント**
>
> - 無呼吸発作には中枢性無呼吸と閉塞性無呼吸があるが，超低出生体重児は未熟性による中枢性無呼吸がしばしばみられる。中枢性無呼吸の場合，呼吸の再開を促すために背部や足底などを刺激することが必要である。その際，低下した心拍数やSpO$_2$値に驚いて激しく刺激をしてしまう場面を見かけることがある。激しい刺激は，児にさらなるストレスを与え，逆に呼吸再開の妨げになる場合があるため，あくまで「やさしく」皮膚刺激を加えることに留意する必要がある。
> - 実際には中枢性無呼吸と閉塞性無呼吸が混在することが多く，無呼吸発作時に胸郭の動きの有無をみることは，どのような無呼吸発作が起こっているかを評価する重要な観察となる。
> - 修正週数や体重，現在に至るまでの呼吸状態の推移，その他の合併疾患などを把握し，無呼吸発作を起こすリスクについて予測する。超低出生体重児は体位によって容易に気道閉塞をきたしやすく，また，高体温は無呼吸をきたしやすい。呼吸しやすいポジショニング・適切な体温管理・腹部膨満の軽減など，無呼吸発作を起こしにくい管理を行うことも重要である。
> - 刺激を行っても回復困難な無呼吸発作や，徐脈を伴う程度の重い無呼吸に速やかに対応するために，酸素投与やマスクバギングの備えも確認しておく。

文献

1) Avery's Neonatology, 7th ed. MacDonald MG, Seshia MMK, eds, Wolters Kluwer, 2016, p.388-9.
2) Sreenan C, Ire M, Lemke RP, et al: High-Flow Nasal Cannulae in the Management of Apnea of Prematurity: A Comparison With Conventional Nasal Continuous Positive Airway Pressure. Pediatrics 2001; 107: 1081-3.
3) Manley BJ, Dold SK, Davis PG, et al: High-flow nasal cannulae for respiratory support of preterm infants: A review of the evidence. Neonatology 2012; 102: 300-8.
4) Schmidt B, Roberts RS, Davis P, et al: Caffeine therapy for apnea of prematurity. N Engl J Med 2006; 354: 2112-21.
5) Schmidt B, Anderson PJ, Doyle LW, et al: Survival Without Disability to Age 5 Years for Apnea of Prematurity. JAMA 2012; 307: 275-82.

Ⅲ 超低出生体重児によくみられる疾患とその管理・看護

1 呼 吸

エアリーク
air leak

> **Point**
> - エアリークには気胸，縦隔気腫，間質性肺気腫（PIE），心嚢気腫，腹膜気腫を含む。
> - 超低出生体重児の気胸は生命にも危機が及ぶ病態である。早期に認知し，治療介入する必要がある。

病態・病因

　エアリークは空気で過膨脹した肺胞構造が破綻し，肺胞外に空気が漏出することに起因する。管腔周囲に漏出したエアーは肺門方向（縦隔気腫）か胸膜方向（気胸）に進展する。早産児の肺は間質が豊富で剥離しにくいために，空気が間質に貯留しやすく間質性肺気腫（PIE）になりやすい（PIEに関してはp.102参照）。早産児の肺は水分に富み硬いため虚脱を生じにくく，仰臥位であれば肺は後方に偏移し，前方や縦隔に沿った気胸となりやすい（図1）。

　超低出生体重児の気胸は呼吸窮迫症候群（RDS）による無気肺，人工呼吸器による陽圧換気・非同期に関連する。

図1 エアリークの病態・病因

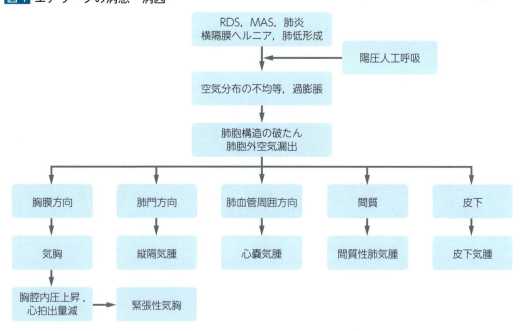

RDS；respiratory distress syndrome：呼吸窮迫症候群，MAS；meconium aspiration syndrome：胎便吸引症候群

症状・所見

多呼吸，呻吟，陥没呼吸，鼻翼呼吸がみられる。肺の虚脱によって低換気が生じ，低酸素血症をきたす。しかし，超低出生体重児の急性期では挿管人工呼吸管理下であることが多いため，突然の酸素飽和度の低下，頻脈，血圧の低下などのバイタルサインの異常でエアリークが気付かれる。縦隔気腫や軽度のPIEであれば無症状で，胸部X線検査で気付かれることもある。また，経胸壁心臓超音波検査でうまく描出できないことで気胸に気付かれることもある。

エアリークの症状
- バイタルの異常（SpO$_2$の低下，血圧の低下）
- 多呼吸
- 呻吟
- 陥没呼吸
- 鼻翼呼吸

主な病態の所見を表1に示す。聴診上，呼吸音が遠くなる（聴取しにくくなる），左右差が生じることが特徴であり，その他の身体所見として，患側の胸壁の過膨脹がみられる。

緊張性気胸をきたせば，静脈還流・心拍出量が減少し，末梢循環不全，代謝性アシドーシスが生じる。心拍出量が低下すると代償性の脳血流増加をきたし，静脈うっ滞とあいまって脳室内出血（IVH）の原因になりうる。低血圧や徐脈をきたす緊張性気胸は重症であり，それ以前に治療介入したい。

PIEは気胸や縦隔気腫の前駆状態であることも多いが，特に早産児では気胸に至らず囊胞状の気腫が増大し，呼吸障害をきたすことがあり，管理に難渋することを経験する。

表1 エアリークの症状・身体所見，画像所見，治療法

	気胸	縦隔気腫	間質性肺気腫
身体所見	呼吸音左右差 心音最強点の偏移 心音が遠い 片側の胸郭の膨隆	心音が遠い 皮下気腫があれば握雪感	呼吸音低下 特徴的な身体所見に欠く
画像の特徴	透亮像 前方気胸，内側気胸に注意	胸腺の辺縁が見える spinnaker sail sign*， angel wing sign*	微小な気腫 葉間気腫 枝分かれしない透過性亢進像
治療	必要最低限の酸素投与 人工呼吸 胸腔ドレナージ	（縦隔気腫のみなら） 経過観察または酸素投与	高頻度振動人工換気（HFO） （片側で重症でほかに手段のない場合）片肺換気も考慮

＊ 'spinnaker' とはヨットのマスト前方に張る半球形の軽くて大きな帆のことで，spinnaker sail sign は新生児の単純X線写真で，片側だけ，胸腺が気腫の空気によって持ち上げられた帆のように見えることからよばれ，また，両側で見えるときは天使が羽を広げたように見えることから angel wing sign とよばれる。

検査

　不安定な患者であればベッドサイドでの透光試験(transillumination；図2)が最も簡便で早い。透光試験は部屋を暗くした状態で光源を胸壁にあてる。気胸のある側では肺が虚脱し，空気に置換されているために光が大きく透光される。バイタルが悪い状態であれば透光試験のみで穿刺に踏み切ることに躊躇すべきでないが，安定していれば胸部X線写真を待つべきである。大きな気胸であればX線所見での診断は容易である(図3，4)。小さな気胸では虚脱した肺と胸壁がcurvilinear lineとよばれる曲線をつくる。皮膚の皺などがこれとの鑑別を難しくすることもある。新生児の気胸は内側気胸，前方気胸も多いため，肺野の末梢側だけでなく縦隔側にも注意を払う必要がある(図5，6)。小さな気胸や前方気胸では側面像(cross-table view)が有用である。緊張性気胸では縦隔構造が大きく偏移してみえる(図7)。

　縦隔気腫では胸腺の辺縁が浮かび上がって見える(spinnaker sail sign, angel wing sign)(図8，9)。ときに，皮下気腫を合併する(図10)。

　PIEでは肺野は，粗い肺野の上に枝分かれしない透過性亢進像がみられる。また不規則な葉間の気腫もみられる(図11)。

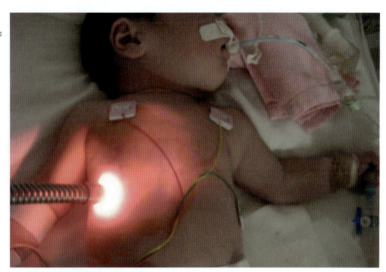

図2 透光試験
左胸腔にリークがあり，透光範囲が正中を越えて広がっている。

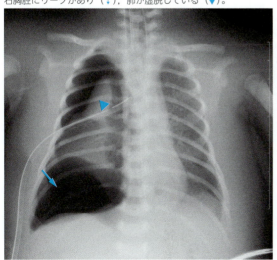

図3 右気胸：正面
右胸腔にリークがあり(↓)，肺が虚脱している(▼)。

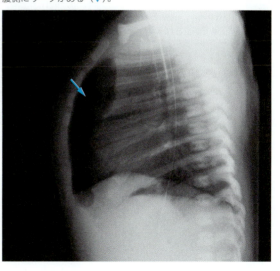

図4 右気胸：側面
腹側にリークがある(↓)。

図5 内側気胸（medial pneumothorax）
縦隔に沿った透亮像（↓），だが，胸腺ははっきりしない。

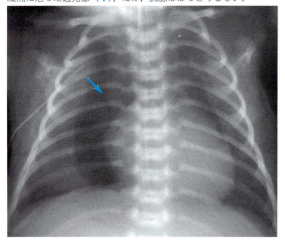

図6 前方気胸（anterior pneumothorax）
胸郭のX線透過性の左右差。左で亢進（より黒い）（↓）。

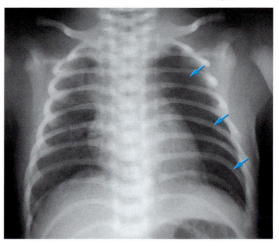

図7 緊張性気胸（tension pneumothorax）
左胸腔のリーク（↓）により縦隔（心臓）が圧排されている（▼）。

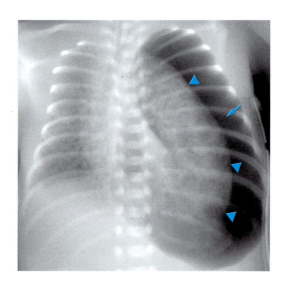

図8 縦隔気腫（正面）
a；angel wing sign，spinnaker sail sign.（表1 注＊参照）
b；胸腺が空気で挙上され（↓），胸腺周囲に空気が（▼）認められる

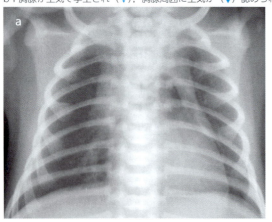
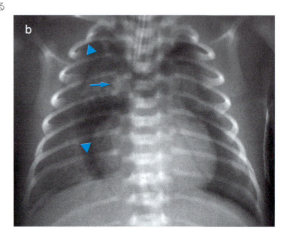

III. 1 呼吸／エアリーク air leak

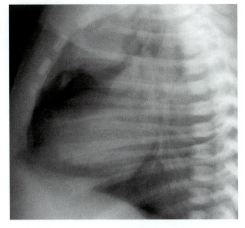

図9 縦隔気腫（側面）
気胸と縦隔気腫の鑑別には側面像が有用である。

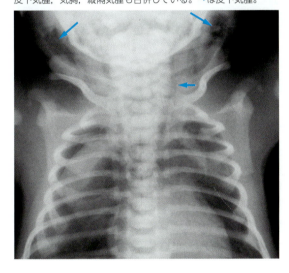

図10 皮下気腫
皮下気腫，気胸，縦隔気腫も合併している。→は皮下気腫。

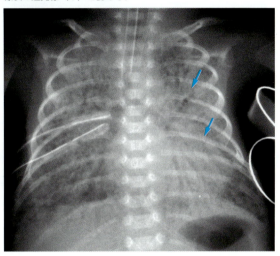

図11 間質性肺気腫（PIE）
線状の透亮像（↓）を認める。

治療・管理

　気胸の管理は重症度による。超低出生体重児の気胸では組織が未熟なこともあってか，比較的大きな（分かりやすい）気胸を生じることが多い。

　呼吸不全をきたしていない中等度の気胸では，サポーティブケアが必要である。100％酸素を用いた窒素のwash outは，酸素毒性からも超低出生体重児には適していない。酸素はSpO$_2$を指標に必要最低限にとどめるべきである。

　胸腔穿刺は，呼吸不全をきたしている場合には必須である。人工呼吸中の気胸悪化の場合は，圧補助を可能な限り下げ，胸腔穿刺を行う。脱気が成功すれば，速やかに酸素化は改善する。緊急的に静脈留置針で脱気することもあるが，安定した脱気を行うために，胸腔ドレーンを用いた胸腔持続ドレナージが必要になる。合併症として，肺損傷や横隔神経損傷，出血などに注意を払う。また超低出生体重児では，そのサイズゆえに穿刺部位から心臓も思いのほか近いこともあり，慎重な穿刺を要する。処置時の鎮痛・鎮静は必ず行うが，持続ドレナージ中の鎮痛・鎮静は症例ごとに検討する。あえて深鎮静にする必要はない。

　縦隔気腫単独であれば，経過観察のみで特別な介入は不要であるが，気胸や皮下気腫を続発する可能性があるために厳重な観察は必要である。

気胸の予防

　超低出生体重児の繰り返す気胸は，死亡や気管支肺異形成（BPD），IVHの発症に相関する。超低出生体重児では，気胸は頭蓋内超音波像が正常で

保たれていても，脳性麻痺のリスクになるとされている[1]。そのため気胸の「予防」が超低出生体重児では非常に重要である。それには人工呼吸器の設定〔最大吸気圧（PIP）の低下，吸気時間の短縮，同期した人工呼吸の使用，適度な鎮静，高頻度振動人工換気（HFO）の使用[2]など〕を調整すること，また早期の人工呼吸器離脱を図ることが肝要である。

DOPE：人工呼吸器管理中のケア

人工呼吸管理（経口挿管，気管切開，DPAP中なども含む）中において，呼吸の不調の鑑別として"DOPE"を想起する。

"DOPE"

- **D**；Displacement：挿管チューブの位置異常（計画外抜管，深すぎるチューブなど）
- **O**；Obstruction：チューブの閉塞（チューブ内腔の痰や血液による閉塞や，チューブの折れ曲がりによる閉塞）
- **P**；Pneumothorax：気胸を含めたエアリーク全般
- **E**；Equipment failure：機器の不具合（人工呼吸器の不調，回路外れなど）

Pとして気胸が挙げられているが，人工呼吸管理中に突然，呼吸の変調をきたした場合はDOPEを想起し，チューブ位置の確認，肺音の確認と気管内吸引の確認，呼吸器の作動やCO₂検知器を用いて計画外抜管の確認などを行うことにより，D・O・Eがおおむね除外できる。

 看護のポイント

- 気胸が疑われる場合，透光試験やX線検査が行われるため，ライトの準備やX線検査時には側面像（cross-table view）の撮影もできる準備をしておく。
- 気胸と診断された場合，まずは安静の保持（啼泣させない，人工呼吸器とファイティングさせない）が重要となる。児の安静を保つための「なだめのケア」を行うが，必要に応じて鎮静薬の使用を考慮し医師へ報告を行う。
- SpO₂の回復が困難な場合，SpO₂の低下とともに心拍数や血圧も低下してくる場合，緊張性気胸を念頭に，胸腔穿刺および胸腔ドレナージの準備・介助を行う。

文献

1) Laptook AR, O'Shea TM, Shankaran S, et al: Adverse neurodevelopmental outcomes among extremely low birth weight infants with a normal head ultrasound: prevalence and antecedents. Pediatrics 2005; 115: 673-80.

2) Miller JD, Carlo WA: Pulmonary complications of mechanical ventilation in neonates. Clin Perinatol 2008; 35: 273-81.

Ⅲ 超低出生体重児によくみられる疾患とその管理・看護

1 呼吸

慢性肺疾患
chronic lung disease; CLD

> **Point**
> - 慢性肺疾患（CLD）は発達段階の未熟肺に，主に子宮内での感染，人工呼吸による肺損傷などのさまざまな要因が加わることにより生じる。
> - 頭蓋内出血，脳室周囲白質軟化症と並び，超低出生体重児の神経発達障がいに強く影響する。
> - 生後 28 日あるいは修正 36 週において，酸素投与や呼吸補助が必要であるということで定義される疾患群である。新たな CLD 分類が提唱されている。
> - 近年の新生児医療の治療技術の進歩にもかかわらず，発症頻度は減少していない。救命率の向上に伴い，重症症例が増加していると指摘されている。

病態・病因（図1）

慢性肺疾患（CLD）の病因は，未熟肺をベースに，絨毛膜羊膜炎（CAM）などの子宮内炎症で活性化された肺胞マクロファージ，多核白血球などの細胞の活性化，炎症性メディエータによる炎症性の損傷（biotrauma）に併せ，サーファクタント欠乏による無気肺となった肺胞手前の終末細気管支に対す

図1 慢性肺疾患（CLD）の病態・病因

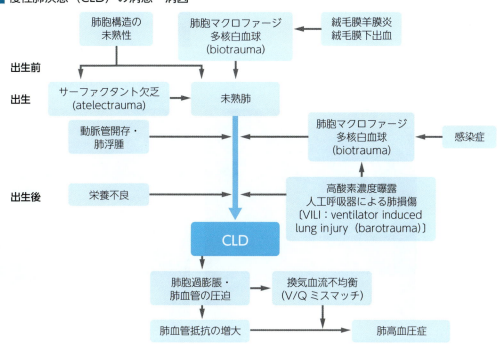

る損傷（atelectrauma），人工換気によって引き起こされる肺損傷（VILI）などの多因子による。近年はそれらに加え，遺伝的背景や母体喫煙などの環境因子もCLD発症に強くかかわるとされている。

また，過膨脹肺は肺血管を圧迫し，肺血管抵抗を上げ，低酸素血症や低換気は肺高血圧症（PH）を惹起する。

症状・所見

症状・所見は低酸素血症，換気不全（酸素依存性，人工呼吸器離脱困難）を含めた呼吸不全である。

身体所見では特に，末梢気道の狭窄による呼気性の障害（呼気延長，ときに呼気性喘鳴），慢性的な気腫性変化を反映して胸郭の膨隆を伴うこともある。肺高血圧による右心不全の徴候にも注意を要する。図2にCLDの胸部X線所見を示す。

CLDの身体所見
呼気延長
呼気性喘鳴
胸郭の膨隆

検査・分類

世界的にはCLDよりも，気管支肺異形成症（BPD）と称されるほうが一般的である。BPDの標準的な

図2 慢性肺疾患（CLD）の胸部X線写真
本症例は在胎24週出生時，RDSあり，X線所見ありで，わが国の分類ではⅠ型となる。
日齢28で酸素投与・陽圧人工呼吸を要し，修正36週でもいまだ酸素投与・陽圧人工呼吸を要することから，米国NICHDの分類ではSevere BPDに分類される。この後，日齢120に気管切開が施行された。

a：日齢1，在胎24週出生
RDSあり，サーファクタント投与後

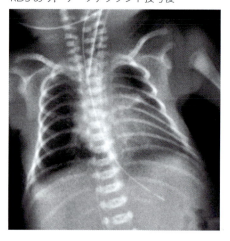

b：日齢28，修正28週
挿管中。肺野は泡沫状気腫状陰影

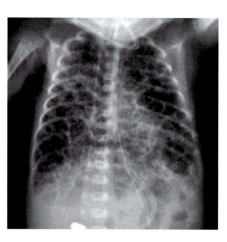

c：日齢90，修正36週
いまだ挿管中。肺野は泡沫状気腫状陰影，索状無気肺，肺過膨脹

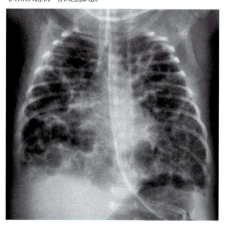

Ⅲ. 1 呼吸／慢性肺疾患 chronic lung disease；CLD

診断方法とされる米国NICHD（National Institute of Child Health and Human Development）の診断基準を表で示す[1]（表1）。修正36週時点での酸素投与・呼吸補助の有無という点が診断のために重要であるが，臨床医の判断によって酸素投与・呼吸補助の必要性が過大・過小評価される可能性がある。

わが国においては歴史的に，先行する病態〔呼吸窮迫症候群（RDS）かCAM〕，胸部X線所見〔泡沫状または気腫状陰影（Bubbly/Cystic）所見〕によりCLDを7つの病型に分類していた。しかし，長期予後に相関した疾患定義が用いられるべきであるとの考えから，厚生労働科学研究班の新分類ではRDSの有無は問わず，病理学的CAMと胸部X線写真上のBubbly/Cystic所見をもとに分類するようにしている[2]（表2）。当院で過去の症例を新分類に

表1 慢性肺疾患（CLD）・気管支肺異形成症（BPD）の分類

生後28日で酸素が必要(CLD 28)

		CLD（日本）	BPD（NICHD）	
在胎週数		すべての週数	32週未満	32週以上
評価時期		修正36週	修正36週または退院時（いずれか早いほう）	生後56日または退院時（いずれか早いほう）
重症度	軽症	酸素なし	酸素投与なし	
	中等症		30％未満の酸素投与	
	重症	酸素あり（CLD36）	30％以上の酸素または陽圧呼吸（人工換気とCPAPを含む）	

CLD；chronic lung disease：慢性肺疾患，BPD；bronchopulmonary dysplasia：気管支肺異形成，
CPAP；continuous positive airway pressure：持続気道陽圧
CLD28：日齢28での酸素必要投与，CLD36：修正36週での酸素必要投与
　〔藤村正哲：新生児慢性肺疾患の定義と診断．改訂2版 新生児慢性肺疾患の診療指針，田村正徳，森臨太郎 編，メディカ出版，大阪，2010，p2-7．より引用〕

表2 新生児慢性肺疾患　厚生労働科学研究分類（2023）

病型[a]	病理学的CAM[c]	胸部X線上のBubbly/Cystic所見（日齢28以内）[d]
Ⅰ(s)[b]	−	＋
Ⅱ(s)[b]	−	−
Ⅲ(s)[b]	＋	＋
Ⅳ(s)[b]	＋	−
Ⅴ	分類不能[e]	

a. 病理学的絨毛膜羊膜炎（CAM），胸部X線上のBubbly/Cystic所見，在胎不当過小（SGA）の3つの項目を用いて5つに分類し，病型を表記
b. SGAは出生体重が10パーセンタイル未満のものとし，SGA（＋）の場合には病型に「s」を付ける。
　例）SGA（−）の場合はⅠ，Ⅱ，Ⅲ，Ⅳ，SGA（＋）の場合は，Ⅰs，Ⅱs，Ⅲs，Ⅳsと表記する。
c. CAMは，病理学的診断（Blanc分類またはRedline分類）に基づいたものとし，Stageは問わない。
d. X線所見の変化は日齢28以内に出現したものとし，左右肺をそれぞれ上下に分割して計4つの区域に分け，そのうち3つの領域において、びまん性の泡状／囊胞領域（直径1.0〜10.0mm）と索状影が認められるものとする（胸部レントゲン写真を参照）
e. 胎盤病理検査の実施が望ましいが，病理学的所見が不明の場合は，胸部X線所見の有無に関わらず，Ⅴ型に分類する。
　〔新生児慢性肺疾患 厚生労働科学研究班分類（2023）．日本新生児成育医学会ホームページ診断・診断基準．https://jsnhd.or.jp/doctor/ info/file/CLD2024-02.pdf〕

図3 Premature Infant Respiratory Status（PIRS）の評価

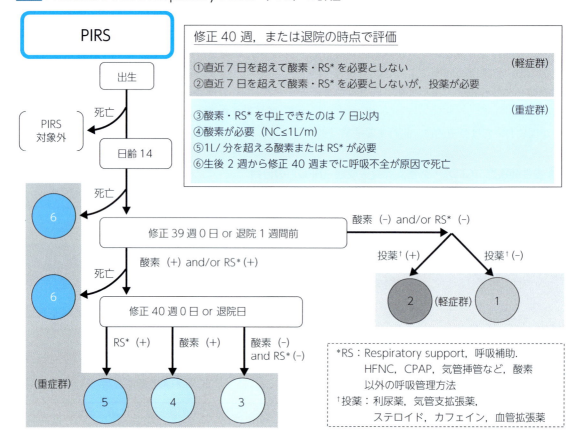

改めて行った検討でも，診断・診断基準，CAMがあり胸部単純X線写真でBubbly/Cystic所見を認めるⅢ型の重症度が高いという傾向は明らかであった。

また，CLDの予後予測に関してはさまざまな指標が提唱されているが，当院ではPremature Infant Respiratory Status（PIRS）の評価を退院前に行う。これはCLD36あるいはCLD40の有無よりもPIRSがより詳細に重症度を細分化でき，より正確な呼吸予後を予測する可能性を念頭に置いているためである。PIRSについては図3を参照されたい。

治療・管理

CLDは発達予後に大きく影響するため，予防および重症化の抑制が肝要である。そのためには，子宮内感染の予防，肺損傷を最低限にするために陽圧換気をできる限り避ける努力（早期抜管，自発呼吸に同期する）を図るべきである。

CLDの具体的な治療方法としてさまざま挙げられているが，複合的な病態であるがゆえに，個々のエビデンスとして独立して確立したものはないのが現状である。

なお，CLDの薬物治療については次項「慢性肺疾患：薬物療法」（p.91）で詳説する。

NAVAを主体としたCLDの人工呼吸管理戦略（図4）

当院では，従来の高頻度振動人工換気（HFO）主体の呼吸器管理から，神経調節補助換気（NAVA）への移行を進めている。NAVAでは高い換気圧を要さず，同期性もきわめてよいことから，肺損傷が軽減するのみならず，体重増加や神経発達予後にもよいという考えのもと，NAVAを積極的に使用している。実際のところ，超低出生体重児の急性期はフェンタニルを使用した72時間の鎮静を行っており，その間は自発呼吸は抑制されるので，同調性間欠的陽圧換気（SIMV）〔事実上，間欠的強制換気（IMV）〕である。鎮静を終了し，自発呼吸が確認でき，酸素化換気が悪化しなければそのまま

III. 1 呼吸／慢性肺疾患 chronic lung disease；CLD

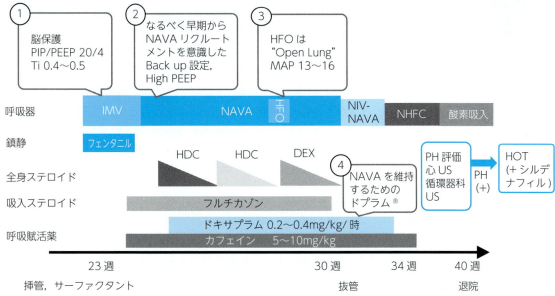

図4 NAVAを活かしたCLD戦略

HDC；hydrocortisone：ヒドロコルチゾン，DEX；dexamethasone：デキサメタゾン，PH；pulmonary hypertension：肺高血圧，US；ultrasound：超音波検査，HOT；Home Oxygen Therapy：在宅酸素療法

NAVAに移行する。しかし，酸素化換気が悪化する場合にはHFOとし，肺をリクルートメントしてから，ときに全身性ステロイド投与後に安定してからNAVAへの移行を試みている。また，自発呼吸を促すために挿管中からカフェインに併用してドキサプラムを使用することもある。その場合には長期的に持続静注が必要になるため，PIカテーテルが長期になるリスク，低カリウム血症に注意する必要がある。

ステロイド療法のプロトコールなど，詳細はp.93の「ステロイド吸入」「ステロイド全身投与」を参照されたい。

Critical CLDについて

Critical CLD（重症CLD）とは，長期の人工呼吸を要し，気管切開が必要になるなどの管理の難しい致命的なCLDと筆者らは提唱している[3]。病態としてbubbly/cysticな病変を呈し，ときに気管軟化症などの気道病変〔CLD-AD（airway disease）〕を伴う疾患群を想定している。Critical CLDは新生児慢性肺疾患に合併した肺高血圧症（CLD-PH）に進展し，死亡を含めた合併症のリスクが特に高い群である。Critical CLDに進展しやすい要因として，SGA児，CAM，慢性早剥羊水過少症候群（CAOS），

bubbly/cystic所見が挙げられ，呼吸管理（挿管も非挿管も）からの無理な離脱を避け，PHの合併に特に注意を払うようにしている。

Critical CLD
- 長期挿管（修正36週で挿管状態）
- 長期の陽圧呼吸補助〔修正40週でDPAP／SiPAP／NIV-NAVAを要する，ネーザルハイフロー（NHF）は除く〕
- 急性期後（生後28以降）の長期一酸化窒素吸入（iNO）療法使用
- 気管切開，死亡

CLD-PH

CLD-PHを合併した症例では，酸素投与だけでなく，肺血管拡張薬の使用が必要なこともある。外来フォローアップも循環器科と併診して行う。退院後も感染などによる呼吸の急性増悪時に肺高血圧性クライシス（PH crisis）となり，致命的な病態に陥ることにも備えておく必要があり，かかりつけ医と小児集中治療室（PICU）などの高次施設と連携を十分に取っておくことが肝要である。

> CLD児の観察において重要なことは酸素飽和度などの数値だけでなく，努力呼吸の有無，啼泣時の皮膚色，などの身体所見であると感じる．医師が見ていないタイミングで努力呼吸がある，泣いたときの皮膚色が蒼白になる，など看護師から指摘され，CLD-PHやCLD-AD (airway disease；CLDに気道病変を合併したもの) の合併が判明することも多い印象をもっている．そういった観察の力は家族にも同様に必要である．自宅に帰った後も，普段の呼吸様式を知っていれば，感染などでのCLD増悪にも気付くことができる．当院で行っている家族回診では，呼吸と栄養の様子は必ず親からの意見をもらうようにし，親の呼吸への観察ポイントを身に付けてもらうようにしている．

看護のポイント

　出生週数が早ければ早いほど，長期にわたり人工呼吸管理が必要になることが多く，CLD発症のリスクも高まる．CLDの予防および増悪の予防に対する看護が重要であるが，CLDの増悪因子をきちんと理解してケアにあたることが求められる．

過不足のない呼吸器設定の維持：過剰圧・量による肺の過膨張や，低換気による肺の虚脱と，虚脱を回復させるための過剰換気を繰り返すことは肺損傷を助長させる．児の胸郭の動きと呼吸器画面上の換気量を照らし合わせながら，適正な換気量が維持できるポジショニング（チューブの位置管理），適切な吸引圧の設定（おおむね100mmHgまたは13kPa以下），吸引時間や回数の判断などが必要である．

Target SpO$_2$の確認：挿管管理中のSpO$_2$のターゲットを下げて（当院では88〜94％）過剰な酸素投与による肺損傷を予防している．しかし，状態の不安定期や肺高血圧の有無など状況に応じて，Target SpO$_2$を医師に確認する．

誤嚥予防：胃食道逆流や誤嚥による肺炎を予防するために，ミルクの注入時間の検討，上体挙上（ベッドアップ），十二指腸チューブの挿入（管理）など考慮する．

* * *

CLD発症予防のために

　CLDは多くの要因が関係するため，「これをすれば確実に防げる」というものはない．急性期から常にCLDの予防を意識して，肺保護を念頭に置いた管理，感染の予防，経腸栄養の確立を目標に，小さなことをコツコツとやっていくしかない．

文　献

1) 藤村正哲：新生児慢性肺疾患の定義と診断．改訂2版 新生児慢性肺疾患の診療指針，田村正徳，森臨太郎 編，メディカ出版，大阪，2010，p2-7．
2) 新生児慢性肺疾患 厚生労働科学研究班分類（2023）．日本新生児成育医学会ホームページ診断・診断基準．https://jsnhd.or.jp/doctor/info/file/CLD2024-02.pdf（2024年○月○日最終閲覧）
3) 山田洋輔，小田 新，友滝清一，ほか：慢性肺疾患の呼吸管理—いかに最重症化（Critical CLD）を防ぐか—．日本新生児成育医学会雑誌 2023；35：226-30．

III 超低出生体重児によくみられる疾患とその管理・看護

1 呼吸

慢性肺疾患の薬物療法

Point

- カフェインは二酸化炭素感受性や横隔膜活動性を高める呼吸賦活作用，抗炎症作用，高濃度酸素による肺損傷を抑制する効果があり，慢性肺疾患（CLD）予防に有用と考えられている。
- ステロイド吸入は抗炎症作用を有し，CLD予防に有用と考えられている。副作用は少ないが予防効果は小さい。
- ステロイド全身投与は抗炎症作用に加え，サーファクタント合成の増加，抗酸化物質の増加などによりCLD予防・治療効果を有すると考えられている。日齢7以内の早期デキサメタゾン（DEX）投与は脳性麻痺や消化管穿孔など予後不良につながるリスクが高い。早期ヒドロコルチゾン（HDC）投与はCLD予防効果が期待されるものの，消化管合併症の懸念があり対象例の選定が重要となる。日齢7以降のステロイド投与はHDC，DEXともに重大な有害事象は増えないものの，CLD発症予防効果は明らかではない。
- 利尿剤は肺コンプライアンス・気道抵抗を改善させる効果があるがCLDを予防するエビデンスはない。
- ビタミンAはCLD予防効果をわずかに有するが，エビデンスのある高用量の内服もしくは筋肉注射による投与はあまり行われていない。

治療の流れ

慢性肺疾患（CLD）の薬物療法は，予防戦略と呼吸状態悪化時の治療戦略に分けて考える。CLDの発症予防が重要だが，子宮内感染や未熟性など避けられないCLDのリスクは多く，超低出生体重児においてCLDの発症を防ぐことは容易ではない。予防薬剤戦略としては，カフェイン，ステロイド吸入，ステロイド全身投与が挙げられる。急性増悪時の治療としては，ステロイド全身投与が挙げられる。

CLD発症に関与する因子は多岐にわたり，病態も十分に解明されているわけではなく，その診断基準なども十分なものは確立されていない。この点は，CLDに関する薬剤の効果判定にも影響を与えている。後述するが薬物療法のエビデンスには不確実さがあり，薬物療法は施設により方針が異なっているのが現状であろう。ここでは，一般的に使用されることの多い薬剤に関して述べる。

また，薬物療法以外のCLD予防の管理としては図1の左側の項目が挙げられる。水分制限は，脱水や低栄養状態にならず適度な体重増加を得られるようなバランスが求められる。母乳は，抗炎症作用により予防に関するエビデンスを有する。経十二指腸チューブは，胃食道逆流症によるsilent aspirationを予防するために有用と考えられているが十分なエビデンスはない。有害事象として壊死性腸炎（NEC）や腸管穿孔の報告があり注意を要する。

図1 CLD予防のための管理方針

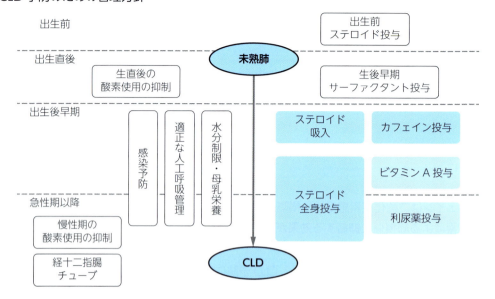

カフェイン

二酸化炭素感受性や横隔膜活動性を高める呼吸賦活作用，抗炎症作用，高濃度酸素による肺損傷を抑制する効果がある。大規模多施設ランダム化比較試験(RCT)[1]で出生体重500～1,250gを対象にカフェインを生後早期投与した場合，CLD発症率の有意な低下，修正18～21カ月での神経学的予後改善を認めている。後方視的コホート研究では，出生体重1,500g未満の児の生後早期開始群(生後2日以内)と生後後期開始群(生後3日以降)を比較して早期開始群で修正36週時点のCLD(CLD36)発症率，CLD36 or 死亡が減少していた。生後48時間以内の早期使用がCLD発症予防と関連している可能性があるが，1,250g未満の児に限定するとNECが増加しており，注意を要する。

投与量と投与方法

気管挿管中の早期投与の場合は，初回量ではなく維持量(5～10mg/kg)で開始することが多い。生後早期から開始し，抜管後も早産児の無呼吸発作に対して継続する。無呼吸がなくなってくれば投与終了を検討する。修正35週頃が終了時期の目安となる。

カフェイン（レスピア®）

初回量20mg/kg　静注30分投与 or 経口
維持量5～10mg/kg/日　静注10分投与 or 経口

副作用・注意点

頻脈・不整脈をきたすことがあり心拍モニタリングは必須である。腹部膨満・嘔吐・NECをきたすことがあり腹部の観察を適宜行う。ほかにも利尿作用，低ナトリウム血症，振戦，不眠などの副作用が知られている。

薬剤相互作用としての注意点は下記のとおりである。

- テオフィリン・アミノフィリンと併用で相互に血中濃度が上昇
- β刺激薬との併用でβ刺激薬の低カリウム血症，頻脈・不整脈の副作用が出やすくなる。
- アセトアミノフェンと併用でアセトアミノフェンの作用を増強
- 鉄剤との併用で吸収が減少
- 抗真菌薬(フルコナゾールなど)，キノロン系抗菌薬，エリスロマイシン・クラリスロマイシン，アシクロビル・バラシクロビルと併用でカフェインの副作用が出やすくなる。
- フェノバルビタール，フェニトイン，カルバマゼピンと併用でカフェイン効果が減弱

Ⅲ. ① 呼吸／慢性肺疾患の薬物療法

ステロイド吸入

　ステロイドの抗炎症作用がCLD発症予防になると考えられている。全身投与での神経学的影響を懸念し，局所的な投与方法として吸入療法が行われている。わが国で行われたRCT[2]では，絨毛膜羊膜炎（CAM）のある在胎24〜26週の児で死亡もしくは退院時の酸素投与が減少したと報告されている（表1）。コクランレビュー[3]でも極低出生体重児のCLD36発症率の低下を認めている。一方で，解析の約半分の症例数を占めたBasslerらの報告[4,5]では，ステロイド吸入群の修正18〜22カ月の死亡率が高い結果であった。修正36週までの死亡率に有意差はなかったため，それ以降の死亡がブデソニド吸入群で多いということを示唆している。他のRCTでは死亡率上昇はなくメタ解析でも死亡率上昇はなかった。解釈は難しいところであるが，死亡率上昇のもっともらしい理由はなく，数人の死亡数で結果が変わっていた点などから，吸入ステロイドの使用は推奨できるといえる。

投与量と投与方法

> フルチカゾン（フルタイド®）50μg
> 1日2回　1回1吸入
> ブデソニド（パルミコート®）200μg
> 1日2回　1回2吸入

　気管チューブにチャンバーとジャクソンリースを接続し，2〜3回バギングを行った後，フルチカゾンを1puff（ブデソニドは2puff）する。スペーサー内の吸入ステロイド薬がすべて気管内に投与されるように3〜5回続けてバギングをする。

　生後早期から開始する。終了時期は，抜管まで，修正32週まで，生後6週までと報告によりさまざまであるが，当院では抜管までとしている。気胸や重度の肺高血圧症が生じた場合は中止する。

副作用・注意点

　文献的に発症率の増加はないが，肺炎や気胸に注意する。こうした合併症を疑う際には胸部X線検査，血液検査を行う。気胸，肺炎，重度の肺高血圧症の際は投与しない。また長期の使用より副腎機能不全や成長遅延をきたすおそれがある。

ステロイド全身投与

　ステロイドは，抗炎症作用に加え，サーファクタント合成の増加，抗酸化物質の増加，プロスタグランジン・ロイコトリエンの産生抑制などによりCLDの予防・治療効果を有していると考えられている。歴史的にはデキサメタゾン（DEX）が投与されていたが，長期的な発達予後を悪化させるという報告が相次ぎ，投与は差し控えられるようになった。代わりに神経学的予後に悪影響を生じにくいと考えられるヒドロコルチゾン（HDC）が投与されるようになったが，その予防・治療効果はDEXより下がるとされている。HDCは中枢神経に多量にある11β

表1 吸入ステロイド療法の主要論文の比較

	調査数	患者数	結果	95% CI	p値	1.00
Bassler ら[4,5]	1	856	CLD36	0.06〜0.91	0.004	
			死亡	1.01〜1.86	0.04	
Nakamuraら[2]	1	211	死亡or酸素依存	0.57〜1.05	0.15	
Meta-analysis						
Shahら[3]	10	1,644	CLD36	0.63〜0.93	0.003	
			死亡	0.82〜1.4	0.93	
			CLD36or死亡	0.75〜0.99	0.03	

水酸化ステロイド脱水素酵素2型（11βHSD2）により不活化されること，グルココルチコイド受容体とミネラルコルチコイド受容体のバランスがストレス応答としてよいことからDEXより神経傷害が生じにくいと考えられている。

ステロイドが著効した場合は，酸素化と換気の改善が認められる。血中濃度のピークは3～6時間後であり，目に見える効果は半日から1日で出てくることが多い。

使用薬剤ごとに治療の開始日齢と効果や有害事象との関連が報告されており，図2にSystematic Review[6,7]の結果をまとめた。

ヒドロコルチゾン（HDC）

①日齢7以前の投与

2021年のコクランレビュー[6]では，日齢7以前のHDCの投与は，修正36週時点での死亡またはCLD36の発症率を低下させるとしている。有害事象については，消化管穿孔のリスクは増大するが，脳性麻痺は増加しないとしている。

代表的な大規模スタディとしてはBaudらのPREMILOC study[8]がある。在胎24～27週の早産児を対象に，HDC群（生後24時間以内に低用量HDC投与開始）とプラセボ群にランダム化して評価された。CLD36なしでの生存率はHDC群で有意に高かった。特に，CAMのあった児でより効果が高かった。消化管穿孔含め短期的な合併症については有意差を認めなかったが，在胎24～25週の症例に絞って検討し直すと，HDC群のほうが遅発型敗血症の発症が有意に多かったと報告された。2歳時の評価では，両群に神経発達障害または脳性麻痺の発生に有意差を認めなかった。

2022年の米国小児科学会（AAP）の声明[9]では，日齢7以前の低用量HDC投与は，特に絨毛膜羊膜炎のあった超低出生体重児では死亡率低下やCLD発症の予防に有効な可能性があるとされている。日齢7以前はインドメタシンやイブプロフェンとの併用の影響で消化管合併症が懸念され，それらの薬剤やHDCの用法，用量の検討も今後の課題になってくる。症例を選んでの予防的投与がCLDの予後を改善する可能性が示唆されている。

②日齢7以降の投与

2021年のコクランレビュー[7]では，日齢7以降のHDCの投与について分析されたRCT2研究435症例のみであるが，それによると修正36週までの死亡またはCLD36の発症率は有意な改善はなかった。

図2 HDC，DEXの投与開始時期ごとの治療効果と有害事象のリスク比（95% CI）

a：日齢7以前のHDC全身投与

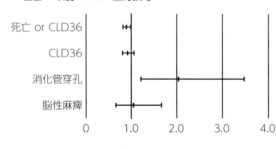

b：日齢7以降のHDC全身投与

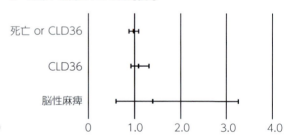

c：日齢7以前のDEX全身投与

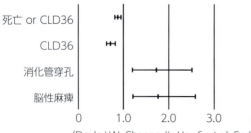

d：日齢7以降のDEX全身投与

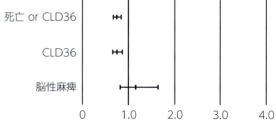

(Doyle LW, Cheong JL, Hay S, et al: Early (< 7 days) systemic postnatal corticosteroids for prevention of bronchopulmonary dysplasia in preterm infants. Cochrane Database Syst Rev 2021; 10: CD001146.
Doyle LW, Cheong JL, Hay S, et al: Late (≥ 7 days) systemic postnatal corticosteroids for prevention of bronchopulmonary dysplasia in preterm infants. Cochrane Database Syst Rev 2021; 11: CD001145.より作成)

有害事象については，脳性麻痺の有意な増加はなかった。

代表的な大規模スタディとしてはOnlandらのSTOP-BPD study[10]がある。在胎30週未満または出生体重が1,250g未満で，生後7〜14日に人工呼吸器管理中の症例を対象に，HDC群とプラセボ群にランダム化して評価された。修正36週での死亡またはCLD36の発症率の有意差はなかったが，死亡率のみを検討するとHDC群のほうが有意に低かった。修正2歳での死亡または神経発達障がい（neurodevelopmental impairment；NDI）の有意差はなかった。ただし，プラセボ群でも結局ステロイドを投与せざるをえないケースも多く，HDCの効果についてはさらなる調査が必要であると結論付けている。

Watterbergらは，在胎30週未満で7日以上の人工呼吸器管理を必要とした症例を対象に，HDC群とプラセボ群にランダム化して評価した[11]。薬剤終了後から抜管までの期間はHDC群で有意に短かった。修正2歳での中等度以上のNDI症例は両群で差はなかった。

HDCのCLD予防効果の十分なエビデンスはないが，神経学的予後不良につながるというエビデンスもない。

デキサメタゾン（DEX）

①日齢7以前の投与

2021年のコクランレビュー[6]によると，CLD予防目的の日齢7以前でのDEXの使用は，人工呼吸器管理期間を短縮させ，また修正36週での死亡またはCLD36発症率を減少させるが，これらの利点があっても有害事象の弊害のほうが上回るとされている。主な有害事象としては消化管穿孔，脳性麻痺の発症率の有意な増加がある。ほかにも高血糖，高血圧，心筋肥大，消化管出血などの発症率が有意に増加したと報告されている。

日齢7以前のDEXの全身投与は推奨されないといえる。

②日齢7以降の投与

2021年のコクランレビュー[7]によると，日齢7以降のDEXの投与は修正36週までの死亡またはCLD36の発症率を有意に低下するとされた。重大な有害事象である脳性麻痺の発症率も増加しない結果であった。消化管穿孔，出血，感染などに関しても有意な増加はないとされる。

有名なスタディとしてはDoyleらのDART study[12]がある。在胎28週未満または出生体重1,000g未満で，日齢7以降も人工呼吸器管理中の症例が対象とされ，low dose DEX群（後述）とプラセボ群に振り分けられた。プラセボ群と比較してlow dose DEX群は，治療開始から抜管までの期間が短縮した。しかし，修正36週までの死亡またはCLD36の発症率は低下させなかった。短期的合併症には有意差はなく，修正2歳での重度身体障害，脳性麻痺症例も両群で有意差はなかった。この結果を踏まえてこのlow dose DEX投与プロトコールは，神経発達障がいにつながらない投与方法として，広く使用されているようである。

投与開始時期による影響

上記より，日齢7以内の早期DEX投与は脳性麻痺や消化管穿孔など予後不良につながるリスクが高い。早期HDC投与はCLD予防効果が期待されるものの，消化管合併症の懸念があり対象例の選定が重要となる。日齢7以降のステロイド投与はHDC，DEXともに重大な有害事象は増えないものの，CLD発症予防効果は明らかではない。

投与開始時期による影響はほかにもあり，重症の早産児の網膜症〔未熟児網膜症（ROP）〕は生後早期投与ではリスクが低くなるが，後期投与ではリスクが増加するといわれている。

別の報告であるが，図3のように死亡or脳性麻痺とCLD発症率は負の相関にあり，CLDの潜在的リスクが50〜60％以上であれば，ステロイド全身投与により死亡or脳性麻痺のリスクは減少するといわれている[13]。リスクを踏まえた必要最小限の投与が望ましい。

投与量と投与方法

上記のようにHDC，DEXともに長所短所はある。当院では，CLDの急性増悪と思われる酸素需要や換気の悪化に対して呼吸器設定の調整や呼吸器モードの変更などの調整を行うが，在胎25週未満の児ではステロイド全身投与が必要となることが多い。ステロイドの投与プロトコールをプロトコール①（HDC），プロトコール②（low dose DEX），プロトコール③（moderate dose DEX）と3段階に設定している。

図3 死亡率 or 脳性麻痺発症率とコントロール群のCLD発症率の比較

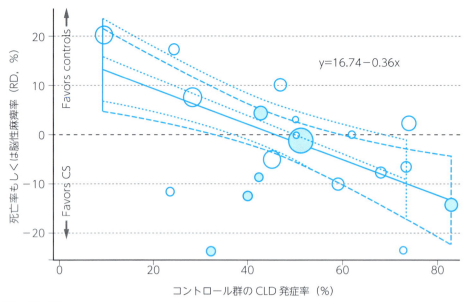

RD：risk difference
(Doyle LW, Halliday HL, Ehrenkranz RA, et al: An update on the impact of postnatal systemic corticosteroids on mortality and cerebral palsy in preterm infants: effect modification by risk of bronchopulmonary dysplasia. J Pediatr 2014; 165: 1258-60. より引用一部改変)

プロトコール①

HDC 静注
(合計 12〜18mg/kg　6〜9日間)
　3mg/kg/日　分3　2〜3日間
　2mg/kg/日　分3　2〜3日間
　1mg/kg/日　分3　2〜3日間

プロトコール②

low dose DEX 静注
(合計 0.89mg/kg　10日間)[12]
　0.15mg/kg/日　分2　3日間
　0.10mg/kg/日　分2　3日間
　0.05mg/kg/日　分2　2日間
　0.02mg/kg/日　分2　2日間

プロトコール③

moderate dose DEX 静注
(合計 2.5mg/kg　7日間)
　0.50mg/kg/日　分2　3日間
　0.30mg/kg/日　分2　2日間
　0.20mg/kg/日　分2　2日間
　　　↓
　(後療法)
HDC 静脈注射
　2mg/kg/日　分3　2〜3日間
　1mg/kg/日　分3　2〜3日間

　HDC(プロトコール①)に関してはエビデンスは十分ではないが，神経学的予後不良につながる報告はないためfirst lineとしている。DEXに関しては，神経学的予後不良に影響がなかったとされるDART study[12]をもとに，low dose DEX(プロトコール②)としてsecond lineとしている。それでも不十分な場合は，より投与量の多いmoderate dose DEX(プロトコール③)としている。

HDC量で換算すると体重当たりの量は次のようになる。

> プロトコール①　12 ～ 18mg/kg
> プロトコール②　22.25mg/kg
> プロトコール③　62.5+6～9（後療法）mg/kg

ステロイド全身投与を検討する指標は，RSS（respiratory severity score）＝平均気道内圧（MAP）×吸入酸素分画（FiO$_2$）≧4としている。神経調節補助換気（NAVA）管理中はMAPが変動するためRSSを指標とするのは難しく，FiO$_2$やNAVAレベルでステロイド全身投与開始時期を判断している。

指標を上回れば，プロトコール①（HDC）を開始する。プロトコール①開始後も改善がない場合は中止し，プロトコール②（low dose DEX）に移行する。多くは②で改善を認める。プロトコール②でも改善がみられない場合はプロトコール③へ移行する。プロトコール③を要した場合には，後療法としてHDC投与を行うようにしている。

多くの症例では投与初期は，酸素需要は下がり，呼吸器設定を下げることもできる。しかし，投与量の減量や終了に伴い，酸素需要悪化や呼吸器設定を上げざるをえない状況になることは少なくない。そうした点を踏まえて，在胎週数や全身状態によるが，ステロイド投与に伴い呼吸状態がよくなったタイミングでNAVAへの変更を試みている。NAVAにうまく乗り，以降の酸素需要悪化を防ぐことができる症例も少なからず経験する。NAVAに移行できずステロイドの全身投与を何クールか繰り返すこともある。プロトコール終了後に徐々に酸素需要や換気不良が生じた場合は，そのプロトコールによりどのくらい呼吸改善効果があったか，抜管時期をいつに想定しているかなど，総合的に判断を行い同様のプロトコールとするか，ワンステップ上げるかを判断する。効果があるうちは，HDC（プロトコール①）を繰り返していることが多い。

繰り返しになるが，神経学的予後不良に関連する報告は，日齢7以前にDEXを投与したプロトコールであり，日齢7以前のHDC投与や日齢7以降のDEX投与に明らかな神経学的予後不良のエビデンスはない。従って，日齢7以前に呼吸状態不良な例に対するHDC（プロトコール①）投与，日齢7以降でHDCが効果がない例に対するlow dose DEX（プロトコール②）投与は，ためらうべきではないと考えている。

副作用・注意点

短期的には高血糖，血圧上昇，電解質異常をきたすことがあるため，血糖測定・血圧測定・生化学検査（電解質）が必要である。消化管出血のリスクもあり胃内残渣の性状を適宜確認する。長期多量に投与した場合は，続発性副腎皮質機能不全症，心筋肥厚，易感染性，血栓症に注意する。長期的には発達や成長障害のハイリスクとなるため慎重なフォローが必要となる。

薬剤相互作用としての注意点は下記のとおりである。

・フェノバルビタール，フェニトインなどと併用するとステロイド作用が減弱
　（HDCは80％程度までの効果減弱だが，DEXは20％程度まで効果が減弱してしまう）
・エリスロマイシン，インスリンとの併用でステロイドの作用が増強
・インドメタシンとの併用で消化管潰瘍や出血が生じやすい。
・抗凝固薬の作用を減弱
・フロセミドなどカリウム排泄型利尿剤との併用で低カリウム血症が生じやすい。
・ジゴキシンと併用でジゴキシン中毒が生じやすい。

利尿薬（フロセミド）

肺間質の水分を減少させることで肺コンプライアンス・気道抵抗を改善させる効果があるがCLDを予防するエビデンスはない[14]。低カリウム血症予防に同量のスピロノラクトンと併用することが多い。

当院ではCLD予防や治療という位置付けではなく，全身浮腫が強く肺浮腫がある際の一時的な投与にとどめている。

投与量と投与方法

フロセミド
0.5〜1.0mg/kg/日　分3
スピロノラクトン
0.5〜1.0mg/kg/日　分3

副作用・注意点

腎石灰化のリスクと内耳毒性[15]があり，安易に長期に投与しないことが望ましい．フロセミドによる動脈管開存率の上昇や閉鎖時期の遅れを指摘されていたが，大規模後方視的コホート研究[16]でそれを示唆する結果はなかった．

ビタミンA（レチノール）

気道上皮細胞の増殖，損傷した粘膜や細胞の再生にビタミンAが必要なことからCLD予防効果が期待される．Systematic Review[17]では，早期投与で超低出生体重児のCLD36の発症率をわずかに低下させる結果であった．文献的には筋肉注射（5,000〜10,000IU/kg筋注3回/週を4週間）か高用量の内服（5,000IU/kg内服を日齢28まで連日）とされているが，費用や痛みのわりに効果が小さいことから，実際，あまり行われていない．当院では混合ビタミン剤の内服を行っているが，文献的な量よりかなり少なく欠乏症予防の意味合いが強い．

ほかにも好中球エラスターゼ阻害薬[18]，抗コリン作動薬，気管支拡張薬などを用いている施設もあるようだが，十分なエビデンスはない．

看護のポイント

- 慢性肺疾患の予防や，症状の増悪時に薬剤投与が行われる．看護師は各薬剤の目的や副作用をよく理解して投与を行うことが必要である．特に，さまざまなステロイドが使用されることが多いが，ステロイドの副作用を意識しながら，バイタルサインの測定を行い，消化器症状の有無や検査結果の確認などを行うことが重要である．ステロイドを静脈注射で投与する場合，他の薬剤との配合禁忌の予防や，できるだけ速やかに体内に届くようにするために，ステロイド投与の前後で生食フラッシュを行っている．
- ビタミン剤の投与時は，ビタミン剤が十分に溶解しきれずに細い栄養チューブが閉塞するリスクがあるため，溶解する水（お湯）の量，溶解する時間，投与する際の薬液の流し方など，閉塞予防の工夫を行っている．

文献

1) Schmidt B, Roberts RS, Davis P, et al: Caffeine therapy for apnea of prematurity. N Engl J Med 2006; 354: 2112-21.
2) Nakamura T, Yonemoto N, Nakayama M, et al: Early inhaled steroid use in extremely low birthweight infants: a randomised controlled trial. Arch Dis Child Fetal Neonatal Ed 2016; 101: F552-6.
3) Shah VS, Ohlsson A, Halliday HL, et al: Early administration of inhaled corticosteroids for preventing chronic lung disease in very low birth weight preterm neonates. Cochrane Database Syst Rev 2017; 1: CD001969.
4) Bassler D, Plavka R, Shinwell ES, et al: Early Inhaled Budesonide for the Prevention of Bronchopulmonary Dysplasia. N Engl J Med 2015; 373: 1497-506.
5) Bassler D, Shinwell ES, Hallman M, et al: Long-Term Effects of Inhaled Budesonide for Bronchopulmonary Dysplasia. N Engl J Med 2018; 378: 148-57.
6) Doyle LW, Cheong JL, Hay S, et al: Early (< 7 days) systemic postnatal corticosteroids for prevention of bronchopulmonary dysplasia in preterm infants. Cochrane Database Syst Rev 2021; 10: CD001146.
7) Doyle LW, Cheong JL, Hay S, et al: Late (≥ 7 days) systemic postnatal corticosteroids for prevention of bronchopulmonary dysplasia in preterm infants. Cochrane Database Syst Rev 2021; 11: CD001145.
8) Baud O, Maury L, Lebail F, et al: Effect of early low-dose hydrocortisone on survival without bronchopulmonary dysplasia in extremely preterm infants (PREMILOC): a double-blind, placebo-controlled, multicentre, randomised trial. Lancet 2016; 387: 1827-36.
9) Cummings JJ, Pramanik AK: Postnatal corticosteroids to prevent or treat chronic lung disease following preterm birth. Pediatrics 2022; 149: e2022057530.

Ⅲ．① 呼吸／慢性肺疾患の薬物療法

10) Onland W, Cools F, Kroon A, et al: Effect of hydrocortisone therapy initiated 7 to 14 days after birth on mortality or bronchopulmonary dysplasia among very preterm infants receiving mechanical ventilation: a randomized clinical trial. JAMA 2019; 321: 354-63.

11) Watterberg KL, Walsh MC, Li L, et al: Hydrocortisone to improve survival without bronchopulmonary dysplasia. N Engl J Med 2022; 386: 1121-31.

12) Doyle LW, Davis PG, Morley CJ, et al: Low-dose dexamethasone facilitates extubation among chronically ventilator-dependent infants: a multicenter, international, randomized, controlled trial. Pediatrics 2006; 117: 75-83.

13) Doyle LW, Halliday HL, Ehrenkranz RA, et al: An update on the impact of postnatal systemic corticosteroids on mortality and cerebral palsy in preterm infants: effect modification by risk of bronchopulmonary dysplasia. J Pediatr 2014; 165: 1258-60.

14) Stewart A, Brion LP: Intravenous or enteral loop diuretics

for preterm infants with (or developing) chronic lung disease. Cochrane Database Syst Rev 2011; 2011 (9): CD001453.

15) Borradori C, Fawer CL, Buclin T, et al: Risk factors of sensorineural hearing loss in preterm infants. Biol Neonate 1997; 71: 1-10.

16) Thompson EJ, Greenberg RG, Kumar K, et al: Association between Furosemide Exposure and Patent Ductus Arteriosus in Hospitalized Infants of Very Low Birth Weight. J Pediatr 2018; 199: 231-6.

17) Araki S, Kato S, Namba F, et al: Vitamin A to prevent bronchopulmonary dysplasia in extremely low birth weight infants: a systematic review and meta-analysis. PLoS One 2018; 13: e0207730.

18) Ogawa R, Mori R, Iida K, et al: Effects of the early administration of sivelestat sodium on bronchopulmonary dysplasia in infants: A retrospective cohort study. Early Hum Dev 2017; 115: 71-6.

● column ●

CLD の児の笑顔

CLDで長期入院している児はかわいい。最近私がお気に入りだった1歳の児は，朝回診に行くと"よっ"とばかりに片手を上げてご挨拶してくれました。痰がたまって苦しくなると，胸をトントン叩いて"吸引して！"とばかりに看護師さんに合図します。そして，イナイイナイバーも真似します。長い間入院していて，多くの人の力を借りて生きていることへの恩返しを一生懸命しているのかもしれません。お陰で私達は「癒やされている」。ところが，その子ども達が家族に向ける笑顔は素晴らしい。私達への作ったような笑顔とはまったく違う。顔全体の筋肉が緩んで「でれ～」としてトロけてしまいそうな笑顔。やっぱり「早くお家に帰してあげるのが一番」と思う瞬間です。

一方で，CLDの児は (感染等) 小さなことを契機に肺高血圧症，気管・気管支軟化症が悪化して呼吸状態が増悪します。そんなときは子どもの顔つきは別人のように険しくなり，そんな子どもの表情を見て家族は不安と苦痛で顔つきが変わってしまいます。そして，そんな親子の表情を見るのが辛くて私達も悲しくなります。「なんとかしてあげられないだろうか」と苦悶するときです。

日本にNAVAを導入するときに，アジアでいち早く導入していた韓国のソウル大学・ソウル小児病院に見学に行きました。そのときにCLDの急性増悪の児にNAVAを導入すると，「呼吸が楽になって児は穏やかな表情になり，そんな穏やかな表情の児を見て家族は喜び，そんな児と家族を見てスタッフはホッとする」という話を伺って，NAVAの日本への早期導入を決断しました。その後，NAVA先進国のフィンランドTurku大学の先生から「NAVAに同期していれば子どもたちは呼吸が楽で幸せそう」との話を聞いて，「CLD発症予防のために早期抜管‼」と意気込んでいたのは何だったのだろう？ と考えさせられました。

Evidence Based Medicine: EBMは大事ですが，やっぱり新生児医療に必要なのは"愛"なんだと思います。

(中村友彦)

III 超低出生体重児によくみられる疾患とその管理・看護

1 呼 吸

肺低形成

Point

- 肺低形成は最重症の呼吸障害である。
- 主に横隔膜ヘルニア，Potter症候群（Potter sequence）に伴うものが多いが，そのほか神経筋疾患，骨系統疾患でも合併する。
- 超低出生体重児の肺はそもそも未熟であり低形成であるといえるが，本項で扱う肺低形成は未熟性に併せて，羊水過少による低形成肺（Potter sequence）を主に述べる。

病態・病因

肺の発育発達には，肺液による肺の十分な伸展と胎児呼吸運動（横隔膜収縮）が必要とされており，これが羊水過少により起こる肺液量の低下などにより障害されると肺低形成をきたしうる（図1）。これらのうち超低出生体重児において頻度が高く臨床的に重要なのは，前期破水による長期の羊水過少に関連して起こる肺低形成である（Potter sequence）。

症状・所見

超低出生体重児の肺低形成を疑うことは難しい。母体情報で長期破水によって羊水過少が指摘されている場合，呼吸窮迫症候群（RDS），肺低形成およびdry lung syndromeを疑って蘇生にあたる必要がある。基本的に，肺低形成やdry lung syndromeではサーファクタント投与の効果は少ないとされている。

一般に，肺低形成は肺血管の低形成を伴っている。高率に肺高血圧症を合併することがあり，出生直後に一酸化窒素吸入療法（iNO）や高頻度振動人工換気（HFO）を要する。蘇生にあたり，こうした機器を準備する必要もある。また，容易にエアリー

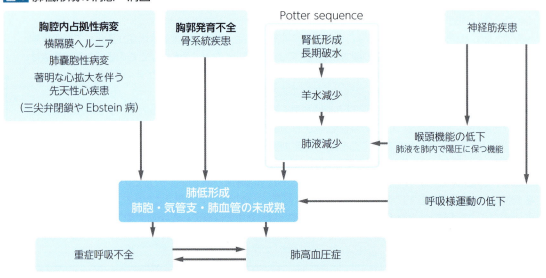

図1 肺低形成の病態・病因

クをきたすので胸腔穿刺の準備も必要である。

dry lung syndrome の診断
① 長期破水後の早産児であること，羊水過少が伴っていること
② 生直後は高い気道内圧による人工換気が必要であること
③ 新生児遷延性肺高血圧症（PPHN）を合併することが多く，iNO が有効。
④ 生後 24～36 時間で劇的に改善すること（肺低形成と異なる）
⑤ RDS や感染症が否定されること（サーファクタントが無効なことが多い）

検査

胸部X線写真上，肺容積は著明に低下し，しばしばベル型胸郭を呈し，一般に肺透過性低下はないか軽度である。重症例ではしばしば気胸・縦隔気腫などがみられる。血液ガス分析では低酸素血症，高二酸化炭素血症，混合性アシドーシスがみられる。心臓超音波検査による左右肺動脈径と血流速度の評価も有用である。また，出生前では胎児超音波検査，胎児MRIなどによる肺容積の評価・推定も行われている。こうした出生前の画像診断は標準的になりつつあるが，それでもなお，超低出生体重児の肺低形成の重症度を正確に予測することは難しい。

治療・管理

きわめて重症な呼吸障害であるため，出生時から肺低形成が疑われる場合，速やかな呼吸管理のためチームで蘇生に当たる必要がある。出生直後からHFOやiNOを開始できる体制を整える。また，急速輸液や鎮静を要することもあるため，末梢路確保や臍カテーテルの確保の準備もすべきである。

超低出生体重児の肺低形成に体外式膜型人工肺（ECMO）の適応は現時点ではない（当院では在胎34週未満のECMOを禁忌としている）。もともときわめて重症で予後不良が予測される場合，積極的治療をどこまで行うか，看取りのケアを含めた可能性を検討する必要がある（p.16「I ③超低出生体重児医療における倫理的対応，④超低出生体重児における看取りの医療」も参照）。

著明な羊水過少をきたしている場合，肺低形成を軽減する目的で人工羊水注入療法が試みられ，成功しているケースも報告されているが[1]，まだ確立された治療法とはいえない。

看護のポイント

- 事前の母体情報で羊水過少や長期破水の情報がある場合，現在の児の在胎週数や体重とともに，羊水過少や破水がいつごろからの所見であるかを把握することが重要である。在胎早期もしくは，その期間が長ければ長いほど，重症症例である可能性が高く，出生時の蘇生の段取り，役割分担など，蘇生に対する対応を医師と十分共有する必要がある。
- 重症症例であると予測される場合，出生時には通常のNCPRに則った蘇生に加え，十分なスタッフの人員確保と最重症の遷延性肺高血圧症を想定し，以下のものを準備している。
  ・挿管器具一式　　　　・サーファクタント
  ・人工呼吸器（HFO管理が可能）と一酸化窒素（NO）
  ・末梢点滴（静脈と動脈）と中心静脈カテーテル（PIもしくは臍カテーテル）
  ・蘇生薬と鎮静・鎮痛・筋弛緩薬や循環作動薬を含めた輸液の薬剤
  ・気胸を想定した胸腔穿刺（ドレナージ）器具一式
  ・上下肢のSpO₂値の測定のモニタリング
  ・絶対安静に対する皮膚保護の除圧マット

文献

1) Porat S, Amsalem H, Shah PS, et al: Transabdominal amnioinfusion for preterm premature rupture of membranes: a systematic review and metaanalysis of randomized and observational studies. Am J Obstet Gynecol 2012; 207: 393. e1-11

Ⅲ 超低出生体重児によくみられる疾患とその管理・看護

呼吸

間質性肺気腫
pulmonary interstitial emphysema; PIE

> **Point**
> - 間質性肺気腫（PIE）が増大すると呼吸・循環不全をきたしうる。
> - 超低出生体重児の急性期管理中にX線写真で間質性肺気腫の徴候が出現した場合は，早期に保存的治療を開始し気腫の進行予防に努める。

病態・病因

　エアリークは，空気で過膨脹した肺胞構造が破綻し肺胞外に空気が漏出することに起因する。なかでも，間質性肺気腫（PIE）は肺胞から空気が漏出し，気管気管支・動静脈の周囲の間質，リンパ管に空気が貯留した状態を指す[1]。通常は呼吸窮迫症候群で人工呼吸管理中の早産児に発症し，体重が小さいほど発症しやすい。なぜなら，超低出生体重児の肺は，間質が豊富で広がりやすい特徴があり，さらに換気が不均等になりうる無気肺や胎便吸引症候群による閉塞栓が存在すると，換気が不均一になるためより肺胞が破綻しやすいためである。敗血症や気管チューブの位置不良も発症のリスクとされている[2, 3]。胸部X線写真や病理所見でみられる特徴をシェーマで示す（図1，2）。

症状・所見

　超低出生体重児の急性期では挿管・人工呼吸管理下であることが多いため，呼吸障害の所見が修飾され，一般に間質性肺気腫で知られる呼吸障害

図1　X線写真の特徴（シェーマ）
径2〜3mmで蛇行した線状または囊胞状の透過性亢進域が放射状に広がる。

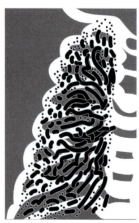

（Swischuk LE: Imaging of the Newborn, Infant and Young Child 4th ed. Williams and Wilkins, 1997. を参考に作成）

図2　病理所見での特徴（シェーマ）
血管や気管の周囲に気腫が存在。
A：動脈，B：気管支，矢印：気腫

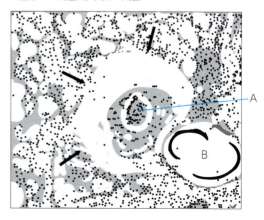

（Swischuk LE: Imaging of the Newborn, Infant and Young Child 4th ed. Williams and Wilkins, 1997. を参考に作成）

の所見，例えば多呼吸，呻吟，陥没呼吸，鼻翼呼吸や肺の虚脱による低換気・低酸素血症の所見が得られにくい。

典型的には，間質性肺気腫は同じエアリークの疾患である緊張性気胸のように，突然の酸素飽和度の低下，頻脈，血圧の低下などのバイタルサインの異常で気付かれるというよりは，慢性的な呼吸障害の管理中に，特に軽度の病変では定期的なX線検査のフォローで徐々に特徴的なX線所見が顕在化して気付かれる場合が多い[3]。一方で，サーファクタント不足の重症例では数時間で巨大な囊胞が出現する症例も知られている[4]。

また，気腫が増大してくると，含気できる肺が縮小し換気不全となったり気胸を引き起こしたりするだけでなく，静脈還流・心拍出量が減少して循環不全をきたし，心拍出量が低下して代償性の脳血流増加・静脈うっ滞により脳室内出血の原因になる。重症例は死亡や慢性肺疾患のリスクにもなる[3]。

検査

最も有用な検査はX線写真である（図3, 4）。発症初期には肺野の一葉あるいは全域にかけて，径の変わらない，あるいは末梢にかけて径が大きくなるような線状のあるいは小さな囊胞状の透過性亢進影がみられ始める[4,5]。これら病変が進行すると，囊胞状の透過性亢進影として胸部X線写真で病巣を特定しやすくなるが，初期の徴候の発見は難しい場合がある。胸部X線写真を読む際は，慢性肺疾患や呼吸窮迫症候群の胸部X線写真でみられるような肺野末梢にかけて先細りするような気管支透亮像を反映した肺野との違いに注目するとよい[3,5]。

慢性肺疾患や呼吸窮迫症候群との鑑別にはCTが有用である（図5）。

治療・管理

間質性肺気腫の管理で最も重要なのは発症予防，進行予防であり，保存的治療が第一選択になる。具体的には，患側を下の側臥位にして気腫を圧排する，気管内吸引する，最小限の呼吸理学療法，呼吸器設定はなるべく弱くする（圧，吸気時間を下げる），高い平均気道内圧を下げる目的で高頻度振動換気を用いる，特に高頻度振動換気は気腫を減量する目的でI：E比1：2に設定する等が挙げられる[1,2,6,7]。最近では，神経調節補助換気（NAVA）の有効性も報告されている[8]。

これら保存的治療でも管理に難渋し，呼吸不全・循環不全に至るような症例では外科的な介入を検討する。片肺換気，肺切除，気腫切除，ドレーン留置・持続吸引等が報告されている[9〜11]。

図3 PIEのX線写真①
特に右肺野に注目すると，慢性肺疾患や呼吸窮迫症候群でみられる先細りしている気管支透亮像とは異なり，肺野末梢にかけても透過性亢進が減衰していない。

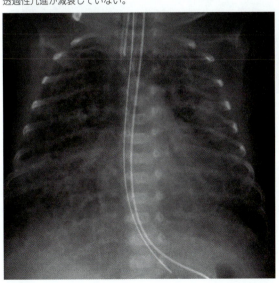

図4 PIEのX線写真②
小さく見ると血管を気腫が取り巻いている所見や，特徴的な線状の透過性亢進影がみえる場合がある。

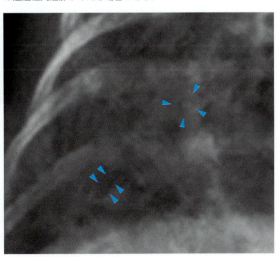

図5 総肺静脈還流異常症に合併した間質性肺気腫児の造影CT
a〜c：いずれも血管周囲に漏出した空気を反映している（矢印）。

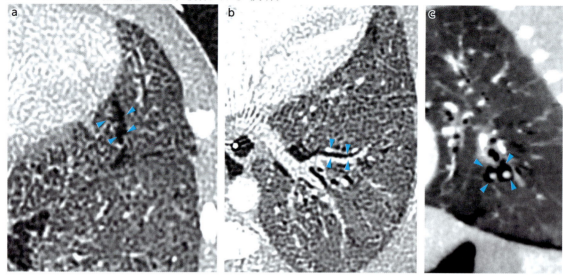

当院のカテーテル針留置・持続吸引例

　超低出生体重児の間質性肺気腫に対して，保存的治療で病勢がコントロールできない場合の管理は非常に難しい。上記に挙げた片肺換気，肺切除，気腫切除も体重が小さいほど技術的にも難しい。
　X線側面像で気腫が胸壁に近くに存在し多胞性でなさそうなケースでは，カテーテル針留置・持続吸引も選択肢になる（図6）。

図6 巨大嚢胞化した間質性肺気腫

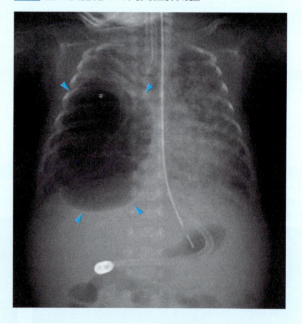

Ⅲ. ① 呼吸／間質性肺気腫 pulmonary interstitial emphysema；PIE

看護のポイント

間質性肺気腫（PIE）を発症した児の管理では，気腫のさらなる増大を防ぎつつ，効率のよい換気が行える呼吸管理が必要となる．気腫を圧迫するポジショニングと脱気も兼ねた適切な気管吸引が重要であり，具体的には，

- ポジショニングを行う際に，患側（気腫側）をできるだけ下側にした側臥位を中心に取り入れていく．しかし，長時間の同一体位により無気肺の発症などの弊害が起こる可能性もあり，何時間ごとにどの体位をどのくらい保持するのか，医師とも相談しながらケアプランを立案することが必要である．
- 吸引の際には，医師や理学療法士らと協働しながら，気腫の脱気が行えるように肺理学療法と並行して行う場合もある．ただし，気腫以外の肺を虚脱させてしまわないように，1回の吸引時間が長くなりすぎないような配慮が必要である．
- HFO 管理中には Sigh を用いることもあるが，PIE 発症児には Sigh 実施の可否，実施する場合の Sigh 圧・Sigh 時間をどの程度とするかなども医師としっかり共有することが必要である．

文 献

1) Crowley MA: Neonatal respiratory disorders. Fanaroff and Martin's Neonatal-Perinatal Medicine 11th ed, Martin RJ, Fanaroff AA, Walsh MC eds, Elsevier, Amsterdam, 2019, p1203-30.
2) Jeng MJ, Lee YS, Tsao PC, et al: Neonatal air leak syndrome and the role of high-frequency ventilation in its prevention. J Chin Med Assoc 2012; 75: 551-9.
3) Greenough A, Bhojnagarwala B: Causes and management of pulmonary air leaks. Paediatr Child Health 2012; 22: 523-7.
4) Swischuk LE: Imaging of the Newborn, Infant and Young Child 4th ed. Williams and Wilkins, 1997.
5) Merrow AC, Hariharan S: Pulmonary interstitial emphysema. Imaging in Pediatrics, Merrow AC, Hariharan S eds, Elsevier, Amsterdam, 2017, p53.
6) Polin RA, Carlo WA: Surfactant replacement therapy for preterm and term neonates with respiratory distress. Pediatrics 2014; 133: 156-63.
7) Ackermann BW, Klotz D, Hentschel R, et al: High-frequency ventilation in preterm infants and neonates. Pediatr Res 2023; 93: 1810-8.
8) Nakajima J, Murayama Y, Inukai K, et al: Neurally adjusted ventilatory assist for congenital lobar emphysema in an infant. Pediatr Int 2023; 65: e15570.
9) Shankar R, Ahmed H, Farhan A, et al: Ventilator-induced pulmonary interstitial emphysema treated with lobectomy in a preterm infant. J Pediatr Surg Case Rep 2020; 60: 101566.
10) Joseph LJ, Bromiker R, Toker O, et al: Unilateral lung intubation for pulmonary air leak syndrome in neonates: a case series and a review of the literature. Am J Perinatol 2011; 28: 151-6.
11) Hoshina Y, Ogawa R, Oda A, et al: Percutaneous Drainage for Giant Pulmonary Interstitial Emphysema in a Tiny Infant with a Birth Weight of 327 g. AJP Rep 2024; 14: e133-5.

Ⅲ 超低出生体重児によくみられる疾患とその管理・看護

② 循環

総論

> **Point**
> - 超低出生体重児では心臓の収縮・拡張能や自律神経・副腎機能の循環器系への調節機能に未熟性に基づく特性がある。
> - 胎児循環から胎外循環への移行に伴い，循環障害を生じるリスクがある。

発達途上の心筋細胞の構造と機能（図1[1]）

成熟心筋での心筋収縮機構は，まずL型カルシウム（Ca）チャネルが開き，細胞外からCa^{2+}が流入する。そのCa^{2+}流入を契機にして多量のCa^{2+}プールである筋小胞体よりCa^{2+}の放出が促され（calcium-induced calcium release；CICR），効率よく細胞内Ca^{2+}濃度は上昇し，アクチン，ミオシンの反応を介して筋収縮が生じる。この心筋収縮機構には，筋小胞体と細胞膜が内側に折れ込んだT管の存在が必須である。一方，発達途上の心筋は筋小胞体の数が少なくT管も形成されておらず，CICRも未発達であるため，細胞内Ca^{2+}濃度の上昇は主に細胞膜のNa$^+$-Ca^{2+}交換による直接流入が担っている。細胞興奮に際し，正期産児の筋小胞

図1 心筋細胞の構造の比較
早産児の心筋細胞は筋原線維の数が少なく，その配列は不整で，筋小胞体も少なく，T管も形成されていないといった特徴があり，構造的，機能的に未成熟である。

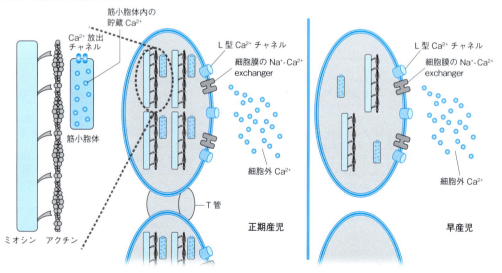

(El-Khuffash A, McNamara PJ: Hemodynamic Assessment and Monitoring of Premature Infants. Clin Perinatol 2017; 44: 377-93. より引用一部改変)

体を介した効率のよい細胞内Ca^{2+}上昇に比較して，早産児のNa^+-Ca^{2+}交換によるCa^{2+}上昇は効率が悪い。また，在胎週数が短いほど心筋線維の数が少なく，配列も不整である。発達とともに筋小胞体数の増加や機能の成熟，T管の形成や心筋線維の密度も増加していく[1~3]。これらの未熟心筋の発達に伴う構造・機能上の変化は，早産児の心室の収縮・拡張機能を特徴付ける。ヒツジモデルを用いた成獣と胎仔の心筋長と張力の関係の比較では，胎仔心筋は，コンプライアンスが低く（広がりにくい），同様の前負荷に対して収縮力が小さい[4]（図2）。一定の前負荷に対する左室拡張末期径，1回心拍出量，仕事量は新生仔，幼仔，成獣と発達するにつれて大きくなる[5]（図3）。これは，発達途中の心室は拡張性が低く，心収縮の予備能も低いことを示している。早産児の心機能に関するメタ解析が2020年に米国小児科学会（AAP）から報告され，早産による心機能の低下や心臓の構造的変化が，その後の小児期，若年成人期にわたって影響を及ぼしていることが報告されている[6]。

図2 ヒツジモデルを用いた成獣と胎仔の心収縮能の比較

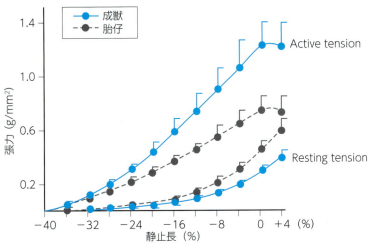

(Friedman WF: The intrinsic physiologic properties of the developing heart. Prog Cardiovasc Dis 1972; 15: 87-111. より引用)

図3 ヒツジモデルを用いた1回心拍出量，1回仕事量，左室拡張末期径の比較

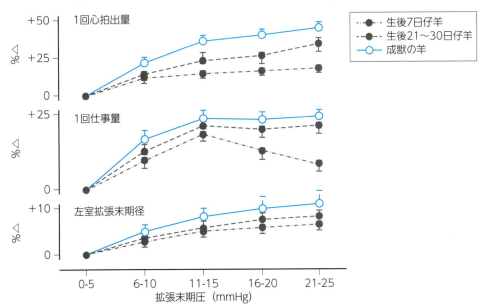

(Romero TE, Friedman WF: Limited left ventricular response to volume overload in the neonatal period: a comparative study with the adult animal. Pediatr Res 1979; 13: 910-5. より引用)

胎児循環から胎外循環への移行に伴う適応障害

新生児は出生直後より，①血管抵抗の低い胎盤からの分離による体血管抵抗の増大，②肺の拡張による肺血管抵抗の低下，③動脈管・卵円孔の閉鎖，④両心室で血液を全身に送る並列循環（胎児循環）から，右室−肺−左室−全身へ血液を送る直列循環（胎外循環）への移行，といった劇的な変化を遂げる。早産児の心室は正期産児に比較して後負荷上昇に対する予備力が小さく[7]（図4），生後の後負荷上昇に際し心収縮低下を生じるリスクがある。また，早産児は正期産児に比較して左室のリザーブ機能が十分でなく，高い心拍数により心拍出量を維持しているため[8]，早産児動脈管開存症（PDA）などの容量負荷や徐脈は循環動態への影響が大きい。

副腎機能・自律神経系機能の未熟性の循環への影響

早産児は，胎盤からの副腎皮質刺激ホルモン放出ホルモン（CRH）やエストロゲンなどを介した胎児副腎の成熟過程が十分でないまま出生することや，胎盤から供給されていたコルチゾールの基質であるプロゲステロンの供給が失われるため，特に生後早期はストレス時のコルチゾール産生が十分でない[9]。生後，特にストレス時にコルチゾールを十分に産生し，心血管系の恒常性を維持することができず，カテコールアミン抵抗性の低血圧を生じることがある。また，早産児は自律神経系による循環系に対する自己調節能も十分ではない[10]。

図4 早産児と正期産児における生後早期の心収縮性と後負荷の比較
生後早期の早産児は後負荷の上昇により心収縮が低下しやすい。

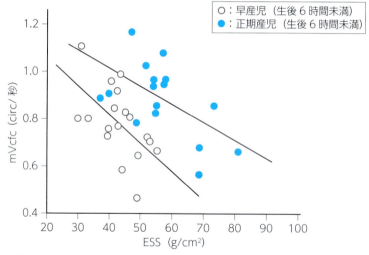

ESS；end-systolic wall stress：後負荷の指標
mVcf；mean velocity of circumferential fiber shortening：収縮性の指標

(Takahashi Y, Harada K, Kishkurno S, et al: Postnatal left ventricular contractility in very low birth weight infants. Pediatr Cardiol 1997; 18: 112-7. より引用)

看護のポイント

- 出生直後，胎児循環から胎外循環のための援助が重要である．移行がうまくいかなかった場合，新生児遷延性肺高血圧症（PPHN）やPDAを発症するリスクがあるため，それぞれ症状の観察が必要である．
- 出生後からしばらくは，SpO_2を上下肢でモニタリングし，肺高血圧の程度を推測する必要がある．体血圧が低下すると相対的に肺高血圧の状態になるため，体血圧を維持することが大切である．血圧の指標は，平均血圧が対象の児の修正週数を目標とするが，血圧の目標値を医師と相談して決め，逸脱傾向がみられ始めたら血圧の推移の予測や尿量も併せて観察し，早めに医師への報告を行う．
- 急性期には，超音波検査を行うことが多く，保育器の開放時間が長くなってしまうと新生児が低体温に陥るリスクがある．そのため，あらかじめ保育器内の温度を上げたりエコーゼリーを温めたりし，体温にも配慮することが必要である．
- 急性期が過ぎても，晩期循環不全を生じやすいため，循環動態には注意が必要である．

文献

1) El-Khuffash A, McNamara PJ: Hemodynamic Assessment and Monitoring of Premature Infants. Clin Perinatol 2017; 44: 377-93.
2) Nakanishi T, Okuda H, Kamata K, et al: Development of myocardial contractile system in the fetal rabbit. Pediatr Res 1987; 22: 201-7.
3) 中西敏雄：心筋細胞とCa制御機構の発達．心臓 2014；46：150-5.
4) Friedman WF: The intrinsic physiologic properties of the developing heart. Prog Cardiovasc Dis 1972; 15: 87-111.
5) Romero TE, Friedman WF: Limited left ventricular response to volume overload in the neonatal period: a comparative study with the adult animal. Pediatr Res 1979; 13: 910-5.
6) Telles F, McNamara N, Nanayakkara S, et al: Changes in the Preterm Heart From Birth to Young Adulthood: A Meta-analysis. Pediatrics 2020; 146: e20200146.
7) Takahashi Y, Harada K, Kishkurno S, et al: Postnatal left ventricular contractility in very low birth weight infants. Pediatr Cardiol 1997; 18: 112-7.
8) Takahashi Y, Harada K, Ishida A, et al: Left ventricular preload reserve in preterm infants with patent ductus arteriosus. Arch Dis Child Fetal Neonatal Ed 1994; 71: F118-21.
9) Ng PC: Adrenocortical insufficiency and refractory hypotension in preterm infants. Arch Dis Child Fetal Neonatal Ed 2016; 101: F571-6.
10) Evans K: Cardiovascular Transition of the Extremely Premature Infant and Challenges to Maintain Hemodynamic Stability. J Perinat Neonatal Nurs 2016; 30: 68-72.

III 超低出生体重児によくみられる疾患とその管理・看護

 循環

早産児動脈管開存症
patent ductus arteriosus; PDA

Point

- 動脈管開存症（PDA）の臨床症状が出現する前から経時的に心臓超音波検査を行い，重症度判定と治療のタイミングを決定する。
- PDAの病態は，動脈管を介した左-右短絡血流による肺血流量増加に伴う心不全と，体血流量減少による全身臓器の血流低下である。
- PDAは多臓器の合併症（頭蓋内出血・壊死性腸炎・腎障害・慢性肺疾患）の発症・増悪と関連するため，心不全の治療だけでなく，全身臓器への影響を念頭に置き治療を行う。

病態・病因

早産児の動脈管は，酸素に対する反応が弱いこと，プロスタグランジンE（PGE）や一酸化窒素（NO）の動脈管拡張作用の影響が強いこと，動脈管の内膜肥厚形成が不十分であることなどの要因により，在胎週数が短いほど閉鎖しにくく，出生後も開存し続けることがあり，これを早産児動脈管開存症（PDA）とよぶ。在胎30週以降の早産児では，生後4日目までに90％，生後7日目までに98％の症例で自然閉鎖が得られるが，在胎24週未満で生まれた超早産児の場合の自然閉鎖率は，生後4日目までにわずか8％，生後7日目までで13％の症例との報告もある[1]。

PDAの病態は，動脈管を介した左-右短絡血流による肺血流量増加に伴う心不全と，体血流量減少による全身臓器への血流低下である。超低出生体重児の心室は拡張能が低く，流入血流量の増加に対し，容易に左室拡張末期圧，左房圧が上がり，肺うっ血症状となる。

PDAは頭蓋内出血，壊死性腸炎，腎障害，慢性肺疾患などの多臓器合併症の発症と関連し[2]，長期予後に影響する。超低出生体重児では，いったん閉鎖した動脈管も，低酸素血症や感染に伴う高PGE血症などの誘因により再開存することも特徴である。

症状と所見

PDAに伴う心雑音は肺血管抵抗が低下するに伴い，収縮期雑音から連続性雑音へと変わる。肺血流の増加に伴い心拍数の増加，bounding pulse（脈圧差の拡大），心尖拍動，胸部X線所見で心胸郭比の増加などを認める。肺うっ血の症状として多呼吸や陥没呼吸などの呼吸症状の悪化を認め，重症例では肺出血を生じる。体血流量減少の症状として，腎血流の減少から尿量低下，消化管への血流低下から壊死性腸炎や消化管穿孔をきたすことがある。

出生後早期は動脈管が大きく開存していても臨床症状は明らかでないことも多く[2]，症状出現前に，心臓超音波検査により早期に診断，重症度を判定し，治療を開始する。

検査

心拡大を反映して，胸部X線所見では心胸郭比の増大を認める。心臓超音波検査はPDAの診断，重症度評価，治療効果判定に必須の検査である。

110

Ⅲ．② 循環／早産児動脈管開存症 patent ductus arteriosus；PDA

Bモードで動脈管を描出し，最小部径を測定し（図1, 2），カラードプラにより短絡血流の有無，方向（左右，両方向性，右左）を確認する。PDAによる左房左室の拡大は，左室拡張末期径（LVDd），左房（LA）/大動脈（aorta）比（LA/Ao）で評価する（図3）。PDA短絡血流量の評価は，PDA最高血流速度，左肺動脈拡張期血流速度/収縮期血流速度比（LPA d/s），下行大動脈，脳・腎動脈血流波形（図4～6）といった複数の超音波測定項目から総合的に判断する（表1）。超低出生体重児では，動脈管径≧1.5 mm，LA/Ao比≧1.4，LVDd≧12 mm，左肺動脈拡張末期血流速度≧0.2 m/秒[4]，LPA d/s比≧0.3，前大脳動脈，下行大動脈，腎動脈の拡張期血流波形の途絶・逆流などの指標は測定も簡便であり，PDAによる左−右短絡血流量が多いことを示唆する有用な指標である[2, 3]。

治療と管理

治療はインドメタシンによる薬物療法，全身管理・補助療法，外科治療がある。

全身管理・補助療法

投与水分量が過剰にならないように適切に水分投与量を管理すること，貧血の場合には輸血を行うこと，感染などの増悪因子を避けることが重要である。

薬物療法

プロスタグランジン合成阻害作用をもつインドメ

図1 早産児動脈管開存症（PDA）の病態・臨床症状・超音波所見

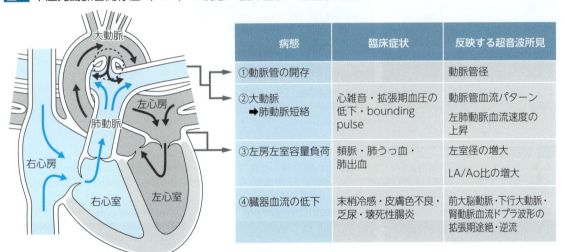

図2 早産児動脈管開存症（PDA）の心臓超音波所見
a, b：胸骨左縁上部矢状断面，c：カラードプラ像

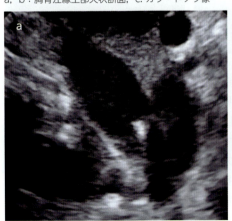
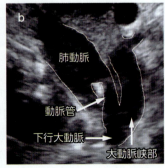
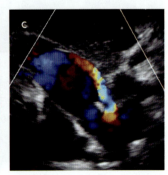

図3 左室拡張末期径（LVDd）と左房/大動脈比（LA/Ao比）の測定

a：LVDdの測定

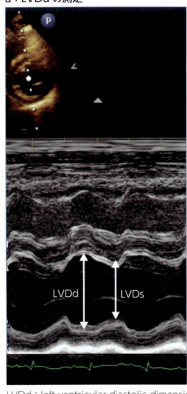

b：LA/Ao比の測定

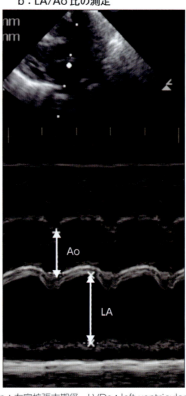

LVDd；left ventricular diastolic dimension：左室拡張末期径，LVDs；left ventricular systolic dimension：左室収縮末期径，Ao；aorta：大動脈径，LA；left atrium：左房径

図4 動脈管のドプラ血流波形の評価

a：Bidirectional pattern: 両方向性の血流パターンで，肺動脈圧が高い状態。b：Non-restrictive pattern: 動脈管最高血流速度は低く，収縮期血流速度・拡張期血流速度比が高い血流パターン。動脈管は閉鎖傾向にない。c：Restrictive pattern: 動脈管最高血流速度は高く，収縮期血流速度・拡張期血流速度比が低い血流パターン。動脈管は閉鎖傾向にある。

a：bidirectional pattern

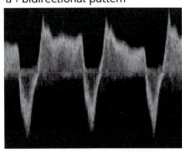

b：non-restrictive pattern

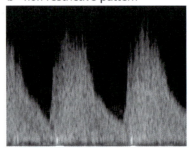

c：restrictive pattern

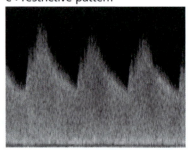

タシンやイブプロフェンを用いる。当院ではインドメタシンによる予防投与を行っており，治療投与には近年イブプロフェンを用いている。予防投与に関しては，生後24時間以内のインドメタシンの予防的静脈内投与により症候性PDAの発症率，重症脳室内出血の発症率，外科的なPDA結紮術の頻度を低下させるという報告を参考にしている。しかしながら予防的インドメタシン投与による1〜3歳の死亡率，重度の神経発達障がいを改善させるエビデンスは明らかでない[5]。予防的イブプロフェン投与に関しては，現在のところ十分なエビデンスが収集されていないのが現状である。治療投与に関してはイブプロフェンがインドメタシンと比較して壊死性腸炎，一過性腎不全のリスクが低いという報告を参考にして採用している[6]。

インドメタシンの予防投与に関しては，在胎26

図5 前大脳動脈のドプラ血流波形の変化
動脈管血流が増加すると，前大脳動脈の拡張期血流の途絶や逆流を認める。

a：動脈管閉鎖　　　　　　　　　b：動脈管左右短絡増加

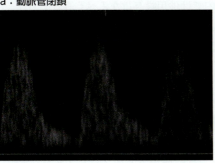
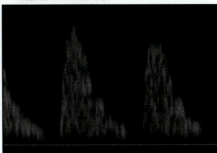

図6 左肺動脈のドプラ血流波形の変化
動脈管血流が増加すると，左肺動脈拡張期のドプラ血流速度の増加（矢印）を認める。

a：動脈管閉鎖傾向あり　　　　　b：動脈管左右短絡増加時

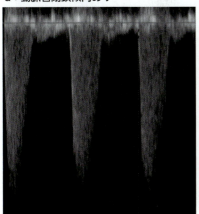
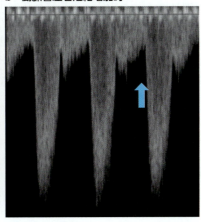

表1 早産児動脈管開存症（PDA）の超音波評価項目

評価項目	測定項目	動脈管短絡量 small	動脈管短絡量 moderate	動脈管短絡量 large
動脈管の形態	動脈管径 (mm) 動脈管径/体重比 (mm/kg)	<1.5	1.5～2.0	>2.0 ≧1.4
動脈管血流ドプラ	PDA 最高血流速度 (m/秒) PDA 収縮期血流速度・拡張期血流速度比	>2.0 <2.0	1.5～2.0 2.0～4.0	<1.5 >4.0
肺血流増加	左室拡張末期径 (LVDd, mm)	＊体重・在胎週数の正常値から拡大の程度を判断するが，LVDdが正常値の120～130％以上の拡大はmoderate以上の短絡量		
	左房/大動脈径比 (LA/Ao) 左肺動脈拡張末期血流速度	<1.5 <0.2	1.5～2.0 0.2～0.5	>2.0 >0.5
体血流低下	腹部・腹腔・腎動脈血流波形 前・中大脳動脈血流波形	forward forward	absent absent	reversed absent/reversed

(van Laere D, van Overmeire B, Gupta S, et al: Application of NPE in the assessment of a patent ductus arteriosus. Pediatr Res 2018; 84（Suppl 1）: 46-56. より引用一部改変)

週未満の早産児または在胎28週未満で呼吸窮迫症候群（RDS）によりサーファクタントの投与が行われた児を対象としており，生後24時間以内に0.1mg/kgを6時間で投与する（最大3日間）。一酸化窒素吸入（iNO）療法施行中など，新生児遷延性肺高血圧症（PPHN）を認める場合は投与しない。

イブプロフェンの治療投与に関して，当院では添付文書どおりの投与量を採用しており，初回10mg/kg，2回目5mg/kg，3回目5mg/kgの用量を1クールとして投与し，出生週数や体重による減量は行っていない。超音波所見，副作用の発現状況等を参考にして2クール目以降を検討している。1回ごとの投与間隔は通常24時間であるが，尿量減少（0.6mL/kg/時未満）を認める場合は，副作用が軽減してから再投与している。尿量減少の副作用に対する利尿薬投与は行っていないことが多い。経腸栄養の中止はルーチンでは行っておらず，栄養は継続していることが多い。

副作用として，乏尿，腎機能障害，血小板凝集抑制，低血糖，消化管穿孔などに留意する。

インドメタシン，イブプロフェンとステロイドの併用投与により消化管穿孔の発生報告もあり，生後1週間以内では併用投与はなるべく避けており，使用してもステロイドは単回使用にとどめている[7, 8]。慢性期で慢性肺障害に対するステロイド投与を連日行っており，やむをえない場合，併用も考慮している。

外科手術

症候性PDAで，インドメタシン無効例，再開通例，腎障害などの副作用のためインドメタシン適応外症例などが外科手術による閉鎖の適応となる。

動脈管閉鎖による急激な心負荷の変化に伴い，術後に左心不全を生じることがある。特に，術前の左室拡大の程度が大きい場合には注意が必要であり[9]，血管拡張薬（オルプリノン0.1〜0.2μg/kg/分）による循環サポートが適応となるが，血管内容量が不足している場合は低血圧をきたしやすく，注意が必要である。

インドメタシン予防投与基準

対象：在胎26週未満の早産児または在胎28週未満で，RDSのために人工サーファクタント投与を受けた児

除外基準：消化管出血，頭蓋内出血，血小板減少，血液凝固異常，壊死性腸炎などのインドメタシン投与基準に従う。

開始時期：生後24時間以内（可能な限り6時間以内）

投与方法：インドメタシン0.1mg/kgを6時間で投与。最大3日間まで

中止基準：閉鎖が確認されれば中止。予防投与中にPDAが症候化すれば，治療量に移行する。
　　　　　　※iNO療法施行中など，PPHNを認める場合は投与を控える。

イブリーフ® 治療投与

投与量：初回10mg/kg　2回目5mg/kg　3回目5mg/kg

投与時間：30分で投与

投与間隔：24時間間隔を空けて投与

投与中止基準：乏尿（0.6mL/kg/時未満）　動脈管の閉鎖

副作用：乏尿，腎機能障害，血小板凝集抑制，低血糖，消化管穿孔，黄疸など
　　　　　治療開始後8時間以内に血糖を確認。投与中は連日腎機能を確認する。
　　　　　尿量減少に対する利尿薬投与は行わないことが多い。
　　　　　栄養は慎重に継続。生後早期のステロイド全身投与との併用を避ける。
　　　　　血小板数は適宜評価を行う。

早産児動脈管開存症の診断，評価には必ず超音波検査が必要となる。超早産児にとって超音波検査は侵襲となる場合もあるが，家族とともに超音波検査を確認することで，ホールディングにより検査中の安静が図れ，正確な評価につながる可能性がある。また家族の病状理解が進むことで，家族の治療方針決定への参加がより容易となる。

看護のポイント

- PDA 症候化に際して次の症状の有無に注意する
    - ・心雑音　・心尖拍動　・拡張期血圧の低下　・血圧の脈圧差の増大
    - ・肺血流量増加の症状：多呼吸，肺出血；気管内分泌物の増加・性状（水様・血性）など
    - ・体血流減少による症状：尿量減少，腹部膨満，壊死性腸炎の症状，四肢の冷感など
- インドメタシン投与時は，副作用（乏尿，腎機能障害，血小板機能障害，低血糖，消化管穿孔など）の有無に注意が必要である。
- 動脈管閉鎖後も，低酸素血症，感染，水分過多などにより再開通の可能性があるため，症状の有無に注意する。
- 呼吸窮迫症候群の治療で人工肺サーファクタントを投与した後は，症候化しやすいため症状の出現に注意する。
- 外科治療が必要になった場合には，術後の管理も大切となってくる。

文献

1) Clyman RI, Couto J, Murphy GM: Patent ductus arteriosus: are current neonatal treatment options better or worse than no treatment at all? Semin Perinatol 2012; 36: 123-9.
2) Jain A, Shah PS: Diagnosis, Evaluation, and Management of Patent Ductus Arteriosus in Preterm Neonates. JAMA Pediatr 2015; 169: 863-72.
3) van Laere D, van Overmeire B, Gupta S, et al: Application of NPE in the assessment of a patent ductus arteriosus. Pediatr Res 2018; 84 (Suppl 1): 46-56.
4) El Hajjar M, Vaksmann G, Rakza T, et al: Severity of the ductal shunt: a comparison of different markers. Arch Dis Child Fetal Neonatal Ed 2005; 90: F419-22.
5) Fowlie PW, Davis PG, McGuire W: Prophylactic intravenous indomethacin for preventing mortality and morbidity in preterm infants. Cochrane Database Syst Rev 2010; 2010: CD000174.
6) Ohlsson A, Walia R, Shah SS: Ibuprofen for the treatment of patent ductus arteriosus in preterm or low birth weight (or both) infants. Cochrane Database Syst Rev 2020; 2: CD003481.
7) Watterberg KL, Gerdes JS, Cole CH, et al: Prophylaxis of early adrenal insufficiency to prevent bronchopulmonary dysplasia: a multicenter trial. Pediatrics 2004; 114: 1649-57.
8) Vermont Oxford Network Steroid Study Group: Early postnatal dexamethasone therapy for the prevention of chronic lung disease. Pediatrics 2001; 108: 741-8.
9) Saida K, Nakamura T, Hiroma T, et al: Preoperative left ventricular internal dimension in end-diastole as earlier identification of early patent ductus arteriosus operation and postoperative intensive care in very low birth weight infants. Early Hum Dev 2013; 89: 821-3.

III 超低出生体重児によくみられる疾患とその管理・看護

2 循環

新生児遷延性肺高血圧症
persistent pulmonary hypertension of the newborn; PPHN

Point

- 超低出生体重児では，重症の呼吸窮迫症候群（RDS）や羊水過少に伴う肺低形成を契機に新生児遷延性肺高血圧症（PPHN）を発症するリスクが高い。
- 治療は，原疾患の治療，肺血管抵抗を下げる，体血圧を維持することである。
- 刺激により肺血管抵抗が上昇しうるので，十分な鎮静を行い，minimal handling を心がける。

病態・病因

早産児の肺高血圧症はいくつかのフェノタイプに分類されると考えられている。新生児遷延性肺高血圧症（PPHN）は呼吸不全を伴い，生後72時間以内に心臓超音波検査で診断された肺高血圧であり，動脈管開存（PDA）を介したSpO_2の上下肢差を認めるものと考えられている[1]。重症の呼吸窮迫症候群（RDS）や前期破水に伴う肺低形成ではPPHNを発症するリスクが高いと報告されており[2,3]，早産児のPPHNは心機能低下，死亡率，慢性期肺高血圧（PH），慢性肺疾患のリスクと関連している[1]。

子宮内では胎児は胎盤を通してガス交換が行われているため，肺血管は収縮しており，肺血管抵抗は高い状態である。生後の呼吸の開始とともに肺胞・肺血管が拡張し，肺血管抵抗が急激に低下することで肺血流が増加し，酸素化された血液を全身に拍出することが可能になる。しかし，PPHNでは出生後に肺血管抵抗の低下が起こらずPHが遷延し，出生後も肺動脈圧が亢進した状態が持続するため，動脈管や卵円孔で右左短絡が生じ低酸素血症となる[4]（図1）。PPHNの原因疾患はRDS，先天性肺炎，気胸，新生児仮死，dry lung syndrome，肺低形成など多岐にわたる。PPHNは肺血管の状態により，次の3群に分類される[5]。

①maladaptation：肺血管の発達は正常だが，胎便吸引症候群，肺炎などにより二次的に肺血管収縮が生じ，肺血管抵抗が下がらないタイプ
②maldevelopment：特発性や胎児期からの慢性低酸素血症，肺血流増加により，胎内から肺動脈のリモデリングが生じるタイプ
③underdevelopment：先天性横隔膜ヘルニアや羊水過少などの肺低形成に合併し，肺血管の断面積の減少により肺血管抵抗が下がらないタイプ

症状と検査所見

臨床経過や胸部X線所見の重症度に見合わない重度の低酸素血症，特に刺激や体血圧低下に伴い酸素飽和度が低下する場合はPPHNを疑う。PPHNでは動脈管，卵円孔での右左短絡により高度の酸素飽和度の低下を認め，右上肢と下肢の酸素飽和度に較差（5%以上が有意）を認めることが多い。

胸部X線所見では呼吸器疾患を伴わない場合，肺野は清明で，血管陰影の減弱を伴うが，呼吸器疾患による二次性のPPHNでは原疾患の所見を反映する。Oxygenation index（OI）〔平均気道内圧（cmH_2O）× FiO_2 × 100 ÷ PaO_2（mmHg）〕を測定し，PPHNの重症度を評価する。心臓超音波検査では右室圧の上昇により，心室中隔の平坦化（右室圧＝左室圧）や左室への圧排（右室圧＞左室圧）を認め（図

III. ② 循環／新生児遷延性肺高血圧症 persistent pulmonary hypertension of the newborn；PPHN

図1 肺高血圧（PPHN）の病態

呼吸障害や肺低形成などを契機に肺血管抵抗・肺動脈圧が上昇し、動脈管、卵円孔の右左短絡と右室圧負荷による右室収縮・拡張不全を生じる。その結果、低酸素血症と肺血流減少および心拍出量は低下する。心室間相互作用により左室機能も低下する。

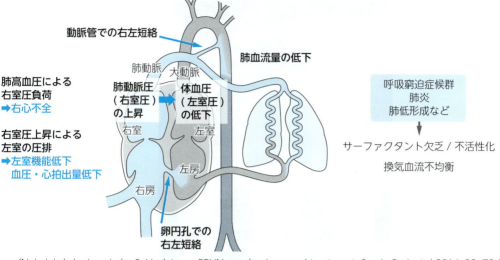

(Nair J, Lakshminrusimha S: Update on PPHN: mechanisms and treatment. Semin Perinatol 2014; 38: 78-91. より作成)

図2 心室中隔形態による右室/左室圧比の推定

a：右室圧＜左室圧

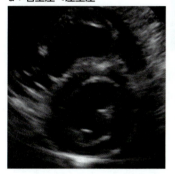

b：右室圧＝左室圧

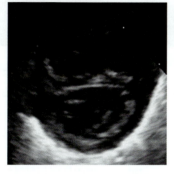

c：右室圧＞左室圧

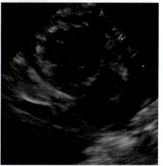

2)、三尖弁逆流を認めることが多い。多くの場合、動脈管・卵円孔で右左短絡もしくは両方向性短絡を認める。三尖弁逆流速度、動脈管短絡血流速度などを用い、肺動脈圧を推定する[6]。

①収縮期肺動脈圧(mmHg)＝4×(最大三尖弁逆流速度)^2＋右房圧(3〜5mmHg)（図3）

②収縮期肺動脈圧(mmHg)＝4×(最大動脈管右左短絡血流速度)^2＋収縮期血圧

推定肺動脈圧・肺動脈圧/体血圧比を経時的に測定し、PHの重症度の推移や治療効果を評価することができる。

左心系閉塞疾患(大動脈縮窄症など)や総肺静脈還流異常症などの先天性心疾患はしばしば臨床症状がPPHNと類似しており、治療開始前に鑑別診断を行う。

 治療と管理

全身管理

正常体温の維持、アシデミアの回避、電解質補正(特にカルシウム)、適切な血糖、鎮痛と貧血の是正、minimal handlingを心がけ、フェンタニル、ミダゾラム、フェノバルビタール等による鎮痛・鎮静を行う。筋弛緩薬の投与は死亡率の増加と関連しており、可能であれば避ける[7]。

アルカレミアを維持するために過換気やアルカリ化剤の投与は過去に行われていたが、呼吸性アルカローシスによる脳血流障害、感音性難聴、酸素解離曲線の左方偏位等と関連しており、現在は行っていない[8,9]。

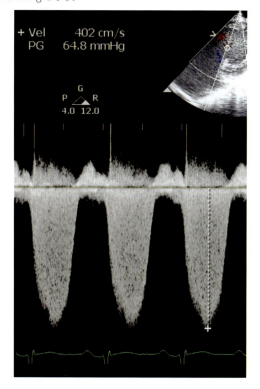

図3 最大三尖弁逆流血流速度による収縮期肺動脈圧の推定
最大三尖弁逆流速度 4.0m/秒，最大圧較差は64mmHg。推定肺動脈収縮期圧は約70mmHgとなる。

呼吸管理

低酸素血症により肺血管抵抗が上昇するため，急性期は十分な酸素投与を行うが，過剰な酸素投与は肺血管抵抗を低下させず，フリーラジカルの生成や一酸化窒素吸入（iNO）への反応性低下が低下することが報告されている[10, 11]。ヒツジにおける胎便吸引症候群-PPHNモデルではPaO2 45～45mmHg未満とすると肺血管抵抗が上昇し，PaO2>80mmHg以上を超えて維持しても肺血管抵抗のさらなる低下は認めなかったとしており，SpO2 93～97%に維持した群が最も肺動脈圧が低かったとの報告がある[12]。PaCO2は正常範囲に維持する。

間歇的陽圧換気（IPPV）で高い呼吸器設定が必要な場合は，高頻度振動人工換気（HFO）も考慮する。胎便吸引症候群やRDSを認める際はサーファクタント投与を検討する。

一酸化窒素吸入（iNO）療法

吸入された一酸化窒素（NO）は肺血管に対し選択的に拡張作用を有するため，体血圧に影響を及ぼすことはなく，強力な肺血管拡張作用を有する。iNO療法は正期産，早期産の低酸素性呼吸不全児に対する有効性は示されているが[13]，早期産の呼吸不全児に対するルーチン投与のエビデンスは明らかではない[14]。しかし，PPHNに関しては，早産児でも正期産児と同様に有効例を示す例の報告もあり[15]，重症例では使用されることが多い。早産児の早期PHにはいくつかのフェノタイプがあると考えられており，iNO療法がそれらすべてに有効かは現在不明であるが，超音波検査にてPPHNフェノタイプが確認される場合はiNO療法が推奨されている[16]。

吸入濃度は10～20ppmから開始する。NO使用中は，必要酸素量，PaO2，OI，心臓超音波検査による推定肺動脈圧を治療効果および離脱時の指標とする。心臓超音波検査で肺動脈圧の上昇がないことを確認しながら，まずPaO2 90mmHg程度まで吸入酸素濃度を漸減する。続いてNOを漸減するが，NO減量に伴うPHのリバウンドを避けるために慎重に行う必要がある。特にNO 5ppm以下では慎重に減量する。副作用ではメトヘモグロビン血症や，特に早産児では頭蓋内出血のリスクを上げる可能性も指摘されており[17]，できる限り24時間以内のNO離脱を目標にする。

Ⅲ．２ 循環／新生児遷延性肺高血圧症 persistent pulmonary hypertension of the newborn；PPHN

循環管理

低血圧は動脈管での右左短絡を増加させるため，生理食塩水や血液製剤による容量負荷やドパミン塩酸塩，ドブタミン塩酸塩などのカテコールアミン，ステロイド投与により至適な血圧を維持する。超低出生体重児では，肺血管拡張薬は低血圧を助長するため投与しないことが多い。また，PPHNの急性期でPDAの右左短絡が多い時期には，インドメタシンは使用しない。

看護のポイント

- 破水の有無やその時期，肺低形成の有無など出生前からPPHNが予測できることもあるため，母体情報を確認しておくことが重要であり，その可能性がある場合は，PPHNに対応できる最大限の準備をして出産に臨む。
- 出生後の酸素化が不良な場合，PPHNの可能性を考慮し，酸素飽和度の上下肢差を確認する必要がある。安静保持が最も重要であり，処置などの刺激により状態が悪化する可能性があるため，必要最低限のケア・処置（minimal handling）を心がけることが大切である。必要であれば，鎮痛・鎮静薬の投与について医師に相談をする。また，出生直後の低体温はPPHNのリスクとなるため，体温管理も大切である。
- 人工呼吸管理が必要な児は呼吸器管理を行い，また酸素の使用量に関しては医師へ確認する。また，iNO療法が必要になる際には，指示の濃度で吸入されているかの確認を行う。副作用（メトヘモグロビン血症，頭蓋内出血）に注意しながら観察を行う。
- 血管拡張薬を使用する際は，肺の血管だけでなく全身の血管も拡張してしまう可能性があるため，体血圧の維持に注意する。また，体血圧上昇のために，カテコールアミンを使用する際には，急激な血圧の変動に注意する必要があり，確実な輸液管理が重要である。

文献

1) Mani S, Mirza H, Ziegler J, et al: Early Pulmonary Hypertension in Preterm Infants. Clin Perinatol 2024; 51: 171-93.
2) Kumar VH, Hutchison AA, Lakshminrusimha S, et al: Characteristics of pulmonary hypertension in preterm neonates. J Perinatol 2007; 27: 214-9.
3) Dani C, Corsini I, Cangemi J, et al: Nitric oxide for the treatment of preterm infants with severe RDS and pulmonary hypertension. Pediatr Pulmonol 2017; 52: 1461-8.
4) Nair J, Lakshminrusimha S: Update on PPHN: mechanisms and treatment. Semin Perinatol 2014; 38: 78-91.
5) Steinhorn RH: Advances in Neonatal Pulmonary Hypertension. Neonatology 2016; 109: 334-44.
6) de Boode WP, Singh Y, Molnar Z, et al: Application of Neonatologist Performed Echocardiography in the assessment and management of persistent pulmonary hypertension of the newborn. Pediatr Res 2018; 84 (Suppl 1): 68-77.
7) Lakshminrusimha S, Keszler M: Persistent Pulmonary Hypertension of the Newborn. Neoreviews 2015; 16: e680-92.
8) Bifano EM, Pfannenstiel A: Duration of hyperventilation and outcome in infants with persistent pulmonary hypertension. Pediatrics 1988; 81: 657-61.
9) Bifano EM, Pfannenstiel A: Duration of hyperventilation and outcome in infants with persistent pulmonary hypertension. Pediatrics 1988; 81: 657-61.
10) Lakshminrusimha S, Swartz DD, Gugino SF, et al: Oxygen concentration and pulmonary hemodynamics in newborn lambs with pulmonary hypertension. Pediatr Res 2009; 66: 539-44.
11) Lakshminrusimha S, Russell JA, Steinhorn RH, et al: Pulmonary hemodynamics in neonatal lambs resuscitated with 21%, 50%, and 100% oxygen. Pediatr Res 2007; 62: 313-8.
12) Rawat M, Chandrasekharan P, Gugino SF, et al: Optimal Oxygen Targets in Term Lambs with Meconium Aspiration Syndrome and Pulmonary Hypertension. Am J Respir Cell Mol Biol 2020; 63: 510-8.
13) Barrington KJ, Finer N, Pennaforte T, et al: Nitric oxide for respiratory failure in infants born at or near term. Cochrane Database Syst Rev 2017; 1: CD000399.
14) Barrington KJ, Finer N, Pennaforte T: Inhaled nitric oxide for respiratory failure in preterm infants. Cochrane Database Syst Rev 2017; 1: CD000509.
15) Baczynski M, Ginty S, Weisz DE, et al: Short-term and long-term outcomes of preterm neonates with acute severe pulmonary hypertension following rescue treatment with inhaled nitric oxide. Arch Dis Child Fetal Neonatal Ed 2017; 102: F508-14.
16) Ballard RA, Truog WE, Cnaan A, et al: Inhaled nitric oxide in preterm infants undergoing mechanical ventilation. N Engl J Med 2006; 355: 343-53.
17) Van Meurs KP, Wright LL, Ehrenkranz RA, et al: Inhaled nitric oxide for premature infants with severe respiratory failure. N Engl J Med 2005; 353: 13-22.

Ⅲ 超低出生体重児によくみられる疾患とその管理・看護

2 循環

心不全
heart failure

Point

- 超低出生体重児は心筋の未熟性による収縮能・拡張能の予備能が低いことや，出生後の急激な前負荷・後負荷の変化の影響で心不全に陥りやすい。
- 心不全では，収縮能・拡張能・前負荷・後負荷のどこに問題があるかを判断し治療を行う。
- 心不全による組織循環不全は多臓器に影響し，超低出生体重児の予後に大きく影響するため，循環不全の徴候を早期に見極め，十分な心拍出量と灌流圧を維持できる治療を選択する。

病態・病因

心不全とは，心臓機能障害により静脈圧上昇と心拍出量低下をきたし，身体組織の酸素需要に見合う血液を供給できない状態である。超低出生体重児の心不全はさまざまな原因で生じる全身性の病態である。先天性心疾患を除く超低出生体重児の心不全の原因を表1に示す。心臓の収縮・拡張により心臓から送り出される1回心拍出量と発生する圧は，拡張能，前負荷，収縮能，後負荷により決定され，1回心拍出量の心拍数の分が実際の心拍出量となる。拡張能・前負荷・収縮能・後負荷は各々影響し合い，かつさまざまな因子により規定されている[1, 2]（図1）。

超低出生体重児は以下のような特性があるため，心不全に陥りやすい。

① 収縮・拡張能：心筋収縮に必要なカルシウム調節を行う筋小胞体機能が未熟で[3]，心筋線維数も少ないことや心筋コンプライアンスが低い（広がりにくい）[4]等の特徴から，収縮・拡張能ともに予備能が低い。また，受容体機能の未熟性により，自律神経系[5]，カテコールアミンの刺激に対する反応も鈍い[6]。

② 心拍数：心拍出量は心拍数依存性であり，徐脈により容易に心拍出量が下がる。

③ 前負荷・後負荷：胎児循環からの移行に伴う心負荷の増大に適応が十分でない場合も心不全を発症しうる[7, 8]。

表1 超低出生体重児の心不全の原因

心筋障害
胎児発育不全児
新生児仮死
新生児遷延性肺高血圧症
双胎間輸血症候群
一過性心筋虚血
早産児動脈管開存症
心筋炎
心筋症

急性循環障害に伴うもの
敗血症
脱水
消化管穿孔

心拍数の異常
不整脈

症状と所見

① 心拍出量低下による症状
皮膚色不良，capillary refilling timeの延長，四

III. ② 循環／心不全 heart failure

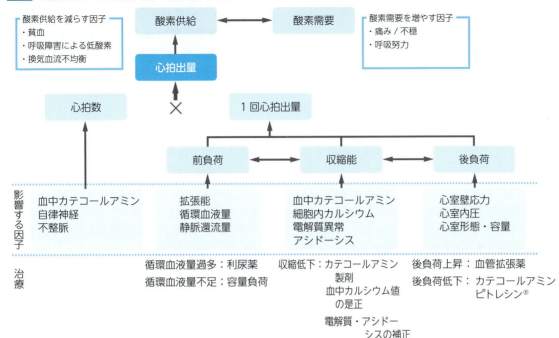

図1 心拍出量と心機能，前・後負荷の関係

(Costello JM, Mazwi ML, McBride ME, et al: Critical care for paediatric patients with heart failure. Cardiol Young 2015; 25 Suppl 2: 74-86. より引用して作成)

肢冷感，頻脈，血圧低下，尿量低下，腸蠕動低下，腹部膨満
②肺うっ血による症状
　多呼吸，無呼吸，酸素化不良
③全身うっ血による症状
　浮腫，腹水，肝腫大

検査

身体所見・バイタルサイン

前述の身体所見，in-out balance，体重の推移，心拍数，血圧を評価する。血圧，心拍数は患児の週数相当であるかを評価する。

胸部X線写真

心胸郭比により前負荷の評価，肺うっ血の有無を確認する。

心電図

不整脈の診断や心筋障害の有無を確認する。

血液検査

一般血算，生化学，電解質，血液ガス分析，乳酸値を評価する。脳性ナトリウム利尿ペプチド（BNP），脳性ナトリウム利尿ペプチド前駆体N端フラグメント（NT-pro BNP）値は心不全の診断に有用である。心筋障害を疑う場合は心筋逸脱酵素を評価する〔クレアチンキナーゼMB分画（CK-MB），トロポニンTなど〕。

心臓超音波検査

左室径を体格の正常値と比較し，前負荷を評価する。下大静脈径，呼吸性変動の有無を参考に，循環血液量の評価を行う。左室収縮能の指標として左室短縮率（fractional shortening；FS），左室駆出率（ejection fraction；EF）が有用である。左室拡張能の指標として左室流入血流波形，組織ドプラ法での僧帽弁輪速度（E'）などが有用である。

治療と管理

心不全の治療の原則は，①組織への酸素供給を増やし，②酸素・エネルギー需要の低下を図ることである（図1）。

身体所見・検査所見から前・後負荷，収縮・拡張能を評価し，最も有効に心拍出量を増やせる部

分に治療介入する。同時に，酸素供給を増やし，需要を軽減するために適切な呼吸管理，鎮静，体温管理，貧血の補正なども重要である。

呼吸管理・安静

呼吸不全は心不全に密接に関連する。呼吸努力は酸素消費を増大するため，肺うっ血や呼吸不全のあるような場合，陽圧換気が有効である。陽圧換気に伴う胸腔内圧の上昇は，後負荷を軽減するが，静脈還流減少により前負荷を低下させる。高い呼吸器条件が必要な症例では，肺循環維持のため，きめ細やかな呼吸器条件の設定や酸素，一酸化窒素吸入療法などの併用が必要になる。鎮静は酸素需要を低下させるものの，内因性カテコールアミンの低下，末梢血管拡張による血圧低下に注意が必要である。

前負荷

拡張能，循環血液量，静脈還流量に影響される。拡張能を改善させることは困難であり，前負荷が過剰の場合は水分管理，利尿薬などで適正な容量にコントロールする。前負荷不足と判断された場合，生理食塩水，血液製剤により容量負荷を行う。

収縮能

心収縮が不良と判断した場合，ドパミン塩酸塩（DA），ドブタミン塩酸塩などのカテコールアミンを使用する。α_1受容体刺激作用（末梢血管収縮），β_1受容体刺激作用（心収縮力増強，心拍数増加），β_2受容体刺激作用（末梢血管と気管支の拡張），DA受容体刺激作用（腎動脈拡張）を有するものがある。ホスホジエステラーゼ-Ⅲ（PDE-Ⅲ）阻害薬（ミルリノン，オルプリノン）は，血管拡張作用と心収縮増強作用を有し，心不全の治療に有用であるが，副作用として，動脈管拡張や，血管内容量が不足している場合には低血圧に注意が必要である。また，筋小胞体の未熟な早産児の心筋では，心収縮は主に細胞外カルシウム（Ca^{2+}）濃度に依存するため，血中イオン化Ca^{2+}濃度の維持も重要である。

後負荷

心収縮が不良でかつ血圧が高めの場合，後負荷が過剰な可能性があり，PDE-Ⅲ阻害薬などの血管拡張薬を使用する。早産児では生後24時間以降，後負荷が高くなりやすく注意が必要である。

敗血症や晩期循環不全などでは，高心拍出性心不全を生じ，過度の後負荷の低下により組織循環が保てないことがある。抗菌薬やステロイドなどの各病態に対する治療とともに，カテコールアミン，バソプレシン投与により後負荷を高く（血管収縮）維持することが有効である（表2）。

表2 循環作動薬の一覧表

血管作動薬	受容体・作用機序	目的	投与量	心収縮力	心拍数	血圧	腎血流量	冠血流量	末梢血管抵抗
ドパミン塩酸塩	$\beta_1 > \beta_2$, α_1, DA	心収縮↑・心拍数↑・腎血流↑・血管収縮	2〜10μg/kg/分	↑	↑	↑	↑	↑	→ or ↑
ドブタミン塩酸塩	$\beta_1 > \beta_2$	心収縮↑・心拍数↑・血管拡張	2〜10μg/kg/分	↑	↑	→	↑	↑	→ or ↓
ミルリノン	PDE-Ⅲ阻害	心収縮↑・後負荷↓	0.1〜0.3μg/kg/分	↑	→	↓			↓

β_1：β_1アドレナリン受容体，β_2：β_2アドレナリン受容体，α_1：α_1アドレナリン受容体，DA：ドパミン受容体，PDE-Ⅲ：phosphodiesterase Ⅲ

Ⅲ．② 循環／心不全 heart failure

心不全の患児における家族の役割は大きい。児の安静を図ることで心筋仕事量の軽減や，低酸素発作の予防につながる可能性がある。児の観察においても浮腫の程度，呼吸促迫，皮膚の色調変化など，どの医療者よりも経時的に観察していることもあり，治療方針の決定に家族がかかわるのは当然であろうと考えられる。

看護のポイント

- 早産児では心不全の臨床症状が非特異的で，発症早期の段階では，はっきりと認めないことも多いため，心拍数・血圧・尿量などの変化を認めた場合は心不全の可能性を考慮する。バイタルサインの測定間隔も児の全身状態や心不全のリスクに応じて，その都度，確認・決定する必要がある。
- 動脈ラインが挿入中の場合は，その変化や今後の予測を行いながら医師への報告を行う。
- 医師が行う心臓超音波検査の結果（特に動脈管の閉鎖や症候化の有無，心機能の程度，脱水の有無など）を確認しながら，心不全徴候の観察を行う。
- 循環作動薬投与後はバイタルサインの変化に注意し，治療薬に対する反応性を経時的に観察し，確実な輸液管理と in-out balance の管理が重要である。
- 酸素消費量，心臓仕事量の増加を防ぐために，適切な体温管理と安静の維持が重要である。

文 献

1) Costello JM, Mazwi ML, McBride ME, et al: Critical care for paediatric patients with heart failure. Cardiol Young 2015; 25 Suppl 2: 74-86.
2) 齋木宏文，先崎秀明：新生児期循環不全の管理．周産期医学 2011；41：81-5.
3) Mahony L: Maturation of calcium transport in cardiac sarcoplasmic reticulum. Pediatr Res 1988; 24: 639-43.
4) Romero TE, Friedman WF: Limited left ventricular response to volume overload in the neonatal period: a comparative study with the adult animal. Pediatr Res 1979; 13: 910-5.
5) Lebowitz EA, Novick JS, Rudolph AM: Development of myocardial sympathetic innervation in the fetal lamb. Pediatr Res 1972; 6: 887-93.
6) Cox DJ, Groves AM: Inotropes in preterm infants – evidence for and against. Acta Paediatr 2012; 101: 17-23.
7) Takahashi Y, Harada K, Kishkurno S, et al: Postnatal left ventricular contractility in very low birth weight infants. Pediatr Cardiol 1997; 18: 112-7.
8) Toyoshima K, Kawataki M, Ohyama M, et al: Tailor-made circulatory management based on the stress-velocity relationship in preterm infants. J Formos Med Assoc 2013; 112: 510-7.

III 超低出生体重児によくみられる疾患とその管理・看護

2 循環

晩期循環不全
late-onset circulatory collapse; LCC

Point

- 出生後の急性期を過ぎ，状態の安定した超低出生体重児が，明らかな誘因なく，突然血圧低下・尿量減少などの循環不全をきたす疾患である。
- 主な病態として，相対的副腎不全が考えられている。
- 容量負荷やカテコールアミン投与への反応が乏しく，ステロイドが効果的であることが多い。
- 脳室周囲白質軟化症（PVL）や脳性麻痺のリスク因子であり，速やかな診断と治療が必要である。

病態・病因（図1）

　早産児，特に超低出生体重児が，出生直後の呼吸循環動態が不安定な時期を過ぎ，比較的全身状態が安定している時期に，明らかな誘引〔感染症，失血，早産児動脈管開存症（PDA），脳室内出血（IVH），壊死性腸炎（NEC）など〕がないにもかかわらず，突然の血圧低下，尿量減少，体重増加，電解質異常などの循環不全症状を呈する症候群である。本症の循環不全は容量負荷，カテコールアミンへの反応が乏しく，ステロイド投与により速やかに改善する場合が多いことが特徴である。胎盤からの副腎皮質刺激ホルモン放出ホルモンの正のフィードバックや，ステロイドホルモンの基質とな

図1 晩期循環不全の病態

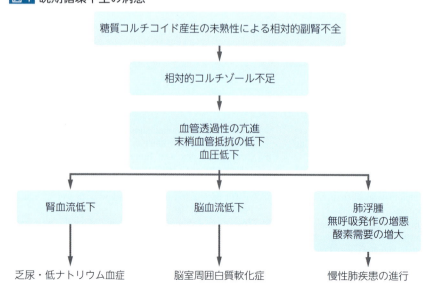

Ⅲ．② 循環／晩期循環不全 late-onset circulatory collapse；LCC

る胎盤からのプロゲステロンの供給の途絶，未熟な胎児副腎皮質機能などが影響しストレスに対するステロイド産生が不十分となり，相対的副腎皮質機能不全を発症することが主な病態として推測されている[1〜3]。しかしながら，一部の症例ではヒドロコルチゾン（HDC）の投与だけでは改善せず，カテコールアミンやバソプレシンの投与を要することから他の機序も存在する可能性もあり，メカニズムは十分に解明されていない[4]。わが国における晩期循環不全（LCC）の発症率は，8％と報告されている[5, 6]。発症因子としては在胎週数が短い，SGA，出生前ステロイド投与，呼吸窮迫症候群（RDS）の発症などの関連が指摘されている[7]。本症は血流不均衡型循環不全であり[8]，脳循環にも大きな影響を及ぼしうる。LCCは脳室周囲白質軟化症（PVL）

の重大なリスク因子であることが示されており，3歳時点での脳性麻痺のリスク因子の可能性がある[9, 10]。

症状と所見

生後数日以上を経過し，呼吸循環動態が安定した時期が存在した後に，明らかな原因（敗血症，頭蓋内出血，NECなど）がなく，突然に血圧低下もしくは尿量減少を認める。随伴症状として，全身浮腫，体重増加，呼吸状態の悪化（酸素化の不良，無呼吸の増加）を同時に認めることが多い。臨床的に重要な点は，ステロイド投与でこれらの症状が改善することである。新生児内分泌研究会から診断基準が提唱されている[11]。

晩期循環不全の診断基準 新生児内分泌研究会 2014[11]

Ⅰ．出生後数日以上経過し

Ⅱ．呼吸循環動態が落ち着いた時期が存在した後

Ⅲ．明らかな原因なく

Ⅳ．突然以下のエピソードいずれか1つ（血圧低下もしくは尿量減少）を認め

Ⅴ．昇圧治療を要した例

○エピソードとは

1. 血圧の低下：繰り返し測定した血圧がそれまでのおおよそ80％未満に低下

2. 尿量の減少（以下の3項目のいずれか）

　a）8時間の尿量が，半量未満に減少

　b）8時間の尿量が1mL/kg/時未満に減少

　c）4時間排尿が確認できない（ただし尿閉は除く）

○明らかな原因とは

　失血，敗血症，症候性PDA，IVH，NECなど，循環動態に影響を及ぼすと考えられる病態をさす

○また本病態は下記の参考所見を合併することが多く，診断の参考とする

1) 胸部X線所見：肺水腫様変化

2) Na<130mEq/L または Na値5mEq/L以上の急な低下

3) K>5.5mEq/L

4) 15g/kg/日（または1.5%/日）を超える体重増加

（小山典久：早産児晩期循環不全（早産児急性期離脱後循環不全）. 新生児内分泌ハンドブック 改訂2版，新生児内分泌研究会 編著，河井昌彦，楠田 聡 責任編集，メディカ出版，大阪，2014，p40-52. より引用）

検 査

血清ナトリウム（Na）値の低下，カリウム（K）値が上昇してくることが多いため，本症が疑われる場合は経時的に評価する。好酸球数増加も関連が指摘

されている[12]。

胸部X線では血管透過性亢進を反映して肺水腫様変化を認めることがある。

超音波検査では，後負荷の減少を反映して駆出率の有意な増加と収縮末期壁応力の減少を示す。

図2 晩期循環不全発症時の臓器血流波形
前大脳動脈および腎動脈の超音波ドプラ検査で，拡張期血流の逆流を認める。

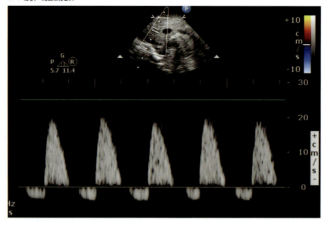

a；前大脳動脈

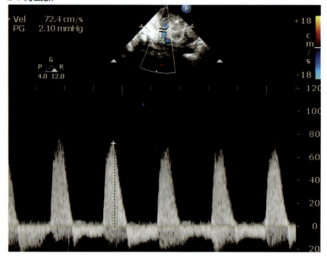

b；腎動脈

発症時に前大脳動脈や腎動脈の拡張期血流の低下，resistance index（RI）値の上昇がみられる（図2）。特に前大脳動脈の血流異常については神経学的予後との関連が指摘されており，治療介入の指標として有用である[13]。

治療と管理

本症の発症と関連する因子として，在胎週数が短い，SGA，男児，出生前ステロイド投与，高頻度振動人工換気（HFO）での呼吸管理，赤血球輸血等が報告されているが[7]，実際にLCCを予防するのは困難である。発症リスクのある在胎32週未満[2]までは血圧・尿量の管理を徹底する。発症が疑われる場合は時間単位でのバイタルサインの確認と早期からの治療介入を行い，ショック状態を回避し，神経発達障がいを予防することが最重要事項である。また，甲状腺機能低下に対し，レボチロキシンを投与する場合はLCCの発症に注意が必要である[14]。

突然の尿量低下や血圧低下を認め，経過から本症が疑われる場合，失血，敗血症，PDA，IVH，NECなどを認めないことを確認するためにも，採血，X線検査，超音波検査を行う。明らかな原因がなく，体重増加，浮腫，低ナトリウム血症，高カリウム血症，X線検査にて肺水腫様変化，超音波検査にて臓器血流途絶・逆流等（特に前大脳動脈）認められ，本症が強く疑われる場合は速やかにステロイド投与を行う。心機能低下や循環血液量過多がなければ，生理食塩水などで速やかに容量負荷も併用している。本症はカテコールアミン不応であることが多いが，容量負荷と並行してカテコール

III．2 循環／晩期循環不全 late-onset circulatory collapse；LCC

アミンの持続投与の併用も考慮し，症状の改善があるかを時間単位で判断する．高用量のドパミンやアドレナリンは臓器血流を悪化させる可能性があるので投与を控える．多くの場合，HDC生理的補充量（1～2mg/kg/回）投与後数時間で，血圧上昇・尿量増加などの症状改善がみられる．HDC投与から昇圧が得られるまでのおおよその時間は，2～4時間と考えられる[15～17]．生理的補充量で反応がない場合や，再燃する場合はHDCを適宜追加する．昇圧が得られた後は反応をみながら投与量，投与間隔を検討しており，2～5mg/kg/日/分3で数日おきに減量しながら投与継続し，漸減終了する．ステロイド投与にも不応である重症例はバソプレシン持続静注（0.2～10mU/kg/分）を行う．再燃を繰り返し，長期投与になる場合はステロイドの経口投与を行うこともある．

看護のポイント

- 早期に本症の発症に気付き，治療を開始することが重要である．超低出生体重児では浮腫の出現，呼吸状態の悪化，血圧・尿量の低下などに注意して観察する．また，Naの低下，Kの上昇が認められるため，検査データの推移を把握し，内服薬を投与する際には確実な投与を行っていく．
- 発症が疑われる場合は，非観血的血圧測定の間隔を短くするなど，バイタルサインの変化を確認する．
- 治療開始後も，数時間単位で治療への反応性があるかを確認する．ステロイド投与を行うため，ステロイドの副作用（高血糖，易感染など）に注意が必要である．
- PVLや脳性麻痺などのリスク因子でもあるため，早期発見・早期対応が重要である．

文献

1) Masumoto K, Kusuda S, Aoyagi H, et al: Comparison of serum cortisol concentrations in preterm infants with or without late-onset circulatory collapse due to adrenal insufficiency of prematurity. Pediatr Res 2008; 63: 686-90.
2) Nakanishi H, Yamanaka S, Koriyama T, et al: Clinical characterization and long-term prognosis of neurological development in preterm infants with late-onset circulatory collapse. J Perinatol 2010; 30: 751-6.
3) Masumoto K, Kusuda S: Hemodynamic support of the micropreemie: Should hydrocortisone never be left out? Semin Fetal Neonatal Med 2021; 26: 101222.
4) Ueda H, Kakita H, Ichimura S, et al: Corticotrophin-releasing hormone stimulation tests in late-onset circulatory collapse. Pediatr Int 2019; 61: 1114-9.
5) Iijima S: Late-onset glucocorticoid-responsive circulatory collapse in premature infants. Pediatr Neonatol 2019; 60: 603-10.
6) NPO Neonatal Research Network Japan: Neonatal Research Network Database Japan. 2018. https://plaza.umin.ac.jp/nrndata/（2019年1月30日最終閲覧）
7) Suzuki Y, Kono Y, Hayakawa T, et al: Neonatal factors related to center variation in the incidence of late-onset circulatory collapse in extremely preterm infants. PLoS One 2018; 13: e0198518.
8) Washio Y, Uchiyama A, Nakanishi H, et al: Hemodynamic analysis in infants with late-onset circulatory collapse. Pediatr Int 2013; 55: 582-8.
9) Nakanishi H, Yamanaka S, Koriyama T, et al: Clinical characterization and long-term prognosis of neurological development in preterm infants with late-onset circulatory collapse. J Perinatol 2010; 30: 751-6.
10) Kobayashi S, Fujimoto S, Koyama N, et al: Late-onset circulatory dysfunction of premature infants and late-onset periventricular leukomalacia. Pediatr Int 2008; 50: 225-31.
11) 小山典久：早産児晩期循環不全（早産児急性期離脱後循環不全）．新生児内分泌ハンドブック 改訂2版，新生児内分泌研究会 編著，河井昌彦，楠田 聡 責任編集，メディカ出版，大阪，2014，p40-52.
12) Okamura T, Washio Y, Watanabe H, et al: Association Between Eosinophilia and Late-onset Circulatory Collapse in Preterm Infants: A case-Control Study. Acta Med Okayama 2021; 75: 505-9.
13) Washio Y, Uchiyama A, Nakanishi H, et al: Hemodynamic analysis in infants with late-onset circulatory collapse. Pediatr Int 2013; 55: 582-8.
14) Kawai M, Kusuda S, Cho K, et al: Nationwide surveillance of circulatory collapse associated with levothyroxine administration in very-low-birthweight infants in Japan. Pediatr Int 2012; 54: 177-81.
15) Seri I, Tan R, Evans J: Cardiovascular effects of hydrocortisone in preterm infants with pressor-resistant hypotension. Pediatrics 2001; 107: 1070-4.
16) Noori S, Friedlich P, Wong P, et al: Hemodynamic changes after low-dosage hydrocortisone administration in vasopressor-treated preterm and term neonates. Pediatrics 2006; 118: 1456-66.
17) Shimokaze T, Akaba K, Saito E: Late-onset glucocorticoid-responsive circulatory collapse in preterm infants: clinical characteristics of 14 patients. Tohoku J Exp Med 2015; 235: 241-8.

III 超低出生体重児によくみられる疾患とその管理・看護

 神経

総論

> **Point**
> - 超早産児の死亡率，脳室内出血（IVH），嚢胞性脳室周囲白質軟化症（cystic PVL）は年々減少傾向にあるが，IVHはいまだ少ないとはいえない状況である。
> - IVH，cystic PVLは神経学的予後に大きな影響を及ぼす。
> - 神経評価として，頭部MRI検査の多項目所見を総合的に組み合わせたコンポジット評価が，予後予測に有用である。
> - Hammersmith新生児神経学的検査（HNNE），自発運動（GMs）評価は，脳性麻痺の早期発見に有用である。

　超早産児は脳室内出血（IVH），脳室周囲白質軟化症（PVL）を生じるリスクがきわめて高い。超早産児の救命率，IVH，cystic PVLといった合併症は年々減少しているといわれているが，わが国の新生児臨床研究ネットワーク（NRN）の報告[1]によると2003～2012年の期間にNRNデータベースに登録された在胎22～32週の早産児30,638人のうち，Papile分類GradeⅢ以上のIVHは全体の5.0%〔95%信頼区間（CI）：4.7～5.2〕であり，在胎期間別では22～24週：16.9%，25～27週：6.2%，28～30週：1.7%，31～32週：0.6%と在胎期間が短いほど発症率は高かった。過去10年間の在胎期間別年次推移では全体で5.6%→4.3%と有意に低下していた。

　また，PVLは在胎33週未満全体の発症頻度は3.6%（95% CI：3.4～4.8）で在胎期間別では22～24週：3.8%，25～27週：4.6%，28～30週：3.7%，31～32週：1.4%で，過去10年間の在胎期間別年次推移では全体で3.8%→3.1%とこちらも有意に低下していた[2]。

脳室内出血（IVH）

　IVHは神経学的影響と死亡率に大きな影響を及ぼす。IVH GradeⅠ～Ⅱで死亡率は有意に増加しないが，GradeⅢ～Ⅳでは死亡率は上昇したとの報告[3]がある。また，神経学的影響に関して，Bolisettyらの報告[4]では在胎23～28週の児を対象に後方視的コホートスタディを行い，中等度以上の神経学的障害を認める確率はIVHなしで12.1%，GradeⅠで21.1%，GradeⅡで24%，GradeⅢで41%，GradeⅣで46%という結果であった。脳性麻痺のオッズ比（OR）はIVHなしと比較し，GradeⅠ～Ⅱ［OR：1.72，95% CI：1.11～2.67］，GradeⅢ～Ⅳ［OR：5.99，95% CI：3.50～10.21］であった。わが国のデータでも，3歳時点での脳性麻痺（CP）の割合はPapile分類のGradeⅠ～Ⅱでは12.6%に，GradeⅢ～Ⅳでは39.7%にみられる。また3歳時点での知的障害〔発達指数（DQ）＜70〕はGradeⅠ～Ⅱでは19.5%に，GradeⅢ～Ⅳでは43.8%にみられ，いずれもGradeが高ければ高いほど後障害の発生率が高かった[5]。GradeⅢ以上は脳性麻痺を含む神経発達障がいを高率に合併するが，GradeⅡ以

Ⅲ．③ 神経／総論

下でも神経学的な影響は生じうる点に注意が必要である。これは，白質や灰白質の傷害を認識できないことに関連している可能性が指摘されている[6]。

脳室周囲白質軟化症（PVL）

cystic PVLは当然，脳性麻痺など神経発達障がいのリスクを高める。当院からの報告[7]では，3歳時点の脳性麻痺もしくは死亡の修正ORはcystic PVLで23.9（95％ CI：11.0～51.7）と，きわめて高い数値となっている。

新しい評価法と予後

近年MRI画像の解像度の上昇などから，IVHやcystic PVL以外の点状白質病変や小脳出血などの指摘もされるようになってきた。しかし，城所らの報告[8]では，在胎30週未満の早産児の修正満期のMRI画像をレビューし，満期のMRI画像での点状白質病変や小脳出血，Papile分類Grade Ⅰ～Ⅱ度の

IVHなどの微細病変は全体の23％に観察できたが，Bayley-Ⅱで評価された修正2歳時の運動発達や知的発達に影響を及ぼさなかったとしている。

そうしたなかで，多項目所見を総合的に組み合わせたコンポジット評価[9]（表1）が提案されている。岩田らの報告[7]では，このMRI評価法と9歳予後を比較したところ，白質異常は言語性知能指数（IQ），動作性IQ，総IQ，脳性麻痺，要特別支援を強く占っていた。すなわち，粗大な病変のみならず，MRIを系統的，網羅的に行い読影することが求められている。

当院では，修正37～38週の時点で頭部MRI検査を必須としている。呼吸状態が安定していなければ時期を延長することもあるが，退院までには必ず行っている。また，それに加えHammersmith新生児神経学的検査（HNNE），自発運動（GMs）評価も修正38週で行っている。HNNEは，新生児の中枢神経機構を姿勢，筋緊張，反射，運動，異常徴候（驚愕，振戦等）などの反応性からとらえ，比較的簡便な評価手法である。34点満点中27点未満をハ

表1 新生児 MRI 評価表

白質評価	Score 1	Score 2	Score 3
1. 白質信号の異常	異常なし	T1 or T2 で高輝度病変が片側に2カ所以内	T1 or T2 で高輝度病変が多発
2. 脳室周囲白質容量		軽度減少（中等度の脳室拡大を伴う）	重度（重度の脳室拡大）
3. 囊胞性病変		2mm以内が1つ	多発 or 2mm以上
4. 脳室拡大		中等度（全角に丸み　口角に拡大）	全体的な著明拡大
5. 脳梁低形成		局所（体部）の萎縮	全体的な萎縮

【score5～6: 正常　7～9: 軽度白質異常　10～12: 中等度白質異常　13～15: 重度白質異常】

皮質評価	Score 1	Score 2	Score 3
1. 輝度異常	異常なし		T1で高輝度病変 T2で皮質の帯状影消失
2. 脳回成熟異常		2～4週の遅れ	4週以上の遅れ
3. くも膜下腔拡大		軽度拡大 一次脳溝・半球間のスペース拡大	重度拡大 ほとんどの脳回間・半球間の著明拡大

【score3～5: 正常　6～9: 皮質異常】

（文献8より引用一部改変）

（Woodward LJ, Anderson PJ, Austin NC, et al: Neonatal MRI to Predict Neurodevelopmental Outcomes in Preterm Infants. N Engl J Med 2006; 355: 685-94. より引用一部改変）

イリスク群とし慎重にフォローしているが，一方で，当院のデータでは予後予測能の低さ[10]も指摘されている。GMs評価は，2〜3秒から1分程度持続する全身を含む流暢で優美な印象を作り出す粗大運動において，運動の振幅や速度のパターンにより児のGMsのパターンを分類したもので，writhing movements（WMs），異常なGMsとしてpoor repertoire GMs（PR），cramped-synchronized GMs（CS），chaotic GMs（Ch）の分類がある。脳性麻痺の早期発見するための評価方法を検討した報告[11]で，修正5カ月以内でMRI検査が86〜89％の感度に対し，GMs評価は98％ときわめて高い感度となっており，予後予測に非常に有用な検査である。

看護のポイント

- 急性期，特に生後72時間以内はminimal handlingに努める。72時間以降は児のバイタルサインなどパラメータ，超音波検査結果などから医師と相談して徐々に首位置を変える，軽度の体位交換など少しずつ安静度を緩めることの可否を検討する。
- 心拍数，観血的血圧測定による血圧，SpO_2や血液ガスなどのモニタリング観察，視診から最低限の必要なケアを行う。
- 児に触るタイミングを見極め，呼吸・循環が比較的安定しているタイミングで行う。児への刺激が最小限となるように，冷たい手や物品は温め，そっとやさしく，声をかけながら触れる。ハンドリングを活用しながらストレスが最小限となるように心がける。
- 気管内吸引は，それに伴うSpO_2や血圧の変動が神経発達障がいにつながりやすいためルーチンでは行わない。胸上がり，エアー入り，$PaCO_2$値，人工呼吸器の1回換気量の減少などから，その必要性を見極める。
- サーファクタント投与後では$PaCO_2$が低値となることを避け，常時適切なPaO_2，pCO_2の維持が望ましい。胸上がり，両側肺のエアー入り，肺音，皮膚色やSpO_2低下等を，適切なタイミングでの採血と児に適した呼吸器設定に調節できるよう経時的に観察し，報告する。
- 至適温度環境を保つ。低体温による肺血管抵抗の上昇，低酸素症，全身の血管の収縮，代謝性アシドーシスなどは，呼吸状態，循環動態をはじめ新生児の全身状態へ悪影響を与え，神経発達障がいにつながりうる。低体温および高体温を起こさないように，十分な保育器内の加温・加湿を行う。
- **神経学的な観察項目**：大泉門の膨隆・緊満感，縫合離開と程度，眼球異常運動，筋緊張，痙攣，過敏性，全身の皮膚色，徐脈，体温（高体温，低体温），非挿管時は無呼吸，甲高い泣き声，不穏・不機嫌など。急性期から慢性期まで幅広く，児の修正週数，日齢や状態により現れる症状は異なるため，幅広い視野で観察することが大切である。
- 早産児は筋緊張が弱く，自発的には正期産児と同じ姿勢はとれない。肢位・姿勢の良肢位の保持と生理的安定（呼吸・循環の安定，睡眠と覚醒リズムの獲得）を促し，ストレスの緩和を行う。急性期を脱したら，リハビリテーション科と連携して発達評価を行い，児の全身状態・修正週数，特徴など発達に合わせたポジショニング，NICUにおけるリハビリテーション介入を行う。

文 献

1) Ishii N, Kono Y, Yonemoto N, et al: Outcomes of infants born at 22 and 23 weeks' gestation. Pediatrics 2013; 132: 62-71.

2) 中西秀彦：分娩週数別にみた児の短期・長期予後. 周産期医学 2018；48：411-6.

3) Sarkar S, Bhagat I, Dechert R, et al: Severe intraventricular hemorrhage in preterm infants: comparison of risk factors and short-term neonatal morbidities between grade 3 and grade 4 intraventricular hemorrhage. Am J Perinatol 2009; 26: 419-24.

4) Bolisetty S, Dhawan A, Abdel-Latif M, et al: Intraventricular hemorrhage and neurodevelopmental outcomes in extreme preterm infants. Pediatrics 2014; 133: 55-62.

5) 鍋谷まこと，米本直裕，河野由美：周産期母子医療センターネットワーク2003年・2004年出生極低出生体重児の3歳時予後脳室内出血の重症度と予後. 平成21年度 厚生労働省「周産期母子医療センターネットワーク」による医療の質の評価と，フォローアップ・介入による改善・向上に関する研究, 平成21年度 総括・分担研究報告書, 2010, p71-6.

6) Inder TE, Huppi PS, Warfield S, et al: Periventricular white matter injury in the premature infant is followed by reduced cerebral cortical gray matter volume at term. Ann Neurol 1999; 46: 755-60.

7) Iwata S, Nakamura T, Hizume E, et al: Qualitative brain MRI at term and cognitive outcomes at 9 years after very preterm birth. Pediatrics 2012; 129: e1138-47.

8) Kidokoro H, Anderson PJ, Doyle LW, et al: Brain injury and altered brain growth in preterm infants: predictors and prognosis. Pediatrics 2014; 134: e444-53.

9) Woodward LJ, Anderson PJ, Austin NC, et al: Neonatal MRI to Predict Neurodevelopmental Outcomes in Preterm Infants. N Engl J Med 2006; 355: 685-94.

10) 儀間裕貴，木原秀樹，中村友彦：極低出生体重児に対するDubowitz神経学的評価と修正6歳時点の発達の関係. 日本周産期・新生児医学会雑誌 2015；51：981-8.

11) Novak I, Morgan C, Adde L, et al: Early, Accurate Diagnosis and Early Intervention in Cerebral Palsy: Advances in Diagnosis and Treatment. JAMA Pediatr 2017; 171: 897-907.

III 超低出生体重児によくみられる疾患とその管理・看護

3 神経

脳室内出血
intraventricular hemorrhage; IVH

Point

- 脳室内出血（IVH）は脳血流量の増加や変動，脳静脈圧の上昇，凝固障害により上衣下胚層が出血し生じる。特に生後72時間以内に生じやすく，安定した呼吸・循環管理，minimal handlingが重要である。症状はさまざまだが，大泉門の膨隆，ヘモグロビン値の突然の低下，高血糖，高カリウム血症，低血圧，徐脈がIVHの初期症状として起こることがあり，早期発見に努めたい。
- 出血が生じた場合は急速に脳室拡大をきたす場合があり，頭囲測定，頭部超音波検査，大泉門膨隆の評価をこまめに行う。

病態・病因

脳室内出血（IVH）は，一般的に側脳室周囲にある上衣下胚層の出血により生じるとされる。

IVHが生じやすい要因を表1に挙げる。

IVHの誘因には，脳血流量の増加や変動，脳静脈圧の上昇，凝固障害がある。特に低血圧後の再灌流後に生じやすい[1]。すなわち，呼吸状態の悪化，気胸，低血圧，感染，血小板数や凝固能異常がリスクとなる。気管挿管，気管内吸引，サーファクタント注入でさえもリスクとなる[2]。

出血範囲が大きい場合は脳室周囲出血性梗塞を起こし，広範な脳障害をきたす。Grade Ⅲ，Ⅳの場合は，出血前の虚血障害や，出血後の脳血流低下，頭蓋内圧上昇，血管攣縮により脳細胞傷害が生じる。重症IVHでは脳室周囲白質障害に加え，橋細胞壊死が起こることがある[3]。

一方，実質性出血は前頭頭頂部でみられることが多く約15％で生じるが，IVHの延長ではなく，別の過程で生じる出血性梗塞と考えられている。多くの場合，片側性であり，左右非対称性である。

IVHは在胎33週未満の児で特に生後96時間以内に最も起こりやすく，生後6時間以内に25％，生後24時間以内に50％，生後72時間以内に90％が生じている。一方，生後72時間以降に発症するのは5％未満である[4]。

表1 脳室内出血が生じやすい要因

上衣下胚層は内頸，前大脳，中大脳動脈の終枝が支配しており，虚血やうっ血など血流変化を受けやすい。
上衣下胚層は在胎25〜26週で最大となり，以降は縮小傾向になる。
上衣下胚層は代謝活動が活発であり低酸素・虚血の影響を受けやすい。
上衣下胚層を流れる脈絡叢からの静脈還流はうっ滞しやすい構造にあるため，容易に側脳室内に穿破してしまう。
血管壁がコラーゲンや細胞成分に乏しく，急激な脳血流変化で破綻しやすい。

症状と所見

出血の程度により症状はさまざまで，無症状なものから昏睡，麻痺，痙攣，除脳姿勢，無呼吸といった急激な神経症状まで生じうる。大泉門の膨隆，

ヘモグロビン値の突然の低下，高血糖，高カリウム血症，低血圧，徐脈がIVHの前触れとして起こることがある。しかし，一般的には意識レベルの低下，筋緊張低下，四肢の異常な動き，異常な眼球運動が徐々に出現する。25～50%の症例では臨床的所見を欠くケースあり，ルーチンでの頭部超音波検査で気付かれる。

また死亡率は出血のGradeが上がるほど上昇するといわれ，後述のGrade Ⅲ，Ⅳの重症IVHは生命予後に大きく影響し，死亡率はGrade Ⅰ：4%，Grade Ⅱ：10%，Grade Ⅲ：18%，Grade Ⅳ：40%程度と報告されている[5]。

検査

ハイリスク児では頭部超音波検査を適宜行い，早期発見に努める。

重症度分類としては，主に2つのものがある。Papile分類[6]（表2）は，原著では日齢2～6の間に撮像された頭部CT所見に基づいて分類されたものであったが，それを超音波検査に適用し用いられてきた。早産児の脳室拡大の定義がない点，一過性の側脳室拡大をどう分類するかなどの問題がある。

Volpe分類[3]（表3）は超音波検査によるIVHの重症度分類で，実質内出血はIVHの直接的な波及によらず，合併症である静脈性出血性梗塞であるという見地から分類されている。Grade Ⅰ～Ⅲに関しては，実際の臨床上はPapileの分類と同様に使用されていることが多いと思われる（図1）。

表2 Papileの分類

Grade1	脳室上衣下出血 (subependymal hemorrhage)
Grade2	脳室拡大のない脳室内出血
Grade3	脳室拡大のある脳室内出血
Grade4	脳実質内出血を伴った脳室内出血

(Kaiser JR, Gauss CH, Williams DK: Surfactant administration acutely affects cerebral and systemic hemodynamics and gas exchange in very-low-birth-weight infants. J Pediatr 2004; 144: 809-14. より引用)

表3 Volpeの分類

Ⅰ	上衣下出血のみ，または脳室内腔の10%以下
Ⅱ	脳室内出血は脳室腔の10～50%
Ⅲ	出血は脳室腔の50%以上で多くは脳室拡大を伴う
付随	脳室周囲の脳実質のエコー輝度上昇

(Volpe JJ: Neurology of the Newborn 5th ed. WB Saunders, Philadelphia, 2008. より引用)

図1 IVHのGrade

a：Grade Ⅰ 側脳室内腔の10%以下の出血
b：Grade Ⅱ 10～50%を占める出血
c：Grade Ⅲ 脳室の50%以上を占める出血で脳室の拡大を伴う
d：頭部超音波検査での脳実質の梗塞を示す高輝度領域
　　Papile分類ではGrade Ⅳ。Vople分類ではGrade分類に含まない。

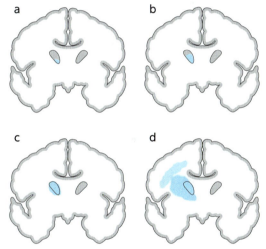

(Volpe JJ: Neurology of the Newborn 5th ed. WB Saunders, Philadelphia, 2008. より引用)

治療と管理

根本的な治療方法はなく，予防がなにより重要である。院外出生や出生後の転院搬送の症例では出血リスクが高いとされている。表4に予防で重要な点を挙げる。

母体ステロイドは，コクランレビュー[7]によるとIVHのリスクを有意に減少させる結果であった。

出生後の管理としては，低二酸化炭素血症，低酸素血症の回避，アシドーシスの予防，気胸の予防，重炭酸ナトリウムやvolume expanderの急速静注を避けること，適切な血圧管理が重要である。

表4 IVH 予防

出生前	早産予防，適切な施設への母体搬送，母体ステロイド投与[3]，適切な分娩時期の設定
出生時	適切な蘇生，臍帯ミルキング
出生後	minimal handling，安定した呼吸・循環管理，適切な鎮静管理

呼吸器管理

呼吸器管理においては，低二酸化炭素血症（$pCO_2 < 30\,mmHg$），高二酸化炭素血症（$pCO_2 > 55\,mmHg$）の両方を避けることが重要である。CO_2の変動は脳血流に大きな影響を与える。当院では急性期はpCO_2 40mmHgを目標に管理を行っている。初期治療に伴い，サーファクタント投与を使用することが多々あるが，投与中や投与後にpCO_2低下をきたすことがあり注意が必要である。気管吸引などでも血圧の変動などをきたしリスクとなるため，処置は必要最小限にとどめるべきである。高頻度振動人工換気（HFO）の早期使用に関してランダム化比較試験（RCT）が行われ，Grade Ⅲ以上のIVHの有意な増加はなかった[8]。

循環管理

循環管理に関しては，低い平均動脈圧（MAP）および血圧の変動の増加はIVHのリスク増加と関連しており，動脈ラインなどでの動脈圧の細かな観察は重要である。少なくとも在胎26週未満の児の急性期は全例，動脈ルートを確保しモニタリングを行っている。しかし，血圧の目標値を達成するために循環作動薬や容量負荷などによる介入がIVH予防につながるか，転帰を改善させるかについての明確なエビデンスはない。当院では出生後にルーチンでのステロイドやカテコールアミンの投与は行っておらず，血圧や超音波所見に応じて使用している。炭酸水素ナトリウムやvolume expandersの急速投与もIVHのリスクがあり，投与は慎重を要する。

動脈管に対するインドメタシン投与に関しては，Schmidtらの報告[9]では出生体重500～999gの児を対象に行ったRCTでGrade Ⅲ以上のIVHを予防する効果はあったが，18カ月時の神経発達障がいや死亡に関しての予後改善効果はなかった。当院では在胎26週未満で出生しインドメタシン投与の禁忌

にあたらない症例では予防投与している。またイブプロフェンに関しては，2023年より使用を開始しており，投与方法は添付文書に従って実施している。

鎮痛・鎮静

鎮痛・鎮静に関しては，一般的にモルヒネ，フェンタニル，ミダゾラム，フェノバルビタールなどが使用されることが多い。循環動態に影響を与える点や，近年，潜在的な有害事象も懸念されており，ルーチンでの使用に関しては推奨されない流れになっている。当院では生後72時間の超急性期はフェンタニル持続投与を中心とし，必要時はフェノバルビタールによる追加鎮静を行い，minimal handlingを心がけている。

臍帯ミルキング

臍帯ミルキングに関しては，在胎33週未満で出生の児を対象にしたメタ解析[10]で有意にIVHの発症率が下がったと報告されている。一方，欧米では在胎28週未満の臍帯ミルキングを推奨せず臍帯遅延結紮を推奨[11, 12]しているが，日本とはミルキングの方法が違うことなどが指摘されている。

当院でも，在胎28週未満の超早産児では基本的に出生後の臍帯ミルキングを行っている。

出血とその管理

出血が生じた場合は引き続き呼吸，循環の安定に努めることのほかに，深鎮静と凝固能検査を行う。当院では，鎮痛・鎮静は超急性期管理と同様にフェンタニルを基本的に使用し，それでも十分に安静が得られなければミダゾラムやフェノバルビタールなどを追加する。深鎮静の期間は出血拡大がないと判断してから48時間としている。凝固能に異常がみられた場合は，新鮮凍結血漿（FFP）などを用いて凝固能が正常範囲に収まるよう，積極的な管理を行っている。

慢性期管理

先に示したように，IVHが生じやすいのは生後72時間までで，それ以降，IVHの発症リスクは大きく下がるとされるが，日齢4以降もIVHのリスクはある。生じうる状況としては呼吸や循環などの急激な状態悪化が要因となる。具体的には重症感染や動脈管開存症の症候化などがリスクとなるため，

Ⅲ．③ 神経／脳室内出血 intraventricular hemorrhage；IVH

こうした状況が生じた際は，頭部超音波検査をこまめに行う必要がある。

FCC Point

　IVH を合併した児では，その後の出血の拡大がなく鎮痛・鎮静管理を終了した後も易刺激性がみられることがある。鎮痛・鎮静薬を使用しない適切なポジショニングやスワドリング，ホールディングなどで安寧を図ってあげる必要がある。その重要性について家族と共有し，それらの方法を説明し実施してもらうことで児の安寧を得られるだけでなく，家族の愛着形成につながることもある。

！看護のポイント

- 急性期，特に生後 72 時間以内は出血をきたしやすく，minimal handling に努める。72 時間以降は児のバイタルサインなどパラメータ，超音波検査結果などから医師と相談して徐々に首位置を変える，軽度の体位交換など少しずつ安静度を緩めることの可否とタイミングを検討する。
- 脳内うっ血予防に上体挙上を行う。
- 保育器の取り扱い，窓の開閉や X 線検査のフイルム挿入などを静かに行う。照度の調節を行う。
- サーファクタント投与後は CO_2 値の変動をきたしやすいので，胸上がりなどの変化に注意する。
- 気管内吸引や痛みを伴う処置の際は，バイタルサインの変動をきたしやすいため，生後72 時間以内は医師とともに行うことが望ましい。また，処置のタイミングを見極める。
- 急激な血圧変動は IVH のリスクとなるため，医師と相談して血圧の目標値を明確にする。
- 児に適したポジショニングを行い，良肢位の保持，生理学的安定とストレス緩和に努める。
- 児に触れるのは最小限にしつつも，児に合わせたケアパターンの調節を行う。
- 無呼吸発作，徐脈，全身の皮膚色の悪化（皮膚の蒼白），易刺激性，活気低下などのバイタルサインの変動は出血の症状である可能性があるため，児のモニタリングや全身状態の観察が重要である。
- 出血傾向の有無と程度，Hb や Ht の低下の有無，血液ガスで急激な代謝性アシドーシスの増悪などを確認する。

文 献

1) Ment LR, Stewart WB, Duncan CC, et al: Beagle puppy model of intraventricular hemorrhage. J Neurosurg 1982; 57: 219-23.

2) Kaiser JR, Gauss CH, Williams DK: Surfactant administration acutely affects cerebral and systemic hemodynamics and gas exchange in very-low-birth-weight infants. J Pediatr 2004; 144: 809-14.

3) Volpe JJ: Neurology of the Newborn 5th ed. WB Saunders, Philadelphia, 2008.

4) Ment LR, Schneider K: Intraventricular hemorrhage of the preterm infant. Semin Neurol 1993; 13: 40-7.

5) Christian EA, Jin DL, Attenello F, et al: Trends in hospitalization of preterm infants with intraventricular hemorrhage and hydrocephalus in the United States, 2000-2010. J Neurosurg Pediatr 2016; 17: 260-9.

6) Papile LA, Burstein J, Burstein R, et al: Incidence and evolution of subependymal and intraventricular hemorrhage: a study of infants with birth weights less than 1,500 gm. J Pediatr 1978; 92: 529-34.

7) Roberts D, Brown J, Medley N, et al: Antenatal corticosteroids for accelerating fetal lung maturation for women at risk of preterm birth. Cochrane Database Syst Rev 2017; 3: CD004454.

8) Moriette G, Paris-Llado J, Walti H, et al: Prospective randomized multicenter comparison of high-frequency oscillatory ventilation and conventional ventilation in preterm infants of less than 30 weeks with respiratory distress syndrome. Pediatrics 2001; 107: 363-72.

9) Schmidt B, Davis P, Moddemann D, et al: Long-term effects of indomethacin prophylaxis in extremely-low-birth-weight infants. N Engl J Med 2001; 344: 1966-72.

10) Al-Wassia H, Shah PS: Efficacy and safety of umbilical cord milking at birth: a systematic review and meta-analysis. JAMA Pediatr 2015; 169: 18-25.

11) Aziz K, Lee CHC, Escobedo MB, et al: Part 5: Neonatal Resuscitation 2020 American Heart Association Guidelines for Cardiopulmonary Resuscitation and Emergency Cardiovascular Care. Pediatrics 2021; 147 (Suppl 1): e2020038505E.

12) Madar J, Roehr CC, Ainsworth S, et al: European Resuscitation Council Guidelines 2021 : Newborn resuscitation and support of transition of infants at birth. Resuscitation 2021; 161: 291-326.

III 超低出生体重児によくみられる疾患とその管理・看護

3 神経

出血後水頭症

Point

- 出血後水頭症は Grade Ⅲ以上の脳室内出血（IVH）で生じることが多い。急激な頭囲拡大、脳室拡大をきたすため出血後は頭囲測定、頭部超音波検査を細目に行う。
- 治療としては脳室リザーバー留置か脳室‒腹腔シャント術となるが、体重や全身状態を評価しながら時期を検討する。

病態・病因

脳室内出血（IVH）Grade Ⅰ、Ⅱの場合、出血塊は自然に分解されるが、Grade Ⅲ以上の場合は1～3週にわたって脳室拡大が進展し、水頭症をきたすことがある。急性水頭症ではIVHで生じた凝血塊がくも膜絨毛の働きを阻害することによる髄液吸収障害が、慢性水頭症では凝血塊や出血後の炎症による髄液流出路の閉塞が、それぞれ原因と考えられている。

症状と所見

出血後水頭症をきたした場合は、数日から数週で頭囲の急速な拡大、大泉門の膨隆、頭蓋縫合の離解などが生じる。ときに低血圧、高血圧、徐脈、易刺激性が症状として現れる。

検査

水頭症評価には頭部超音波検査、頭囲計測、大泉門の所見、縫合離解の程度が重要である。
頭囲に関しては在胎週数ごとの標準頭囲を基準に、1週間に1cmを超える頭囲拡大や+2SDを超えてきた場合には外科的介入を検討する。術前には単純X線検査で頭部2方向、頭部CT検査、頭部MRI検査で評価を行う（図1）。

治療と管理

出血後水頭症が起こった児のうち、約50％が4～8週間で急速進行性の脳室拡大を発症する。重症のIVH後では修正36週までは、1～2週ごとに定期的なスクリーニング超音波検査を行い脳室拡大の進行を評価して、頭囲測定や臨床所見の評価も行う[1]。

治療は脳室ドレナージが有効である。当院では、体重2,000g未満は全身状態、皮膚の状態などを総合的に判断したうえで、まずは脳室リザーバー留置を行い、体重が2,000g以上あれば一期的に脳室‒腹腔シャント術を行っていることが多い。図2に当院での管理フローチャートを示す。

一時的な外シャントや脳室内PIカテーテル留置などの方法もあるが、感染リスクが高く、シャント圧の管理も慎重を要する。腰椎穿刺は予後を改善しないとの報告[2]が出ており、当院では実施していない。また、脳脊髄液産生を抑制する目的で、アセタゾラミドとフロセミド内服の有用性が検討[3]されていたが、シャント留置率に差はなく、1歳での神経学的予後悪化に関連するという結果であった。従って、当院でも水頭症予防に対しては使用していない。

137

図1 出血後水頭症
頭部 MRI 画像（T1 強調）：左側脳室の拡大を認める。a: 水平断面，b: 矢状断面

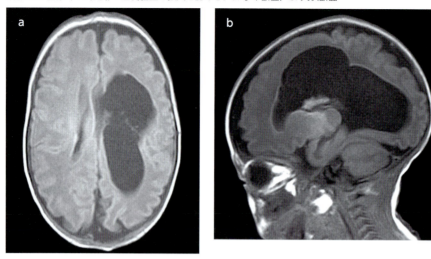

図2 脳室内出血後の管理

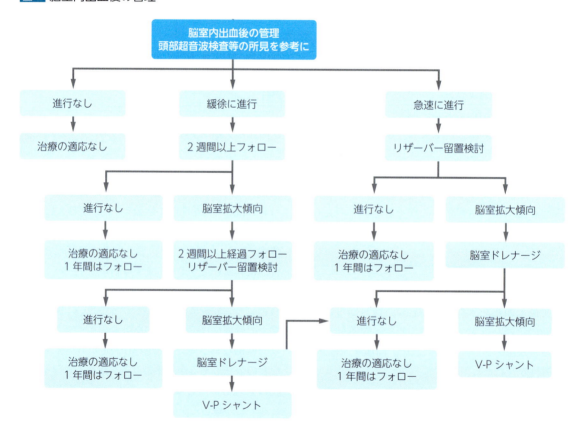

FCC Point　シャント留置になった場合は，退院後のシャントトラブルに対応してもらう必要があるため，シャント感染などの所見は家族に説明し，理解してもらうことが必須である。また普段から頭囲，大泉門，眼位，嘔吐の程度などの本人の様子を家族と共有し，変化に気付いてもらえるようにしておくことも重要である。

看護のポイント

- IVH後，出血後水頭症を起こす可能性があるため，医師と相談して児に合わせた頻度で頭囲測定を行う。
- 急激な頭囲拡大，頭蓋縫合の離開，大泉門の膨隆と緊満感，周期性呼吸や無呼吸発作の増加，徐脈，易刺激性，落陽現象，嘔吐，痙攣などの頭蓋内圧亢進症状の観察を行う。
- 早産児の皮膚は薄くて脆弱なうえに頭囲拡大により，頭皮の伸展と頭皮静脈が怒張する。そのため，容易に循環障害が起こり発赤・褥瘡を起こしやすい。脳室リザーバー（オンマイヤリザーバー）および脳室-腹腔シャント（V-Pシャント）挿入時には，脳神経外科医師に確認しながら，リザーバーやシャント部位の褥瘡予防と頭部の変形予防の観点から体位交換の頻度を決める。変形予防のために挿入部位を下にする場合には，柔らかいスポンジなど除圧マットを使用する。
- 脳室リザーバー留置中は，髄液の穿刺前後での頭囲測定，大泉門の状態と緊満感など頭蓋内圧亢進症状の変化を観察する。リザーバーからの髄液穿刺は日勤帯に行うことが多いため，髄液が貯留してくる次回の穿刺の直前（朝方など）に症状が増していないかも注意深く観察する。
- V-Pシャント挿入後は，シャント機能不全の可能性があるため，引き続き頭蓋内圧亢進症状に注意する。また，シャント周囲の浮腫の程度と有無，シャント感染，腹部症状に注意する。

文献

1) Inder TE, de Vries LS, Ferriero DM, et al: Neuroimaging of the preterm brain: review and recommendations. J Pediatr 2021; 237: 276-87.e4.
2) Whitelaw A, Lee-Kelland R: Repeated lumbar or ventricular punctures in newborns with intraventricular haemorrhage. Cochrane Database Syst Rev 2017; 4: CD000216.
3) Kennedy CR, Ayers S, Campbell MJ, et al: Randomized, controlled trial of acetazolamide and furosemide in posthemorrhagic ventricular dilation in infancy: follow-up at 1 year. Pediatrics 2001; 108: 597-607.

III 超低出生体重児によくみられる疾患とその管理・看護

3 神経

脳室周囲白質軟化症
periventricular leukomalacia; PVL

Point

- 脳室周囲白質軟化症（PVL）は早産児の脳室周囲白質部に生じる虚血性病変で、① cystic（囊胞性），② non-cystic（非囊胞性），③ diffuse white matter gliosis（DWMG）に分けられる。
- 近年 cystic PVL はまれであるが，non-cystic PVL は早産児の白質障害の大半を占めているといわれている。
- PVL のリスクには虚血，感染，低二酸化炭素血症がある。cystic PVL となった場合は痙性麻痺，non-cystic PVL の場合は認知行動障害が生じやすい。
- 治療法はなく，予防がなにより重要である。

病態・病因

　早産児の脳室周囲白質部に生じる虚血性病変である。側脳室三角部から後角の上部および外側部の脳室周囲白質に好発する。病理学的には①cystic（囊胞性），②non-cystic（非囊胞性），③diffuse white matter gliosis（DWMG）に分けられる（図1）。cysticとnon-cysticは白質の深部に巣状の壊死があり，未熟オリゴデンドロサイト（pre-OLs）の欠失と著明なアストログリオーシスに特徴されるびまん性の傷害を認める。cysticでは囊胞は巨視的で複数認めるが，non-cysticでは微視的でグリア瘢痕を伴っている。DWMGは，局所性壊死を伴わないびまん性のアストログリオーシスである[1]。

　近年，cytic PVLはまれであるが，non-cystic PVLは早産児の白質障害の大半を占めている。1,500g未満で出生した児の50％はある程度の白質障害をきたし，このなかに5〜10％の脳性麻痺症例，約50％の認知行動障害が含まれているといわれている[2]。

　PVLの病因は，白質の発達にかかわる因子の脆弱性が絡みあっていると考えられている（図2）。虚血と感染・炎症が機序の最初と考えられている。白質内の動脈境界末端領域という解剖学的特徴や，

図1 白質障害の3パターンの模式図

a 囊胞性　　　　　　　　b 非囊胞性　　　　　　　　c DWMG

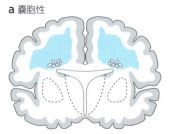
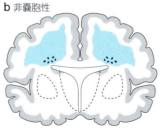
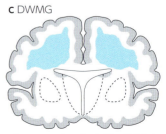

(Khwaja O, Volpe JJ: Pathogenesis of cerebral white matter injury of prematurity. Arch Dis Child Fetal Neonatal Ed 2008; 93: F153-61. より引用)

III. ③ 神経／脳室周囲白質軟化症 periventricular leukomalacia；PVL

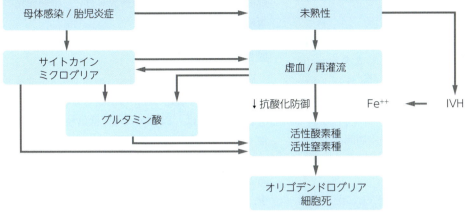

図2 脳室周囲白質軟化症（PVL）の病態メカニズム

(Khwaja O, Volpe JJ: Pathogenesis of cerebral white matter injury of prematurity. Arch Dis Child Fetal Neonatal Ed 2008; 93: F153-61. より引用改変)

脳血流の調節能の未熟性があり，虚血は生じやすい。さらに感染や炎症は，白質内の広範囲で炎症性サイトカインを上昇させ，広範囲にミクログリアを活性化する。これらによりグルタミン酸興奮毒性や活性酸素種（reactive oxygen species; ROS），活性窒素種（reactive nitrogen species; RNS）によるフリーラジカルが活性化され，脆弱なpre-OLsを細胞死に至らしめる。pre-OLsは，抗酸化酵素の発達が遅いことや，ラジカルへの変換を媒介する鉄が多いなどの理由でフリーラジカルに弱い。

慢性広汎性白質障害ではpre-OLsの細胞死が原因ではなく，髄鞘形成障害および軸索損傷が原因と考えられている。低栄養や甲状腺ホルモン欠乏でも髄鞘化障害をきたすといわれている。

典型的なcystic PVLでは障害発生後3時間より虚血性凝固壊死が生じ，その組織反応として3時間〜1日でミクログリアが活性化される。2日より壊死層の周囲に軸索変性が生じ，3〜5日より脂肪顆粒細胞が出現，ついでアストログリアや血管新生が明瞭に出現する。空洞形成は13〜14日頃にみられる。脳室周囲に運動に重要な皮質脊髄路が走っているため，脳性麻痺を生じやすい。

従って，PVLのリスクとしては，虚血，感染に関連したものが挙げられる（表1）。

症状と所見

生後数カ月は特異的な症状を欠くため，ルーチン

表1 脳室周囲白質軟化症（PVL）のリスク

早産児，多胎児〔特に双胎間輸血症候群（twin-to-twin transfusion；TTTS）〕
出生前：胎児発育不全（FGR），胎児仮死，前置胎盤，前期破水，子宮内感染
出生時：新生児仮死，胎児母体間輸血症候群など
出生後：徐脈を伴う重症無呼吸発作，症候性動脈管開存症，敗血症性ショック，低二酸化炭素血症，エアリーク，晩期循環不全症，甲状腺機能低下症

の超音波検査や頭部MRI検査など画像診断で見つかることが多い。

cystic PVLでは，生後6カ月以降になるとその症状は顕著となる。好発部位である側脳室後角は皮質脊髄路があり痙性麻痺を起こす。典型的には下肢を支配する皮質脊髄路が存在する両下肢の痙性麻痺を生じるが，神経線維の分布は，内側から下肢，体幹，上肢の順になっており，PVLの重症度により，下肢から上肢へと麻痺の部位が拡大していき，広範なcystic PVLであれば四肢麻痺や視力障害もきたしうる。

広範なnon-cystic PVLでは，認知行動障害，注意欠如・多動症，視覚障害・痙性麻痺を伴わない協調運動障害が起こりうる。多くのnon-cystic PVLではcystic PVLと異なり，運動障害はわずかで認知障害が顕著となることが多い[3]。

検査

頭部超音波検査

頭部超音波検査が簡易で，経過をみるうえでは重要である．しかし囊胞性病変を形成するcystic PVLは超音波検査で診断される（図3）が，non-cystic，DWMGに関しては，超音波検査での診断は困難である．

PVLにつながる所見としては，脳室周囲高エコー域（PVE）が重要である．脈絡叢との輝度を比較して分類がなされる（表2）．

PVE 3度やPVE 2度の遷延は，PVLに至る可能性が高い．典型的なcystic PVLでは，PVE出現後1〜3週間経過したところでPVE箇所の櫛状に囊胞を形成し，最終的には側脳室の壁不整となる．米国小児科学会（AAP）では，在胎30週未満の児に対して，生後7〜14日までは超音波検査を頻回に行うことを推奨している[4]．当院では，在胎30週未満の児では少なくとも生後2週間以内は頻回に，それ以降も週1回は頭部超音波検査を行い，早期発見に努めている．

頭部MRI検査

MRI検査所見（図4）は超音波検査よりも感度は上がるが，微小な壊死の検出は困難である．典型的なcystic PVLでは，T1強調画像で低信号，T2強調画像で高信号の囊胞性病変を認める．non-cystic PVLではT1強調画像で高進号領域として現れることがある．DWMGの場合は重度の場合は白質領域の減少，脳室拡大，脳回発達の障害，くも膜下腔の拡大として現れることがある[5]．側脳室周囲白質の囊胞病変，線状病変を認める症例では脳性麻痺や知的発達遅延のリスクが高いと報告されている[6]．極低出生体重児では修正36〜40週での頭部MRI検査を行う．また，拡散テンソルイメージング（DTI）のようなより新しい技術は，損傷の危険性がある脳領域を定義するのに役立つとされている[7]．

図3 脳室周囲白質軟化症：cystic PVL
頭部超音波画像．脳室周囲に囊胞（→）を多数認める．
a: 矢状断面，b: 冠状断面．

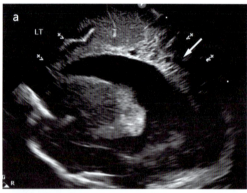

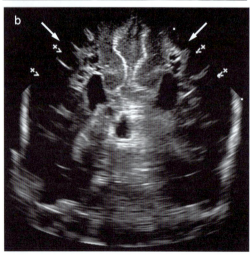

表2 脳室周囲高エコー域（PVE）の分類

PVE1度	脳室周囲のエコー輝度が脈絡叢よりも低い
PVE2度	脳室周囲のエコー輝度が脈絡叢と同程度
PVE3度	脳室周囲のエコー輝度が脈絡叢よりも高い，もしくは同程度でも側脳室三角部白質を超えるもの

図4 脳室周囲白質軟化症
頭部MRI画像（T1強調），水平断面．両側対称性に側脳室後部〜三角部拡大を認める．側脳室に近接して，その周囲に大小の囊胞構造の多発と高信号領域を認める．

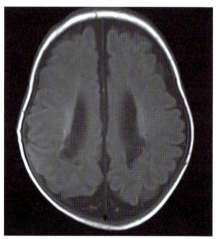

治療と管理

根本的な治療はなく，発症を予防することが重要である．特に，pre-OLsが多い時期の虚血予防や，感染症予防が重要となる．当院では呼吸管理として，急性期にはnormocapneaを目標とするが，急性期以降はCO₂ 40〜60 mmHgのpermissive hypercapneaとし，CO₂<35 mmHgにはならないよう心がけている．循環についても動脈管開存性の症候化や晩期循環不全などの徴候があれば積極的に治療をしている．低栄養や甲状腺機能低下に対する積極的介入が，予防に有効な可能性がある．

cystic PVLは多くの場合，痙性麻痺となるため，早期リハビリテーション介入が重要となる．また，てんかんを呈しやすく，小児神経科との連携も重要となる．聴力や視力に問題を呈することもあり，耳鼻科や眼科との連携も必要である．

FCCの観点からは家族に，PVLは成長に伴い症状が顕在化してくることが多い疾患であること，痙性麻痺だけでなくてんかんや知能障害，聴力，視力などに問題が出てくることを，入院中から理解してもらう必要がある．また，退院後の児の変化に気付けるように，入院中の児の哺乳中の様子や，安静時，啼泣時などの姿勢，手足の動きなどをよく観察してもらうことが重要であると考える．

看護のポイント

- 予防がなにより大切である．虚血や徐脈，血圧低下，無呼吸，感染が発症の要因となる．
- 人工呼吸管理中，低二酸化炭素血症で脳血管の収縮・脳血流減少が起こるためCO₂値など血液ガス値を確認して呼吸管理を行う．
- 血圧低下，循環動態の変動を最小限とするため，急性期はminimal handlingに努める．また，循環作動薬の交換時には血圧変動が最小限となるように工夫する．
- 晩期循環不全の初期症状である，尿量減少，浮腫，低血圧などの症状に注意する．
- 気管内吸引や体位交換時など肺胞虚脱，徐脈予防に努める．
- 無呼吸発作時は，早期回復に努め，原因検索や必要時薬剤投与を行う（p.75「Ⅲ①呼吸 無呼吸発作」参照）．
- 感染予防に努めながら，not doing well，低体温など感染の初期症状を早期発見する．
- 安静の保持，ストレス軽減，筋緊張の正常化，感覚行動統合のため，児に適したポジショニングを行う（p.252「Ⅲ⑪ポジショニング・皮膚保護 ポジショニング」参照）．また，PVLの症状は成長とともに現れてくるため，超・極低出生体重児，ハイリスク児は神経科，リハビリテーション科と連携し早期から感覚運動発達支援の介入を行う．

文献

1) Khwaja O, Volpe JJ: Pathogenesis of cerebral white matter injury of prematurity. Arch Dis Child Fetal Neonatal Ed 2008; 93: F153-61.
2) Volpe JJ: Cerebral white matter injury of the premature infant-more common than you think. Pediatrics 2003; 112（1 Pt 1）: 176-80.
3) Volpe JJ: Neurology of the Newborn 5th ed. Saunders, Philadelphia, 2008.
4) Ment LR, Bada HS, Barnes P, et al: Practice parameter: neuroimaging of the neonate: report of the Quality Standards Subcommittee of the American Academy of Neurology and the Practice Committee of the Child Neurology Society. Neurology 2002; 58: 1726-38.
5) Inder T, Huppi PS, Zientara GP, et al: Early detection of periventricular leukomalacia by diffusion-weighted magnetic resonance imaging techniques. J Pediatr 1999; 134: 631-4.
6) 城所博之，奥村彰久：脳室周囲白質軟化症（PVL）．周産期医学 2013；43（増刊）：590-4.
7) Barkovich AJ: Concepts of myelin and myelination in neuroradiology. AJNR Am J Neuroradiol 2000; 21: 1099-109.

3 神経

新生児発作
neonatal seizure

> **Point**
> - 新生児発作は多くの場合，症候性であり，早期診断が重要である。特に早産児では死亡率上昇をきたすため見逃せない。正確な診断には，脳波検査もしくはaEEGが必要で，発作性活動と臨床症状を同時に認めた場合のみを新生児発作と診断する。脳波における発作時変化は律動的に一定の形態の波形が10秒以上反復して出現するのが特徴的である。
> - 治療は，全身状態の管理を行いながら基礎疾患の診断を進める。抗てんかん薬に関し十分なエビデンスがある治療法は確立されていないが，フェノバルビタールが一般的に使用されている。

病態・病因

新生児発作は，中枢神経障害の存在を示す重要な徴候である。多くは症候性で死亡や神経学的予後不良に直結するため，早期の診断・治療が重要である。特徴は，臨床症状と発作時脳波所見とに大きな乖離(electro-clinical dissociation)があることである。臨床症状のみでは判断は困難で，脳波検査もしくはamplituted-integrated electroencephalogram (aEEG)を用いて検出するのが望ましい。症状からなされる臨床診断のみで新生児発作を正確に診断するのは困難であり，続く管理も不十分となる。どんなに詳細に臨床症状を観察しても，新生児発作の約3分の2は診断できないといわれている[1]。従って，新生児発作の確定診断は発作時脳波所見に基づき，発作時に発作性活動を認めたもののみを「新生児発作」とする。発作時に発作性活動を認めないものは「非皮質起源イベント」，新生児発作を疑うイベントで発作時脳波を記録しなかったものは「新生児発作様イベント」とし，「新生児発作」とは記載しない[2]。

鑑別は表1[3]が挙げられる。

新生児発作の頻度は出生1,000に対して正期産児で2～3例，早産児で10～15例の発症といわれ，早産児で比較的多く生じる[4]。早産児では正期産児に比べて，新生児発作をきたした場合の死亡率が2倍以上といわれており，重要な所見である。特に在胎28週未満の場合は死亡39%と高く，注意が必要である。超早産児の新生児発作の原因で最も多いのは，脳室内出血である。また，中枢神経感染症も正期産児より有意に多い[5]。

症状と所見

2021年にILAE(International League Against Epilepsy)が新生児痙攣の新しい分類を発表した。ILAEにより提唱された典型的な痙攣のタイプと症状を表2に挙げる[6]。

ILAEの分類システムでは，新生児発作の約50～80%は電気症状のみであることを認識し，電気臨床発作を①異常な運動を特徴とする運動発作，②自律神経変化または行動停止を特徴とする非運動発作，③連続発作または分類不能のいずれかに分類している。

早産児では正期産児と比較すると，脳波所見はあるが臨床症状を有さないsubclinical seizuresが

Ⅲ．③ 神経／新生児発作 neonatal seizure

表1 新生児発作の原因疾患

	頻度高い	頻度低い
急性症候性	低酸素性虚血脳症 急性代謝障害（低血糖・電解質異常など） 感染症（敗血症・髄膜炎など） 脳血管障害・外傷（頭蓋内出血・梗塞など）	先天代謝異常症 薬物・毒 先天性悪性新生物
遠隔症候性	脳形成障害	染色体異常 遺伝子変異 先天奇形症候群
素因性	良性家族性新生児発作 良性新生児発作	

(奥村彰久：新生児発作. 周産期医学 2016；46（増刊）：700-2. より転載)

表2 新生児期の典型的な痙攣のタイプと症状

痙攣のタイプ	特徴	非てんかん性鑑別
脳波変化のみ	明らかな臨床症状なし	なし
自動症	協調的な運動活動 典型的には口の動きや，意識障害を伴うことが多い。	通常の動作
間代発作	リズミカルなジャーキング，局所的な対称性／非対称性の動き	振戦 jitteriness
スパズム	突然の伸展／屈曲（主に近位四肢と体幹が侵され，しばしば同時に起こる）	非てんかん性ミオクローヌス
ミオクローヌス	一本または複数の手足の速いピクつき	てんかん性または非てんかん性
強直発作	四肢または半身のこわばり	brainstem release phenomenon 胃食道逆流症
自律神経発作	血圧や心拍数，瞳孔の発作性変化。または無呼吸（脳波上の発作を伴う）	非てんかん性無呼吸，頻脈，自律神経変動
動作停止発作	脳波上の発作を伴う運動の停止	正常な運動の停止

(Pressler RM, Cilio MR, Mizrahi EM, et al: The ILAE classification of seizures and the epilepsies: modification for seizures in the neonate. Position paper by the ILAE task force on neonatal seizures. Epilepsia 2021; 62: 615-28. より引用して作成)

多いといわれている[5]。在胎32週未満の新生児の生後72時間にaEEGを装着したところ，5％でelectrographic seizuresを認め，これらの発作のうちsubclinical seizuresは32％で，残り68％は臨床症状を呈したと報告[7]されている。臨床症状は，間代性運動とミオクローヌスがほとんどであった。

検査

臨床症状と発作時脳波所見とに大きな乖離 (electro-clinical dissociation)があるため，脳波検査は欠かせない。発作時脳波の特徴を**表3**に示す[3]。

自律神経症状を伴うことも多いので，心電図や呼吸曲線などの記録も重要である。症状の把握のために，なるべくビデオ脳波同時測定を行うことが望ましい。計測や判読が比較的平易なaEEGも有用で，発作時の最小振幅値の一過性の上昇が特徴となる。しかし，電極数が少ないため通常脳波に比べると発作の捕捉率は下がり，8チャンネルの脳波測定で検出された新生児発作のうち，aEEGでも検出でき

表3 新生児脳波における発作時変化

- 起始と終始が明瞭で，背景脳波とは明らかに異なる。

- 律動的(rhythmic)に，一定の形態の波形(stereotyped)が，反復(repetitive)して出現する。

- 一般に10秒以上持続する。

- 経時的変化(evolution)がある。すなわち，1回の発作中に突発波の形態，振幅，周波数，出現部位が変化する。

- 突発波はアルファ波，シータ波や徐波であることが多く，棘波や鋭波であることはむしろまれである。

(奥村彰久：新生児発作. 周産期医学 2016；46（増刊）：700-2. より転載)

るのは76%といわれている[8]。また，原脳波を確認しない場合，過剰診断になるという報告[9]もあり注意が必要である。

新生児発作を診断した場合は，その基礎疾患の鑑別が重要となる。血算，血液ガス，血糖，C反応性蛋白（CRP），Na，K，Ca，Mgなど電解質，アンモニア，乳酸，ピルビン酸，血清アミノ酸，極長鎖脂肪酸，尿中有機酸分析などの検査を行う。感染症を疑う所見があれば，各種培養検査やウイルス分離検査を行う。髄液検査は侵襲が大きくなるが感染が強く疑われる場合や，ヘルペス感染が疑われる場合には全身状態が許せば行っている。特にヘルペス脳炎は早期治療で予後改善が見込めるため，早期に治療を行う。頭部超音波検査，頭部MRI検査も基礎疾患の鑑別のためには重要な検査である。素因性のものを考えた際には，母体薬剤投与状況，病歴聴取も有用な情報である。

治療と管理

治療は，全身状態の管理を行いながら基礎疾患の診断を進める。基礎疾患に対する治療が最優先だが，発作が頻回で持続時間が長い場合は抗てんかん薬による治療が行われる。新生児発作に対する抗てんかん薬に関し，十分なエビデンスのある治療法は確立されていない。各施設の方針などでさまざまであるのが現状である[10]。

薬剤選択

第一選択にフェノバルビタール，第二選択としてホスフェニトイン，レベチラセタム，ミダゾラム，

リドカインを使用する。ミダゾラムは興奮性を増大させ悪化を招くこともあり，使用する場合は注意が必要である。フェノバルビタールは血中濃度をモニタリングしながら治療を行うが，難治性の場合には有効血中濃度を超えて投与することもある。ただし，過剰になる場合は小児神経科の医師と相談しながら第二選択薬を併用している。また，これらの薬剤は過剰投与による患児の呼吸・循環動態に影響を与えるため，無呼吸や血圧低下などを招くこともあり，注意深く観察する。新生児では臨床所見と脳波所見が乖離することがいわれているため，治療開始後は効果判定を行うために，aEEGや長時間ビデオ脳波検査を適宜行い，評価する。

投薬期間

痙攣の治療後に薬剤をいつまで継続するかは意見の分かれるところではあるが[10]，急性期治療終了後に抗てんかん薬を終了しても再発率は高くないという報告[11]や，長期の内服を行っても後のてんかん発症の予防効果はないことなどの報告[12]もある。ただし，先天性の脳形成異常や遺伝性てんかん症候群では痙攣が持続するリスクがあるため，抗てんかん薬の継続が必要となることがある。

予後

予後は，基礎疾患によるところが大きい。予後規定因子としては背景脳波，治療に対する反応性が重要である。一般に，新生児痙攣を起こした早産児は，脳性麻痺53%，てんかん40%，発達の障害40%を生じるという報告[13]があり，慎重な発達管理フォローが求められる。

Ⅲ．③ 神経／新生児発作 neonatal seizure

FCC Point

新生児期〜乳児期の痙攣は正常な動作と見分けが付きにくいことや，どのような動きが発作を疑うかを家族に理解してもらう必要がある．実際の発作の様子をみる機会は多くないため，普段の児の様子で気になる動きがあれば，それが正常か異常であるかを家族と日々共有しておくことで，後にてんかんを発症した場合などの早期発見につながると考えられる．

看護のポイント

- 早産児の新生児発作は，運動症状を伴わない発作も多い．無呼吸発作，頻脈発作など自律神経系のみでも発作の可能性があり，呼吸，心拍，酸素飽和度，血圧などの変化が発作の指標となるため，モニタリングが重要である．
- 自律神経系のみの発作や運動症状を伴っても局所性であることが多いため，発作に気付きにくい可能性がある．さらに，超低出生体重児はまだ過敏性が強いことも多く，より発作との見極めが難しい．気になる動きの際にはホールディングで止まるか，その際，バイタルサインの変動を伴うかなどを観察し，詳細に記録を残す．
- ハイリスク児であればaEEGの装着および，イベント入力機能などを活用する．
- 治療が開始された場合は，効果をしっかりと観察する．また，抗てんかん薬使用時は，呼吸抑制や血圧低下などの副作用の有無を観察する．

文 献

1) Murray DM, Boylan GB, Ali I, et al: Defining the gap between electrographic seizure burden, clinical expression and staff recognition of neonatal seizures. Arch Dis Child Fetal Neonatal Ed 2008; 93: F187-91.
2) 奥村彰久，新島新一，渡邊一功：新生児けいれんの診断と治療―その問題点―．脳と発達 2008；40：228-30.
3) 奥村彰久：新生児発作．周産期医学 2016；46（増刊）：700-2.
4) Clancy RR: Summary proceedings from the neurology group on neonatal seizures. Pediatrics 2006; 117 (Suppl 1): S23-7.
5) Glass HC, Shellhaas RA, Tsuchida TN, et al: Seizures in Preterm Neonates: A Multicenter Observational Cohort Study. Pediatr Neurol 2017; 72: 19-24.
6) Pressler RM, Cilio MR, Mizrahi EM, et al: The ILAE classification of seizures and the epilepsies: modification for seizures in the neonate. Position paper by the ILAE task force on neonatal seizures. Epilepsia 2021; 62: 615-28.
7) Lloyd RO, O'Toole JM, Pavlidis E, et al: Electrographic seizures during the early postnatal period in preterm infants. J Pediatr 2017; 187: 18-25.e2.
8) Shah DK, Mackay MT, Lavery S, et al: Accuracy of bedside electroencephalographic monitoring in comparison with simultaneous continuous conventional electroencephalography for seizure detection in term infants. Pediatrics 2008; 121: 1146-54.
9) Evans E, Koh S, Lerner J, et al: Accuracy of amplitude integrated EEG in a neonatal cohort. Arch Dis Child Fetal Neonatal Ed 2010; 95: F169-73.
10) Shellhaas RA, Chang T, Wusthoff CJ, et al: Treatment Duration After Acute Symptomatic Seizures in Neonates: A Multicenter Cohort Study. J Pediatr 2017; 181: 298-301.e1.
11) Hellström-Westas L, Blennow G, Lindroth M, et al: Low risk of seizure recurrence after early withdrawal of antiepileptic treatment in the neonatal period. Arch Dis Child Fetal Neonatal Ed 1995; 72: F97-101.
12) Glass HC, Soul JS, Chang T, et al: Safety of early discontinuation of antiseizure medication after acute symptomatic neonatal seizures. JAMA Neurol 2021; 78: 817-25.
13) Uria-Avellanal C, Marlow N, Rennie JM: Outcome following neonatal seizures. Semin Fetal Neonatal Med 2013; 18: 224-32.

III 超低出生体重児によくみられる疾患とその管理・看護

4 消化器

総論

> **Point**
> - 超低出生体重児の消化管機能障害は，壊死性腸炎（NEC），限局性腸穿孔（FIP），胎便関連性腸閉塞（MRI）といった器質的病変を伴わない疾患が挙げられ，予防戦略が重要となる。
> - 消化管穿孔のあった超低出生体重児の死亡率は約40％で，特にNECとMRIで高い。
> - 消化管機能障害の予防として，母乳による早期経腸栄養開始，プロバイオティクス，グリセリン浣腸の有用性が注目されている。

高い死亡率と予後への影響

消化管機能障害は，生命予後のみならず長期予後を左右する重要な因子である。なかでも壊死性腸炎（NEC），限局性腸穿孔（FIP），胎便関連性腸閉塞（MRI）は超低出生体重児で比較的よくみられる重篤な消化管合併症である。日本小児外科学会で行ったアンケート調査[1]によると2008〜2012年の5年間で，消化管穿孔のあった超低出生体重児の死亡率は41.1％であった。疾患別の死亡率はNEC 58.5％，FIP 21.6％，MRI 70.6％とNECとMRIで特に高い死亡率を呈していた。死因は，それに起因する腸炎，腸管壊死，敗血症などが挙げられる。腸管不全関連肝障害の発症率は，NEC 33.1％，FIP 24.4％，MRI 30.4％となっている。また周術期に伴う低栄養は，子宮外発育不全（EUGR）となり，成長発達のリスクとなる[2]。

発生頻度と予防的管理

2015年の新生児臨床研究ネットワーク（NRN）のデータによると，超低出生体重児の発症率はNEC 3.5％，外科的治療を要するNEC 2.4％，FIP 3.1％であった[3]。低体重であるほど各発症率は高い傾向にある。在胎26週未満の発症率はNEC 5.6％，外科的治療を要するNEC 3.8％，FIP 4.6％であった。在胎期間が短いほど発症率は高い。

諸外国と比較すると，わが国では発症率が世界的にみて少ないといわれている。しかし，超低出生体重児の死因の16％がNEC／FIPであり，これは重症感染症に次いで多い。予防が重要となるが，病態が十分に解明されているわけではなく，周産期のさまざまな因子が発症に関与していると考えられている。消化管機能障害の予防として，母乳による早期経腸栄養開始，プロバイオティクス，グリセリン浣腸の有用性が注目されている。

母乳による早期経腸栄養開始

母乳の利点

早産児において，母乳は免疫グロブリン，ラクトフェリン，リゾチーム，中鎖・長鎖脂肪酸，オリゴ糖，免疫グロブリンA（IgA）などの物質を有し，消化管機能障害に予防的に作用する。これらは腸粘膜の成熟，腸内細菌叢の形成に作用し，病原菌の侵入を抑制する。

開始の遅れがもたらすリスク

母乳による経腸栄養開始を遅らせることで消化管粘膜の萎縮，腸内細菌叢のdysbiosisが生じ，消

化管機能障害をもたらすといわれている[4]。実際，母親の母乳が得られるまで経腸栄養の開始を遅らせる栄養方法は，NECやbacterial translocationによる重篤な感染症のリスクになる[5, 6]。さらには経腸栄養確立が遅れることで静脈栄養期間の延長につながり，カテーテル感染など，静脈栄養関連疾患に罹患するリスクも高まる。慢性肺疾患に関しても経腸栄養開始が遅れることで発症率が高まるとされている[7]。神経発達の面でも，極低出生体重児において生後1週間の摂取カロリー，蛋白質量は18カ月時の神経発達障がいに強く関連すると報告[8]されており，早期経静脈栄養のみならず，母乳による早期経腸栄養が重要である。

栄養管理レジメンの標準化

早産児の栄養管理レジメンを標準化することでNECの発症を防ぐ試みは広まっており，Systematic ReviewではNEC発症のリスクを80%減少すると報告[9]された。Butlerらは，経腸栄養方法を標準化し，24時間以内に経腸栄養を開始することで極低出生体重児の静脈栄養期間減少，コスト減少，退院時体重の増加，出生体重のより順調な回復を得られ，NEC発症率，死亡率，敗血症発症率，感染率の上昇はみられなかったと報告[10]した。Stefanescuらは，生後15時間以内に経腸栄養を開始するように変更した結果，NEC発症率の減少，静脈栄養期間の短縮，そして退院時の体重増加につながったと報告[11]した。

ドナーミルク

標準化の方法では，母親からの母乳がすぐに確保できない場合は，ドナーミルクを使用することが多い。先のStefanescuらの報告[11]では約半数がドナーミルクを使用していた。母乳が十分に得られない場合に，ドナーミルクではなく人工乳を使用するとNECのリスクが高くなるとコクランレビューでも述べられている[12]。ドナーミルクについてはp.185「Ⅲ⑤栄養 ドナーミルク（完全人乳由来栄養）」を参照されたい。

当院では，超低出生体重児の経腸栄養は母親の母乳が届き次第，少量で開始する方針としている。量にならないくらい少量の母乳でも，母乳綿棒にして口腔内塗布を行っている。これはメチシリン耐性黄色ブドウ球菌（MRSA）感染予防につながる可能

性がある[13]。少量鎮静期間の72時間を経過しても十分な母乳が届かない場合は，両親の許可を得たうえで，ドナーミルクを開始する方針としている。

プロバイオティクス

腸内細菌叢バランスの形成

プロバイオティクスにより腸内細菌叢を形成することで，さまざまな効果が期待できる。

わが国の新生児領域で，プロバイオティクスとして用いられているのは*Bifidobacterium*属の*B. breve*が一般的であり，一部，*Lactobacillus*属の*L. casei*も用いられている。母乳栄養児では1週間頃に*Bifidobacterium*が最優勢菌となり全体の90%以上を占めるようになるが，超低出生体重児はNICU環境，母乳栄養確立の遅れ，抗菌薬使用などにより腸内細菌叢のdysbiosisが生じ，*Bifidobacterium*が最優勢菌となるのが遅れる。実際にNEC症例では，悪玉菌とされる*γ-proteobacteria*が増加し日和見菌といわれる*Negativicutes*が減少すると報告され，腸内細菌叢のdysbiosisが発症に関与している[14]と考えられている。また抗菌薬の5日間以上の使用により，NEC発症率もしくは死亡率が有意に増加[15]することは，腸内細菌叢のdysbiosisが原因と考えられている。早期にプロバイオティクスを行うことで，腸内細菌叢の確立遅延を改善することが期待できる。

プロバイオティクスの有益性の機序は，細菌増殖抑制，腸管への接着作用，病原菌との栄養源競合作用により病原菌数を抑制すること，IgA反応の増加が考えられている。また，短鎖脂肪酸や過酸化水素など細菌増殖抑制作用を有する成分の産生を促す。*Lactobacillus*属は乳酸を，*Bifidobacterium*属は乳酸と酢酸を産生して腸管内を弱酸性に保ち，有害菌の定着や増殖を防ぐ。短鎖脂肪酸は，消化管粘膜血流の増加，蠕動運動の調節などさまざまな働きがある。

臨床的な効果

わが国では世界に先駆けて新生児領域での使用が一般化した歴史があり，その先駆けとしてKitajimaらが行ったランダム化比較試験（RCT）[16]がある。極低出生体重児に*B. breve*を投与することで経腸栄養の確立が早く，体重増加が良好にな

ることが示されたものである。以降，多数の研究が行われ，そのSystematic Reviewとメタ解析によると，プロバイオティクスは重症NEC発症率の低下，遅発性敗血症の減少，早産児の死亡率低下に有意に効果があると報告されている[17]。

*Lactobacillus*属と*Bifidobacterium*属を含む複数菌種の組み合わせのほうが，単一菌種や他の菌種の組み合わせ投与よりも死亡率や重症NECを減少させるのに効果的であるという報告[18]がある。

当院では，超低出生体重児全例にプロバイオティクスを行っている。方法は，*B. breve* M-16 V乾燥末製剤を蒸留水に溶解し，0.5 mLを1日1回投与している。これを28日間継続している。今後，菌種の組み合わせの再考が必要かもしれない。

腸は，わが国のNEC発症率の低さにつながっているのではないかと考えられている[19]。当院では脳室内出血を懸念し，鎮静管理を要する在胎25週未満の早産児では生後72時間以降に，在胎25週以降の早産児では生後早期よりグリセリン浣腸を開始している。グリセリンを25～50％にしたものを体重当たり1 mL/回，1日3回をルーチンとして行っている。排便が十分ではないケースでは，1日6回以上行う場合もある。

メタ解析では，予防的グリセリン浣腸や座薬が，経腸栄養への移行を早めることも，NECを減少させることもなかったと報告[20]しているが，すべての研究のサンプルサイズは小さく，有効性を評価するにはさらなる試験が必要である。

グリセリン浣腸

日本のNICUでは広く行われているグリセリン浣

> **看護のポイント**
>
> - 超低出生体重児において，経腸栄養の確立は生命予後，発達予後に大きな影響をもたらす。早期経腸栄養開始と確立のためには，母乳の分泌促進・維持に関するケアが欠かせない。院内出生児での産科との協働はもちろん，他施設出生の児に対しても早期からの切れ目ない母乳育児支援の実施は不可欠である。
> - 実施可能となった時点からの浣腸などの腹部ケアや，プロバイオティクスをはじめとした腸内環境整備を積極的に行う。各論で述べる各疾患に対する症状観察や，早期発見・早期対処により，禁乳の期間をできるだけつくらないことが重要である。

文 献

1) Sato M, Hamada Y, Kohno M, et al: Neonatal gastrointestinal perforation in Japan: a nationwide survey. Pediatr Surg Int 2017; 33: 33-41.

2) Clark RH, Thomas P, Peabody J: Extrauterine growth restriction remains a serious problem in prematurely born neonates. Pediatrics 2003; 111(5 Pt 1): 986-90.

3) Miyazawa T, Arahori H, Ohnishi S, et al: Mortality and morbidity of extremely low birth weight infants in Japan, 2015. Pediatr Int 2023; 65: e15493.

4) Nutritional Care of Preterm Infants: Scientific Basis and Practical Guidelines. World Rev Nutr Diet Vol 110. Koletzko B, Poindexter B, Uauy R eds, Karger, Basel, 2014, p201-14.

5) Dsilna A, Christensson K, Alfredsson L, et al: Continuous feeding promotes gastrointestinal tolerance and growth in very low birth weight infants. J Pediatr 2005; 147: 43-9.

6) Flidel-Rimon O, Branski D, Shinwell ES: The fear of necrotizing enterocolitis versus achieving optimal growth in preterm infants – an opinion. Acta Paediatr 2006; 95: 1341-4.

7) Wemhöner A, Ortner D, Tschirch E, et al: Nutrition of preterm infants in relation to bronchopulmonary dysplasia. BMC Pulm Med 2011; 11: 7.

8) Stephens BE, Walden RV, Gargus RA, et al: First-week protein and energy intakes are associated with 18-month developmental outcomes in extremely low birth weight infants. Pediatrics 2009; 123: 1337-43.

9) Jasani B, Patole S: Standardized feeding regimen for reducing necrotizing enterocolitis in preterm infants: an updated systematic review. J Perinatol 2017; 37: 827-33.

10) Butler TJ, Szekely LJ, Grow JL: A standardized nutrition approach for very low birth weight neonates improves outcomes, reduces cost and is not associated with increased rates of necrotizing enterocolitis, sepsis or mortality. J Perinatol 2013; 33: 851-7.

11) Stefanescu BM, Gillam-Krakauer M, Stefanescu AR, et al: Very low birth weight infant care: adherence to a new nutrition protocol improves growth outcomes and reduces infectious risk. Early Hum Dev 2016; 94: 25-30.

12) Quigley M, Embleton ND, McGuire W: Formula versus donor breast milk for feeding preterm or low birth weight infants. Cochrane Database Syst Rev 2018; 6: CD002971.

13) Shimizu A, Shimizu K, Nakamura T: Non-pathogenic bacterial flora may inhibit colonization by methicillin-resistant *Staphylococcus aureus* in extremely low birth weight infants. Neonatology 2008; 93: 158-61.

14) Warner BB, Deych E, Zhou Y, et al: Gut bacteria dysbiosis and necrotising enterocolitis in very low birthweight infants: a prospective case-control study. Lancet 2016; 387: 1928-36.

15) Cotten CM, Taylor S, Stoll B, et al: Prolonged duration of initial empirical antibiotic treatment is associated with increased rates of necrotizing enterocolitis and death for extremely low birth weight infants. Pediatrics 2009; 123: 58-66.

16) Kitajima H, Sumida Y, Tanaka R, et al: Early administration of *Bifidobacterium breve* to preterm infants: randomised controlled trial. Arch Dis Child Fetal Neonatal Ed 1997; 76: F101-7.

17) Dermyshi E, Wang Y, Yan C, et al: The "Golden Age" of Probiotics: A Systematic Review and Meta-Analysis of Randomized and Observational Studies in Preterm Infants. Neonatology 2017; 112: 9-23.

18) Morgan RL, Preidis GA, Kashyap PC, et al: Probiotics Reduce Mortality and Morbidity in Preterm, Low-Birth-Weight Infants: A Systematic Review and Network Meta-analysis of Randomized Trials. Gastroenterology 2020; 159: 467-80.

19) Isayama T: The clinical management and outcomes of extremely preterm infants in Japan: past, present, and future. Transl Pediatr 2019; 8: 199-211.

20) Livingston MH, Shawyer AC, Rosenbaum PL, et al: Glycerin enemas and suppositories in premature infants: a meta-analysis. Pediatrics 2015; 135: 1093-106.

III 超低出生体重児によくみられる疾患とその管理・看護

4 消化器

壊死性腸炎
necrotizing enterocolitis; NEC

Point

- 主に早産児・超低出生体重児に認められる原因不明の腸炎で，進行すると腸管壊死や腸管穿孔を起こす予後不良の疾患である。
- 腸管灌流障害，腸内細菌叢のdysbiosis，腸のバリア機能の未熟性と過剰な炎症応答による組織傷害，遺伝的要因が病因として考えられている。
- 軽症例では，胃残乳の増加，嘔吐，腹部膨満，重症例ではアシドーシス，低血圧，播種性血管内凝固症候群（DIC）など重篤な全身症状を呈する。画像診断では，腸管壁内ガス，門脈ガスが特徴的である。消化管穿孔が生じた場合は腹腔内遊離ガスを認める。
- 壊死性腸炎（NEC）の治療は経腸栄養の中止，抗菌薬投与，胃内減圧といった保存的治療が主だが，約40％は外科的介入が必要である。
- 手術は壊死腸管切除と腸瘻造設が原則だが，全身状態不良の際には腹腔ドレナージも選択される。

 病態・病因

病態

　主に早産児・超低出生体重児に認められる原因不明の腸炎で，粘膜の炎症から全層性に進行すると，腸管壊死や腸管穿孔を起こす予後不良の疾患である。未熟な腸と腸粘膜炎症を誘発する腸内細菌叢異常などが関与し腸管壊死に至ると考えられている。重症例は，免疫学的な防御機構の不十分さも相まって短時間の経過で敗血症からショックへと移行し，救命は今なお困難である。

　病変は単発ではなく，多発することも少なくない。回腸末端や結腸が好発部位である。鑑別を要する疾患として，限局性腸穿孔（focal intestinal perforation；FIP），先天性心疾患に伴う虚血性大腸炎（ischemic bowel due to cardiac anomalies），消化管アレルギー〔variants of food protein intolerance syndrome；FPIES，p.168「消化管アレルギー（新生児・乳児食物蛋白誘発胃腸症）」参照〕などがある（表1）。

病因

　壊死性腸炎（NEC）の発症メカニズムは長期間研究されているものの，完全には明らかになっていない。

　図1に示すように，さまざまな因子が複雑に関連しあって発症に至ると考えられている[1]。現在，解明されている主な病因は，①腸管灌流障害，②腸内細菌叢のdysbiosis，③消化管壁バリア機能と炎症反応，④遺伝的要因である。

①腸管灌流障害

　周産期の低酸素血症や臓器灌流障害が腸管損傷を引き起こし，NECの病因となるという仮説が以前は有力な考え方であった。実際に，病変組織は粘膜潰瘍や凝固壊死のような虚血性の特徴を有している[2]。低酸素性先天性心疾患の児やコカイン使

Ⅲ．④ 消化器／壊死性腸炎 necrotizing enterocolitis；NEC

表1 NEC の Stage 別の診断基準と鑑別診断

疾患名	主な診断基準	治療	Pitfall
Stage Ⅰ NEC	臨床症状は胃残乳の増加，嘔吐，腹部膨満。	経過観察。絶食，抗菌薬投与，頻回の血液検査，腹部X線写真を要する。	超早産児，特に経鼻呼吸補助を行っている児で非常によくみられる。
Stage Ⅱ NEC	臨床的徴候は上記と同様であるが，腸管壁内気腫や門脈ガスなどのX線写真の基準も含まれる。	絶食，胃内持続吸引，7〜10日間の抗菌薬投与，頻回の血液検査と腹部X線写真によるモニタリング。	抗菌薬の有益性と治療期間は不明。X線写真による徴候は誤解を招くことがあり，特に腸管の壁内気腫は "NECを除外できない" とされる。
Stage Ⅲ NEC	腹部膨満，X線写真上の気腹，開腹手術または剖検で診断された壊死。	通常，緊急手術が行われ，ドレーン留置術が行われる。	腸が直接観察できない場合，FIPや先天性腸疾患と混同されやすい。
限局性腸穿孔〔focal intestinal perforation（FIP）〕	Stage Ⅲ NECと同様。腸管壊死は最小限。	ドレーン留置を伴う外科的緊急手術，または開腹手術。通常，切除の必要はない。	上記と同様，しばしば外科的NECと混同されるが，治療法と予後は異なる。病態生理も異なる。
先天性心疾患に伴う虚血性大腸炎（ischemic bowel due to cardiac anomalies）	腹部膨満。左心低形成症，大動脈弁狭窄，大動脈縮窄症などの左室拍出量の低下に伴うことが多い。	Stage Ⅱ，Stage Ⅲ NECと同様。	心疾患に伴う複雑さが，腹部手術をためらわせる。
消化管アレルギー〔variants of food protein intolerance syndrome（FPIES）〕	腹部膨満がみられることがある。しばしば血便を呈し，好酸球増加を伴うこともある。	エレメンタルフォーミュラで改善。	他の腸管損傷と区別するための優れたバイオマーカーはない。

用の母体から出生した児はNECの発症率が高いこともそのメカニズムを支持していた。しかし，NEC症例の多くは明らかな低酸素症のエピソードを有していない[3]ため，単一の病因とは現在は考えられていない。近年の有力な説は，腸粘膜の炎症により，血管拡張作用を有する一酸化窒素（NO）と血管収縮メディエータであるエンドセリン（ET）-1とのバランスが崩れ血管収縮に傾くため，壁内微小血管虚血が生じるのが一因とされている[4]。これは病因において重大な副次的事象ではあるが，開始因子ではない可能性が高い。

②腸内細菌叢のdysbiosis

正常新生児と比較して，超低出生体重児では，炎症を予防し腸の健康を促進する *Bifidobacteria* や *Lactobacillus* が減少し，なおかつ全体的な細菌の多様性が減少している[5]。NEC症例では悪玉菌とされる *γ-proteobacteria* が増加し，日和見菌といわれる *Negativicutes* が減少すると報告され，腸内細菌叢のdysbiosisが発症に関与している[6]と考えられている。また，5日以上の抗菌薬使用はNEC発症のリスクとなるというデータ[7]があり，腸内細菌叢の関与が示唆される。H$_2$ブロッカーも胃酸分泌を減少させるため，腸内細菌叢に影響を与え病原細菌の定着を誘導し，NEC発症率を上げると報告[8]されている。

③腸のバリア機能の未熟性と過剰な炎症応答

腸管の表面には次のような病原体や抗原に対する防御機能がある。

図1 NECの発症機序

NECの素因には，①微生物叢の変化，②不十分な腸管バリア機能，③過剰な炎症反応，④遺伝的要因など，胎児の腸のいくつかの未熟な特性が含まれる。これらの因子は，小腸の重度の壊死に寄与する。

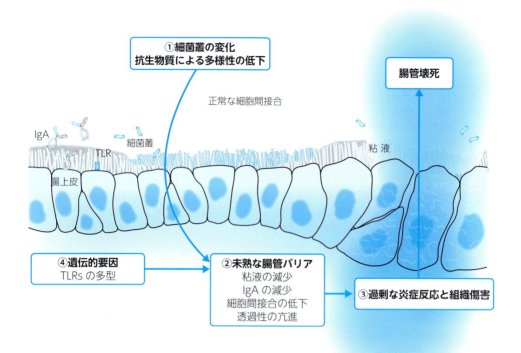

(Neu J, Walker WA: Necrotizing enterocolitis. N Engl J Med 2011; 364: 255-64. より作成)

- 杯細胞により粘液が産生され，免疫グロブリンA（IgA）と協調して微生物の付着を妨げる
- 蠕動運動により抗原抗体複合体を便中に排泄する
- Paneth細胞は抗菌ペプチド（AMP）を分泌する
- 上皮間接合部にはさまざまな細胞間蛋白質が存在し接合性の完全性を維持し，上皮細胞を近接させて細胞間通過を防ぐ
- 樹状細胞，未分化T細胞，形質細胞などは相互作用し，炎症反応と抗炎症反応を引き起こすだけでなく恒常的バランスを維持する

こうしたバリア機能は早産児では未熟なうえに，免疫反応の未熟性も問題となる。微生物の刺激に対して炎症反応を示すが，腸内細菌叢のバランスが正常であれば健全なバリア機能を保持し自然免疫の獲得に貢献する。しかし，腸内細菌叢のバランスが正常でない場合は炎症と抗炎症のバランスを崩し過剰な炎症に傾く。

早産児では，未熟な腸上皮細胞のToll様受容体4（toll-like receptor；TLR4）が正期産児と比較し高発現している。TLR4は細菌の細胞壁成分を異常認識し，病原細菌叢が容易に腸上皮細胞に付着するため，過剰な炎症を誘導する[9]。細菌が定着するとインターロイキン（IL）-1や腫瘍壊死因子（TNF）-α，inducible nitric oxide synthase（iNOS），ホスホリパーゼ（phospholipase）A2など炎症反応の下流が活性化される[10]。さらに，早産児では細菌定着により炎症性サイトカインであるIL-8の合成もみられる[11]。加えて，強力な炎症促進メディエータである血小板活性化因子（platelet activating factor；PAF）を分解する（PAF）-acetylhydrolaseの活性も低いことで過剰な炎症が起こる[12]。抗炎症性メディエータである上皮細胞成長因子（epidermal growth factor；EGF）は，早産児では枯渇している[13]。特

Ⅲ.4 消化器／壊死性腸炎 necrotizing enterocolitis；NEC

にheparin-binding EGF（HB-EGF）は腸バリア機能を維持し，傷害後の腸上皮修復を促進するためNEC予防に重要な因子と考えられているが，NEC発症の乳児において減少がみられる[14]。

このように抗炎症作用による調節を伴わない過度の炎症応答と腸上皮細胞傷害の組み合わせが，NECの臨床像である腸炎および壊死を引き起こすと考えられている。

なお，新鮮母乳にはIgA，HB-EGF，免疫グロブリン，酵素，母乳オリゴ糖などが含まれており，腸の損傷に対して保護的な役割を果たすと考えられている。

④遺伝的要因

民族間の罹患率の違いや双胎の疫学データから，遺伝的な関与が示唆されている[15]。TLRなどの候補遺伝子や潜在的な病因バリアントがすでにいくつか同定されている。しかし，十分なエビデンスを有するコホートデータはない。

症状と所見

発症時期は生後1〜20日頃で，14日前後に多い。軽症例では，胃残乳の増加，嘔吐，腹部膨満，血性胃残乳を認める。重症例では血小板減少，好中球減少，アシドーシス，活気不良，低体温，低血圧，DICなど重篤な全身症状を呈する。症状はきわめて短時間に進行し，敗血症性ショックに陥る例もまれではない。

腹部症状としては，腹部膨満，胆汁性胃残，腸蠕動音消失などの腸閉塞症状にはじまり，進行すると腹壁（特に臍周囲）の発赤・暗赤色変化，圧痛，腹水などの腹膜炎症状を呈する。血便（図2）を認めることもある。

こうした症状と重症度に関しては，修正Bell重症度分類[16]（表2）が用いられてきたが，その有用性に疑問を持たれ，混乱を招くと考えられている。Stage Ⅰは臨床症状から腸管壊死を疑う所見，Stage Ⅱは腹部X線所見に依存し，Stage ⅢはX線所見の気腹所見と腸管の目視所見や組織学的所見により診断を行う。Stage Ⅰは疑診であり診断に至らない点，Stage Ⅱは腸管気腫は必ずしもNECを示唆しない点，Stage Ⅲはドレーン挿入のみであればFIPとの鑑別は困難という点からこの重症度分類を用いることに否定的な意見もある。有用な『定義』

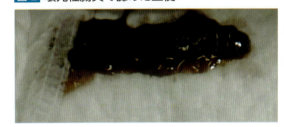

図2 壊死性腸炎で認めた血便

表2 修正Bell 重症度分類

Stage	全身状態	腹部所見	画像所見
ⅠA 疑診	体温不安定，無呼吸，徐脈	腹部膨満，胃残乳の増加，潜血便	正常or 軽度イレウス
ⅠB 疑い		ⅠA＋肉眼的血便	
ⅡA 確定（軽症）		Ⅰ＋腸蠕動音消失（腸管麻痺），腹部圧痛	イレウス 壁内気腫
ⅡB 確定（中等症）	ⅠA＋代謝性アシドーシス，血小板軽度減少	Ⅰ＋腸蠕動音消失（腸管麻痺），右下腹部腫瘤，明確な腹部圧痛，腹部蜂窩織炎	ⅡA＋門脈ガス±腹水
ⅢA 進行（非穿孔）	ⅡB＋低血圧，徐脈，DIC，好中球減少 呼吸性／代謝性アシドーシス	Ⅱ＋腹膜炎，著明な圧痛，腹部膨満	ⅡB＋明確な腹水
ⅢB 進行（穿孔）			ⅡB＋腹腔内遊離ガス

(Bell MJ, Shackelford PG, Feigin RD, et al: Alterations in gastrointestinal microflora during antimicrobial therapy for necrotizing enterocolitis. Pediatrics 1979; 63: 425-8. より引用改変)

や『診断基準』が待たれる。

検査

腹部X線所見は，初期には非特異的な腸管拡張像や固定ループ像といった軽度イレウスを示す所見のみであるが，進行すると腸管壁内ガスや門脈ガス(図3)が出現する。さらに，穿孔すれば腹腔内遊離ガスを認める(図4)。門脈ガスは，腸管壁内ガスの有無にかかわらず予後不良と関連する[17]。ただし，門脈ガスの存在そのものが手術適応の指標であるかは，議論が分かれるところである。また，腹腔内遊離ガスを特定するには，複数の撮影ビューが重要である。特にcross-table view(側面像)もしくはデクビタス像(左側臥位正面像)が有用である。臥位のAP撮影ではfoot-ball signとよばれる肝鎌状間膜が空気と接することにより，シルエットが明瞭化する所見がみられることがある。

超音波検査では，腸管穿孔を示すseptationを伴う局所的な液体貯留，腸管拡張，門脈壁肥厚，腹水貯留，混濁した腹水などの所見を認める。門脈内ガスも超音波で同定できる場合もある。

血液検査では，非特異的ではあるが，進行例では敗血症様の変化〔白血球数減少，血小板数減少，C反応性蛋白(CRP)上昇，アシドーシス，乳酸上昇など〕が認められる。

消化管造影検査は，急性期は危険であり行わな

図3 胸腹部X線所見
壊死性腸炎により広範囲の壁内気腫（→）と門脈ガス（◀）を認めた。
※早産児ではなく，先天性心疾患による壊死性腸炎をきたした児。

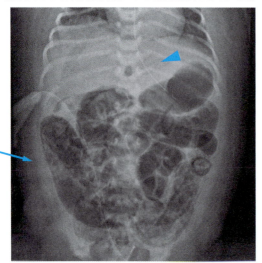

図4 胸腹部X線所見（正面・側面）
腹腔内遊離ガスを認める。

a：正面像

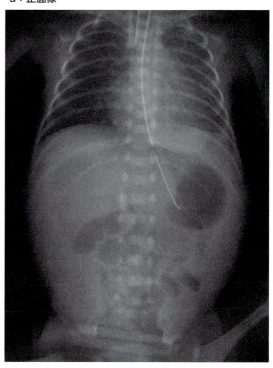

b：側面像

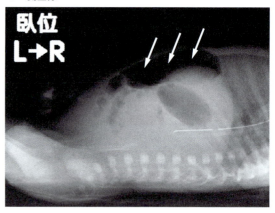

い。急性期以降に通過障害などがあれば，狭窄の有無や部位を特定するのに有用である。

治療と管理

急性期管理

保存的治療が主で，経腸栄養の中止，抗菌薬投与，胃内減圧を行う。抗菌薬の選択に関しては，特定のレジメのコンセンサスはないとコクランレビュー[18]に記載されている。一般的には，グラム陰性菌や

Ⅲ. ④ 消化器／壊死性腸炎 necrotizing enterocolitis；NEC

嫌気性菌を含む典型的な腸内細菌叢をカバーするために広域抗菌薬が使用される。当院の場合は，全身状態が比較的安定していればセフメタゾール（CMZ），全身状態が不良であればメロペネム（MEPM）を使用することが多い。監視培養などでブドウ球菌の検出が多い施設ではバンコマイシン（VCM）投与も検討する必要がある。また，外科的治療を行ったケースでは，腹水培養検査が抗菌薬選択のガイドとして有用である。抗菌薬の投与期間は全身状態，血液検査，X線所見の重症度，経過を参考に7〜10日間使用する。

　保存的治療で改善しない例，穿孔例，腹部膨満による呼吸障害，血小板減少，貧血など全身状態が安定しない例では外科的介入が必要となる。NEC症例のうち，約40％は外科的介入が必要といわれている[19]。手術の絶対的適応は気腹である。相対的適応は，びまん性腸管壁内気腫，門脈ガス，変化のない腸管拡張像，内科的治療に反応せず悪化する例である。手術は壊死腸管切除と人工肛門造設が原則だが，全身状態不良の際には，腹腔ドレナージのみ行うことが多い[20]。NECの消化管穿孔例に対する初回手術に関するランダム化比較試験（RCT）では，開腹術と腹腔ドレナージ術で術後90日の死亡率に差はなかったと報告されている[19]。おそらくNEC以外の症例も入っていると思われるが，ドレナージを受けた患者の30％は，さらなる手術を要さずに腸管機能が回復した[21]。広範な壊死を有する場合や多発例では，腸管の大量切除を避けるために，金属clipで穿孔部を閉鎖した後にいったん閉腹して24〜48時間以内にsecond look手術を行う，"clip and drop" techniqueの有用性が報告[22]されている。腸の長さを少しでも維持できる可能性がある。また，手術をより短時間で行うため，腸管を腹壁に縫合することなく人口肛門を作成するSutureless techniqueも提案[23]されている。

慢性期管理

　内科的治療のみで改善した場合は抗菌薬投与を終了し，腹部所見やX線所見が改善すれば少量から母乳もしくはドナーミルクを開始する。経腸栄養開始に伴い悪化する可能性もあるので，開始数日は腹部所見やX線検査，血液検査を連日行う。経腸栄養が進みにくいことが予想されるため，経静脈栄養も重要である。

　外科的治療を要した場合は，経腸栄養だけでは十分な体重増加が得られず，経静脈栄養が必要な短腸症候群の状態になることもある。また，長期に経静脈栄養が必要な場合，胆汁うっ滞や肝機能障害をきたすことがあり予後に影響する。さらに腸狭窄をきたすこともあり，経腸栄養の進みが悪い場合には消化管造影検査も考慮する。狭窄は結腸に多いが複数箇所に認めることもある[24]。

予防

　本章「④消化器 総論」（p.148）で記載したとおり，プロバイオティクス，母乳での早期経腸栄養開始が予防として重要と考えられている。プロバイオティクスに関しては十分なエビデンスや指針はない。出生前母体ステロイド投与により，NECの有病率は有意に減少する[25]。

予後

　米国の大規模なコホートスタディ[19]によると，内科的治療で対応可能であったNEC罹患児の死亡率は16.8％，外科的治療を要したNEC罹患児の死亡率は31.6％と報告されている。多発病変例や広範囲型のものでは，生命予後はさらに不良である[26]。経時的には死亡率は下がっているが，新生児領域の疾患の死亡率としてはまだまだ高いといえる。

　また，NEC罹患の児は重度の神経発達障がい（NDI）を有することが多く，特に外科的治療を要した場合は約38％と報告されている[27]。

看護のポイント

- 長期の抗菌薬投与，H_2 ブロッカー投与，インドメタシン投与，多血症，貧血，低酸素性心疾患などのエピソードのある児は，特に NEC のハイリスクであり，このような児では NEC を常に念頭に置いて観察する。
- 経腸栄養を開始して間もない低出生体重児に腹部膨満がみられた場合，以下の点に注意する。
  - 呼吸，体温，血圧，皮膚色などの全身状態は安定しているか
  - 腹部の緊満の有無，腹壁色は良好か，腸管蛇行の有無，腸蠕動音の有無
  - 胃内容物の有無・量の変化，胆汁や血性の有無。粘血便の有無

上記の観察を行いながら，適宜，グリセリン浣腸や排ガスを行い，また経腸栄養が進むような体位の工夫，単純 X 線所見，超音波所見，血液検査の結果も併せてみていく。少しでも変化がある場合には，医師に報告していく。人工乳や強化母乳への変更時は，特に腹部症状を注意深く観察する。

- NEC を発症した児では，急激に全身状態悪化をきたすことがあり，バイタルサインの変化や腹部膨満の悪化など，消化管穿孔の症状を念頭に観察を行う。
- 外科的な処置として腹腔ドレナージが必要となった場合は，ドレナージからの排泄物の状態の観察やドレナージ周囲の皮膚の観察，ドレナージチューブが適切な長さであるかなど観察が必要である。また，人工肛門の増設となった場合には，人工肛門の色，サイズ，排泄物の状態，周囲の皮膚の観察などが必要である。
- 切除した腸が長かった場合，短腸症候群になる可能性がある。体重増加や便の性状（下痢）なども併せて観察し，長期的な経静脈的栄養による胆汁うっ滞や感染などの合併症にも注意しながら観察を行っていく。
- 動脈管開存症などによる腸管の虚血や，インドメタシン投与時などは，注意深い観察が必要である。

文献

1) Neu J, Walker WA: Necrotizing enterocolitis. N Engl J Med 2011; 364: 255-64.
2) Nowicki PT: Ischemia and necrotizing enterocolitis: where, when, and how. Semin Pediatr Surg 2005; 14: 152-8.
3) Stoll BJ, Kanto WP Jr, Glass RI, et al: Epidemiology of necrotizing enterocolitis: a case control study. J Pediatr 1980; 96(3 Pt 1): 447-51.
4) Watkins DJ, Besner GE: The role of the intestinal microcirculation in necrotizing enterocolitis. Semin Pediatr Surg 2013; 22: 83-7.
5) Gewolb IH, Schwalbe RS, Taciak VL, et al: Stool microflora in extremely low birthweight infants. Arch Dis Child Fetal Neonatal Ed 1999; 80: F167-73.
6) Warner BB, Deych E, Zhou Y, et al: Gut bacteria dysbiosis and necrotising enterocolitis in very low birthweight infants: a prospective case-control study. Lancet 2016; 387: 1928-36.
7) Cotten CM, Taylor S, Stoll B, et al: Prolonged duration of initial empirical antibiotic treatment is associated with increased rates of necrotizing enterocolitis and death for extremely low birth weight infants. Pediatrics 2009; 123: 58-66.
8) Guillet R, Stoll BJ, Cotten CM, et al: Association of H₂-blocker therapy and higher incidence of necrotizing enterocolitis in very low birth weight infants. Pediatrics 2006; 117: e137-42.
9) Meng D, Zhu W, Shi HN et al: Toll-like receptor-4 in human and mouse colonic epithelium is developmentally regulated: a possible role in necrotizing enterocolitis. Pediatr Res 2015; 77: 416-24.
10) Gribar SC, Sodhi CP, Richardson WM, et al: Reciprocal expression and signaling of TLR4 and TLR9 in the pathogenesis and treatment of necrotizing enterocolitis. J Immunol 2009; 182: 636-46.
11) Claud EC, Lu L, Anton PM, et al: Developmentally regulated IkappaB expression in intestinal epithelium and susceptibility to flagellin-induced inflammation. Proc Natl Acad Sci U S A 2004; 101: 7404-8.
12) Caplan M, Hsueh W, Kelly A, et al: Serum PAF acetylhydrolase increases during neonatal maturation. Prostaglandins 1990; 39: 705-14.
13) Shin CE, Falcone RA Jr, Stuart L, et al: Diminished epidermal growth factor levels in infants with necrotizing enterocolitis. J Pediatr Surg 2000; 35: 173-6; discussion 177.
14) Besner GE: A pain in the NEC: research challenges and opportunities. J Pediatr Surg 2015; 50: 23-9.
15) Cuna A, George L, Sampath V: Genetic predisposition to necrotizing enterocolitis in premature infants: current knowledge, challenges, and future directions. Semin Fetal Neonatal Med 2018; 23: 387-93.
16) Bell MJ, Shackelford PG, Feigin RD, et al: Alterations in gastrointestinal microflora during antimicrobial therapy for necrotizing enterocolitis. Pediatrics 1979; 63: 425-8.
17) Molik KA, West KW, Rescorla FJ, et al: Portal venous air: the poor prognosis persists. J Pediatr Surg 2001; 36: 1143-5.
18) Shah D, Sinn JK: Antibiotic regimens for the empirical treatment of newborn infants with necrotising enterocolitis. Cochrane Database Syst Rev 2012; (8): CD007448.
19) Han SM, Hong CR, Knell J, et al: Trends in incidence and outcomes of necrotizing enterocolitis over the last 12 years: a multicenter cohort analysis. J Pediatr Surg 2020; 55: 998-1001.
20) Basani L, Rao SC, Simmer K: Peritoneal drainage versus laparotomy as initial surgical treatment for perforated necrotizing enterocolitis in preterm and low birth weight infants. Cochrane Database Syst Rev 2006; (4): CD006182.
21) Hull MA, Fisher JG, Gutierrez IM, et al: Mortality and management of surgical necrotizing enterocolitis in very low birth weight neonates: a prospective cohort study. J Am Coll Surg 2014; 218: 1148-55.
22) Vaughan WG, Grosfeld JL, West K, et al: Avoidance of stomas and delayed anastomosis for bowel necrosis: the 'clip and drop-back' technique. J Pediatr Surg 1996; 31: 542-5.
23) Nose S, Sasaki T, Saka R, et al: A sutureless technique using cyanoacrylate adhesives when creating a stoma for extremely low birth weight infants. Springerplus 2016; 5: 189.
24) Liu W, Wang Y, Zhu J, et al: Clinical features and management of post-necrotizing enterocolitis strictures in infants: A multicentre retrospective study. Medicine (Baltimore) 2020; 99: e20209.
25) McGoldrick E, Stewart F, Parker R, et al: Antenatal corticosteroids for accelerating fetal lung maturation for women at risk of preterm birth. Cochrane Database Syst Rev 2020; 12(12): CD004454.
26) Hull MA, Fisher JG, Gutierrez IM, et al: Mortality and management of surgical necrotizing enterocolitis in very low birth weight neonates: a prospective cohort study. J Am Coll Surg 2014; 218: 1148-55.
27) Fullerton BS, Hong CR, Velazco CS, et al: Severe neurodevelopmental disability and healthcare needs among survivors of medical and surgical necrotizing enterocolitis: A prospective cohort study. J Pediatr Surg 2018; 53: 101-7.

III 超低出生体重児によくみられる疾患とその管理・看護

 消化器

胎便関連性腸閉塞
meconium related ileus; MRI

Point

- 胎便関連性腸閉塞（MRI）とは，出生直後に腸管内に残る胎便の排泄を十分に行うことができない極低出生体重児に起こる，機能性腸閉塞である。
- 腸管蠕動の機能的未熟性と胎便への過剰な水分吸収が原因と考えられている。
- 症状は腹部膨満，胎便排泄遅延，胆汁性嘔吐である。腹部X線検査では腸管ガス像の拡張と蛇行，ガストログラフィン®注腸では，caliber change を伴う下部腸管の狭小像に続く，拡張した腸管とその内部の胎便栓が特徴的である。
- 浣腸に反応しない場合はガストログラフィン®注腸を行うが，開腹手術を要する場合もある。

病態・病因

胎便関連性腸閉塞（MRI）とは，出生直後に腸管内に残る胎便の排泄を十分に行うことができない極低出生体重児に起こる機能性腸閉塞である。従来，表1[1)]のようにmeconium ileus, meconium ileus without mucoviscidosis, meconium disease, meconium plug syndrome, small left colon syndromeなど細かく名称が分けられていたが，それらを包括し，「胎便関連性腸閉塞（MRI）」と総称することが推奨されている[2)]。

膵嚢胞性線維症では，外分泌機能異常に伴い粘稠度の高い粘液が分泌されることで，胎便の粘稠度が高くなり腸閉塞をきたす。しかし日本人では非

表1 胎便関連性腸閉塞の名称

疾患名	病態
meconium ileus	膵嚢胞性線維症に伴う外分泌異常に起因する，胎便性の腸閉塞 常染色体潜性（劣性）の遺伝性疾患で，アジア人にはまれ
meconium ileus without mucoviscidosis meconium disease	膵嚢胞性線維症を伴わない胎便性腸閉塞 グリセリン浣腸など保存的治療に反応しにくいもの
meconium plug syndrome	胎便による一過性の機能的腸閉塞 グリセリン浣腸など保存的治療に反応するもの
small left colon syndrome (SLCS)	胎便による機能的腸閉塞。注腸検査で結腸の狭小化を伴う meconium plug syndromeと同じ疾患と考えられている

（奥山宏臣ほか；日本小児外科学会, 日本周産期・新生児医学会極低出生体重児の消化管機能障害診療ガイドライン作成事務局編：極低出生体重児の消化管機能障害診療ガイドライン．平成26-27年度厚生労働科学研究費補助金（難治性疾患克服研究事業）"低出生体重児消化管機能障害の疾患概念確立にむけた疫学研究", 2016. より引用改変）

Ⅲ. ④ 消化器／胎便関連性腸閉塞 meconium related ileus；MRI

表2 胎便関連性腸閉塞（MRI）のリスク因子

母体因子	児の因子
母体糖尿病	極低出生体重児
妊娠高血圧	SGA児
$MgSO_4$の使用	
帝王切開分娩	
前期破水	
双胎妊娠	

(Garza-Cox S, Keeney SE, Angel CA, et al: Meconium obstruction in the very low birth weight premature infant. Pediatrics 2004; 114: 285-90., Sung SI, Ahn SY, Choi SJ, et al: Increased Risk of Meconium-Related Ileus in Extremely Premature Infants Exposed to Antenatal Magnesium Sulfate. Neonatology 2022; 119: 68-76. より作成)

表3 胎便関連腸閉塞症の診断基準

以下の4項目を満たし

①腹部膨満および胎便排泄遅延がみとめられること
②胃留置カテーテルからの吸引液が胆汁性であること，または胆汁性嘔吐が認められること
③腹部X線像で腸管ガス像の拡張と蛇行が認められること
④胎便排泄遅延のためにガストログラフィン®浣腸あるいは1日2〜3回の定期的なグリセリン浣腸を2日以上必要としたこと

以下の3項目を否定できるもの

⑤質的な病変を認めること
⑥組織的に神経節細胞の異常をみとめること
⑦注腸造影において直腸あるいは下部結腸の拡張を認めること

(窪田昭男，井村賢治，小林 敬，ほか：周産期センターにおける胎便関連性腸閉塞症例の検討. 日本新生児学会雑誌 1995；31：120-7. より引用. [参考] Kubota A , Shiraishi J, Kawahara H, et al: Meconium-related ileus in extremely low-birthweight neonates: etiological considerations from histology and radiology. Pediatr Int 2011; 53: 887-91.)

常にまれで，白人1/2,500人，東洋人1/5,000人[3]といわれている。

病因としては，壊死性腸炎（NEC）のように解明は進んでおらず，その報告は少ないが，腸管蠕動の機能的未熟性と胎便への過剰な水分吸収の組み合わせが考えられている。形態的な特徴としては，回腸から結腸にかけての腸管の狭小化とその口側の拡張，狭小部に粘稠もしくは硬い胎便を認めることである[4]。腸管内容を押し出すことができず，拡張部には異常な圧がかかり，穿孔に至ることもある。

発症率は非手術症例を含めると極低出生体重児の5.5％で，なかでもlight-for-date（LFD）児では15％と高くなっている[5]。発症リスクを表2に挙げた[6, 7]。なお，母体ステロイド投与はMRIに予防的に働く可能性が示唆されている[8]。

症状と所見

診断基準（表3）のとおり，腹部膨満と胎便排泄遅延が特徴である。次第に腹部膨満は増悪し，胆汁性嘔吐を認めることもある。さらには消化管穿孔をきたすこともある。排泄障害は，数回の浣腸で反応するものもあれば，ガストログラフィン®注腸や開腹手術を要するものもある。MRIがうっ滞性腸炎を伴い消化管穿孔をきたせばNECとの鑑別は困難で，MRIがうっ滞性腸炎を伴わずに穿孔をきたし

た場合は，限局性腸穿孔との鑑別が困難となる。

検査

腹部X線検査では，腸管ガス像の拡張と蛇行を認める（図1）。腹部所見やX線所見のみでは，他の疾患との鑑別は必ずしも容易ではなく，診断的治療としてガストログラフィン®注腸が行われる。ガストログラフィン®注腸では，caliber changeを伴う下部腸管の狭小像に続く拡張した腸管と，その内部に胎便栓を認めるのが特徴である（図2）。Hirschsprung病でも同様の所見を認めることがあるため，経過に応じて直腸粘膜生検や直腸肛門内圧測定検査を考慮する。注腸造影で拡張した腸管が抽出できない場合は，先天性小腸閉鎖症も鑑別に挙がる。甲状腺機能低下症など，消化管蠕動低下をきたす疾患との鑑別を行っておくことも重要である。

治療と管理

急性期

初期対応は浣腸である。当院では，極低出生体重児に対して，鎮痛・鎮静を行っていない場合は

図1 胸腹部X線所見
胎便栓により腸管ガスの拡張と蛇行を認める。鉛管様となっている腸管も認める。

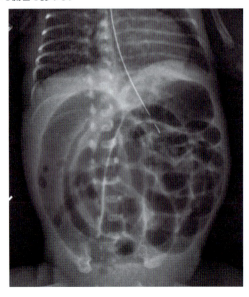

図2 注腸造影検査所見
ガストログラフィン注腸造影。消化管内部に複数の胎便栓を認める。この症例では明らかなCaliber changeは認めなかった。

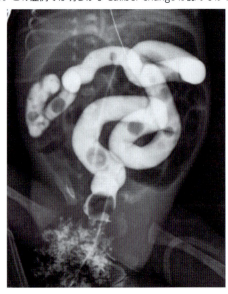

生後早期から25〜50%グリセリン浣腸1日3回を実施している。ルーチンで鎮痛・鎮静を行っている在胎25週未満の場合は，生後72時間過ぎからグリセリン浣腸を行い排便を促している。腹部膨満と胎便排泄遅延を認めれば，浣腸を1日6回に増やして排便を促している。

経腸栄養に関しては，腹部膨満の程度次第ではあるが，消化管運動を促すために母乳のみ少量(0.5〜1mLを8回/日)を注入する。腹部膨満が強い場合は経腸栄養を行わず，胃内持続吸引を行う。

難治例に対しては，診断も兼ねてガストログラフィン®注腸を行う[9, 10]。原液の浸透圧は約1,800mOsmであり，3〜4倍以上に希釈する。ガストログラフィン®希釈液の高浸透圧により腸管内腔への水分流入を引き起こし，便が柔らかくなり排泄が促される。全身状態が安定していれば透視室に移動して行うが，全身状態が安定していない場合は，透視室への移動は行わずNICU内でX線撮影を行いながら実施する。理想は回盲弁だが，少なくとも拡張腸管まで造影できることが目標となる。停滞する場合は過剰な圧による穿孔のリスクがあるので無理はしない。脱水，消化管穿孔[10]，一過性甲状腺機能低下症[11]に十分な注意が必要である。多くは1回の注腸で排便がみられるが，改善がない場合は1, 2日程度の間隔をあけて再度行うこともある。ガストログラフィン®注腸で改善しない場合や穿孔例では開腹術を行う。開腹術では胎便排除に合わせて人工肛門増設術を行うことが多い。一期的な吻合では腸閉塞症状が遷延することが多く，縫合不全のリスクも高いためである。穿孔例でも同様である。

ガストログラフィン®胃内投与の有効性も報告[12]されているが，誤嚥により重篤な呼吸状態悪化をきたすリスクがあり，当院では，注腸で改善が得られなかった場合のみに限定するなど慎重に実施している。

慢性期

症状の改善が得られれば，経腸栄養を再開する。胃残乳の性状，腹部膨満，排便の様子に注意しながら増量していく。これらの症状が悪化するようであれば，再度経腸栄養を中止し，時間をおいて再開する。急性期を乗り切った症例の腸機能は完全に回復していることが多く，疾患の本質は腸管蠕動の機能的未熟性に続発する閉塞であり，一時的な疾患であることを示唆している[13]。

＊ ＊ ＊

MRIは，病態の解明が不明瞭な部分が多く，診断基準も十分に浸透していないことから，現時点では，これらの治療法に関する十分なエビデンスはない。今後の解明が待たれる。

III．④ 消化器／胎便関連性腸閉塞 meconium related ileus；MRI

 看護のポイント

- 胎便の排泄状態とともに，腹部膨満の有無・増強の程度，腸蠕動音の有無，腸管蛇行の有無，腹壁色の変化，胃内容物，単純X線所見なども併せて観察していく。ハイリスクと思われる児に対しては，循環動態が落ち着き，ケアによる脳室内出血のリスクが減ったと考えられる状況になり次第，なるべく早期から胎便排泄を促すためにグリセリン浣腸を開始する。25％グリセリン浣腸から開始し，排便の様子をみながら，必要時には50％グリセリン液に変更する。造影剤を使用する際には，ショックや脱水などの副作用の出現に注意していく。
- 在胎25週を超えた児に対しては，出生当日からの腹部ケアを開始する。SGA児では，より胎便が排泄されにくい状態であるため，腹部ケアが需要である。
- 腹部膨満の悪化，腹壁色の変化，腸管蛇行に注意して観察する。便が十分に出ないで腸管蛇行が改善した場合は，消化管穿孔により遊離ガス（free air）が腹腔内に漏れ出た可能性を考える。
- 経腸栄養を行っている際には，胃残乳の性状に注意する。
- 活気不良，皮膚色蒼白，胆汁性嘔吐・胃残，突然の呼吸状態悪化がある場合は，消化管穿孔の可能性があり緊急を要する。
- 爆発的排便を認める場合は，Hirschsprung病の可能性がある。
- 胎便を排泄するため，浣腸は重要な手技ではあるが，呼吸不全が強い場合，循環不全や出血傾向がある場合などは，浣腸自体が危険な行為になるため医師に確認したうえで行う。
- 頭蓋内出血のリスクが高い状況では浣腸により出血をきたすことがあるため，実施にあたっては医師と相談する。

文献

1) 奥山宏臣ほか；日本小児外科学会，日本周産期・新生児医学会極低出生体重児の消化管機能障害診療ガイドライン作成事務局編：極低出生体重児の消化管機能障害診療ガイドライン．平成26-27年度厚生労働科学研究費補助金（難治性疾患克服研究事業）"低出生体重児消化管機能障害の疾患概念確立にむけた疫学研究"．2016．
2) 窪田昭男，井村賢治，小林 敬，ほか：周産期センターにおける胎便関連性腸閉塞症例の検討．日本新生児学会雑誌 1995；31：120-7．
3) Casaccia G, Trucchi A, Nahom A, et al: The impact of cystic fibrosis on neonatal intestinal obstruction: the need for prenatal/neonatal screening. Pediatr Surg Int 2003; 19: 75-8.
4) Kubota A, Shiraishi J, Kawahara H, et al: Meconium-related ileus in extremely low-birthweight neonates: Etiological considerations from histology and radiology. Pediatr Int 2011; 53: 887-91.
5) 奥山宏臣，佐々木隆士，清水義之，ほか：低出生体重児における胎便関連性腸閉塞．小児外科 2009；41：1191-5．
6) Garza-Cox S, Keeney SE, Angel CA, et al: Meconium obstruction in the very low birth weight premature infant. Pediatrics 2004; 114: 285-90.
7) Sung SI, Ahn SY, Choi SJ, et al: Increased Risk of Meconium-Related Ileus in Extremely Premature Infants Exposed to Antenatal Magnesium Sulfate. Neonatology 2022; 119: 68-76.
8) Okuyama H, Ohfuji S, Hayakawa M, et al: Risk factors for surgical intestinal disorders in VLBW infants: case-control study. Pediatr Int 2016; 58: 34-9.
9) 鈴木 完，仁科孝子，村越孝次，ほか：極低出生体重児に発症した胎便排泄遅延に対する造影剤治療の検討（早期に開始することの有効性について）．日本周産期・新生児医学会雑誌 2007；43：56-61．
10) 武 浩志，大浜用克，北河徳彦，ほか：胎便関連性腸閉塞症に対する治療法と治療成績．日本周産期・新生児医学会雑誌 2008；44：948-52．
11) 竹内 敏，中平公士，平林 円，ほか：ヨード過剰による一過性甲状腺機能低下症を呈した新生児外科症例の経験．日本小児外科学会雑誌 1994；30：749-54．
12) 寺田明佳，市場博幸，郡山 健，ほか：極低出生体重児の胎便関連性腸閉塞症に対するガストログラフィン胃内投与の効果．日本未熟児新生児学会雑誌 2007；19：251-4．
13) Kubota A, Shiraishi J, Kawahara H, et al: Meconium-related ileus in extremely-low-birthweight neonates: Etiological considerations from histology and radiology. Pediatr Int 2011; 53: 887-91.

III 超低出生体重児によくみられる疾患とその管理・看護

4 消化器

消化管穿孔

Point

- 消化管穿孔は，消化管にさまざまな原因によって穿孔を生じたものである。ときとして，致命的である。
- 小さな遊離ガス（free air）は見つけるのが難しい。疑ったらcross-table view（側面像）を撮る。
- 超低出生体重児の管理においては，わずかな変化でも，常に穿孔の可能性を考慮する必要がある。特に，経験のあるスタッフの腹部所見の肉眼的な観察は重要である。

病態・病因

超低出生体重児の消化管穿孔においては腸管の未熟性がベースにあるものの，原因によって分類することもできる（図1）。超低出生体重児での消化管穿孔の場合，壊死性腸炎（NEC）に伴うものは多い。それ以外に多いのが，限局性腸穿孔（focal intestinal perforation；FIP）と胎便関連性腸閉塞（MRI）である。NECとMRIは他項を参照されたい。

FIPは，壊死性あるいは炎症性変化を伴わない限局性の穿孔であり，病理検査でも炎症細胞の浸潤を認めないものをいう。限局性の筋層の先天的欠如が特徴とされ，そこから穿孔をきたすものである。FIPはほかにも，SIP（spontaneous intestinal perforation）やLIP（localized intestinal perforation）ともよばれている。また，超低出生体重児の生直後の穿孔の場合，腸管内が無菌であるためか，敗血症やそれに続くショックなどを生じないことも経

図1 低出生体重児における消化管穿孔の原因別分類

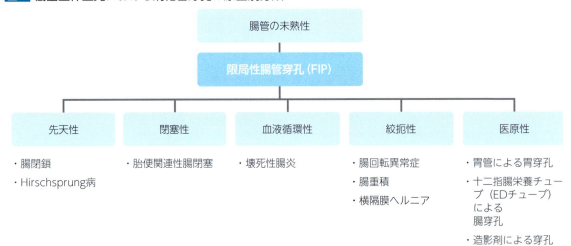

験する．症候性動脈管開存症に対するインドメタシン投与を行っているときも，腹部所見に注意を払う．

症状と所見

消化管穿孔をきたすと，程度の差はあっても腹膜炎を生じる．腹膜炎の症状として，圧痛，筋性防御，嘔吐（胆汁性も，非胆汁性も），血便，または排便の欠如がある．また穿孔部からの遊離ガス（free air）が多ければ，腹部膨満をきたす．早期発見するために，便の性状の変化，浣腸に対する反応性，腹壁の皮膚の色調，腹壁から見える腸管の蛇行など，肉眼的な観察が非常に重要である．

腹膜炎は炎症性サイトカインを惹起し，発熱や頻呼吸，頻脈も全身性炎症反応症候群（SIRS）を反映してみられることもある．炎症性サイトカインにより，急性呼吸障害や急性腎不全をきたすこともある．また純粋に腹部からの胸腔圧迫により，呼吸状態が悪化することもしばしば経験する．無呼吸や突然の呼吸状態の悪化，ショック，乏尿などでも消化管穿孔を疑う必要がある（図2）．

図2 消化管穿孔の病態・症状

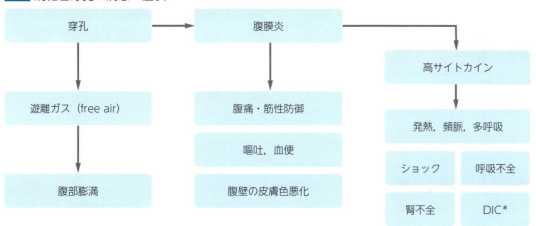

* DIC；disseminated intravascular coagulation，播種性血管内凝固症候群

図3 限局性腸穿孔の単純X線写真：cross-table view（側面像）
腹側に遊離ガス（free air）が確認できる．

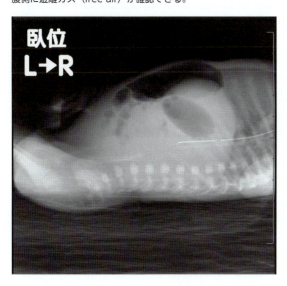

図4 限局性腸穿孔の単純X線写真：正面像
肝・胃の前面に遊離ガス（free air）が認められる．

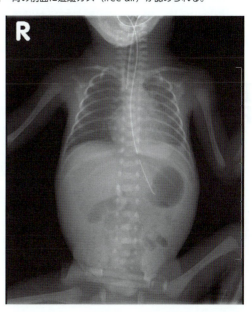

検査

腹部単純X線写真における腹腔内遊離ガス(free air)を探す(図3, 4)。少量のfree airは認知することが難しい。その場合は, cross-table view(側面像)が有効である。穿孔を疑った場合, 必ずcross-table viewを撮像する。腹部CT検査はfree airの検出に優れているとされるが, 穿孔をきたしている超低出生体重児の場合, CT室へ移動すること自体のリスクが高い。

血液検査で消化管穿孔に特異的なものはないが, 腹膜炎を反映して, 白血球増多, 白血球の左方移動, C反応性蛋白(CRP)上昇, アシドーシス, 凝固異常, 播種性血管内凝固症候群(DIC)がみられる。また血清アルカリホスファターゼ(ALP)が穿孔に一致して上昇することをたびたび経験しており, ALP上昇も穿孔を疑う所見として注意を払っている。

治療と管理

緊急の外科手術が必要である。ドレナージのみでは穿孔のコントロールにならないため, 穿孔部の切除が必要である。穿孔部の切除後, 腸管を一期的に吻合することは超低出生体重児においては困難であるため, ほとんどの症例で人工肛門を置くことになる。

緊急の外科手術の準備と同じく, 重要なのは内科管理である。穿孔が判明したら, 速やかにセイラムサンプ™チューブを挿入して持続吸引を開始し, 腸管内の減圧を開始する。呼吸循環管理下でなければ, 鎮静・挿管管理を開始する。また, 凝固能を確認し, 新鮮凍結血漿(FFP)投与も準備する。抗菌薬はグラム陰性桿菌を狙ってセフメタゾール(CMZ)が選択されることが多いが, 全身状態が不良な場合や耐性菌が明らかな場合は, メロペネム(MEPM)を選択する。手術を速やかに開始できるよう, Aラインや追加の末梢ラインの確保も行う。呼吸循環が不安定な場合においては, NICU内で手術を行うこともある。その場合は体温管理等にも十分注意を払う。

消化管穿孔を予防するために

消化管穿孔を予防するために十分なエビデンスはないのが現状であるが, われわれは以下の点に注意を払っている。
・呼吸循環の安定化
・出生後急性期ではなるべく早期に鎮痛・鎮静薬(特に麻薬)を減量し, 母乳栄養を開始する。
・鎮痛・鎮静薬を減量するタイミングで浣腸を施行し, 胎便排泄を促す。
・腹壁の色調, 暗赤色で腸管の蛇行が顕著なときなどは穿孔の危険が高いと判断し, 注意深く観察する。X線所見にも注意を払う。

・消化管穿孔を予防するため, 当院では母乳を少量から開始している。
・量が少ないうちは緩徐に手押しで注入している。
・この注入を当院では積極的に家族にやっていただくように勧めている。わが子に対して初めて行うケアの一つであり, そこからケア時のホールディングなど, 少しずつやっていただくケアの幅を広げていく。

看護のポイント

- 以下の症状とその変化に注意し観察を行う。
  - ・嘔吐の有無・性状
  - ・胃内容物の量・性状
  - ・腸蠕動音
  - ・腹部膨満の有無・程度
  - ・腹壁色
  - ・腸管蛇行の有無・程度
  - ・呼吸状態の悪化の有無
  - ・循環不全，ショック状態の有無
  - ・炎症反応の上昇
  - ・腹部単純X線写真で腹腔内遊離ガスの有無
- 穿孔が判明したら，セイラムサンプ™チューブを挿入し，減圧を行うことが必要である。
- ドレナージを行う際は，ドレーンからの排液の有無・量・性状などを観察していく。
- 人工肛門造設となった際は，人工肛門の管理が必要となってくる。人工肛門の色調やサイズ，排泄物の量や性状，周囲の皮膚のトラブルなどの観察を行い，便性や量に合わせたパウチの選択を行う。
- インドメタシンやドキソプラムなどの治療を行っている際は，上記の腹部症状に注意して観察していく必要がある。

Ⅲ 超低出生体重児によくみられる疾患とその管理・看護

4 消化器

消化管アレルギー
（新生児・乳児食物蛋白誘発胃腸症）

Point

- 非免疫グロブリンE（IgE）依存性の免疫学的機序によって嘔吐，下痢，血便や体重増加不良などの消化器症状を発症する。新生児期は人工乳が多いが，母乳でも起こりうる。
- 病型として food protein induced enterocolitis syndrome（FPIES），food protein induced allergic proctocolitis（FPIAP），food protein induced enteropathy（FPE）の3つに分けられる。病態は「炎症」であり，重症では発熱や炎症反応の上昇，腸管の浮腫などの症状を呈することがある。近年，FPIESでは血清TARC（thymus and activation-regulated chemokine）が急性症状時に上昇することが明らかとなり，診断の補助となりうる。
- 臨床症状に加えて器質的疾患の除外と除去試験によって診断を進めていく。アレルギー用ミルクや母乳で発症する場合もあるため，いったんしっかりと除去し，状態が改善した後に母乳など早期再開できるか負荷試験にて確認していく必要がある。

病態・病因

　一般的な食物アレルギーでは免疫グロブリンE（IgE）抗体が関連し免疫学的な機序で蕁麻疹などの皮膚症状や呼吸器症状，嘔吐などの消化器症状を呈するのに対して，消化管アレルギーはIgE抗体を介さずに食物によって消化管に炎症が引き起こされる疾患であり，現在も病態メカニズムは不明である。日本では「新生児・乳児食物蛋白誘発胃腸症」と命名されているが，一般によばれている「新生児乳児消化管アレルギー」「非IgE依存性消化管食物アレルギー」と同義語である[1]。本項では「消化管アレルギー」と記載することにする。

　消化管アレルギーはfood protein induced enterocolitis syndrome（FPIES），food protein induced allergic proctocolitis（FPIAP），food protein induced enteropathy（FPE）の3つの病型に分類される。新生児期は人工乳が原因となることが多いが，母乳によって発症するケースもある。また，近年は離乳食開始時期に鶏卵卵黄が原因となるFPIESの症例（solid FPIESともよばれる）が増加している。

症状と所見

　消化管アレルギーを疑う症状としては嘔吐，下痢，血便，体重増加不良などの消化器症状である。病型によって症状が異なる（図1）。FPIESでは嘔吐や下痢症状が主体であり，重症例では発熱や白血球増加，C反応性蛋白（CRP）などの炎症反応の上昇を伴う敗血症様症状を呈することがあり，腹部超音波検査やCT検査では小腸のびまん性腫脹と液体貯留が認められることもある（図2）。FPIESについては国際的ガイドラインによる診断基準がある[2]。また，嘔吐症状がなく摂取を継続した場合に下痢や体重増加不良などFPEのような症状を呈することがあり，慢性FPIESとよばれている。この慢性FPIESでは，除去後に原因食品を再開すると嘔吐

Ⅲ．4 消化器／消化管アレルギー（新生児・乳児食物蛋白誘発胃腸症）

図1 消化管アレルギーの病型分類と概要

新生児・乳児食物蛋白誘発胃腸症　（同義語）海外：非IgE依存性食物蛋白誘発胃腸症
　　　　　　　　　　　　　　　　　　　　　呼称：新生児・乳児消化管アレルギー

food protein induced enterocolitis syndrome（FPIES）

急性FPIES：
原因食品を摂取1〜4時間後に嘔吐症状を生じる。重症の場合，下痢症状や発熱，炎症反応の上昇がみられる。原因食品を除去することで症状は24時間以内に改善する。

慢性FPIES：
なんらかの理由で嘔吐症状がなく，原因食品の摂取を継続すると，慢性の下痢や体重増加不良といったFPEのような症状を呈するようになる。原因食品を除去し，症状が改善した後に原因食品を摂取すると嘔吐などの急性FPIES症状を示す。

food protein induced allergic proctocolitis（FPIAP）

粘血便を認めるが，嘔吐や下痢症状はなく，全身状態が良好。粘血便は好酸球を認めることが多い。母乳などでも発症する。除去にて改善し，原因食品を摂取すると24時間程度で症状が出現する。

food protein induced enteropathy（FPE）

原因食品の摂取により2週間以上下痢や体重増加不良などを生じる。内視鏡などの検査を実施した場合，小腸粘膜の絨毛萎縮などを認める。嘔吐や血便はあまりない。
除去後の原因食品では急性FPIESのような数時間後の嘔吐症状はなく，数日後から下痢症状を呈することがあるため，観察期間に注意が必要。

図2 重症FPIES症例にみられる小腸のびまん性腫脹と液体貯留

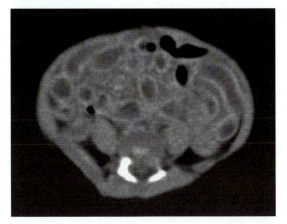

症状など通常のFPIESの臨床症状を呈する（急性FPIESとよぶ）。

FPIAPは，血便が主体であり，粘血便などの症状があるが，嘔吐や体重増加不良などの所見はなく，全身状態が良好である。母乳などによって生じることもある（いわゆる母乳性血便）。

FPEは体重増加不良，下痢などを呈する経過であり，診断的には内視鏡検査などにより小腸粘膜の萎縮などを認めた場合に診断される。除去後に症状が改善し，原因食品を再開すると，数日してから下痢などの症状を再度生じる。

検査

本症を疑った場合，外科疾患や感染症との鑑別が必要である。当院における，新生児期のミルクによる消化管アレルギーを疑った場合の診断と管理に関するフローチャートを示す（図3）。
腹部超音波検査やCT検査などによる先天性の消化管狭窄などの評価，水頭症などの頭蓋病変による嘔吐など，画像評価は必須である。血便や吐血がある場合は，新生児メレナやビタミンK欠乏症の評価のために凝固系などのチェックが必要である。炎症反応が上昇しているケースでは感染症の除外のため尿検査や各種培養検査による評価を実施する。Allergen-specific lymphocyte stimulation test

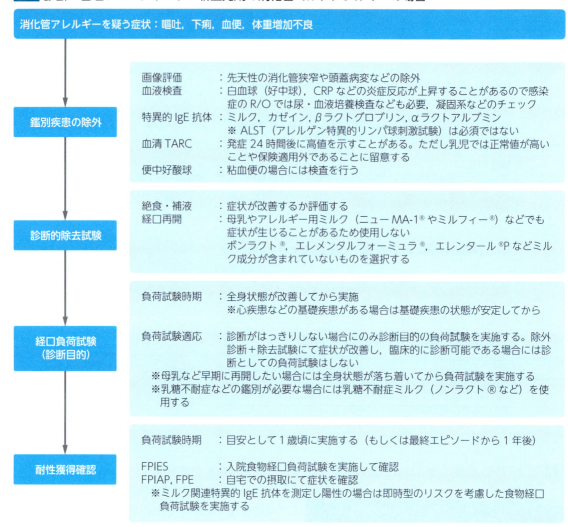

図3 診断・管理フローチャート：新生児期の消化管ミルクアレルギーの場合

（ALST）は診断における有用性が指摘されているが、保険適用外であること、鑑別疾患や食物除去試験・食物経口負荷試験による診断が確実であることから検査は必須ではない。

近年、血清TARC（thymus and activation-regulated chemokine）がFPIES急性症状の後に増加することが報告されていることから、診断補助となりうる。しかしながら、保険適用外（アトピー性皮膚炎のみ）であること、新生児では正常値が成人と比較し高値であることから、測定や解釈には注意を要する。

消化管内視鏡の観察所見および病理所見は、診断に有用であるが、超低出生体重児の急性期は施行困難であり施行できる施設が限られる。

治療と管理

まずは、原因となる人工乳（場合によっては母乳）の除去である。除去することで症状が改善することが、他の疾患の鑑別としても必要である。症状によって数日から1週間の絶食を基本とし、必要に応じて中心静脈路を確保し中心静脈栄養とする。全身状態が改善したら経腸栄養を再開するが、母乳やアレルギー用高度加水分解乳〔ニューMA-1®（森永乳業）やミルフィー®（明治）〕などでも生じることがあるため、ミルク成分が一切含まれない大豆乳（ボンラクト®、和光堂）やアミノ酸乳〔エレメンタルフォーミュラ®（明治）やエレンタール®P（EAファーマ）〕を低濃度から開始し、徐々に濃度、量を増加させていく。経腸栄養が問題なく、全身状態が改善した

ら母乳の併用または移行を試みる。超低出生体重児であればあるほど，母乳のメリットは大きいため，安易に母乳を中止せず，除去試験にて症状改善した後に，母乳については再開できるか負荷試験にて確認する。児の絶食中も，将来的な母乳投与の可能性を説明して搾乳し続けてもらうことが必要である。

食物経口負荷試験は確実な診断をするためには必要であるが，鑑別疾患の除外を行い，食物除去試験によって改善し，臨床診断が確実であれば直ちに実施することは不要である。しかしながら，診断がはっきりしない場合には，全身状態が改善してから食物経口負荷試験にて必ず確定診断を行うとよい。特に，先天性乳糖不耐症は下痢症状が主体であり除去試験にて改善するため，乳糖除去ミルク〔ノンラクト®（森永乳業）など〕を用いて食物経口負荷試験を実施することで鑑別が可能である。

予後

原因食品の除去を実施していれば症状はなく，体重増加や発達について問題はない。離乳食開始時には原因食品の除去を指導する必要がある。多くの症例において成長に伴い緩解することが多いため，1歳前後，もしくは症状が認められてから1年後を目安に食物経口負荷試験を実施し，摂取可能か判断する。

FCC ポイント

嘔吐や体重増加不良など鑑別を要する疾患が多いため，検査の必要性や結果について，ご家族にしっかりと説明する必要がある。場合によっては母乳を一時的に制限する必要があるので，授乳などについて注意する必要がある。経口を再開し状態が落ち着いたら母乳が使用可能であるか負荷試験にて評価することを説明する。

看護のポイント

- 本疾患がある場合，経腸栄養開始時，母乳から母乳添加用粉末入りの母乳，母乳から人工乳、低体重児用ミルクなどへと栄養の種類を変更したタイミングで発症することが懸念される。ごく少量でも重篤な症状が現れる可能性があるため，栄養変更後は，嘔吐，便性の変化，腹部膨満の有無・増強，下血など腹部症状の観察が必要である。
- 通常の食物アレルギーでは母乳やアレルギー用高度加水分解乳が使用可能であるが，消化管アレルギーではこれらの使用でも症状を呈することがあることを認識しておく。
- アレルギー対応のミルクなど特殊乳を使用している場合，母本人の母乳であっても使用しない。使用可能なミルクの種類，濃度，量など細心の注意を払う必要がある。腹部症状の変化は急激に起こることもあれば，少し遅れてみられることもあり，負荷試験を開始したときにはその事実を周知する必要がある。

文献

1) 厚生労働省好酸球性消化管疾患研究班，日本小児アレルギー学会，日本小児栄養消化器肝臓学会：新生児・乳児食物蛋白誘発胃腸症診療ガイドライン（実用版）. 2019年2月6日改訂. https://www.jspghan.org/guide/doc/minds_20190206.pdf（2024年◯月◯日最終閲覧）
　＊詳細なガイドラインとなっており，非常に参考になる。
2) Nowak-Węgrzyn A, Chehade M, Groetch ME, et al: International consensus guidelines for the diagnosis and management of food protein-induced enterocolitis syndrome: Executive summary-Workgroup Report of the Adverse Reactions to Foods Committee, American Academy of Allergy, Asthma & Immunology. J Allergy Clin Immunol 2017; 139: 1111-26.e4.

III 超低出生体重児によくみられる疾患とその管理・看護

4 消化器

胃食道逆流症
gastroesophageal reflux disease; GERD

> **Point**
> - 早産児は下部食道括約筋が未熟で食道自体も短く，生理的にも胃食道逆流（GER）が存在する。
> - 超低出生体重児では，急性期は GER からの誤嚥からの呼吸状態の悪化や無呼吸などが懸念される。
> - 超低出生体重児の呼吸管理中の急性期の場合は，胃管から十二指腸チューブでの栄養に変更する。外科的治療を要するケースはほとんどない。

病態・病因

　新生児は下部食道括約筋が未熟であるがゆえに，正期産児であっても生理的に胃食道逆流は存在する。早産児ではさらに消化管の運動障害および未熟さに伴う胃排出遅延のためリスクが特に高い。この逆流に付随してなんらかの症状をきたすものが胃食道逆流「症」である。この「なんらかの症状」が多くの場合，非特異的かつ主観的であるため過剰診断，過剰治療につながるリスクがあり注意が必要である。

症状と所見

　胃食道逆流症（GERD）による症状を表1に示す。このなかで，特に超低出生体重児の急性期に問題になるのは，誤嚥による呼吸悪化，肺炎，無呼吸，徐脈である。ただし，無呼吸，徐脈に関しては経験上，GER と関連していると思われることがたびたびあるが，関連がないと結論付けている報告も複数ある。当院では，基本的に急性期は胃管栄養で注入を開始するが，注入中に呼吸状態が悪化する，または，嘔吐，口腔内や気管内からミルクや母乳成分が吸引されるなどのエピソードが複数回確

表1 胃食道逆流症（GERD）の主な症状

消化器症状	呼吸症状	その他
嘔吐，溢乳	無呼吸	体重増加不良
吐血	喘鳴	不穏，不機嫌
下血	誤嚥性肺炎	徐脈
哺乳不良	酸素飽和度低下	
反芻運動	咳嗽	

III. ④ 消化器／胃食道逆流症 gastroesophageal reflux disease；GERD

認された場合，GERDありと判断している。慢性期においては嘔吐，体重増加不良が問題となる。

検査

急性期では臨床的に，栄養注入に伴って呼吸が明らかに悪化する，あるいは口腔内，気管内からミルク様の吸引物が確認された場合をもって診断としている。

慢性期である場合は，下記の検査を適宜施行する。しかし，超低出生体重児で特に神経発達障がいが重い場合や腹部外科疾患術後以外は，あまりこれらの検査を要するほどの逆流は少ない。

上部消化管造影

短時間の観察のみであり，過大・過小評価のおそれはある。しかし，解剖学的な異常（食道裂孔ヘルニア，滑脱ヘルニア）を検出するのには優れている。

24時間食道pHモニタリング

やや侵襲性があることと時間がかかること，逆流時間率による治療適応の有無などの根拠が弱い。

多チャンネルインピーダンス併用24時間食道pHモニタリング

前述のpHモニタリングと異なり，non-acid refluxも検知できるため，より正確な評価が可能となる。しかし，いまだ一定の基準値がないことや評価者によって結果が異なるなどの課題がある。特に新生児・早産児でのエビデンスは少ない。

図1 胃食道逆流症（GERD）の治療の流れ

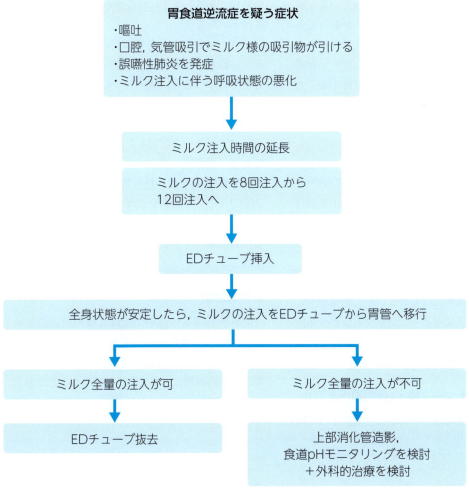

EDチューブ：elemental diet tube

治療と管理（図1）

以下の対応，治療を症状の程度に応じて行う[1]。超低出生体重児の急性期の場合，①〜⑤までの治療にとどまることが多い。

①腹部ケア

グリセリン浣腸や，肛門からの排ガス。胃管を開放，あるいは吸引などして脱気などを頻回にして排気を促す。

②注入時間延長

本質的な治療ではないが，いましばらく胃管栄養とせざるをえない場合は，注入時間を延ばし，緩徐に注入するようにする。1時間以上の注入時間とすることもある。

③少量頻回栄養

GERDがあるからといって，消化できている栄養を減量すべきではない。むしろGERDがあっても増量していき，8回注入から12回注入とすることを考慮する。しかし，最近はこれを省略し，十二指腸栄養チューブを幽門以降まで進めて留置することが多い。

④粘度調整

市販のトロミ剤や，コーンスターチなどが使われる。乳児ではある一定の効果は示されているものの，早産児を対象とした報告はなく，当院では早産期に使用することはあまりない。

⑤体 位

体位調整は急性期は困難であるし，エビデンスも少ないため，積極的には行わないが，頭部を少し挙上したり，右側臥位を多くしたりするなどの体位調整をすることは許容している。また挿管中で状況が許せば腹臥位も積極的に取り入れる。

⑥十二指腸栄養チューブ挿入（幽門過ぎまで）

上記治療で改善がなく，明らかに注入によって呼吸状態が悪化，明らかな誤嚥性肺炎を起こした場合，気管内，口腔内からミルク成分が吸引されたというエピソードが複数回ある場合は，十二指腸栄養チューブ（EDチューブ）を幽門を越えるところまで挿入する。消化管の未熟な児に異物である十二指腸栄養チューブを挿入するのは消化管穿孔などのリスクも高いので，両親に説明したうえで，慎重に行う。急性期では透視室まで移動することは困難なため，当院ではNICU内で挿入する。腹部を手で触れながら，挿入し，指先でチューブの先端が胃内で屈曲し，幽門方向へ向くようにする。そのうえで幽門を少し越えたところをX線単純写真で確認する。消化管外科治療後のようにTreitz靱帯を越えることを目標とはしない。

わが国からの報告で酸素需要の軽減につながった[2]というものはあるが，明確なエビデンスのない治療法であり，欧米の教科書等では記載されていない。また，特に急性期では穿孔などのリスクが高い処置であると考えられるため，慎重に適応を考えるべきである[3]。

通常，当院では抜管後に呼吸が落ち着いたところで，徐々に胃管栄養に移行している。移行が不可能であった場合には，⑦，⑧に進む。

⑦薬 物

H_2ブロッカーやプロトンポンプインヒビターなどである。慢性期に症状が重い場合に考慮する。超低出生体重児ではこれら薬剤は感染，壊死性腸炎（NEC）などのリスクを上げるとされており，米国食品医薬品局（FDA）では推奨されておらず使用される機会は減ってきている。当院でも，特に急性期は使用しない[4]。

⑧外科治療

中枢神経障害の強い児では胃瘻や逆流防止術であるNissen術を行うこともある。しかし，中枢神経合併症あるいは外科疾患のない超低出生体重児では内科的治療にとどまることがほとんどである。

Ⅲ. ④ 消化器／胃食道逆流症 gastroesophageal reflux disease；GERD

FCC Point
栄養による呼吸への影響は，FCC において家族と共有しやすい項目の一つである。経腸栄養を進めていくうえで呼吸様式がどう変化するか，体位によって改善するのかなどをご家族とともに観察し，栄養の進め方を決定したり，体位の工夫を行ったりする。早期に呼吸の観察，腹部ケア手技を習得することで，よりスムーズに退院に向かえることを目標としている。

看護のポイント

- 超低出生体重児で，超早産であるほど GER 所見を散見することが多い。ミルク注入の開始後，少量の際はゆっくり手押し（ワンショット）で行うが，SpO_2 値のふらつきの程度をみながら，シリンジポンプを用いた時間注入を実施している。注入時間の決定は，児の体格や SpO_2 値のふらつきの程度，ミルク量，口腔内や気管内から吸引される分泌物の量・性状などを総合的に判断し，看護師が決定している。3 時間ごとのミルク注入中，最大 1.5～2 時間かけての注入を行っているが，それでも GER 症状が強く，ミルク量が 100mL/kg/日近くになれば，児に医師により十二指腸栄養チューブを挿入している。
- GER に対する看護としては，時間をかけての注入とともに，上体挙上（ギャッジアップ），腹部膨満の軽減のための胃内チューブの用手吸引や高位開放，腹部の排ガスや浣腸，症状に合わせた口腔・気管内吸引を行う。
- 十二指腸栄養チューブによる注入が行われる場合，腹部でトラブルが起きた際にも，胃内からの不消化ミルクの吸引がされず，強制的に注入が継続されてしまう。そのため，発見が遅れるリスクがあることを十分に理解したうえで，腹部膨満の程度・腹壁色，腸蛇行の有無など腹部症状の観察には十分に留意する。

文献

1) Rosen R, Vandenplas Y, Singendonk M, et al: Pediatric Gastroesophageal Reflux Clinical Practice Guidelines: Joint Recommendations of the North American Society for Pediatric Gastroenterology, Hepatology, and Nutrition and the European Society for Pediatric Gastroenterology, Hepatology, and Nutrition. J Pediatr Gastroenterol Nutr 2018; 66: 516-54.
2) Shimokaze T, Yamamoto K, Miyamoto Y, et al: Acute respiratory effect of transpyloric feeding for respiratory exacerbation in preterm infants. J Perinat Med 2020; 49: 383-7.
3) Clifford P, Ely E, Heimall L: Bedside Placement of the Postpyloric Tube in Infants. Adv Neonatal Care 2017; 17: 19-26.
4) Long HA, Solski L, Rebuck JA, et al: Infantile Gastroesophageal Reflux: Adherence to Treatment Guidelines in the Hospital Setting. J Pediatr Pharmacol Ther 2018; 23: 41-7.

Ⅲ 超低出生体重児によくみられる疾患とその管理・看護

5 栄養

総論

> **Point**
> - 胎児は，母体から胎盤，臍帯を介して成長に必要な栄養を受け取っている。早産によって母体から切り離された新生児は，経静脈栄養，経腸栄養からそれらを受け取っていくことになる。
> - 超低出生体重児は，子宮外発育不全（EUGR）のリスクが高い。EUGR は将来的な身体発育，神経発達障がいに影響する。
> - EUGR を予防するために，生後早期から適切な経静脈・経腸栄養を行うことが重要である。

▲ 超低出生体重児の栄養戦略

胎児は主に母体から供給される糖とアミノ酸をエネルギー源として成長を続けているが，特に妊娠第3三半期は臓器の成熟・出生後の環境変化に応じるために，アミノ酸から蛋白質の合成を活発に行っている。早産児は，母体から切り離されることで，胎児期に母体から供給されていたさまざまな栄養が途絶えることとなる。それにより，血中のアミノ酸濃度が低下し，飢餓反応が始まる。グリコーゲンや脂肪蓄積の少ない超低出生体重児は，糖の供給が途絶えることで，生後早期は低血糖をきたすハイリスクがある。また，著しい糖新生が起こるとともに，インスリン分泌が低下することで糖の利用能が低下するため，輸液開始後はしばしば高血糖が持続する。また，適切なアミノ酸の供給がなく，

図1 在胎 26 週の早産児と同週数の胎児の体蛋白量の変化
ブドウ糖輸液単独を供給した在胎 26 週，出生体重 1,000g の早産児と，同週数の胎児の 1 週間の体蛋白量の変化を示す。

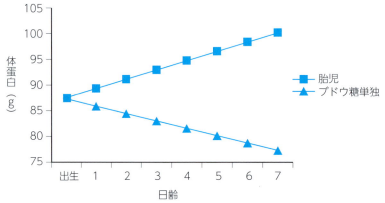

(Denne SC, Poindexter BB: Evidence supporting early nutritional support with parenteral amino acid infusion. Semin Perinatol 2007; 31: 56-60. より引用)

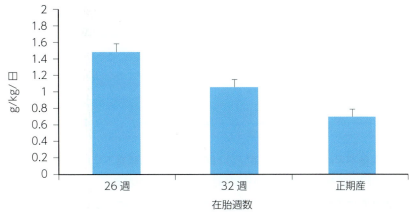

図2 在胎期間別生後1週間の蛋白喪失量の比較
生後1週間ブドウ糖単独静脈内投与をした場合の蛋白喪失量（フェニルアラニン動態に基づく）を示す。

(Denne SC, Poindexter BB: Evidence supporting early nutritional support with parenteral amino acid infusion. Semin Perinatol 2007; 31: 56-60. より引用)

ブドウ糖輸液単独では，体蛋白の異化が抑制できず，1日当たり体蛋白が1～2%ずつ失われる[1]（図1）。より未熟性が強い児ほど，生後早期の体蛋白の喪失量は大きいことが報告されている[1]（図2）。

これらを回避するための栄養戦略の中心となるのがearly aggressive nutrition（EAN）である。EANとは超低出生体重児に比較的短期間のうちに胎児栄養必要量を与えるべく，出生当日から積極的にアミノ酸を含めた静脈栄養を行うとともに，授乳についても早期から開始することをいう。

当院での具体的な管理内容については，次項以降で提示する。

NICU入院中の栄養が予後に与える影響

早産児がNICUを退院する時点で，同じ修正週数での乳幼児身体発育基準値の10パーセンタイル未満の体格である状態を子宮外発育不全（extrauterine growth restriction；EUGR）とよぶ。EUGRは早産児，超低出生体重児の将来的な中枢神経系の発達に影響するとされている。EUGRの主要な原因は，生後1～2週間の栄養摂取量（特に蛋白質やエネルギー）不足である。

NICU入院中の栄養および発育の状態と，将来的な神経発達障がいについての報告は散見される。Stephensらは生後1週間のエネルギーおよび蛋白摂取量が多いほど，生後18カ月時の発達予後がよいことを報告している[2]。この報告では，生後1週間のエネルギー摂取量が10kcal/kg/日 増加すると精神運動発達指数は4.6ポイント増加し，蛋白質摂取量が1g/kg/日 増加すると8.2ポイント増加するとされている。Ehrenkranzらは，超低出生体重児はNICU入院中の成長率が低いほど，修正18～22カ月時点で神経学的異常が高率に発症すると報告している[3]。

将来的な神経発達障がい改善のために，生後早期から胎児蓄積に相当する栄養を投与し，EUGRを回避することが求められる。

文献

1) Denne SC, Poindexter BB: Evidence supporting early nutritional support with parenteral amino acid infusion. Semin Perinatol 2007; 31: 56-60.
2) Stephens BE, Walden RV, Gargus RA, et al: First-week protein and energy intakes are associated with 18-month developmental outcomes in extremely low birth weight infants. Pediatrics 2009; 123: 1337-43.
3) Ehrenkranz RA, Younes N, Lemons JA, et al: Longitudinal growth of hospitalized very low birth weight infants. Pediatrics 1999; 104(2 Pt 1): 280-9.

III 超低出生体重児によくみられる疾患とその管理・看護

5 栄養

経静脈栄養

> **Point**
> - 生後早期の栄養不足は超低出生体重児のNICU退院時の発育不全に影響する。アミノ酸を含めた中心静脈栄養を，生後早期から積極的に行う必要がある。
> - 過剰な栄養は児に不利益になりうるため，血液検査でモニタリングをしながら適宜調整が必要である。

輸液路

入院後，速やかに末梢静脈挿入式中心静脈用カテーテル（PIカテーテル），または臍静脈カテーテルを留置する。当院では輸液路数の確保のため，ダブルルーメンカテーテルを挿入する。カテーテル挿入に際しては，無菌的に清潔操作で行っている。カテーテルの確保後はX線写真を撮影し，挿入長が深すぎる場合は，適宜浅くして固定する。

輸液路と輸液剤の関係を図1に示す。カテーテル由来血流感染症の予防のため，輸液路にフィルターを使用する。孔径0.2μmのフィルターを使用する。

カテーテルを通じて注入されるメインの輸液剤には，低用量ヘパリン1単位/mLを加える。側管から注入する輸液剤には加えていない。

入院時の輸液

入院時の輸液の組成を表1に示す。メインは12%のブドウ糖濃度にする。メインとサブの輸液剤で水分投与量が60mL/kg/日になるように滴数を設定すると，4〜5mg/kg/分のブドウ糖投与量，約2.0g/kg/日のアミノ酸投与量になる。

総カロリー

生後最初の1週間は80〜100kcal/kg/日の投与，生後1週間以降は120〜150kcal/kg/日の投与が望ましいとされる。アミノ酸，糖，脂肪の量を調整しながら必要なカロリーを投与していく。

図1 輸液路と輸液剤の関係
メインの輸液路から中心静脈栄養（total parenteral nutrition；TPN），側管からは必要があれば鎮痛・鎮静薬などをつなげる。サブの輸液路からは1/2に希釈したカルチコール®，側管からは必要があれば強心薬などをつなげる。

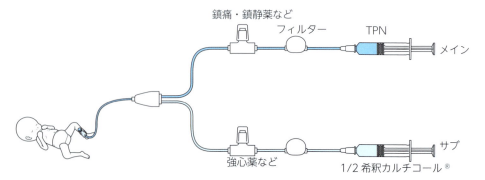

Ⅲ. ⑤ 栄養／経静脈栄養

表1 入院時の輸液の組成

メインは12%のブドウ糖濃度にする。メインとサブの輸液剤で水分投与量が60mL/kg/日になるように滴数を設定する。

	組成	用量	輸液速度
メイン	50%ブドウ糖液 プレアミン®P 注射用水 ヘパリン	12mL 25mL 13mL 0.05mL	x mL/時
サブ	カルチコール® 10%ブドウ糖液 ヘパリン	20mL 20mL 0.04mL	0.3mL/時 （適宜増減）

糖

糖濃度は，血糖値を参考に適宜調節する。血糖値を80～150mg/dLに保つようにする。超低出生体重児は血糖調節機構が未熟であるため，高血糖，低血糖どちらにも注意が必要である。血糖値が問題ない範囲であれば，上限を10～14mg/kg/分に，徐々に増量していく。

アミノ酸

アミノ酸製剤は，プレアミン®-Pを使用している。プレアミン®-Pは，過剰摂取すると脳や成長に悪影響をもたらすフェニルアラニン，メチオニン，ヒスチジンが少なく，筋肉や末梢組織で利用される分岐鎖アミノ酸を多く配合している。

入院時から2.0g/kg/日で投与を開始する。1日ごとに0.5～1.0g/kg/日ずつ増量し，3.5g/kg/日まで増量する。経腸栄養が進んで輸液量が少なくなってきたら，ブドウ糖液や電解質液との組成を考慮し，徐々に減量していく。

脂肪

脂肪乳剤は入院時には投与していないが，必須脂肪酸欠乏症の予防のため，遅くても生後2日までに投与する。脂肪乳剤は浸透圧比が1.0であるため，末梢静脈路からも投与できる。

脂肪乳剤はイントラリポス®を使用している。10%と20%製剤があるが，10%製剤はトリグリセリドの含有が少なく，添加された乳化剤やリン脂質の含有は変わらない。新生児には20%製剤が適している。イントラリポス®はヘパリンを混入すると凝集するため，単独ルートでの投与が望ましい。また，カルシウム（Ca），マグネシウム（Mg），亜鉛（Zn）などの二価イオンやアミノ酸と混入すると，脂肪粒子の凝集，粗大化をきたすので混合しないようにす

るのが望ましい。組成は，n-3系多価不飽和脂肪酸はα−リノレン酸（7%），n-6系はリノール酸（53%），n-9系はパルミチン酸（12%），ステアリン酸（4%），オレイン酸（24%）である。

0.5g/kg/日から投与を開始し，1日ごとに0.5～1.0g/kg/日ずつ増量し，2.0g/kg/日まで増量する。投与量が少ない場合は1日1回，0.2～0.3mL/時で投与する。0.2mL/時で24時間投与が可能な投与量となったら，持続点滴で投与する。経腸栄養が進んで，ミルクのみで100～120mL/kg/日に達したら投与を中止する。脂肪酸がアルブミン（Alb）とアンバウンドビリルビン（unbound bilirubin；UB）との結合部位に結合し，UBの上昇をきたすため，重症黄疸の場合は投与を中止する。また，敗血症などの重症感染症を発症した場合も投与を控える。

電解質

ナトリウム（Na）は，利尿が得られるまでは最小限の投与とする。超低出生体重児は腎機能が未熟であり，Naが尿中に喪失しやすいので，利尿が得られ始めたら低ナトリウム血症にならないように適宜投与していく。投与量は10mEq/kg/日を超えて必要になることもある。

超低出生体重児は高カリウム血症も合併しやすいため，出生後はカリウム（K）の投与は控える。高カリウム血症を発症する時期が過ぎ，血中カリウム濃度が低下傾向になってきたら少量から投与を開始する。Kを含む輸液は，Kの急速静注を避けるため40mEq/L以下にする。

Caは低カルシウム血症の予防のため，入院時からカルチコール®で4～6mL/kg/日程度で投与を開始する。リン（P）も低リン血症予防のため，高リン血症がなければ可能な限り早期から投与を開始する。Ca：Pの比率は，1.7：1程度とする。骨塩量

の増加のために，十分量のCaとPの投与が必要である。カルチコール®とリン酸Na補正液は混注すると沈殿を生じるため，同じ輸液路からの投与は避ける。隔日投与する場合には，輸液を交換する前後で生理食塩水1mLを注射し，輸液路内で輸液製剤が混注しないようにする。

ビタミン，微量元素

ビタジェクト®注キットは，ビタミンB_1・B_2・B_6・B_{12}・C（水溶性），ビタミンA・D・E・K（脂溶性），ニコチン酸アミド，葉酸，ビオチン，パントテン酸を含む。脂溶性ビタミンが過剰にならない範囲で投与するようにする。ビタミンEの投与上限量に合わせて，0.6〜1.8mL/kg/日程度で投与する。ビタミンの光分解を防ぐため，輸液製剤を遮光する必要がある。

エレジェクト®はZn，銅の1日必要量を十分満たすように，0.1〜0.2mL/kg/日程度で投与する。長期投与になる場合には，高マンガン血症に注意が必要である。

モニタリング

輸液製剤でブドウ糖投与量を2mg/kg/分以上変更した場合には，輸液製剤を変更して数時間後に血糖値を測定する。

アミノ酸製剤の投与が3.0g/kg/日以上になったら，血清アンモニア値を検査する。血清アンモニア値が125μg/dL未満なら可能であればアミノ酸投与量を増量，125〜150μg/dLなら同量継続，150μg/dLを超えたらアミノ酸製剤投与量を減量する。

脂肪乳剤投与量が2.0g/kg/日に近づいたら，血中トリグリセリド値を検査する。血中トリグリセリド値が200mg/dLを超える場合には脂肪乳剤の投与を一時中止し，低下を確認してから0.5〜1.0g/kg/日で投与を再開する。

経静脈栄養中の急性期には，最低1日1回，必要に応じてそれ以上に血中電解質濃度，酸塩基平衡を検査する。経静脈栄養中は，血液検査でAST，ALT，LDH，尿素窒素（BUN），クレアチニン（Cr），総ビリルビン（T-bil），直接ビリルビン（D-bil），Albを週に1〜2回は測定する。

看護のポイント

- 経腸栄養が確立するまでは，中心静脈への高カロリー輸液を含む経静脈栄養が行われる。その際，多く用いられるのはPIカテーテルである。非常に細いカテーテルを用いているため，わずかな観察の不足や遅れによりルートトラブルを起こす可能性が高く，慎重なルート管理が求められる。

- 細いカテーテル内には，流速に応じてかなりの圧負荷がかかっているため，ルートの接続をロック式・耐圧式などにして加圧によるルート外れが起こらないようにする。また，容易にカテーテル閉塞が起こるため，シリンジポンプの積算量と実際のシリンジの進んだ量を目視で確認し，投与量にズレがない（確実に輸液されている）ことを定期的に確認している。

- 接続するルートは投与薬剤の内容に応じて，フィルター装着の可否を確認する。また，配合禁忌や遮光の必要性など，いずれの確認も病棟薬剤師と協働しながら行っている。ルート交換の頻度は週2回としているが，血糖や電解質の補正など早急に点滴交換が必要な場合は，その都度ルート交換を行い，児へ最も早く輸液が到達する方法を考慮する。

- 中心静脈への輸液のため，浸透圧が高い薬剤や皮下組織の損傷を起こしやすい薬剤などが投与されている可能性がある。体位変換時など全身観察が行える際には必ず，ルートの接続の確認とともに，刺入部の輸液漏れやカテーテルの先端付近での輸液漏れの確認が重要である。そのためには，X線写真などを用いてカテーテルの先端位置を把握しておく必要がある。

III 超低出生体重児によくみられる疾患とその管理・看護

  栄養

経腸栄養

Point

- 胎児は羊水を嚥下し，消化管の機能を発達させている．出生後は，経腸栄養を行うことで消化管の成長，発達を促す．
- 生後から超早期授乳（minimal enteral feeding）を，経静脈栄養と併用しながら開始する．
- 経腸栄養が進んだところで強化母乳栄養を開始する．

開始時期

生後24時間から開始する「超早期授乳」（minimal enteral feeding）を目指す．遅くとも生後72時間以内からの開始が望ましい．

わが国の新生児臨床研究ネットワーク（NRN）による多施設ランダム化比較試験（RCT）で，超早期授乳の安全性は確立されている[1]．出生体重1,250g未満の児で，授乳開始日齢の平均が8.4日と1.1日の群で比較すると，早期の開始群で経腸栄養が100mL/kg/日に達する日齢や出生体重復帰日齢は有意に早かった．死亡例数，壊死性腸炎，胆汁うっ滞，重症感染症の罹患率も有意に低かった．

早期の授乳を中止する基準としては，視診で著明な腹部膨満や腸管蛇行，腹壁の色調が暗紫色，頻回な嘔吐，新鮮血の胃内吸引物を認める場合としている．

母乳栄養

当院では原則として自母乳を使用しているが，超低出生体重児は超早期授乳を行おうとしても，この時期には母乳の分泌は十分でないことも多い．その場合は家族の同意を得てドナーミルクを使用している（p.185「III⑤栄養 ドナーミルク（完全人乳由来栄養）」参照）．

母乳は人工乳と比較し，壊死性腸炎罹患率の低下，感染症罹患率の低下，腸管の神経発達の改善，母児愛着形成の促進などの効果があり[2,3]，新生児にとって最良の栄養である．早産で分娩となった母体の母乳は，正期産で分娩となった母体の母乳と成分が異なり，カロリー，脂質，蛋白質，ナトリウム等をより多く含んでおり，早産児にとってより適した成分となっている．

増量の仕方

10〜20mL/kg/日ずつ増量する．出生体重別の初回授乳量と初期の1回増加量の目安を表1に示す．胃残乳や，淡い胆汁性の胃内吸引物があっても安易に禁乳とはせず，十分な観察下で経腸栄養を継続する．人工乳で注入を行う場合は，増加量は少量ずつ，慎重に行う．

強化母乳

早産児は，母乳栄養のみでは蛋白質，カルシウム（Ca），リン（P）が不足する．母乳栄養でそれらの必要な栄養素を補うために，強化母乳栄養が行われる．わが国で使用できる母乳強化剤はHMS-1とHMS-2（森永乳業）がある．HMS-2はHMS-1よりも蛋白質，Ca，Pが1.5倍多く，熱量は2倍高くなっている．当院ではHMS-2を使用している．

経腸栄養が50mL/kg/日に達した時点で1/4強化（母乳120mL当たりHMS-2を1包）を開始する。100mL/kg/日に達したら1/2強化（母乳60mL当たり1包）に変更し，数日の便性や胃内吸引量に変化がないことを確認して全強化（母乳30mL当たり1包）とする。注意点としては浸透圧の上昇があり，添加後時間が経つにつれてさらに上昇していく。

終了する時期は，直接授乳のみになった時点，体重が2,000～2,500gまで増加した時点，NICUを退院する予定となった時点としている。

低出生体重児用ミルク

強化母乳の代替品として使用する。母乳が十分量あるにもかかわらず，低出生体重児用ミルクを使用することは避けている。当院では，低出生体重児用ミルクはGP-P（森永乳業）を使用している。母乳，強化母乳，低出生体重児用ミルクの組成の比較を表2に示す。

表1 出生体重別の初回授乳量と初期の1回増加量目安

児体重	初回開始授乳量	1回増加量（初期）
1,000g未満	0.5～1mL	0.5～1mL/回
～1,500g未満	1～2mL	1～2mL/回
～2,000g未満	3～4mL	3～4mL/回
～2,500g未満	5mL	5mL/回
～2,500g以上	10mL	10mL/回

表2 母乳，強化母乳，低出生体重児用ミルクの組成表（100mL当たり）

	母乳（参考値）	HMS-1強化母乳	HMS-2強化母乳	GP-P（低体重児用）
熱量（kcal）	65	75	85	77
蛋白質（g）	1.1	1.8	2.1	2
脂質（g）	3.5	3.5	4.5	4.1
必須脂肪酸 n-6系（%）	14.9	14.9	14.9	12.3
必須脂肪酸 n-3系（%）	2.6	2.6	2.6	2.1
炭水化物（g）	7.2	8.7	9.0	8.1
Na（mg）	15	24	21	37
K（mg）	48	58	73	93
Mg（mg）	3	3	3	8
Ca（mg）	27	97	127	74
P（mg）	14	54	74	49
Fe（mg）	0.04	0.04	0.04	1.5
Cu（mg）	30	30	30	53
Zn（mg）	0.3	0.3	0.3	0.5

Ⅲ. ⑤ 栄養／経腸栄養

MCT（medium chain triglyceride）オイル

ミルクのみでは体重増加が十分でない場合に，カロリー付加目的に使用する。1mL＝8kcalで，必須脂肪酸は含まれない。開始時は1mL/kg/日から開始し，便性などに注意しながら最大3mL/kg/日まで増量する。誤嚥による肺炎合併の可能性があるため，胃食道逆流症の児には使用しない。経口哺乳が確立したら中止する。

プロバイオティクス

経腸栄養の早期確立を目指すため，当院ではビフィズス菌（Bifidobacterium）を投与している。生後24時間以内にビフィズス菌1包を蒸留水3mLに溶解して，0.5mLを1日1回投与する。生後30日まで継続して終了する。

ビタミン

経腸栄養が確立して中心静脈栄養が中止できる

ようになったら，内服で補充する。トコフェロール酢酸エステル顆粒5〜20mg/日，レチノール・カルシフェロール配合剤0.3〜0.5g/日を2回に分けて内服する。

母体の感染症と母乳

母体がヒト免疫不全ウイルス（HIV）に感染している場合は完全人工栄養を行い，母乳は使用しない。

B型肝炎ウイルス（HBV），C型肝炎ウイルス（HCV）は，通常と同様に母乳を使用できる。

ヒトT細胞白血病ウイルス1型（HTLV-1）は，家族へ母乳のメリットと感染のリスクについて十分な説明を行い，完全人工乳栄養，3カ月未満の短期母乳栄養，凍結母乳栄養のいずれかを選択する。

児のサイトメガロウイルス（CMV）感染予防のため，在胎32週未満で出生した児は日齢7〜修正34週6日まで未冷凍母乳の使用を禁止する。その期間中は，搾母乳を−20℃以下で72時間以上，最低でも24時間以上冷凍した母乳を解凍して使用する。

FCC Point
経腸栄養の量を増やしたり，強化母乳栄養を進めていく過程で，児への負担がないかを観察する必要がある。消化の可否はもちろん，経腸栄養中の児の呼吸への影響，安静度への影響なども観察することが求められる。医師，看護師も注意して観察はしているが，児と長時間過ごしている家族が児の変化に気付くこともある。当院で実施している家族回診では，栄養についての家族からの意見は必ずもらうようにしている。

看護のポイント

- 超早期授乳を目標に，生後の急性期から経腸栄養が開始される．まずは，胃チューブからの注入が行われるが，その際に胃チューブの先端が確実に胃内にあることが重要である．あらかじめ指定されている挿入長の確認，胃泡音の確認，吸引による胃内容物の確認，X線写真による位置確認などの方法により，確実な挿入位置のもとで注入を行う．
- 毎回，注入を行う前に胃内容物の吸引を行い，消化の有無，残渣物の量・性状などを確認し，必要に応じて医師への報告を行う〔注入時間の管理については「④消化器 胃食道逆流症（GERD）」（p.172）を参照〕．
- 特に在胎 25 週未満の超低出生体重児は，その未熟性に加え，生後の深鎮静の影響もあり腸管の動きが十分でないことが多い．医師の指示のもと，可能であれば浣腸や排ガスなどの腹部ケアを積極的に行い，胎便の排泄を促す．
- 経腸栄養の開始後や，強化母乳の添加後などは，腹部膨満の増強，腸蛇行の出現，腹壁色の変化，便性の悪化などの可能性があることを念頭に置いて観察を行い，異常所見の発見時は速やかに医師へ報告する．
- できるだけ母乳栄養を行えるよう継続的な母乳育児支援が欠かせず，出産直後から数カ月にわたりフォローを要することもある．そのなかで，当院では，在胎 32 週未満の出生児には CMV 感染予防の目的で冷凍母乳を使用している．母親の母乳育児への思いを傾聴しながら，感染予防への理解を求める説明や支援が重要である．

文献

1) 市橋 寛：新生児臨床研究ネットワークによる多施設ランダム化比較試験—超低出生体重児における超早期授乳．周産期医学 2013；43：591-5．
2) Ahrabi AF, Schanler RJ: Human milk is the only milk for premies in the NICU! Early Hum Dev 2013; 89(suppl 2): S51-3.
3) Cristofalo EA, Schanler RJ, Blanco CL, et al: Randomized trial of exclusive human milk versus preterm formula diets in extremely premature infants. J Pediatr 2013; 163: 1592-5.e1.

Ⅲ 超低出生体重児によくみられる疾患とその管理・看護

5 栄養

ドナーミルク（完全人乳由来栄養）

> **Point**
> - ドナーミルクは，ドナーより無償で提供された母乳を，母乳バンクで低温殺菌処理したものである。
> - 低温殺菌処理による母乳の栄養素に対する直接的な影響は少ないが，酵素活性の低下により消化吸収に影響する可能性がある。
> - 早産児におけるドナーミルクの有用性として，壊死性腸炎（NEC）の予防，慢性肺疾患（CLD）の予防，静脈栄養期間の短縮，体重増加の改善といった効果が挙げられる。
> - 『母乳バンク利用マニュアル 第2版』（2022年12月改訂）が公開されている。

ドナーミルクとは

ドナーミルク（図1）は，ドナーより無償で提供された母乳を，母乳バンクで低温殺菌処理したものである。母乳バンクでは母乳提供者（ドナー）の選出，搾母乳の受け取り，細菌検査・低温殺菌処理，冷凍保存，施設への運搬，ドナーとレシピエントの情報管理が行われる。

海外の母乳バンクには100年以上の歴史がある。一時期，人工乳の進歩やヒト免疫不全ウイルス（HIV）などの母乳を介する感染症の発見により衰退したが，多くの研究成果から母乳の利点が見直され，母乳育児が推奨されるようになった。母乳の低温殺菌処理（パスツール化）や冷凍によるウイルスや細菌の死滅に関する研究の進歩，技術向上により，再び母乳バンクの活動が活発となった。2003年の世界保健機関（WHO）と国際連合児童基金（UNICEF）の共同声明[1]では，「乳児によって最良

図1 ドナーミルク

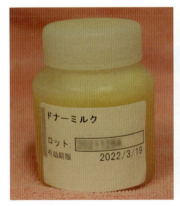
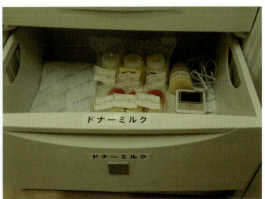

の栄養は母親からの母乳であり，もし母親からの母乳がなんらかの理由で得られない場合の最初の選択は，健康なドナーから提供された母乳である」とし，母乳バンク設立を支援した。米国小児科学会（AAP）[2]，欧州小児栄養消化器肝臓学会（ESPGHAN）[3]などの大規模な小児科学会でも母親の母乳が得られない場合は，ドナーミルクを推奨する声明を出している。世界数十カ国で母乳バンクが設立されるなか，ようやく2016年に日本でも母乳バンクが設立され，日本の医療施設に対してドナーミルクの提供が可能となった。ドナーミルクを利用する施設は徐々に増加している。2019年には日本小児科学会と日本新生児成育医学会が共同して「早産・極低出生体重児の経腸栄養に関する提言」を発表[4]（表1）しドナーミルクの必要性を訴えた。

ドナーミルクの感染対策

ドナーミルクと「もらい乳」の違いを表2にまとめる。日本で広く行われてきた「もらい乳」は，各施設で他人の母親の余剰な母乳を確保し，殺菌処理を経ずに児に与える方法である。2014年の国内NICUを対象とした調査[5]によると1/4の施設で「もらい乳」が行われていた。しかし，母乳は体液であり感染のリスクがある。HIV I型，サイトメガロウイルス，T細胞白血病ウイルス，肝炎ウイルスといったウイルスと細菌は母乳を介して感染症を生じうるため，母親以外からの母乳を与える際には注意を要する。実際に「もらい乳」で院内感染が広がった報告[6]もある。

ドナーミルクでは感染対策として，ドナーのHIV，T細胞白血病ウイルス，B型肝炎ウイルス，C型肝炎ウイルス，梅毒の血清スクリーニングが陰性であることを確認している。ドナーは健康状態を確認され，搾乳の仕方，衛生的な取り扱い，搾乳ポンプの正しい消毒法などについての教育を受ける。供与された母乳は殺菌処理前に細菌検査を行い，病原菌が含まれていないことを確認する。そのうえで低温殺菌処理が行われる。その後，細菌検査にて細菌が検出されないものを冷凍保存しドナーミルクとしている。このような万全の感染症対策が講じられている。

表1 「早産・極低出生体重児の経腸栄養に関する提言」（要約）

1. 早産・極低出生体重児においても自母乳が最善の栄養であり，早産・極低出生体重児を出産した母親に最新の情報に基づいた母乳育児・搾乳支援を提供しなければならない。
2. もし，十分な支援によっても，自母乳が得られない，児に与えられない場合にはドナーミルクを用いる。
3. ドナーは一般社団法人日本母乳バンク協会の運用基準を満たすことを条件とする。
4. ドナーミルクの利用は家族の支払い能力にかかわらず，早産・極低出生体重児の医学的な必要性に応じて対応しなければならない。
5. 将来的には，母乳と人乳由来の母乳強化物質を行うexclusive human milk-based diet (EHMD)を早産・極低出生体重児に提供できるよう体制の整備が求められる。

（日本小児医療保健協議会栄養委員会：早産・極低出生体重児の経腸栄養に関する提言. 日本小児科学会雑誌 2019；123：1108-11. より引用）

表2 ドナーミルクと「もらい乳」の比較

	ドナーミルク	「もらい乳」
供給元	他児の母親から提供	他児の母親から提供
使用状況	世界中で使用されている	かつてよく利用されたが現在は推奨されない
提 供	母乳バンク協会	自施設で調達
殺菌処理	低温殺菌処理	なし
感染リスク	なし	あり

「もらい乳」を行う施設は減少しドナーミルクの普及が進んでいる。

ドナーミルクの成分（低温殺菌処理の影響）

ドナーミルクはウイルスや細菌を死滅させつつ、母乳の利点を損なわないために低温殺菌処理が行われる。低温殺菌処理は、提供された母乳を62.5℃±0.5℃に加温し30分間維持する。加熱することで99％以上の細菌を排除し、HIV I型やサイトメガロウイルスなどのウイルスも確実に不活化できる。生母乳と比較した成分の変化は次のように報告されている[7]。

- 三大栄養素である蛋白質、炭水化物、脂質は大きな影響は受けない。
- ビタミンはA, D, E, B_2, B_{12}は影響を受けないが、B_6, C, 葉酸は低下する。
- 胆汁酸刺激性リパーゼなど酵素は活性を失う。
- 免疫グロブリンM、免疫グロブリンG、分泌型免疫グロブリンAは減少する。
- 白血球やリンパ球などの細胞成分は死滅する[8]。

（免疫防御としては不利だが、移植片対宿主反応が起こらないという利点がある。）

栄養素に対する直接的な影響は少ないが酵素活性の低下により消化吸収に影響する可能性がある。低温殺菌処理により失われる成分はあるものの、人工乳にない多くの栄養素や免疫成分を有している。

レシピエント

すべての乳児にとって児の母親の母乳が最優先である。母親からの母乳がなんらかの理由で十分に提供されない場合は、すべての乳児はドナーミルクのレシピエントになりうる。しかし、ドナーミルクの供給量に限度があるため、医療者側でドナーミルクの恩恵が特に大きいと考えられる乳児を選定しているのが現状である。当院では対象を極低出生体重児、消化管手術後の児、腸管原性感染症のあった児、人工乳では経腸栄養が進まない児、ミルクアレルギーのある児、担当医が必要と判断された児としている（図2）。利用にあたり、母親にドナーミルクについて説明し、文書による同意を得ている。

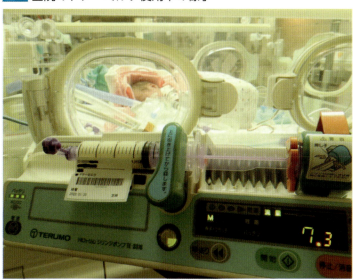

図2 当院のドナーミルク使用中の様子

早産児におけるドナーミルクの重要性

早産児において母乳栄養はきわめて重要である。母乳栄養は早産児の壊死性腸炎(NEC),敗血症などの重症感染症,早産児の網膜症(未熟児網膜症),慢性肺疾患(CLD)などの罹患率を低下させることが報告されている[9, 10]。一方で早産となった母親が母乳分泌を早期に得るには困難が伴うことが多い。その理由として母体ステロイド投与,帝王切開術,短い妊娠期間による乳房の発育不全,児に直接吸啜してもらえないことによる不十分な乳頭刺激,母子分離,ストレスなどが挙げられる[11]。

ドナーミルクが利用できる以前は,母乳が早期に得られない場合,絶食で母乳分泌を待つか,人工乳を使用することがほとんどであった。母乳バンク設立以後,産児は母親の母乳が得られるようになるまでの「つなぎ」としてドナーミルクを用いることが広まりつつある。

次のような利点が考えられている。

壊死性腸炎(NEC)の予防

NECは死亡率が68.4%と高い疾患である[12]。また,回復した場合も周術期の低栄養に伴い子宮外発育不全(EUGR)のハイリスクとなり,成長発達遅延の可能性が高くなるため,予防が何より重要である。その一つとして,母乳による早期経腸栄養が推奨されている。母乳が得られない場合,経腸栄養なしで静脈栄養のみを続けることは,腸管粘膜の萎縮やバクテリアルトランスロケーション(腸管内細菌が粘膜バリアを通過して,体内に移行する状態)のリスクを高め,NECの発症につながる。

早産児で生後24時間前後の早期から母乳もしくはドナーミルクによる経腸栄養を開始するよう標準化したところ,NECや敗血症の発症率が減少したという報告[13]がある。超低出生体重児を対象に,母親の母乳が十分得られなかった場合に人工乳を使用するか,ドナーミルクを使用するかのランダム化比較試験(RCT)では,外科手術を要するNECの罹患率はドナーミルクを使用した群で有意に低かった[14]。ドナーミルクによる経腸栄養は,人工乳に比べて有意にNECの罹患率を低下させることがコクランレビューでも報告[15]されている。ドナーミルクによる早期経腸栄養開始は,早産児のNECの発症率低下に有用である。

慢性肺疾患(CLD)の予防

母乳の抗酸化作用や免疫機能調整作用などによりCLDの予防効果があると考えられている。後方視的検討では,早期に経腸栄養を進めることでCLDの罹患率が低下した報告がある[16]。観察研究のメタ解析では,母乳が十分に得られない場合にドナーミルクを利用することで人工乳と比較してCLDの罹患率が減少した[10]。エビデンスが十分とはいえないが,母乳が不足した場合にドナーミルクを利用して早期経腸栄養を開始することは,CLDの発症予防につながる可能性がある。

静脈栄養期間の短縮・体重増加

早産児への経腸栄養,静脈栄養を含めた積極的な栄養戦略が近年主流となってきている。生後24時間以内から母乳もしくはドナーミルクで経腸栄養を開始することを標準化したところ,NECの増加なく静脈栄養期間の5日間短縮,出生体重への復帰期間が4日間短縮したと報告された[17]。早期に出生体重に復帰できることは,EUGRの予防につながる。さらに静脈栄養期間の短縮はカテーテル関連感染予防と医療費削減にもなる。

母乳バンクと母乳育児支援

ドナーミルクを利用することが,母乳育児支援に与える影響に関しては次のような報告がある。イタリアの研究では,退院時の完全母乳育児の割合は,母乳バンクのあるNICUのほうが母乳バンクのないNICUよりも有意に高いことが示された[18]。同様に米国のカリフォルニア州でも母乳バンクの利用が母乳育児率の増加につながったと報告されている[19]。ドナーミルクの利用は,母乳育児の動機付けとなる可能性がある。

Ⅲ．5 栄養／ドナーミルク（完全人乳由来栄養）

ドナーミルク利用にあたって

ドナーミルク利用のフローチャートは図2となる。ドナーミルクの利用にあたっては施設での倫理審査が一般的に必要である。当院ではドナーミルクの利用・ドナー登録に関して倫理委員会の承認を得た。母乳バンクに施設登録を行い，冷凍庫の確保，宅急便の受け取り方法の確認など一定の準備期間を経て2021年1月より本格的にドナーミルクの利用を開始した。また，ドナー登録も実施している。

日本母乳バンク協会（https://jhmba.or.jp/），日本母乳バンク財団（https://milkbank.or.jp/）のホームページに『母乳バンク利用マニュアル 第2版』（2022年12月改訂）（https://milkbank.or.jp/wp-content/uploads/2023/06/Human-Milk-Bank-Users-Manual-2nd-Edition.pdf）が公開されており参照されたい。

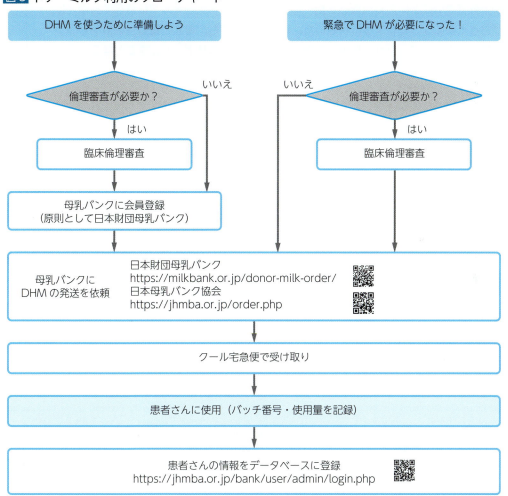

図3 ドナーミルク利用のフローチャート

〔『母乳バンク利用マニュアル 第2版』（2022年12月改訂）p.4 より引用〕

DHM：donor human milk

看護のポイント

- 児の治療にとって母乳の使用が強く推奨され，ご家族の同意がある児に対して使用している。ドナーミルクは冷凍された状態で納品され，その後の冷凍管理そのものは通常の母乳と同様に行っているが，通常ご家族が搾乳時に母乳パックに貼付する「個人用の母乳ラベル（バーコード）」がドナーミルクにはないため，母乳ラベル（母親）と患児のネームバンドのバーコードが一致するかどうかの認証を行うことはできない。そのため，調乳時には目視でのWチェックを行った後にドナーミルク専用の個人ラベルを（バーコード）を貼付しその後の認証作業を行うようにしている。
- ドナーミルクを使用する場合，母親の気持ちへの配慮も忘れてはならない。自身の母乳分泌量が十分でないことに対し自責感を抱く母親もいれば，ドナーミルクに依存するゆえに，搾乳がおろそかになってしまう母親もいた。いずれにしても，母乳の重要性を説明しつつ，母親の搾乳へのモチベーションを維持できるような心理的なサポートが重要となる。

文 献

1) World Health Organization, UNICEF: Global Strategy for Infant and Young Child Feeding. WHO, Geneva, Switzerland, 2003. https://apps.who.int/iris/bitstream/handle/10665/42590/9241562218.pdf（2024年○月○日最終閲覧）
2) Academy of Breastfeeding Medicine: ABM Clinical Protocol #10: Breastfeeding the late preterm infant（34$^{0/7}$ to 36$^{6/7}$ weeks gestation）(first revision June 2011). Breastfeed Med 2011; 6: 151-6.
3) ESPGHAN Committee on Nutrition; Arslanoglu S, Corpeleijn W, Moro G, et al: Donor human milk for preterm infants: current evidence and research directions. J Pediatr Gastroenterol Nutr 2013; 57: 535-42.
4) 日本小児医療保健協議会栄養委員会：早産・極低出生体重児の経腸栄養に関する提言．日本小児科学会雑誌 2019；123：1108-11.
5) Mizuno K, Sakurai M, Itabashi K: Necessity of human milk banking in Japan: Questionnaire survey of neonatologists. Pediatr Int 2015; 57: 639-44.
6) Nakamura K, Kaneko M, Abe Y, et al: Outbreak of extended-spectrum β-lactamase-producing Escherichia coli transmitted through breast milk sharing in a neonatal intensive care unit. J Hosp Infect 2016; 92: 42-6.
7) Peila C, Moro GE, Bertino E, et al: The Effect of Holder Pasteurization on Nutrients and Biologically-Active Components in Donor Human Milk: A Review. Nutrients 2016; 8: 477.
8) 若菜真実，岩佐太一朗，部谷祐紀，ほか：低温殺菌処理と冷凍保存が母乳の成分に与える影響—栄養素と母乳中の細胞．日本母乳哺育学会雑誌 2020；14：19-26.
9) Miller J, Tonkin E, Damarell RA, et al: A systematic review and meta-analysis of human milk feeding and morbidity in very low birth weight infants. Nutrients 2018; 10: 707.
10) Villamor-Martinez E, Pierro M, Cavallaro G, et al: Donor human milk protects against bronchopulmonary dysplasia: A systematic review and meta-analysis. Nutrients 2018; 10: 238.
11) 水野克己：早産児を出産した母親の母乳分泌メカニズム．周産期医学 2015；45：419-23.
12) 日本小児外科学会学術・先進医療検討委員会，新生児栄養フォーラム：超低出生体重児における消化管穿孔の実態調査．日小外会誌 2010；46：791-6.
13) Stefanescu BM, Gillam-Krakauer M, Stefanescu AR, et al: Very low birth weight infant care: adherence to a new nutrition protocol improves growth outcomes and reduces infectious risk. Early Hum Dev 2016; 94: 25-30.
14) Cristofalo EA, Schanler RJ, Blanco CL, et al: Randomized trial of exclusive human milk versus preterm formula diets in extremely premature infants. J Pediatr 2013; 163: 1592-5. e1.
15) Quigley M, Embleton ND, McGuire W: Formula versus donor breast milk for feeding preterm or low birth weight infants. Cochrane Database Syst Rev 2019; 7: CD002971.
16) Wemhöner A, Ortner D, Tschirch E, et al: Nutrition of preterm infants in relation to bronchopulmonary dysplasia. BMC Pulm Med 2011; 11: 7.
17) Butler TJ, Szekely LJ, Grow JL: A standardized nutrition approach for very low birth weight neonates improves outcomes, reduces cost and is not associated with increased rates of necrotizing enterocolitis, sepsis or mortality. J Perinatol 2013; 33: 851-7.
18) Arslanoglu S, Moro GE, Bellù R, et al: Presence of human milk bank is associated with elevated rate of exclusive breastfeeding in VLBW infants. J Perinat Med 2013; 41: 129-31.
19) Kantorowska A, Wei JC, Cohen RS, et al: Impact of donor milk availability on breast milk use and necrotizing enterocolitis rates. Pediatrics 2016; 137: e20153123.

Ⅲ 超低出生体重児によくみられる疾患とその管理・看護

 5 栄養

母乳育児支援

> **Point**
> - 搾乳と直接授乳の支援が主であり，正しい情報を伝えたうえで母の精神的な支えとなるよう心がける。
> - 超低出生体重児の母を，搾乳から直接授乳まで継続的に支援することが重要である。
> - 母乳に関する支援を通して母のエモーショナル・サポートを行う。

　当院では2023年4月から女性小児科医による母乳育児支援を開始した。

　まずは，母乳に関して，どのような母がどういったことに困っているのかその需要を知るために，新生児病棟にてさまざまな母とその家族に支援を行った。そのなかで，児が入院中の母にとって，搾乳と直接授乳に関して専門的な視点で支援を行うことの重要性を感じた。

　早産児，特に超低出生体重児をもつ母は以下の2点で悩むことが多く，また，支援を必要とすることが多い。

①搾乳に関して：搾乳量が減ってきた，搾乳量がもともと少なく増加しないこと
②直接授乳に関して：直接授乳が可能な週数になっても児の覚醒度が低かったり，啼泣が強く母乳を直接飲み取るのに時間がかかること

それぞれの対応として，以下詳細を示す。

搾乳に関する支援

「搾乳量が減ってきました。どうしたらいいですか？」

　搾乳に関しては，非常に奥の深い支援であると常々感じている。その対応は，それぞれの母によって異なるからである。

　一番大切なことは，母にゆっくり時間をかけて問診することである。搾乳に関する問診でのポイントを表1に示す。また，実際に搾乳するところを見て，電動搾乳器使用の場合，適切な使い方か，機器の問題はないかも確認する。

　母に，母乳に関する簡単な生理機能を説明することも重要である。特に，搾乳量で悩む母にオートクリン・コントロールと射乳反射については必ず説明をする。

　オートクリン・コントロールとは，産後9日目以降あたりからの乳汁産生のしくみのことで，これにより，乳汁がどれくらい飲み取られた（搾乳にて排

表1 搾乳の問診ポイント

・搾乳回数は？
・搾乳時間は？
・搾乳の手段は？
・授乳に関する過去の出来事は？
・内服中の薬はあるか？
・手による搾乳の適切な方法を知っているか？
・睡眠は取れているか？
・ストレスはないか/精神的な負担はないか？
・赤ちゃんとの接触は十分か？

泄された）かによって次の産生とその量が決まり，空になればなるほど産生が促されるようになる。乳汁の産生量を増やすためには搾乳回数はもちろん，なるべく1回の搾乳で乳房内から乳汁を排泄することが大切であり，そのためには射乳反射を起こすことが重要である。

　射乳反射とは，児の吸啜刺激などでオキシトシンホルモンが分泌されることにより乳管から乳汁が押し出される現象のことである。これが十分でないと乳汁が乳腺房から乳管に排泄されずに残ってしまい，結果，乳汁の産生量が抑えられることとなる。射乳反射を起こすオキシトシンは，心身ともにリラックスしていることで分泌されやすいことがわかっており，母のオキシトシンの分泌を促す工夫が必要である（表2，3）。特に実際に搾乳前にホットタオルで温めるとその効果を実感しやすい。

　搾乳量を増やす方法として具体的には，次のことを実践している。

・搾乳回数やタイミングを詳細に確認し（産後2週間以降なら1日6回以上を目指し，睡眠をどのように確保するか），母の生活リズムを考慮しながら，どのようにするのがよいかを一緒に考える。
・1回の搾乳で生じる射乳反射の時間間隔を把握し，搾乳時間を調整する。
・電動搾乳器使用後に手絞りも加えてみる（その際，正しい手絞りの方法も伝える）。
・ハンズ・オン・ポンプを伝える（電動搾乳器で搾乳しながらさらに手で乳房圧迫を加えていく方法）。
・別の搾乳器も試してみる（両側同時に搾乳できるダブルポンプのレンタルなど）。
・ベッドサイドでの搾乳を勧める（母が遠慮して言い出せないこともあるので，支援後スタッフ間で情報を共有することも大切である）。

　母によって抱えるものや状況は異なる。最終的には，この母にとって今，何を選択するのが最善かを見極めながら，一緒に考え，決定し，「無理のない範囲で，できるときに」という言葉を忘れずに伝えている。最後の選択肢として，母乳分泌促進薬があり，その相談・処方も行っている。

直接授乳に関する支援

「直接授乳がうまくいかないです。私のおっぱいがいけないのでしょうか？」

　そんな一言から始まることも多い直接授乳での支援。超低出生体重児の特徴として，「覚醒度が低い」「乳頭混乱，泣いて飲めない」ということがある。母たちの多くが，やっとわが子を抱ける喜び，授乳できる喜びと同時に，なかなかうまくいかない直接授乳の辛さに心が折れそうになったり，いざ始めてもなかなかうまくいかない，乳頭に近付けようとしただけでのけぞり大泣きするわが子を抱きながら自分が悪いことをしているのではないかと思い，母乳が足りないのではないかと悩んでいる。

　まず，授乳の様子を診るときは，あくまで母の飲ませ方を診るのではなく，「赤ちゃんがどんなふうに飲むかを診ますね」と伝えている。直接授乳のときは，ただでさえ医師にみられるという状況下であり，緊張感をほぐすために"見られている"ではなく，"見守られている"と母が思えるように「リラックスして授乳に臨んでもらう」ことを優しく伝える。

　直接授乳がうまくいかないときの対応として，まずは赤ちゃんが母乳をどんなふうに飲むのか（ミルクとの飲み方の違い），射乳反射についてのお話と，ポジショニング（抱き方），ラッチオン（吸着の仕方）について説明する。ポジショニングとラッチオンの

表2 オキシトシンホルモンとは？

●視床下部で産生され下垂体後葉から放出される。
●吸啜刺激に反応し，射乳を起こすホルモンで，触れ合ったり，赤ちゃんのことを考えたり，泣き声を聞いたりするだけでも放出される。
●ストレスを減らし，愛着行動・社会性を高めるといわれている。

表3 オキシトシンホルモンの分泌を促す方法

・搾乳前にホットタオルで胸全体を温める
・搾乳前，可能なら搾乳中に乳房のセルフマッサージをする
・リラクゼーション音楽を聴く
・赤ちゃんの写真・動画を見たり，匂いのついたハンカチを嗅いでみたりする
・肩甲骨周りのストレッチ（父にお伝えしたり，父にやってもらうよう母にお伝えすると，夫婦間のコミュニケーション向上につながることもある）

表4 ポジショニング（抱き方）とラッチオン（吸着の仕方）のポイント

- 児の耳，肩，腰が一直線でねじれがない。
- 母のお腹と児のお腹が向き合い密着している。
- 母が腕で児をしっかり支える（頭を押し付けない）。
- 高さは乳頭と児の上唇から鼻が向き合うように調整する（頭が軽度後屈すると大きな口を開けて飲みやすい）。
- 乳頭で児の口を刺激し，大きく口を開けたら児を胸に引き寄せる。
- 大きな口を開けて，乳頭だけでなく乳輪までしっかり含んでいる。
- 支援者ができるだけ手を出さず，なるべく母一人でできるような支援を心がける。

説明は最も大事である（表4）。さらに早産児の場合，予定日を目安に覚醒度や吸啜力が少しずつ上がってくることを説明する（脳障害や染色体異常はその限りではない）。この話をすると，それだけで安心して前向きになれる母は多い。

うまくいったりいかなかったり，状況や気持ちがアップダウンするなかで，大切なことはまずは母の気持ちをゆっくり時間と場所を確保して傾聴すること，そして今の状況を丁寧に説明することと感じている。

ネウボラセンター

本項では母子・家族支援の一つ，「母乳育児支援」について紹介したが，当院では将来的に，妊娠中から産後まで切れ目のない支援を継続して提供するための『ネウボラセンター』を設立予定である。

「ネウボラ」とはフィンランド語で「助言の場」という意味で，出産前から子どもの就学まで一つの窓口で親子を支えるフィンランドの公的施設をモデルにしている。母子の定期健診だけでなく，育児や家族の悩みを聞く駆け込み寺のような存在である。専門家が可能な限り一貫して対応することで信頼関係が生まれ，虐待や家庭内暴力，産後うつなどの異変にも気付きやすく，医療機関や他の専門職への橋渡しを行うことができる。

日本とフィンランドでは体制も違うが，日本独自の切れ目のない支援をどのように行っていけるか現在当院でも試案中である。特に新生児科退院後，引き続き自宅での育児全体をサポートするために母子支援特化型訪問看護ステーションとも連携を図り，地域で生活する家族の支援をより充実させたいと考えている。

看護のポイント

- NICUに入院した児の母親は，ほぼ全員が定期的な搾乳を強いられることになり，母乳分泌維持支援を含めた母乳育児支援が必須となる。日本新生児看護学会・日本助産学会より出された『NICUに入院した新生児のための母乳育児支援ガイドライン』に則りながら，母親へのサポートを行っていく。母親への母乳育児支援を行うにあたり，NICUスタッフのみならず，産科病棟のスタッフの協力を得ることは非常に大きな力となり，部署を越えての連携も非常に重要なポイントである。
- 当院では，国際認定ラクテーションコンサルタントの小児科医師による母乳外来を開設し，助産師による母乳外来とは異なる医師の視点でのフォローも行っている。母乳育児支援と

（次頁へつづく）

母親の精神的支援は非常に密であり，精神的不安の解消により母乳分泌が向上する母親も少なくない。乳房ケア・搾乳の手技・直接授乳の支援等だけでなく，母親の心理サポートを精神科医師や臨床心理士，CLS（Child Life Specialist）等と連携して多職種で行うことが，継続的な母乳育児支援にもつながると考える。

FCC Point

・母乳支援を行ううえで一番大切にしていることが，常に母親を一人の女性として尊重するということである。（"お母さん"ではなく下のお名前で呼ぶことを心がけている。）

・母は早産になったことへの自責の念をもち，母乳への想いは強い傾向がある。「自分にできることはこれくらいなので」と涙ながらに話す母は多く，また児の急変後や医師からの病状説明後は，その心労から搾乳量が減ることもある。

・母乳支援という形で接するものではあるが，「実は……」と身の上話になることも多い。内容はさまざまで，児の疾患への不安，状態が悪化したことによる不安，自宅でのこと（上のお子さんの悩み），義理の実家にお世話になっていることに疲れていた，家族や親戚に言われた言葉に傷ついていた，医療従事者の何気ない言葉がプレッシャーになっている，などである。そんな母の本音をポロっと聴き出せたときは，とにかく母の気持ちを聴き，産後不安定な時期で，さらに早産や病気をもっていることに対しての不安が強いときであることを常に頭に置いて，共感・労いの言葉をかける。

・母の心の本音を吐き出すこと，気持ちを受け入れること，認めること，褒めることで，支援が終わる頃には，気持ちが少し軽くなり，笑顔が見られるようになる。搾乳量が増えたと喜ばれることもある。

・母の悩みはそれぞれ違うため，それぞれに合った支援を一緒に考えていく。たくさんある悩みのなかで，母乳のことが解決し，うまくいくと母の表情は明るくなり，よい循環になることが多いと感じている。これぞまさにFCCではないかと思う瞬間である。

文献

1) Neville MC, Morton J, Umemura S: Lactogenesis. The transition from pregnancy to lactation. Pediatr Clin North Am 2001; 48: 35-52.
2) 水野克己，水野紀子：母乳育児支援講座 改訂2版．南山堂，東京，2017.
3) 水野克己 編著：エビデンスにもとづく早産児母乳育児マニュアル．メディカ出版，大阪，2015.
4) 日本ラクテーション・コンサルタント協会 編：母乳育児支援スタンダード 第2版．医学書院，東京，2015.
5) BFHI 2009翻訳編集委員会 訳：UNICEF/WHO 赤ちゃんと

お母さんにやさしい母乳育児支援ガイド ベーシック・コース―「母乳育児成功のための10カ条」の実践．医学書院，東京，2009.
6) 日本小児医療保健協議会（四者協）栄養委員会 編：母乳育児ハンドブック．東京医学社，東京，2022.
7) 大山牧子：第2版 NICUスタッフのための母乳育児支援ハンドブック―あなたのなぜ？に答える母乳のはなし．メディカ出版，大阪，2009.
8) 髙橋睦子：ネウボラ フィンランドの出産・子育て支援．かもがわ出版，京都，2015.

Ⅲ 超低出生体重児によくみられる疾患とその管理・看護

6 内分泌代謝

総論

> **Point**
> ◆ 胎児は，母体，胎盤が産生したホルモンの影響を受けている。
> ◆ 分娩により母体，胎盤から引き離された新生児の内分泌環境は，時間とともに変化していく。

　胎児は，自身で産生するホルモンのほか，母体から胎盤を介して移行したホルモン，胎盤が産生したホルモンの影響を受けている。母体から胎盤を介した胎児への電解質，糖，ホルモンの移行によって，胎児の内分泌環境は変化する。

母体・胎児間の物質移行

　例として糖，甲状腺，カルシウム（Ca）の経胎盤的な胎児への移行を図1に示す。
　糖は胎盤から胎児に移行するため，母体の高血糖は胎児のインスリン分泌を促す。母体が低血糖

図1 母体から胎盤を介した胎児への電解質，糖，ホルモンの移行性
a. 糖：糖は胎盤を通過するが，インスリンは通過しない。
b. 甲状腺：TSHは胎盤を通過しない。T_3，T_4は胎盤で不活化されるが，一部は胎児へ移行する。
c. カルシウム：カルシウムは胎盤を通過する。活性型ビタミンDは胎盤を通過しない。

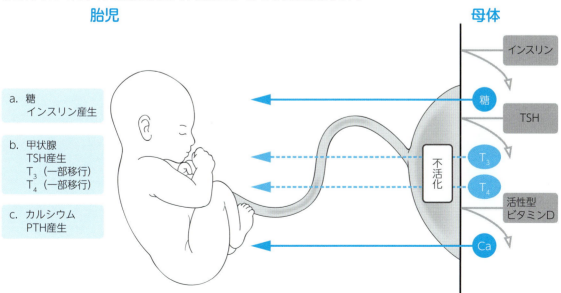

TSH：thyroid stimulating hormone，PTH：parathyroid hormone；副甲状腺ホルモン，T_3：triiodothyronine，T_4：thyroxine

の状態では，胎児は糖原分解，糖新生を行う。甲状腺刺激ホルモン（TSH）は胎盤を通過しないが，トリヨードサイロニン（T_3），サイロキシン（T_4）は胎盤で不活化され，一部は胎児へ移行する。抗甲状腺薬，抗甲状腺抗体，抗TSH受容体抗体は胎盤を通過し，胎児の甲状腺機能へ影響を及ぼす。カルシウムは母体から胎児へ供給される。母体が副甲状腺機能亢進症を合併していると胎児は高カルシウム血症となり，胎児の副甲状腺機能は抑制される。母体がビタミンD欠乏症だと，胎児は低カルシウム血症となる。このように，ひとつのホルモンに多くの因子が関係し，胎児の内分泌機能は保たれている。

母体と胎児の内分泌環境

　分娩により母体，胎盤からの影響を断ち切られる新生児の内分泌環境は，出生後の時間経過によって刻々と変化していく。そこには母体が合併した基礎疾患や，母体へ投与された薬剤も影響する。さらに超低出生体重児の場合は，低血糖症，早産児骨減少症，高カリウム血症を発症しやすく，その内分泌機能の未熟性を考慮しながら診療する必要がある。この項では，日常診療でよく遭遇する代表的な内分泌代謝疾患である低血糖症，甲状腺機能低下症，早産児骨減少症について解説していく。

Ⅲ 超低出生体重児によくみられる疾患とその管理・看護

6 内分泌代謝

低血糖症
hypoglycemia

- 超低出生体重児は低血糖に陥りやすい。
- 低血糖が判明したら速やかに対応する。
- 血糖値は 70mg/dL を下回らないように管理する。
- 遷延血糖する低血糖など，経過が非典型的な場合は早産以外の理由を常に念頭に置く必要がある。

 病態・病因

胎児期は母体から胎盤を介して糖が供給されているが，出生と同時に自ら糖新生を行わなくてはならない（図1）。超低出生体重児は肝臓や骨格筋のグリコーゲンの蓄積量が不十分で，糖新生，ケトン体産生能が低く，インスリンの基礎値も高い。そのため低血糖に陥りやすい。病態には糖自体の不足による場合と，高インスリン血症による場合がある。インスリンの作用には細胞へのブドウ糖の取り込

図1 出生後に起こる新生児の血糖維持機構
出生と同時に，胎盤を介した糖の供給は絶たれる。新生児は血糖を維持するため，インスリンを低下させ，グルカゴンなどの血糖上昇作用のあるホルモンを上昇させる。

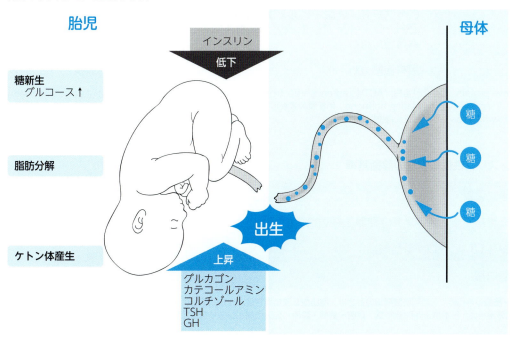

み，グリコーゲンの合成促進，脂肪合成がある。高インスリン血症ではブドウ糖の消費を抑えられず，グリコーゲン，蛋白，脂質といった他のエネルギーの利用ができなくなる。重篤で遷延する低血糖では大脳皮質の萎縮や髄鞘化の遅延を引き起こし，神経発達障がいの原因となる。

症状と所見

新生児では痙攣，振戦，易刺激性，無呼吸，筋緊張低下などの非特異的な症状がみられる。超低出生体重児では，未熟性や同様の症状を呈するさまざまな疾患の影響を受けるため，症状から低血糖症を診断するのは困難である。

検査

在胎22〜24週の児では生後72時間まで3〜4時間おき（安定していれば6時間おき）に血液ガスを測定し同時に血糖値を確認している。72時間以降もしくは在胎25週以降の児は，各々の経過に合わせて採血間隔を決定する。神経発達障がいを引き起こす血糖値は明らかになっていない[1,2]が，当院では，50mg/dL未満を低血糖と定義し，70mg/dLを下回らないよう管理している。このため，採血時に血糖70mg/dL以上であっても，経時的に低下傾向であれば輸液中のブドウ糖濃度（GIR）を上げている。高濃度糖液を持続的に必要とする場合や予想以上に高いGIRが必要な場合は，高インスリン性低血糖症などの内分泌代謝疾患や点滴漏れ，輸液作成ミスなど早産以外の原因を常に念頭に置く必要があり，表1に示した検査を行って原因検索を行う。高インスリン性低血糖症の診断基準を表2に示す[3]。

表1 低血糖時に行う検査項目

検体	検査項目
血液	血算，CRP，血液一般生化学検査，電解質，インスリン，血液ガス分析，アンモニア，血中ケトン体・ケトン体分画，血清保存（凍結），（遊離脂肪酸）
尿	検尿，尿保存（凍結）
＊以下は病態に応じて必要時に検査を考慮	
血液	Cペプチド，乳酸・ピルビン酸，ACTH，コルチゾール，fT4・TSH，GH・IGF-1，血清アシルカルニチンプロフィル（タンデム質量分析計）
尿	尿有機酸分析

CRP；C reactive protein：C反応性蛋白，ACTH；adrenocorticotropic hormone：副腎皮質刺激ホルモン，fT4；free thyroxine：サイロキシン，TSH；thyroid stimulating hormone：甲状腺刺激ホルモン，GH；growth hormone：成長ホルモン，IGF-1；insulin-like growth factor-1：インスリン様成長因子-1

表2 高インスリン性低血糖症の診断基準

血中インスリン値	＞1μU/mL
正常血糖を維持するためのブドウ糖静注量（mg/kg/分）	＞7mg/kg/分
血中ケトン体（β-ヒドロキシ酪酸）	＜2mmol/L
血中遊離脂肪酸	＜1.5mmol/L

β-ヒドロキシ酪酸のみ低値で遊離脂肪酸高値のときは，脂肪酸β酸化異常症，カルニチン代謝異常症などを除外する。
（日本小児内分泌学会，日本小児外科学会 編：病因・病態・診断．先天性高インスリン血症診療ガイドライン，2016，p9．より引用一部改変）

治療と管理

治療の流れを図2に示す。

静脈路が確保されていない場合

静脈路が確保されていない場合は，速やかに静脈を確保またはミルクの注入を開始する。すぐに静脈路が確保できない状況であれば，ミルク注入を行った後で確保する場合もある。ミルク注入の場合はミルクを増量するか，増量できない場合はミルクの回数を通常の8回から12回へ変更し次の哺乳前に血糖値を再確認する。

静脈路が確保されている場合

静脈路が確保されている場合は，10%ブドウ糖液1～2mL/kgを緩徐に静注する。その後，輸液中のブドウ糖濃度（GIR）を増量するか，輸液量を増量してGIRを増やす。GIRをどの程度増やすかについては児の未熟性やそれまでの血糖の経過によるが0.5～2mg/kg/分の間で調整することが多い。

ブドウ糖静注量が15mg/kg/分を超えても血糖の維持が困難な場合は，ヒドロコルチゾン，グルカゴンの投与を検討するが，まずは輸液漏れなどがないか観察を行う。なお，糖濃度が10～12%以上必要な場合や長期に糖液が必要と予測される場合には中心静脈カテーテルを確保している。

高インスリン性低血糖症の場合

高インスリン性低血糖症の場合は，血糖を維持するために高いGIRを必要とすることが多い。水分量や糖濃度の調整だけで血糖が維持できない場合は，ジアゾキシドの内服を5mg/kg/日で開始する。超低出生体重児では副作用である水分貯留のために心不全，動脈管の再開通などを引き起こすことがあり，症例によってはより少ない量で開始する。副作用の予防として，ジアゾキシドを開始するのと同時に利尿薬を併用することがある。尿量の低下，体重の急な増加に注意しながらゆっくりと漸

図2 低血糖治療の流れ

静脈路がない場合は速やかに確保，もしくはミルクの増量か頻回注入で加療する。静脈路がある場合には10%ブドウ糖液1～2mL/kg静注しブドウ糖濃度（GIR）を増量する。

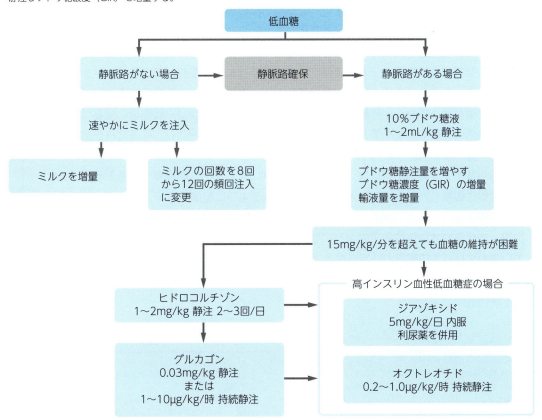

増し（5〜15mg/kg/日），血糖値が安定する内服量を決定する。心不全や動脈管の症候化などの副作用があれば投与を中止する。また，黄疸に注意し，アンバウンドビリルビン（UB）の測定も行っている。投与を終了する明確な基準はないが，体重増加に伴って相対的に力価が低くなっていた場合や，開始後2〜4週間血糖値が安定している場合に投与終了を考慮している。中止後は血糖値の測定を頻回に行い，低血糖の再出現に注意する。ジアゾキシド不応例ではオクトレオチドが有効な場合がある。

オクトレオチド（サンドスタチン®）は皮下注用製剤であるが，超低出生体重児は皮下脂肪が少なく，皮膚も脆弱なため頻回の皮下注や持続皮下注は困難であり，持続静注で投与する。

血糖値の管理と静脈路

血糖値は70mg/dL以上を保つように管理する。血糖値の再検査は間隔を空けずに行い，血糖値に改善があっても，時間が経つにつれて再度血糖値が低下することがあるため注意が必要である。

- 特に高インスリン性低血糖症の児では，血糖管理が長期になることが多い。
- 頻回の採血や哺乳間隔を空けられないために定時哺乳が長く続くなど児のストレスが大きいことから，児を見守る両親のストレスも当然大きくなる。
- 家族のストレスを理解し，寄り添う姿勢が医療者に求められる。

 看護のポイント

- 超低出生体重児は低血糖に陥りやすい。低血糖で認められる非特異的な症状は，さまざまな要因で起こりうる。そのため，何か変化があったら見過ごすことなく対応する必要があり，低血糖症状の観察と低血糖を予防する看護が重要である。
- 出生後の処置として静脈ルートの確保はほぼ必須で行われるため，できるだけ早急に確保できるよう，あらかじめ投与経路（末梢静脈か中心静脈か）や輸液内容を確認し，物品や薬液の準備を行っておく。静脈ルート確保後も，点滴漏れに伴って低血糖に陥るリスクもあり，点滴刺入部やカテーテルの先端の皮膚所見を定期的に確認し，点滴漏れが認められる場合，速やかに再確保を行う。
- 超低出生体重児は糖の不足によって容易に低血糖に陥るため，輸液が予定量入っているかを定期的に観察し，ミルクの注入が確実に行われるように配慮する。
- ミルク開始後はミルクの消化が円滑に進むよう，消化管の動きを促進するケア（排ガス，浣腸，消化しやすい体位の工夫など）を積極的に行う。また，特に低血糖症状が認められている児には授乳の間隔が一定になるよう，授乳時間の調整を行う。

文献

1) Cornblath M, Hawdon JM, Williams AF, et al: Controversies regarding definition of neonatal hypoglycemia: suggested operational thresholds. Pediatrics 2000; 105: 1141-5.
2) Boluyt N, van Kempen A, Offringa M: Neurodevelopment after neonatal hypoglycemia: a systematic review and design of an optimal future study. Pediatrics 2006; 117: 2231-43.
3) 日本小児内分泌学会，日本小児外科学会 編：病因・病態・診断．先天性高インスリン血症診療ガイドライン，2016, p9.

III 超低出生体重児によくみられる疾患とその管理・看護

6 内分泌代謝

甲状腺機能低下症
hypothyroidism

> **Point**
> - 生後 2 週で血中甲状腺刺激ホルモン（TSH），遊離トリヨードサイロニン（fT$_3$），遊離サイロキシン（fT$_4$）の検査を行う。
> - TSH，fT$_4$ の値と症状をみて，レボチロキシンナトリウム（L-T$_4$）内服 3〜10μg/kg/日で治療を開始する。
> - L-T$_4$ 内服後に晩期循環不全を発症することがあり，注意深く観察をする。

病態・病因

甲状腺ホルモンは基礎代謝の維持に必要なホルモンであるが，胎児，新生児，乳幼児にとっては成長発育や神経系の発達に重要なホルモンであり，その欠乏によって非可逆的な成長障害や精神発達遅滞をきたしうる。先天性甲状腺機能低下症（congenital hypothyroidism；CH）は，新生児マススクリーニング（NBS）で甲状腺刺激ホルモン（TSH）高値として発見され，早期のレボチロキシンナトリウム（L-T$_4$）治療により，精神発達予後が著明に改善している。

早産児とTSHサージ

早産・超低出生体重児における甲状腺機能の特徴として，出生後のTSHサージの頂値が低いことによる甲状腺ホルモン低値が知られている。

出生直後の新生児は，生後30〜60分程度でTSHサージとよばれる一過性のTSHの上昇（60〜80μIU/mL）がみられ，その後血清トリヨードサイロニン（T$_3$），サイロキシン（T$_4$）が上昇する。TSHは漸減し，生後3〜5日にかけて安定し，甲状腺ホルモンも生後5〜7日頃には安定する。特に在胎28週未満の早産児では，出生時のTSHサージが低く（30〜50μIU/mL），それに引き続く甲状腺ホルモンの反応も不十分である。甲状腺ホルモンは生後1〜2週にかけて低下し，生後3〜4週にかけて上昇してくる。在胎28週未満の早産児では，生後2〜3週頃に血清TSH値は6〜15mIU/Lの範囲に上昇することがある。この一過性の上昇は，未熟な甲状腺を刺激し甲状腺ホルモン産生を促し，早産に伴う母体由来のT$_4$の喪失を補うと推測されている。血清T$_4$値は，未熟度の程度に比例して低下するが，一般に血清TSH値は上昇せず，早産児，特に低出生体重児の低サイロキシン血症といわれる。この時期の甲状腺ホルモン低下に対して治療介入を行うか否かは，まだ結論は得られていない。また，L-T$_4$内服後に副腎不全が顕在化し，晩期循環不全を発症することが報告されており，L-T$_4$投与は慎重に開始すべきである。

併存疾患と甲状腺ホルモン

早産・超低出生体重児は，呼吸窮迫症候群，敗血症，脳室内出血など早産児にみられる一般的な併存疾患により，非甲状腺疾患における低T$_3$，T$_4$症候群（non-thyroidal illness syndrome；NTIS）をきたしやすい。血清T$_3$値はT$_4$値と同様のパターンを示すが，早産児では未熟度に比例してさらに低く，NTISの影響と考えられる。また早産児の併存疾患の管理に使われるグルココルチコイドとドーパミン

201

作動薬はTSHの分泌を阻害する可能性があり、また造影剤などで使用される過剰なヨウ素は甲状腺ホルモン産生を阻害する可能性がある。

症状と所見

典型的な重症CHの症状を表1に示す。早産・超低出生体重児によく合併する腹部膨満や便秘が甲状腺機能低下症の症状に起因するかの判断は非常に難しい。哺乳不良や活気低下、徐脈などの所見

表1 甲状腺機能低下症の症状

①遷延性黄疸	⑦巨舌
②便秘	⑧嗄声
③臍ヘルニア	⑨四肢冷感
④体重増加不良	⑩浮腫
⑤皮膚乾燥	⑪小泉門開大
⑥不活発	⑫甲状腺腫

も合わせて判断する。

検査

NBSは、栄養が不十分であっても初回検査は日齢4〜5で行う。早産児、低出生体重児では、視床下部-下垂体-甲状腺系の調節が未熟なためTSHが遅れて上昇することがあるため、出生体重2,000g未満の児では、2回目のNBSを生後1カ月、体重が2,500gに達した時期、医療施設を退院する時期のいずれか早い時期に行うことが推奨されている。栄養が不十分な場合は、栄養が確立した後に2回目のNBSを行うため、早産児、低出生体重児では3回目のNBSを行うこともある。TSH遅発上昇の児はときにL-T4治療を要するが、そのほとんどは2〜3歳以降に再評価を行うと、一過性の甲状腺機能低下であることがわかる。

早産児、低出生体重児では、TSHや甲状腺ホルモンが安定した生後2週で血中TSH、fT4、fT3の検査を行う（図1）。fT4が0.8ng/dL以上で、TSHが15μIU/mL未満なら2週後に再検査する。生後6週まではフォローアップし、以後の検査はそれまでのTSH、甲状腺ホルモンの値をみて適宜行う。fT4が0.8ng/dL未満でTSHが15μIU/mL未満の場合、表1にあるような症状を認めればL-T4治療を開始する。症状がなければ1週後に再検査し、fT4がさらに低値でTSHが上昇傾向なら治療を開始する。TSHが15μIU/mL以上であれば、症状を認めなく

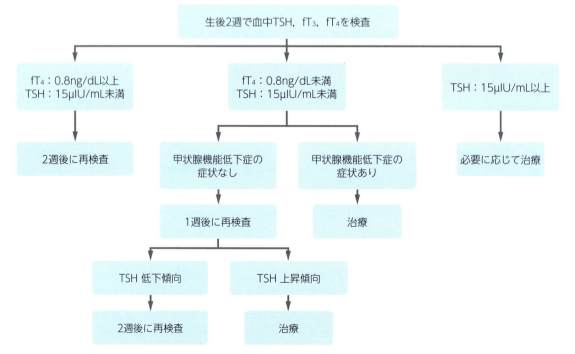

図1 甲状腺機能低下症の検査、治療指針
生後2週で血中TSH、fT4、fT3の検査を行う。その値によって、今後の再検査時期や治療を行うかどうかを判断する。

ても必要に応じて治療を開始する。

甲状腺機能低下症が疑われる場合には，家族歴を詳細に聴取する。甲状腺疾患の既往，母体の抗甲状腺薬の内服歴，ヨウ素含有食品の摂取状況を確認する。生殖補助医療で子宮卵管造影を受けた既往も，ヨウ素過剰の原因として重要である。

治療と管理

NBSでTSH高値かつFT4 0.8 ng/dL未満の重症例では，L-T4 10 μg/kg/日，1日1回で内服する。それ以外の軽症～中等症例ではL-T4 3～5 μg/kg/日，1日1回で内服する。超低出生体重児はL-T4内服後に晩期循環不全を発症することがあり，治療開始後は血圧や尿量に注意して経過観察する。

L-T4初回投与後，1週後に甲状腺機能を評価する。適切な量のL-T4を投与すると，fT4は数日で改善するが，TSHの改善には2～4週間かかる。投与開始後1カ月間は1週ごとに甲状腺機能を評価し，安定したら2週ごとに評価する。fT4を1～2 ng/dL，TSHを0.5～10 μIU/mLの範囲内になるようにL-T4を増減する。

L-T4の内服が困難な場合は，2020年6月よりチラーヂン®S静注液200 μgが使用可能である。

なお，当院の甲状腺機能検査のキットはコバス®システム エクルーシス®試薬を使用している。現在，甲状腺機能検査のうちTSH値については国内の検査キットのハーモナイゼーションが行われ，キット間差が解消されているが，FT4，FT3については標準化が行われておらず，特にFT4値については明らかなキット間差があるため，各施設で重症度の判断をすべきである。

ヘパリン入り微量採血管[3]

第三世代のTSH受容体抗体（TRAb）の測定において，ヘパリンリチウム血漿により偽高値になることが知られている。従って，NICUで利用されるヘパリンリチウム入り微量採血管ではTRAb測定は避けるべきである。ビオチン内服やT3やT4抗体の存在などにより，甲状腺ホルモン値の偽高値や低値を示すこともあり，臨床像と検査結果の乖離を認めた場合には，別法での検査や確認検査が必要である。

看護のポイント

- 甲状腺機能低下症単独での症状の観察は困難であるが，授乳時の活気のなさや腹部症状（腹部膨満や消化不良）などが続く場合は本疾患を疑う。
- 大豆乳，鉄剤，カルシウム，胃薬，イオン交換樹脂などは，L-T4製剤の吸収を阻害する。そのため，L-T4製剤の内服時間は定時に，本剤を単独または配合禁忌でない薬剤と組み合わせての投与に調整する必要がある。
- L-T4の内服時間は定時で，毎日同じ時間に内服する。少量の蒸留水に溶かし，ミルク前に内服する。ミルクに溶かして投与すると，嘔吐や全量哺乳できなかった際に投与量が少なくなるため行わない。

文献

1) LaFranchi SH: Thyroid Function in Preterm/Low Birth Weight Infants: Impact on Diagnosis and Management of Thyroid Dysfunction. Front Endocrinol (Lausanne) 2021; 12: 666207.
2) Nagasaki K, Minamitani K, Nakamura A, et al: Guidelines for Newborn Screening of Congenital Hypothyroidism (2021 Revision). Clin Pediatr Endocrinol 2023; 32: 26-51.
3) 廣嶋省太，林 雅子，澤野堅太郎，ほか：ヘパリン入り微量採血管によりTSH受容体抗体偽高値を呈した先天性甲状腺機能低下症. 日本小児科学会雑誌 2021；125：1205-8.

Ⅲ 超低出生体重児によくみられる疾患とその管理・看護

6 内分泌代謝

早産児骨減少症（未熟児くる病）
bone mineral deficiency of prematurity; BMDP
(rickets of prematurity)

Point

- 超低出生体重児は早産児骨減少症（未熟児くる病）を合併しやすく，出生後から輸液や経腸栄養でカルシウム（Ca），リン（P）を十分量補って予防に努める。
- 血液検査でアルカリホスファターゼ（ALP），Ca，P，クレアチニン（Cr），随時尿でCr，Ca，Pを1〜2週ごとに測定し，Ca，Pの過不足がないか評価する。
- 母乳に母乳添加用粉末を添加するか，母乳が不足する場合は低出生体重児用粉乳を使用してCa，Pを強化する。

病態・病因

骨組織の主要な構成成分であるカルシウム（Ca），リン（P）は，胎児期に母体から能動的に輸送される。胎児は妊娠満期に達するまでに，その骨格中に1％（およそ30g）のCaを蓄えるが，その80％は妊娠末期（在胎28週以降）に獲得される。分娩直前の6週間には，Caとして100〜120mg/kg/日，Pとして50〜65mg/kg/日が母体より胎児に供給される。この時期以前に出生する早産児はCa，P不足に陥っており，未熟児くる病（rickets of prematurity）を含めた早産児骨減少症（BMDP）を高率（40〜50％）に合併すると報告されている。出生後，血中のCa，Pは腸管から吸収，尿細管から再吸収，骨から溶解するなどして保たれ，そこには活性型ビタミンD，カルシトニン，副甲状腺ホルモン（PTH）がかかわっている（表1）。ステロイド，ループ利尿薬，テオフィリンやカフェイン，抗凝固薬もBMDPのリスク因子である。

超低出生体重児はBMDPを合併しやすく，出生後から輸液や経腸栄養でCa，Pを十分量補って予防に努める。

表1 血中Ca，Pを保つメカニズム

ビタミンD	Ca ↑ P ↑	腸管からCa，Pの吸収 骨からCa，Pの溶解 尿細管からPの再吸収	↑ ↑ ↑
副甲状腺ホルモン	Ca ↑ P ↓	骨からCa，Pの溶解 尿細管からCaの再吸収 尿細管からPの再吸収	↑ ↑ ↓
カルシトニン	Ca ↓ P ↓	骨からCa，Pの溶解 尿細管からPの吸収	↓ ↓

III．6 内分泌代謝／早産児骨減少症（未熟児くる病）bone mineral deficiency of prematurity；BMDP（rickets of prematurity）

症状と所見

BMDPはエナメル質低形成，虫歯，骨塩量減少，易骨折性，頭蓋瘻などをきたす。

骨代謝の評価

骨代謝をみるため，血液検査でアルカリホスファターゼ（ALP），Ca，P，クレアチニン（Cr），随時尿でCr，Ca，Pを1～2週ごとに測定する。骨代謝が盛んな新生児では，生後2～3週頃から生理的な高ALP血症となる。血中ALP値が500 U/L（IFCC法）以上で高値とみなす。ALPは骨形成を反映するのみであり，上昇がないから骨減少症が否定されるわけではない。ALP値は亜鉛欠乏を伴うと低値となる。血清Ca，Pは十分保たれているか，尿中Ca/Cr，P/Cr，％TRP＝{1－（血清Cr×尿中P）/（血清P×尿中Cr）}×100を測定して，Ca，P不足はないかを評価する（表2）。そのほか副甲状腺ホルモン（PTH）やビタミンDの評価のため，必要に応じて，intact PTH，25-OHビタミンD，1,25-(OH)$_2$ビタミンDを測定し，病態を把握する。

手関節X線撮影

未熟児くる病を疑ったら，手関節または膝関節X線撮影正面像を撮影する。図1に示すような橈骨端，尺骨端の変化があるかどうかを評価する。超低出生体重児は生後6週頃に全例撮影し，未熟児くる病の評価を行う。

治療と管理

さまざまなエキスパートの提案では，早産児における推奨摂取量はCa 120～220 mg/kg/日，P 60～140 mg/kg/日と非常に幅がある。しかしながら，早産児に胎児と同量のCa，Pを供給することは経静脈栄養，経腸栄養いずれも容易ではない。また腸管からのCaとPの吸収率はそれぞれ約50％，約90％であり，Caの吸収率は低い。BMDPを予防するためには，Ca，Pをバランスよく十分量投与し，かつビタミンD欠乏にならないよう管理することが必要である。早産児におけるBMDPの長期予後を指標にしたCa，P推奨摂取量については，今後の課題である。

静注投与

Early aggressive nutritionによる早期のアミノ酸投与は，生後数日での著明な低リン血症をきたし，問題視されている。最近の勧告では，高カルシウム血症および低リン血症を予防するために，超低出生体重児は生後4～7日目まで，静脈栄養における早期のP供給と低いCa：P比（mol）（0.8～1：1）の使用が推奨されている。生後数日以降は，Ca：P比を1～1.3：1とし，骨塩形成の最適化のために調整が必要である。静脈栄養が必要な場合は，綿密な生化学的モニタリングと調整が重要である。

また，超低出生体重児は出生後低カルシウム血症を呈するため，中心静脈路を確保して静注用カルシウム製剤（カルチコール®）を投与する。また，上記のとおり静注用リン製剤（リン酸Na補正液）の投与も考慮する。静注用カルシウム製剤とリン製剤

表2 Ca，P不足の評価

血清Ca	基準値内か，軽度高めに保つようにする。
血清P	6～8 mg/dLと高めに保つようにする。
尿中Ca/Cr	基準値　＜0.5 活性型ビタミンD製剤またはカルシウム製剤を投与中に＞0.5は過剰投与。
尿中P/Cr 基準値	＞0.5 ＜0.5ではリン不足。
％TRP	基準値　90～97％ 高値で，P不足。 活性型ビタミンD製剤またはリン製剤を投与中に低値であれば，P過剰。

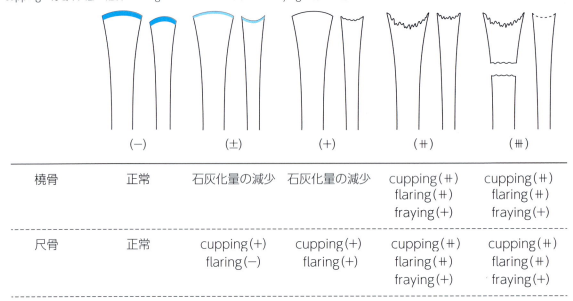

図1 手関節X線撮影正面像で認める未熟児くる病性変化
(−)：正常。
(±)：橈骨端の石灰化量の減少あり。尺骨端の軽いcuppingあり，flaringなし。
(+)：橈骨端の石灰化量の減少あり，cuppingなし，flaringなし。尺骨端のcuppingあり，flaringあり。
(#)：橈尺骨端のfraying，著明なcupping，flaring。
(##)：(#)に骨折あり。
cupping：骨端中央部の陥没　flaring：フレアのような広がり　fraying：刷毛で刷いたようにぼんやりとする

は混注すると沈殿を生じるため，注射液を変更する際に交互で投与する。

強化調整粉乳

経腸栄養が確立したら，母乳に母乳添加用粉末 (HMS-2，森永乳業) を添加するか，母乳が不足する場合は低出生体重児用粉乳を使用してCa，Pを強化する。またビタミンD不足を予防するために，低出生体重児へのビタミンDは200〜400単位 (5〜10μg)/日が推奨されている。単独の天然型ビタミンD製剤は国内になく，栄養機能食品であるBabyD®200 (森下仁丹) を用いる。

血中ALPが500U/L (IFCC法) 以上に上昇するか，Ca不足 (血清Ca低値，intact PTH高値，% TRP低値，尿中Ca/Cr<0.1)，尿中P不足 (尿中P/Cr<0.5または% TRP 97%以上) が疑われたら，活性型ビタミンD製剤 (アルファロール®)，Ca製剤，P製剤の投与を行う。Ca，Pそれぞれの不足を補うには，Caは乳酸カルシウム (1g中Ca 130mg含む) をCaとして10〜80mg/kg/日 (乳酸Ca 0.08〜0.6g/kg/日) 1日数回に分けて，Pはホスリボン® (1包0.48g当たりPとして100mg含む) をPとして20〜40mg/kg/日 (ホスリボン®配合顆粒0.1〜0.2g/kg/日) を数回に分けて，アルファロール®内用液 (0.5μg/mL) は0.016〜0.2mL/kg/日 分1で内服する。

薬剤の増減

図1に挙げたような項目を1〜2週ごとに評価し，薬剤の増減を考慮する。血中ALPが上昇傾向にあり，尿中Ca/Cr，% TRPでCa，Pの過剰所見がなければ薬剤の増量を検討する。Ca，Pの過剰所見を認めた場合には，尿路結石のリスクとなるため薬剤の減量を検討する。

Ⅲ．6 内分泌代謝／早産児骨減少症（未熟児くる病）bone mineral deficiency of prematurity；BMDP（rickets of prematurity）

看護のポイント

- 早産児骨減少症（未熟児くる病）にかかわらず，超低出生体重児は骨が脆弱であるため，骨折を回避するように体位変換などさまざまなケアを愛護的に行う。また，四肢をねじるような動きや体位は骨折を誘発するため，四肢は体幹に沿った位置になるようポジションを整える。胸部・腹部などのX線検査を行う機会があれば，写真で見える範囲の体幹・四肢に骨折像がないか，注意して観察を行う。また，局所に腫脹や発赤がある，体に触れた際に異常に痛がる様子がある，四肢を自発的に動かさないなどの徴候がみられる場合も，骨折を念頭に置く必要がある。
- 早産児骨減少症（未熟児くる病）の予防として，点滴にCaやPの製剤が添加されることが多い。CaとPは混注すると沈殿を生じるため，同一製剤内に混合されていないかの確認や，点滴交換時もルート内で混注が起こらないよう，生理食塩水を1mL程度フラッシュして点滴交換を行う。また，Ca製剤はそのほかにも配合禁忌となる薬剤が多いため，薬剤師に相談しながら，配合トラブルが起こらないような管理が必要である。

文献

1) Mihatsch W, Thome U, Saenz de Pipaon M: Update on Calcium and Phosphorus Requirements of Preterm Infants and Recommendations for Enteral Mineral Intake. Nutrients 2021; 13: 1470.
2) Grover M, Ashraf AP, Bowden SA, et al. Invited Mini Review Metabolic Bone Disease of Prematurity: Overview and Practice Recommendations. Horm Res Paediatr. Published online January 11, 2024.
3) 本倉浩嗣，河井昌彦：早産児骨減少症を予防する輸液管理．日本周産期・新生児医学会雑誌 2023；58：945-7.

III 超低出生体重児によくみられる疾患とその管理・看護

血液

総論

Point

- 正常値が在胎週数や日齢によって大幅に変化する。
- 生理的に多血で出生するが，生後3カ月頃には生理的貧血となる。
- 胎児ヘモグロビン（HbF）の比率が高い。
- 臍帯結紮のタイミングおよび分娩方法によって，ヘモグロビン値が大幅に異なる。
- 有核赤血球や幼若白血球が正常でも認められる。
- 凝固系低下および線溶系亢進の状態である。
- ビタミンK欠乏性出血が認められる。

血液系の発達生理

ヘモグロビン（Hb）は在胎期間が進むにつれて増加し，正期産では臍帯血Hb値は16.8g/dL（14〜20g/dL）となる。極低出生体重児では正期産児より1〜2g/dL低い値となる。Hbの生理的な減少が認められるのは，正期産児で生後8〜12週（Hb値11g/dL），早産児で生後6週頃（7〜10g/dL）である。新生児のHbは成人ヘモグロビン（HbA）よりも酸素親和性の強い胎児ヘモグロビン（HbF）が優位であり，低い酸素分圧でも多くのHbが酸素と結合できるが，生後約6カ月でHbFは総Hbの1％未満となる。

また，臍帯遅延結紮や臍帯ミルキングにより，児の循環血液量の増加が期待できる。

新生児では，幼若な骨髄由来の幹細胞や有核赤血球が多量に含まれている。早産児では肝臓，脾臓での髄外造血が盛んな時期なのでさらにその傾向が強い。

凝固線溶系の特徴としては，生理的な多血症への合目的な対策として，成人に比して血液が凝固しにくい状態にある。また凝固系検査の基準値も日齢によって異なる。

凝固因子のうち第Ⅱ，Ⅶ，Ⅸ，Ⅹ因子は，肝臓で産生される際，ビタミンKを必要とするが，新生児は生理的にビタミンKが不足しやすい。このため凝固因子不足による出血が問題となる。ビタミンK欠乏性出血である。

新生児期の主な血液系の問題点は，貧血と凝固異常である。

超低出生体重児の貧血

早産児では，生理的に正期産児に比べて出生時ヘモグロビンが低いこと，HbFの寿命が短いこと，エリスロポエチンの分泌能力が低いこと，鉄の貯蔵が少ないことなどにより，貧血が問題になりやすい。輸血に代えて，エリスロポエチン製剤，鉄剤の投与が治療上重要である。

超低出生体重児の凝固異常

ほとんどの凝固因子はあまり胎盤を通過しない た

め，児の凝固因子は児が産生したものである。まだ成熟過程であるため，成人のレベルより低い。特に，ビタミンK依存性の凝固因子の活性が低い。このため新生児，特に早産児は生理的な凝固能が低い状態である。また，線溶系については，プラスミノーゲン量は成熟新生児では成人量の約半量であり，早産児ではさらに低い。

　成人に比べてプラスミノーゲンに対する α-プラスミンインヒビターの割合が多いという特徴がある。

　新生児，特に早産児は播種性血管内凝固（DIC）をきたしやすい。新生児ではアンチトロンビンなどの凝固因子が生理的に低下しているため，凝固亢進を是正する力が弱くDICに発展しやすい。これによって凝固因子の消費および出血が引き起こされる。仮死，低酸素症，ショック，アシドーシス，血管腫，感染などが原因疾患となる。特に早産児では急速な経過をたどることが多く，早期診断・治療が重要である。

看護のポイント

- 新生児は生理的に多血で，正常範囲から逸脱した多血，貧血，溶血の可能性があり，特に出生後の急性期に起こる可能性が高い。基本的に在胎29週未満では臍帯ミルキングを実施しているが，臍帯血ミルキングをすべきか否かなど出生前情報から医師と相談するなど事前に母体情報を共有して，出生後の起こりうる可能性を予測した出生準備・ケアを行う。
- 超低出生体重児は，凝固能，免疫能の低さから易出血性の易感染状態にある。それを念頭にminimal handlingに努め，すべてにおいてよりやさしく児を扱い，手指衛生の遵守や血管内留置カテーテル由来感染症の予防等に努める。
- 出血リスクが考えられる児では，計測などのケアのタイミングを医師と相談し，延期したり血液製剤の投与後に行うなど，ケアパターンを調節する。
- 大量の輸血や交換輸血，部分交換輸血（瀉血）で輸血・輸液管理が必要となることも多い。院内の輸血マニュアルに沿った管理が必要である。輸血に際して副作用を観察し，特に，輸血開始後の1時間はバイタルサインの変化に注意する。
- 急速に輸血や輸液が行われることで低体温となる可能性があるため，低体温予防に努める。
- 超低出生体重児は，出生後にさまざまな血液や血液製剤の投与を必要とすることが多い。これらが同時に投与されると急激に血管内のボリュームが増え，血圧上昇，心負荷増大などバイタルサインの変動をきたす可能性が高い。医師と確認しながら，投与する血液と血液製剤に優先順位をつけるなどして急激なバイタルサインの変動を避ける。

III 超低出生体重児によくみられる疾患とその管理・看護

 血液

早産児の貧血
anemia of prematurity

Point

- 早産児はエリスロポエチン（EPO）産生の抑制，鉄不足などさまざまな要因で貧血に陥りやすい。
- 症状に乏しいこともあり，定期的なフォローが必要である。
- 出生時には在胎週数に応じて臍帯ミルキングの適応を検討する。
- 採血回数，採血量をなるべく少なくする工夫をする。
- 必要に応じて輸血を行う。分割製剤やサイトメガロウイルス（CMV）陰性血を使用して感染リスクを減らす。

病態・病因[1)]

出血や溶血，骨髄での産生不全など，特別な原因のある貧血を除いた早産児に多く認められる貧血の原因としては以下のようなものがある。
① 母体からの鉄移行が不十分なまま出生し，赤血球成分の備蓄量が少ない。
② 赤血球増加作用を有するエリスロポエチン（erythropoietin；EPO）産生が抑制されることによる骨髄での造血能の低下。
③ 総血液量が少なく，採血による失血の影響を受けやすい。
④ 出血や播種性血管内凝固症候群（DIC）に陥りやすい。
⑤ 経腸栄養の不足により鉄の補給が少ない。
⑥ 急速な発育に鉄供給が追いつかないことによるもの。正期産児より1～2カ月早く鉄欠乏に陥りやすい。

①～④は主に早期貧血の，⑤，⑥は主に晩期貧血の原因となる。

症状と所見[1)]

末梢の組織が必要とする酸素の供給不足により，無呼吸，軽度の頻脈，多呼吸，体重増加不良，易感染性などが出現する。しかし，症状に乏しいことのほうが多く，皮膚色や定期採血で気付かれる。

検査[1)]

一般的には，貧血の評価項目として，酸素運搬能の指標であるヘモグロビン（Hb）値を用いる。ヘマトクリット（Ht）値は，小球性貧血となるまではあまり低下しない。初期には網状赤血球は正常範囲（<2%）であるが，貧血が増強すると網状赤血球は増加する。鉄欠乏状態では，血性鉄低値，貯蔵鉄を反映する血性フェリチン低値が認められる。鉄は①貯蔵鉄，②血清鉄，③ヘモグロビン鉄，④組織鉄の形で体内に存在しており，鉄が欠乏すると体内鉄は①～④の順に消費され，それに伴い貧血症状が徐々に出現する（表1）。

新生児生理的貧血の際のHb値低下は，正期産児より早産児のほうが顕著である。早産児のHb値は

生後1〜2週から毎週約1g/dL低下していく。極低出生体重児では，ほぼ生後4〜8週でHbは最低値となる。

治療と管理[1]

必要最小限，最小量の採血を心がける。

出生時の循環血液量を増加させる方法として，分娩時の臍帯遅延結紮と臍帯ミルキングがある。当院では臍帯ミルキングを行っている。

臍帯ミルキング

当院では，在胎29週未満で施行している。臍帯ミルキングは早産児の循環・呼吸機能を改善し，輸血の必要性を減らすといわれている。また，臍帯遅延結紮よりも短時間で同様の効果が得られ，蘇生を急ぐ早産児ではより有用とされている[2]。

方法

①臍帯を児側から30cmのところで結紮切離する。

②蘇生台上に児を移動し，蘇生と並行して臍帯断端を持って臍帯を懸垂する。

③臍帯の捻転を解除する。

④臍帯をしっかりミルキングする。

　ミルキングがしっかり行われると臍帯血管内の血液がなくなることが確認される。

⑤臍帯の根元までミルキングを行い，児側付近でしっかり押さえ逆流しないようにしてクランプ切離する。

血液造血能の亢進

極低出生体重児はHb 12g/dL未満を目安に遺伝子組換えヒトエリスロポエチン製剤を開始する。1回200U/kgを週に2回静脈注射もしくは皮下注射する。修正37週に終了するが，貧血の状況次第で1〜2週延長することもある。

鉄剤投与

日本新生児成育医学会より，『新生児に対する鉄剤投与のガイドライン2017』が公表されている[3]（表2）。当院では，在胎週数37週未満の児を対象に，経腸栄養が100mL/kg/日を超えた時点で，インクレミン®シロップを2〜3mg/kg/日（0.3〜0.5mL/kg/日），1日1回投与している。インクレミン®シロップを経口投与する際にむせる児がいることから，退院時は同量のフェロミア®顆粒に変更している。

輸血

輸血の適応は，Hb値だけでなく，呼吸障害の有無，臨床所見や合併症などを考慮する。厚生労働省の「血液製剤の使用指針」の「新生児・小児に対する赤血球液の適正使用」を参考にしている[4]（表3）。改訂されたガイドラインでは，母体のサイトメガロウイルス（CMV）抗体の有無が確認されていない場合では，原則としてCMV抗体陰性血を用いることが推奨されている。当院でも，極低出生体重児では原則としてCMV陰性血を使用している。また複数回の輸血が予想される場合には，2〜3分割製剤を使用して感染リスクを減らすよう努めている。生後早期で利尿が確立していない時期や，高カリウム血症がある場合の輸血の際には，カリウム除去フィルターを使用している。

表1 鉄動態のスペクトラム

	鉄欠乏状態	鉄欠乏性貧血	鉄過剰
血清フェリチン	↓	↓↓	↑
トランスフェリン飽和度	↓	↓	↑↑
トランスフェリンレセプター	↑↑	↑↑↑	↓
網状赤血球ヘモグロビン含量	↓	↓	正常
Hb	正常	↓	正常
MCV	正常	↓	正常

Hb；hemoglobin，MCV；mean corpuscular volume

表2 「新生児に対する鉄剤投与のガイドライン2017」の主な推奨

経口鉄剤投与の対象は主に早産児で，栄養法にかかわらず投与すること
経口投与は経腸栄養が100mL/kg/日を超えた時点で，インクレミン®シロップを2〜3mg/kg/日（最大6mg/kg/日）投与すること
輸血歴がある場合は総輸血量，鉄貯蔵量を評価しながら鉄剤投与を行うこと
エリスロポエチン製剤投与中は鉄貯蔵量を評価しながら鉄剤投与を行うこと，またエリスロポエチン製剤投与後期には，鉄欠乏に注意すること

「新生児に対する鉄剤投与のガイドライン2017」では，表2に挙げたことなどが推奨されている．鉄剤投与中のモニタリング法は，確立していないとしている．詳細は，日本新生児成育医学会のサイトを参照されたい．
https://jsnhd.or.jp/doctor/pdf/31-1-159-185.pdf

表3 新生児，小児に対する赤血球輸血の指針

全身状態が安定している児	Hb 7g/dL以下
慢性的な酸素依存症の児	Hb 11g/dL以下
生後24時間未満の新生児，もしくは集中治療を受けている新生児	Hb 12g/dL以下

（厚生労働省医薬・生活衛生局：血液製剤の使用指針．Ⅶ 新生児・小児に対する輸血療法 1．新生児・小児に対する赤血球液の適正使用．平成30年9月．https://www.mhlw.go.jp/content/11127000/000361950.pdf より引用して作成）

看護のポイント

- 緩徐に進行するため皮膚色からは判断しにくいこともある．哺乳中や元気に泣いていてもすぐに多呼吸や頻脈になるなどが，日々の看護のなかで目にすることが多い症状である．
- 呼吸状態の悪化，無呼吸発作の増加などがある場合には貧血の可能性も考慮する．全身状態の観察とともに採血データを確認する．
- 採血は量，必要性を見極めて回数を減らすなど，採血量を少なくすることも大切である．採血時，血液が凝固して再検査とならないような介助などは，児にとってとても有益である．例えば，採血部位を事前に温める，児を両手で包み込むホールディングやネスティング，おしゃぶり，ショ糖の使用など，児の要求に合わせながら行うことは，スムーズな採血手技の一助となる．

文献

1) 新生児医療連絡会 編：NICUマニュアル 第5版．金原出版，東京，2014．
2) Nagano N, Saito M, Sugiura T, et al: Benefits of umbilical cord milking versus delayed cord clamping on neonatal outcomes in preterm infants: A systematic review and meta-analysis. PLoS One 2018; 13: e0201528.
3) 日本新生児成育医学会 医療の標準化委員会鉄剤投与のガイドライン改訂ワーキング・グループ 編：新生児に対する鉄剤投与のガイドライン2017．https://jsnhd.or.jp/doctor/pdf/31-1-159-185.pdf(2024年○月○日最終閲覧)
4) 厚生労働省医薬・生活衛生局：血液製剤の使用指針．Ⅶ 新生児・小児に対する輸血療法 1．新生児・小児に対する赤血球液の適正使用．平成30年9月．https://www.mhlw.go.jp/content/11127000/000361950.pdf(2024年○月○日最終閲覧)

III 超低出生体重児によくみられる疾患とその管理・看護

血液

播種性血管内凝固症候群
disseminated intravascular coagulation; DIC

Point
- 新生児の播種性血管内凝固症候群（DIC）は急性の経過をたどることが多く，DIC 診断確定に至る前の治療開始が望まれる。
- 2016 年に新生児 DIC 診断・治療指針が改訂され，これに基づく診断・治療を行っている。
- 治療は原疾患の治療を行ったうえで，病態に応じて抗凝固療法，輸血および補充療法を選択する。

病態・病因

母体由来の凝固因子は胎盤を通過することができず，胎児の凝固因子合成は在胎10週頃に主に肝臓で始まり在胎期間とともに徐々に上昇する。このため新生児ではフィブリノゲンと第Ⅷ因子を除く，多くの凝固因子が成人より低い。また，超早産児ではすべての因子がさらに低値となる。このような状態であっても，順調な経過の新生児は微妙なバランスを保ちながら成長し，生後数カ月～16歳に多くの凝固・抗凝固・線溶系が成人と同等のレベルとなるため，出血や血栓症を起こすことはほとんどない。しかし，感染症，新生児仮死，消化管穿孔，ショック，低体温，壊死性腸炎（NEC）などで一度そのバランスが崩れれば，播種性血管内凝固症候群（DIC）に発展しやすい状況となる[1]。

症状と所見

①出血症状：点状出血や斑状出血，静脈穿刺部位からのじわじわとした出血で発症することが多いが，頭蓋内出血や肺出血，消化管出血などの深部出血もみられる。
②微小血栓形成による多臓器不全症状：末梢循環障害，代謝性アシドーシス，乏尿，呼吸障害，痙攣など。基礎疾患の症状は重複することも多く，厳密な区別は困難であることが多い。

診断は新生児DIC診断・治療指針に基づく[2]（図1，表1）。ガイドラインでは，基礎疾患の有無，感染症の有無によって扱いが分かれている。しかし，多くの場合は確定診断してからの治療では遅く，「具合が悪そうだ」と思ったときには積極的に基礎疾患の検索を行いつつ，血小板数や凝固能を確認するようにしたい。

検査

血液凝固・線溶系マーカーの臨床的評価は新生児と成人で異なる。また正常値は，在胎週数，日齢により変動するため，結果の解釈には注意が必要である[3,4]（表2）。

一般的な検査

血小板数：胎児発育不全（FGR）児や先天感染では出生時より低値となることがある。また，早産児は血小板産生予備能が低いため，感染などに伴ってDICには至らなくても血小板減少のみ合併することがある。血小板減少がDICに気付くきっかけになることはよく経験されるが，その他の原因で単独でも起こりうるため，児の全体像を意識する必要がある。

図1 新生児 DIC 診断のアルゴリズム

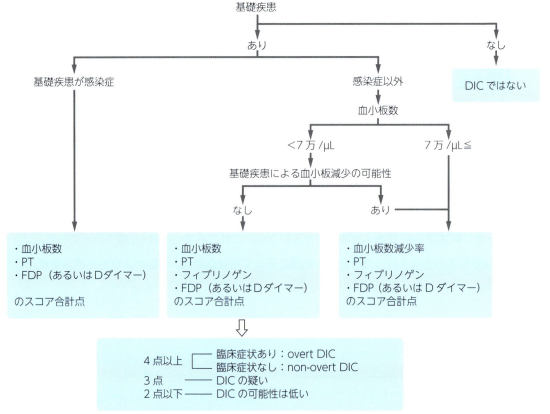

（白幡　聡，高橋幸博，茨　　聡，ほか；日本産婦人科・新生児血液学会 新生児 DIC 診断・治療指針作成ワーキンググループ：新生児 DIC 診断・治療指針 2016 年版．日本産婦人科・新生児血液学会誌 2016；25：3-34．より引用）

表1 新生児 DIC 診断基準

項目		出生体重 1,500g 以上	出生体重 1,500g 未満
血小板数[1]	$70 \times 10^3/\mu L \leqq$ かつ 24時間以内に50％以上減少 $50 \times 10^3/\mu L \leqq\ <70 \times 10^3/\mu L$ $<50 \times 10^3/\mu L$	1点 1点 2点	1点 1点 2点
フィブリノゲン[2]	50mg/dL $\leqq\ <$ 100mg/dL $<$ 50mg/dL	1点 2点	― 1点
凝固能 (PT-INR)	1.6 $\leqq\ <$ 1.8 1.8 $\leqq$	1点 2点	― 1点
線溶能[3] (FDPあるいは Dダイマー)	＜基準値の2.5倍 基準値の2.5倍 $\leqq\ <$ 10倍 基準値の10倍 $\leqq$	－1点 1点 2点	－1点 2点 3点

付記事項
1）血小板数：基礎疾患が骨髄抑制疾患など血小板減少を伴う疾患の場合には加点しない。
2）フィブリノゲン：基礎疾患が感染症の場合には加点しない。感染症の診断は小児・新生児 SIRS 基準などによる。
3）TAT/FM/SFMC は，トロンビン形成の分子マーカーとして，凝固亢進の早期診断に有用な指標である。
　しかし，採血手技の影響をきわめて受け易いことから，血小板数や D ダイマーなど他の凝固学的検査結果とあわせて評価する。血管内留置カテーテルからの採血など採血時の組織因子の混入を否定できる検体では，TAT/FM/SFMC の一つ以上が異常高値の場合は，1 点のみを加算する。
　なお，採血方法によらず，これらの測定値が基準値以内の時は DIC である可能性は低い。
（白幡　聡，高橋幸博，茨　　聡，ほか；日本産婦人科・新生児血液学会 新生児 DIC 診断・治療指針作成ワーキンググループ：新生児 DIC 診断・治療指針 2016 年版．日本産婦人科・新生児血液学会誌 2016；25：3-34．より引用）

Ⅲ. ⑦ 血液／播種性血管内凝固症候群 disseminated intravascular coagulation；DIC

表2 胎児・早産児・正期産児の凝固・線溶因子の血漿レベル

	在胎期間（週）							
	19～27	28～31	30～36			37～41		
	日齢1	日齢1	日齢1	日齢30	日齢180	日齢1	日齢30	日齢180
PT(S)	–	15.4 (14.6～16.9)	13.0 (10.6～16.2)	11.8 (10.0～13.6)	12.5 (10.0～15.0)	13.0 (10.1～15.9)	11.8 (10.0～14.3)	12.3 (10.7～13.9)
INR	–	–	1.00 (0.61～1.70)	0.79 (1.53～1.11)	0.91 (0.53～1.48)	1.00 (0.53～1.62)	0.79 (0.53～1.26)	0.88 (0.61～1.17)
APTT(S)	–	108 (80.0～168)	53.6 (27.5～79.4)	44.7 (26.9～62.5)	37.5 (21.7～53.5)	42.9 (31.3～54.5)	40.4 (32.0～55.2)	35.5 (28.1～42.9)
Fib (mg/dL)	100(±43)	256 (160～550)	243 (150～373)	254 (150～414)	228 (150～360)	283 (167～399)	270 (162～378)	251 (150～387)
FⅡ (IU/mL)	0.12 (±0.02)	0.31 (0.19～0.54)	0.45 (0.20～0.77)	0.57 (0.36～0.95)	0.87 (0.51～1.23)	0.48 (0.26～0.70)	0.68 (0.34～1.02)	0.88 (0.60～1.16)
FⅤ (IU/mL)	0.41 (±0.10)	0.65 (0.43～0.80)	0.88 (0.41～1.44)	1.02 (0.48～1.56)	1.02 (0.58～1.46)	0.72 (0.34～1.08)	0.98 (0.62～1.34)	0.91 (0.55～1.27)
FⅦ (IU/mL)	0.28 (±0.04)	0.37 (0.24～0.76)	0.67 (0.21～1.13)	0.83 (0.21～1.45)	0.99 (0.47～1.51)	0.66 (0.28～1.04)	0.90 (0.42～1.38)	0.87 (0.47～1.27)
FⅧ (IU/mL)	0.39 (±0.14)	0.79 (0.37～1.26)	1.11 (0.50～2.13)	1.11 (0.50～1.99)	0.99 (0.50～1.87)	1.00 (0.50～1.78)	0.91 (0.50～1.57)	0.73 (0.50～1.09)
FⅨ (IU/mL)	0.10 (±0.01)	0.18 (0.17～0.20)	0.35 (0.19～0.65)	0.44 (0.13～0.80)	0.81 (0.50～1.20)	0.53 (0.15～0.91)	0.51 (0.21～0.81)	0.86 (0.36～1.36)
FⅩ (IU/mL)	0.21 (±0.03)	0.36 (0.25～0.64)	0.41 (0.11～0.71)	0.56 (0.20～0.92)	0.77 (0.35～1.19)	0.40 (0.12～0.68)	0.59 (0.31～0.87)	0.78 (0.38～1.18)
FⅪ (IU/mL)	–	0.23(0.11 ～0.33)	0.30(0.08 ～0.52)	0.43(0.15 ～0.71)	0.78(0.46 ～1.10)	0.38(0.40 ～0.66)	0.53(0.27 ～0.79)	0.86 (0.49～1.34)
FⅫ (IU/mL)	0.22 (±0.03)	0.25 (0.05～0.35)	0.38 (0.10～0.66)	0.43 (0.11～0.75)	0.82 (0.22～1.42)	0.53 (0.13～0.93)	0.49 (0.17～0.81)	0.77 (0.39～1.15)
FXIIIa (IU/mL)	–	–	0.70 (0.32～1.08)	0.99 (0.51～1.47)	1.13 (0.65～1.61)	0.79 (0.27～1.31)	0.93 (0.39～1.47)	1.04 (0.46～1.62)
FXIIIs (IU/mL)	–	–	0.81 (0.35～1.27)	1.07 (0.57～1.57)	1.15 (0.67～1.63)	0.76 (0.30～1.22)	1.11 (0.39～1.73)	1.10 (0.50～1.70)
VWF (IU/mL)	–	1.41 (0.83～2.23)	1.36 (0.78～2.10)	1.36 (0.66～2.16)	0.98 (0.54～1.58)	1.53 (0.50～2.87)	1.28 (0.50～2.46)	1.07 (0.50～1.97)
AT (IU/mL)	0.24 (±0.03)	0.28(0.20～0.38)	0.38 (0.14～0.62)	0.59 (0.37～0.81)	0.90 (0.52～1.28)	0.63 (0.39～0.87)	0.78 (0.48～1.08)	1.04 (0.84～1.24)
HCⅡ (IU/mL)	0.27 (±0.05)	–	0.32 (0.00～0.60)	0.43 (0.15～0.71)	0.89 (0.45～1.40)	0.43 (0.10～0.93)	0.47 (0.10～0.87)	1.20 (0.50～1.90)
PC (IU/mL)	0.11 (±0.03)	0.28 (0.12～0.44)	0.35 (0.17～0.53)	0.37 (0.15～0.59)	0.57 (0.31～0.83)	0.66 (0.40～0.92)	0.43 (0.21～0.65)	0.59 (0.37～0.81)
PS (IU/mL)	–	0.26 (0.14～0.38)	0.36 (0.12～0.60)	0.56 (0.22～0.90)	0.82 (0.44～1.20)	0.86 (0.54～1.18)	0.63 (0.33～0.93)	0.87 (0.55～1.19)
α₂M (IU/mL)	–	–	1.10 (0.56～1.82)	1.38 (0.72～2.04)	2.09 (1.10～3.21)	1.39 (0.95～1.83)	1.50 (1.06～1.94)	1.91 (1.49～2.33)
α₁AT (IU/mL)	–	–	0.90 (0.36～1.44)	0.76 (0.38～1.12)	0.82 (0.48～1.16)	0.98 (0.49～1.37)	0.62 (0.36～0.88)	0.77 (0.47～1.07)
α₁PI (IU/mL)	–	–	0.77 (±0.04)	–	–	0.92 (±0.04)	–	–

Andrew M: The hemostatic system in the infant . Hematology of infancy and childhood. Nathan DG and Osaki FA eds, p115-53, 1993. および，三上貞昭：新生児の凝固機構．産婦血液 1987；11：133-9. より改変引用 .
PT：prothrombin time（プロトロンビン時間），INT：international normalized ratio（国際標準比），APTT：activated partial thromboplasticn time（活性化部分トロンボプラスチン時間），Fib：fibrinogen（フィブリノゲン），VWF：von Willebrand factor，AT：antithrombin（アンチトロンビン），HCⅡ：heparin cofactor Ⅱ（ヘパリンコファクターⅡ），PC：protein C（プロテイン C），PS：protein S（プロテインS），α₂M：α₂ macroglobulin（α₂ マクログロブリン），α₁AT：α₁antitrypsin（α₁ アンチトリプシン），α₁ PI：α₁ protease inhibitor（α₁ プロテア　ゼインヒビタ　）

（長江千愛，瀧　正志：小児科領域における DIC 診断の留意点．Thrombosis Medicine 2015；5：32-8. より引用）

フィブリノゲン：急性期反応蛋白でもあることから，感染症を基礎疾患とするDICではフィブリノゲンは評価に含まれていない。

プロトロンビン時間 (PT)：外因系凝固因子の検査。新生児のPTは，ビタミンK欠乏で延長することが知られているが，肝の蛋白産生能の指標であるプレアルブミンとも有意な相関があるため[5]，PT延長にはDICによる消費亢進と肝での凝固因子産生低下の両方が関与していると考えられる。

活性化部分トロンボプラスチンテスト (APTT)：内因系凝固因子の検査。ヘパリンにより延長する。

アンチトロンビン (AT)：活性化凝固因子を抑制することで抗凝固作用を示す。溶血や組織液混入で消耗性に低値となる。生後早期のAT活性は正常児でも30〜50％程度と低値である。日齢，在胎週数，出生体重によって変動することが知られており，評価には注意が必要である。

フィブリン-フィブリノゲン複合体 (FDP) /Dダイマー：線溶亢進の存在を示す。Dダイマーは特に血管内凝固に続発する二次線溶亢進を示す。正常範囲であればDICの可能性は低い。

💧 治療と管理

感染症や壊死性腸炎などDICの原因となる基礎疾患の治療と同時に，抗凝固療法，補充療法を行う。診断基準を満たさずともDIC準備状態をとらえ，早期治療を行う。

治療にあたっては，『新生児DIC診断・治療指針2016年版』[2]の推奨度を参考にしている（表3，4）。

抗凝固療法

詳細はガイドラインに譲るが，当院では主に以下の治療を行っている。

■推奨度B₁

①遺伝子組換え型トロンボモジュリン製剤（リコモジュリン®）：380U/kgを30分以上かけて点滴静注（腎機能障害のある場合130U/kgに減量），1日1回。投与期間は通常6日以内。トロンビンと結合して抗トロンビン作用を発揮する。抗炎症作用もある。血中半減期が長く，1日1回の投与で十分な抗凝固活性が期待できる。出血の副作用は少ないが，頭蓋内出血，肺出血，消化管出血などでは投与禁忌とされる。

■推奨度B₂

②アンチトロンビン（AT）Ⅲ製剤（ノイアート®，献血ノンスロン®）：40〜60単位/kg，1時間で点滴静注，1日1回。ATはヘパリンと結合することで抗凝固作用を示す。低下した抗凝固活性を回復させることが期待される。DICがある場合，AT活性≧70％を目標に使用する。出血傾向に注意が必要である。

輸血および補充療法

■コンセンサス

③新鮮凍結血漿（FFP）：10〜20mL/kg。フィブリノゲン≧100mg/dL，PT≧30％を目標に補充する。FFP製剤は融解後，特に第Ⅴ因子と第Ⅷ因子が急激に失活するため3時間以内に投与することが原則ではあるが，超低出生体重児で全身状態が比較的安定している場合など，実際は倍程度の時間をかけて血圧等をみながら投与することもある。また原則として検査異常より出血傾向を重視し，ほかに安全で効果的な分画製剤や代替製剤がない場合のみが適応とされるが，症状が出てからでは合併症の懸念があることから，速やかに必要な量を投与していることが多い。特別な理由がない限り予防的な投与は行っていない。

④濃厚血小板：10〜15mL/kg。血小板数≧5万/μLを目標に補充する。厚生労働省の血液製剤の使用指針でも5〜10万/μLに維持することとされている。しかし，血栓による臓器症状が強く現れるDICでは慎重に行う。

その他

⑤交換輸血：凝固因子の減少が著しい場合や，容量負荷に耐えられない場合に選択する。

Ⅲ. ⑦ 血液／播種性血管内凝固症候群 disseminated intravascular coagulation；DIC

表3 推奨度分類

コンセンサス	科学的根拠の有無に限らず，常識的に行うべき治療
A	新生児DICに対してその推奨の効果に強い根拠があり，臨床上の有用性も明らかである。
B₁	新生児DICにおいて，その推奨の効果に関する根拠が中等度である。または，その効果に関して強い根拠があるが，臨床上の有用性を示す明白な根拠がない。
B₂	十分な根拠がないが，有害作用が少なく，新生児のDICにおいても日常臨床で使用されている。
C	成人のDICでは有用性を示唆する報告があるが，新生児での経験はきわめて少なく，有用性を評価できない。
D	新生児DICでの有用性を否定する。または有害作用が有効性を上回る。

(白幡　聡，高橋幸博，茨　　聡，ほか；日本産婦人科・新生児血液学会 新生児DIC 診断・治療指針作成ワーキンググループ：新生児 DIC 診断・治療指針 2016 年版．日本産婦人科・新生児血液学会誌 2016；25：3-34. より引用)

表4 各治療法の推奨度
＊明らかな出血症状がある場合は D

治療法	推奨度
1．基礎疾患の治療	コンセンサス
2．抗凝固療法	
未分画ヘパリン	B₂＊
低分子ヘパリン(ダルテパリン)	C
ヘパリン類(ダナパロイド)	C
ガベキサートメシル酸塩	B₂
ナファモスタットメシル酸塩	B₂
アンチトロンビン製剤	B₂
遺伝子組換え型トロンボモジュリン製剤	B₁
3．輸血および補充療法	
新鮮凍結血漿	コンセンサス
濃厚血小板	コンセンサス

(白幡　聡，高橋幸博，茨　　聡，ほか；日本産婦人科・新生児血液学会 新生児DIC 診断・治療指針作成ワーキンググループ：新生児 DIC 診断・治療指針 2016 年版．日本産婦人科・新生児血液学会誌 2016；25：3-34. より作成)

看護のポイント

- 新生児DICは死亡率が高く，早期診断，早期治療が重要である．重症感染症，重症新生児仮死，出血性ショック，消化管穿孔や壊死性腸炎等々の原因によって引き起こされ，重症であればあるほど重篤な経過をたどるリスクが高い．ハイリスク症例では常に発症の可能性を考える．
- 出血傾向が非常に強い場合，新たな出血や，脳室内出血をはじめとする肉眼的に見えない部分での出血を回避するためにも minimal handling が基本となる．体重測定，体位変換，気管吸引など侵襲が大きいと思われるケアについては，それを行うメリット（必要性）とデメリット（リスク）をよく吟味し，医師とそれを共有しながらケア実施の判断を行う．また，安静の保持が必要となる場合，それに伴う褥創や無気肺の予防が重要である．体位変換を最小限にするために徐圧マットを使用し，胸部X線写真や血液データを確認しながら，可能な範囲での体位変換の頻度や方法を検討する．
- DICを併発する場合，児は，出血傾向に加え循環不全による浮腫や，多くのデバイスが留置されている状態であることが多い．医療関連機器圧迫創傷を予防するために，皮膚とデバイスの間に予防的に皮膚保護剤を貼付したり，皮膚へ負担をかけないテープ固定やテープの剥離方法など，皮膚損傷予防にも細心の注意を払う必要がある．
- DICの治療・ケアでは，児自身からの出血や輸血，血液製剤など，家族が多くの血液を目の当たりにする場面も多い．家族の気持ちに配慮したかかわりも忘れてはならない．

文献

1) 山下敦己，瀧　正志：新生児の出血傾向の診断と治療．周産期医学 201；41：1137-40．
2) 白幡　聡，高橋幸博，茨　聡，ほか：日本産婦人科・新生児血液学会 新生児DIC診断・治療指針作成ワーキンググループ：新生児DIC診断・治療指針2016年版．日本産婦人科・新生児血液学会誌 2016；25：3-34．http://www.jsognh.jp/common/files/society/2017/guideline_2016.pdf（2024年○月○日最終閲覧）
3) Andrew M: The hemostatic system in the infant. Hematology of Infancy and Childhood 4th ed, Nathan DG, Oski FA eds, WB Saunders, Philadelphia, 1992, p115-53.
4) 長江千愛，瀧　正志：小児科領域におけるDIC診断の留意点．Thrombosis Medicine 2015；5：32-8．
5) 高橋大二郎，松井美優，齋藤玲子，ほか：出生体重別にみた新生児の蛋白産生能と凝固学的検査値の相関．日本周産期・新生児医学会雑誌 2009；45：1456-60．

8 黄疸

総論

> **Point**
> - 『早産児ビリルビン脳症（核黄疸）診療の手引き』〔日本医療研究開発機構（AMED）〕[1]が2020年に発表され新基準に移行した。出生体重別ではなく在胎週数，修正週数別の治療基準が設けられた。
> - 高ビリルビン血症により慢性永続性の臨床的後遺症を呈した状態を，「核黄疸」ではなく「ビリルビン脳症」とよぶことが推奨されている。

ビリルビン脳症

これまで高ビリルビン血症により慢性永続性の臨床的後遺症を呈した状態を「核黄疸」とよんでいたが，これは剖検病理診断名であった。近年，MRIや聴性脳幹反応（ABR）所見により臨床診断が可能になったため，臨床診断名として区別するために，「慢性ビリルビン脳症」とよぶことが推奨されている。さらに生後1週間以内に認める，ビリルビン毒性の急性症状（嗜眠，筋緊張低下，哺乳力低下など）を呈した状態を「急性ビリルビン脳症」としている。

新基準

『早産児ビリルビン脳症（核黄疸）診療の手引き』[1]が2020年に発表され新基準に移行した。出生体重別ではなく在胎週数，修正週数別の治療基準が設けられた。当院ではこの手引きに基づき診療を行っている。

文献

1) 「早産児核黄疸の包括的診療ガイドラインの作成」班（奥村彰久 代表）：早産児ビリルビン脳症（核黄疸）診療の手引き．日本医療研究開発機構（AMED）難治性疾患実用化研究事業，2020．https://www.jpeds.or.jp/uploads/files/20200415_birirubin_tebiki.pdf（2024年10月1日最終閲覧）

III 超低出生体重児によくみられる疾患とその管理・看護

8 黄疸

黄疸（高ビリルビン血症）

Point

- 生理的な範囲を超える黄疸を高ビリルビン血症とよぶ。
- 早産児のビリルビン脳症を防ぐためには総ビリルビン値だけではなくアンバウンドビリルビン値の測定が重要である。生後2週間以降にもピーク値をとることがあり，長期にわたる黄疸管理が必要である。

病態・病因

ビリルビン産生と代謝，排泄

新生児では少なからず生理的現象で黄疸を認めるが，生理的な範囲を超える黄疸を高ビリルビン血症とよぶ。高ビリルビン血症の病因は，体内でのビリルビン産生，代謝，排泄の不均衡の結果として生じる。早産児では，ビリルビンの約70％が老化赤血球の異化によるヘム由来，残り30％がシャントビリルビンとよばれる無効造血と肝組織の代謝の速いヘム由来である。新生児は赤血球量の増加，赤血球寿命が短いため老化赤血球が多くなる。またシャントビリルビンも成人に比して多い。ヘムはビリベルジンを経てビリルビンに代謝されるが，ほとんどのビリルビンはアルブミンと結合して存在する。これが総ビリルビン（total bilirubin；TB）値の大部分である。ビリルビンは，肝細胞内にはアルブミンから遊離して取り込まれるが，新生児では，その取り込み能が低い。また，肝細胞内で，ビリルビンの唯一の代謝酵素である「ビリルビンUDP（uridine 5'-diphosphate）-グルクロン酸転移酵素（UGT）」によりグルクロン酸抱合を受けるが，新生児ではUGT活性は成人の1％，在胎17～30週では0.1％とその活性が低い。従って，早産児はより新生児黄疸をきたしやすくなる[1]。

遊離ビリルビン

アルブミン結合できなかったビリルビンは，遊離ビリルビンとして存在する。遊離ビリルビンはアンバウンドビリルビン（unbound bilirubin；UB）値として測定可能で，黄疸管理に用いられている。遊離ビリルビンは水溶液に対する溶解度が低く，脂質膜の生体組織全体に分布する。さらに血液脳関門（blood-brain barrier；BBB）を通過するために脳内に移行し，ビリルビン脳症の原因となる。アルブミン結合のビリルビンも未熟な早産児や髄膜炎，アシドーシスなどBBBが破綻する病態があれば脳内に移行する。脳内に移行したビリルビンはミエリンの豊富な細胞膜へ強く移行するため，ニューロンの細胞死を誘発する。基底核（特に淡蒼球，視床下核），小脳（特に虫部），脳幹核が主に影響を受ける。

基本的には，血清TB濃度とUB濃度は正の相関があるが，表1に示す病態では，血清TB値よりも血清UB値が相対的に高値となることが知られており，特に注意が必要である。

Ⅲ. 8 黄疸／黄疸（高ビリルビン血症）

表1 UB値に特に注意が必要な病態

- 超早産児（アルブミンのビリルビンに対する結合力が弱い）
- 低アルブミン血症（ビリルビンが結合するアルブミンが少ない）
- 一部の抗菌薬
- 脂肪製剤
- インドメタシンなどの使用（ビリルビン・アルブミン結合に競合）
- 感染症
- 外科手術後

症状と所見

皮膚の黄染を認めるが，早産児では視覚的な評価は不正確でモニタリングには向かない。

ビリルビン脳症を呈した場合，急性期の症状は段階的で，初期は，軽度の嗜眠，筋緊張低下，哺乳力低下，活動の低下，吸啜の減少，甲高い啼泣を認める。さらに症状が進んだ場合は，痙性症状，易刺激性が出現し昏迷が強くなり，筋緊張は伸筋優位に亢進，後弓反張位をとるようになる。発熱やけいれんを認めることもある[2]。しかし，こうした症状は正期産児で一般的であるが早産児では臨床症状を呈することは少ない。症状からビリルビン脳症を疑うことは非常に困難である。

検査

血液検査

高ビリルビン血症の診断は経皮ビリルビンで代用せず必ず血中ビリルビン値で行う。血清TBに比べてUBが相対的に高値となること，直接ビリルビン（direct bilirubin；DB）値がTB値の10％を超えている場合は直接ビリルビンが原因で見かけ上のUB高値を示すことがあることからTB，UB，DB値をセットにして検査を行う。

未熟性に伴う黄疸と決めつけずに，溶血性貧血，血液型不適合，TORCH症候群などの先天性感染症，敗血症，甲状腺機能低下，脳室内出血（IVH）などの鑑別も重要である。特に急激な上昇をきたした場合は，血算，血液像，網状赤血球，肝機能，C反応性蛋白（CRP），血液ガス〔カルボキシヘモグロビン（COHb）〕，アルブミン（Alb）値，Coombs試験，血液培養，ウイルス分離，甲状腺機能（TSH，fT4），

頭部超音波検査の評価などを考慮する。家族歴も溶血性黄疸や血液型不適合などの有力な情報となる。

血液ガスビリルビン分析（ABLシリーズ）

早産児では頻回の検査が望ましいが，生化学検査を何度も提出するのは貧血につながるおそれがあり現実的ではない。早産児の急性期では血液ガス分析をCO_2値やpHなどをみるために頻回に検査を行うが，血液ガス分析装置ABLシリーズ（ラジオメーター社，東京）のTB値はUBアナライザ（アロー社，大阪）によるTB値と一致相関係数は0.94と高く，有用である[3]。許容測定エラーや精度管理などの点から治療適応の判断とすることに懸念はあるが，中央検査室でのタイミングをはかることができる。

治療と管理

管理

ビリルビン脳症を予防することが目標となる。さらに，合併症の少なくない交換輸血を避けるように光療法を適正に行うことも重要である。

早産児では急性期に急激なTB，UB値の上昇をきたすことがある点，UB値が生後1週間以降に頂値をとることがある点を踏まえて，当院では極低出生体重児では以下のとおりにTB値，DB値，UB値の評価を行っている。

> 生後72時間以内；少なくとも1日2回
> 生後72時間から生後1週間；少なくとも1日1回
> 生後1〜2週間；少なくとも2日1回
> 生後2週以降〜退院まで；少なくとも週1回（定期採血時）

抗生剤加療を要する感染，手術前後などでも適宜TB値，DB値，UB値の測定を行う。

治療

2017年に神戸大学基準が見直され，早産児の黄疸管理の新しい基準，神戸大学（森岡）の基準が発表された[4]（表2）。主な変更点は次のとおりである。
- 出生体重別ではなく在胎週数，受胎後週数を考

表2 神戸大学（森岡）の治療基準

在胎週数 または修正 週数	TB, mg/dL						UB, μg/dL
	＜24時間	＜48時間	＜72時間	＜96時間	＜120時間	≧120時間	
22〜25週	5/6/8	5/8/10	5/8/12	6/9/13	7/10/13	8/10/13	0.4/0.6/0.8
26〜27週	5/6/8	5/9/10	6/10/12	8/11/14	9/12/15	10/12/15	0.4/0.6/0.8
28〜29週	6/7/19	7/10/12	8/12/14	10/13/16	11/14/18	12/14/18	0.5/0.7/0.9
30〜31週	7/8/10	8/12/14	10/14/16	12/15/18	13/16/20	14/16/20	0.6/0.8/1.0
32〜34週	8/9/10	10/14/16	12/16/18	14/18/20	15/19/22	16/19/22	0.7/0.9/1.2
35週以降	10/11/12	12/16/18	14/18/20	16/20/22	17/22/25	18/22/25	0.8/1.0/1.5

修正週数に従って，治療基準値が変わる

TB：総ビリルビン，UB：アンバウンドビリルビン

1) 血清 TB 値，UB 値の基準値は，出生時週数と修正週数で表に従って判定する。

2) 表の値は，Low モード光療法（Low PT）／High モード光療法（High PT）／交換輸血（ET）の適応基準値である。

3) 溶血性疾患の場合は，症例の重症度に合わせて免疫グロブリン投与なども含めて治療を行う（保険適応外使用）。

4) Low モード光療法は，Low PT 基準値を超えた時点で開始し，24 時間継続する。24 時間後の血清 TB 値，UB 値のいずれかが基準値を超えていれば継続し，いずれも基準値未満であれば中止する。中止後 24 時間で必ず血清 TB 値，UB 値の測定を行い，再上昇がないかを確認する。

5) 血清 TB 値，UB 値のいずれかが High PT 基準値を超えたとき，High モード光療法を開始し，高ビリルビン血症の原因追求を行う（アルブミンと直接ビリルビンの測定は必須）。High モード光療法開始後 4 〜 8 時間で血清 TB 値，UB 値の再検査を行う。

6) TB 値が 5mg/dL 以上で，直接ビリルビン値がその 10％ を超えているときには，直接ビリルビンが原因で見かけ上の UB 高値を示すことから慎重に評価する（UB アナライザー®，アローズ，大阪を使用の場合）。

7) 血清 TB 値，UB 値のいずれかが ET 基準値を超えているとき：

  a) High モード光療法を開始し，高ビリルビン血症の原因追求を行う（アルブミンと直接ビリルビンの測定は必須）。

  b) 血清 UB 値が ET 基準値を超えているときはアルブミン投与を行う。1g/kg/2 時間。

  c) 4 時間後に，血清 TB 値，UB 値の再検査を行う。

  ・血清 TB 値，UB 値のいずれかが ET 基準以上であれば交換輸血を実施。ただし High モード光療法開始後からの低下率を計算し，12 時間で ET 基準を下回る予測であれば ET を差し控えてもよいが，基準値を下回るまで適宜再評価する。

  ・血清 TB 値，UB 値共に ET 基準値未満に下がっていれば High モード光療法を続行する。

  ・血清 TB 値，UB 値が ET 基準値未満でも上昇傾向にあれば更に 4 〜 8 時間で採血をして評価する。

  ・血清 TB 値，UB 値が ET 基準値未満で，同じ，もしくは下がり傾向であれば，24 時間後に再検査する。

8) 光療法は身体表面まで 30cm の距離で行い，Low モード光療法ではアトムフォトセラピーアナライザⅡ®（アトムメディカル，東京）で約 10 〜 15μW/cm²/nm，High モード光療法では約 30μW/cm²/nm であることを確認する。

9) 光療法中に，急性ビリルビン脳症の症状を認める場合は交換輸血を考慮する。

(Morioka I: Hyperbilirubinemia in preterm infants in Japan: New treatment criteria. Pediatr Int 2018; 60: 684-90. より引用)

慮した。修正週数も考慮されて生後120時間以降は修正週数数の基準を用いる。

  例1）在胎25週0日で出生した場合は修正25週6日までは「22〜25週」の治療基準を用いる。修正26週0日になれば「26〜27週」の治療基準を用いる。

  例2）在胎25週5日で出生した場合，生後120時間までは「22〜25週」の治療基準を用いる。

生後120時間以降は「26〜27週」の治療基準を用いる。

・治療としてのアルブミンが加わった。

・光エネルギーの大きいLED光線機器が普及したためLowモード（約10〜15μW/cm²/nm）Highモード（約30μW/cm²/nm）別の治療適応基準が設けられた。

図1 黄疸治療における光療法
眼帯・オムツを装着して実施している。

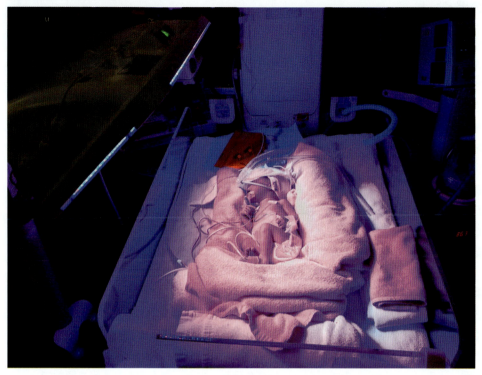

光療法（図1）

　光療法で意識すべきは照射面積，光源からの距離である。照射できる面積が小さければ効果は減弱する。LED光源は強力だが遠距離になれば効果は減弱する。

　早産児の光療法の注意点としては以下がある。
・網膜毒性と性腺毒性があるため目を覆うこと，おむつを着用することが推奨される。
・ブロンズベビー症候群（看護のポイント参照）を発症しやすい。
・アミノ酸添加輸液やマルチビタミン添加輸液の際はルートを遮光する（光療法により成分が減少することが報告[5]されている）。

　積極的な光療法により750g以下の早産児で死亡率が，有意ではないもののやや上昇したという報告[6]があり，治療基準を逸脱した長期の光療法は推奨されない。

光療法以外の管理

　脱水症であれば適切な水分投与を行う。脱水がない場合には，輸液を一律で行うことは推奨されない。低アルブミン血症の際にはアルブミン投与を考慮する。同種免疫性溶血性貧血に対しては免疫グロブリン投与（0.5～1.0g/kgを投与，必要に応じて12時間後に再投与[7]）を考慮する。光療法が不十分であれば，交換輸血の適応となる。

看護のポイント

- 易刺激性，甲高い泣き声，傾眠傾向，筋緊張低下，哺乳力低下，落陽現象（両側の眼球が下方に沈む）などの神経症状はビリルビン脳症の初期症状の可能性があるため，注意する。
- 光療法では，LED の普及で電球による温度上昇は減ったが体温上昇をきたしやすく，体温管理に注意する。開始時と中止時は，体温が安定するまで適宜体温測定を行う。閉鎖式保育器の場合は体温が上昇することが多く，開放式保育器やコットの児は衣服を脱ぐため体温低下を起こす可能性が高い。温度設定のほかヒーター出力，温枕などで調節する。
- 不感蒸泄が増え水分の喪失が増加するため，必要な水分量の維持と水分出納管理，皮膚の乾燥，著明な体重減少，大泉門の陥没の有無と程度などを観察する。
- 周囲への遮光と，光線による網膜と性腺保護のため，アイマスク，オムツなど児に合わせた方法で装着する。
- 皮疹，皮膚・尿・血清の色調が緑褐色を呈する状態の「ブロンズベビー症候群」に注意する。
- 光線により全身の皮膚色など観察がしづらく，異常に気付きにくいため，ケア時など短時間で光を外す時間を作り，全身状態を観察する。
- 効率よく光エネルギーを当てるため，「包み込み（swaddling）」のポジショニングを中止して裸となるため児が落ち着きにくくなる。照射面積を保ちながら児の安静と安楽が保てるよう「囲い込み（nesting）」のポジショニングを行う。また，まんべんなく光を照射できるように体位交換を行う。
- 照射面積と効果は比例するため，児の体格に合わせて全身に照射できる機械の種類を選択する。
- ビリルビンの排泄を促すために排便状況を確認し，少なくとも 1 勤務内で 1 回以上の排便があるよう，積極的に浣腸などの腹部ケアを行う。

文 献

1) Kawade N, Onishi S: The prenatal and postnatal development of UDP-glucuronyltransferase activity towards bilirubin and the effect of premature birth on this activity in the human liver. Biochem J 1981; 196: 257-60.
2) Jones MH, Sands R, Hyman CB, et al: Longitudinal study of the incidence of central nervous system damage following erythroblastosis fetalis. Pediatrics 1954; 14: 346-50.
3) Nambara T, Katayama Y, Enomoto M, et al: Reliability of total bilirubin measurements in whole blood from preterm neonates using a blood gas analyzer. Clin Lab 2016; 62: 2285-9.
4) Morioka I: Hyperbilirubinemia in preterm infants in Japan: New treatment criteria. Pediatr Int 2018; 60: 684-90.
5) Bhatia J, Mims LC, Roesel RA: The effect of phototherapy on amino acid solutions containing multivitamins. J Pediatr 1980; 96: 284-6.
6) Morris BH, Oh W, Tyson JE, et al: Aggressive vs. conservative phototherapy for infants with extremely low birth weight. N Engl J Med 2008; 359: 1885-96.
7) American Academy of Pediatrics Subcommittee on Hyperbilirubinemia: Management of hyperbilirubinemia in the newborn infant 35 or more weeks of gestation. Pediatrics 2004; 114: 297-316.

Ⅲ 超低出生体重児によくみられる疾患とその管理・看護

8 黄疸

ビリルビン脳症（核黄疸）

Point

- ◆ ビリルビン脳症の暫定診断基準が作成され，運動症状からビリルビン脳症を疑い，頭部MRIと聴性脳幹反応（ABR）所見を確認することが推奨された。
- ◆ 運動障害は，アテトーゼ型脳性麻痺（dyskinetic cerebral palsy）に分類され「非対称な姿勢，情動による筋緊張の変動，反り返りの3つを特徴とする脳性麻痺もしくは運動発達遅滞を呈する」を特徴とするものと定義された。
- ◆ 頭部MRI検査はT2強調像での淡蒼球の高信号が特徴的である。修正6〜18カ月以外に撮影すると病変の検出率は低下する。
- ◆ ABR検査で顕著な異常を示すが，明らかな難聴がないことが多い。

病態・病因

「ビリルビン脳症」はビリルビンの神経毒性に起因する中枢神経系の障害である。剖検病理診断名の「核黄疸」ではなく「ビリルビン脳症」という用語が妥当と考えられている。アンバウンドビリルビン（unbound bilirubin；UB）が神経毒性をもち，淡蒼球・視床下核・海馬・動眼神経核・蝸牛神経腹側核・小脳プルキンエ細胞・小脳歯状核を好発部位として神経障害が生じる。

正期産児のビリルビン脳症の発生率は黄疸スクリーニングや治療適応基準の普及により著明に減少した。しかし，早産児の慢性ビリルビン脳症の症例報告は2000年以降増加し，新たな問題となっている。全国調査では，在胎30週未満2,720人中5人が慢性ビリルビン脳症と診断され，発生率は0.18％となっている[1]。

症状と所見

急性期は正期産児のような臨床症状を呈することは少なく，症状からビリルビン脳症を疑うことは困難である。

慢性期の神経症状としては，アテトーゼ型脳性麻痺，auditory neuropathy型聴覚障害，動眼神経麻痺による上方注視障害がある。さらに早産児ではビリルビンによる，より軽症な中枢神経障害の可能性が指摘されている。これはビリルビン誘発性神経機能異常（bilirubin-induced neurological dysfunction；BIND）とよばれ，運動や姿勢の異常・言語に関する問題・感覚の異常などとビリルビンとの関係が懸念されている[2]。

検査

ビリルビンによる神経障害について十分に解明されておらず，確立された診断基準は存在しないが，暫定診断基準は研究班[3]より作成されている（表1）。運動症状からビリルビン脳症を疑い，頭部MRI検査と聴性脳幹反応（ABR）所見を確認することで診断を行う。

運動症状

ビリルビン脳症の運動障害は，アテトーゼ型脳性

225

麻痺（dyskinetic cerebral palsy）に分類される。研究班[3]では「非対称な姿勢，情動による筋緊張の変動，反り返りの3つを特徴とする脳性麻痺もしくは運動発達遅滞を呈する」を特徴とするものと定義している。運動症状は修正4～5カ月頃より明らかになってくる。最も目立つのは反り返りとなるが，非対称に頭部や体感のねじれを伴う。

『早産児ビリルビン脳症（核黄疸）診療の手引き』[3]の23，33ページには，運動症状の詳細を症例の写真を掲載し，診断の支援としている。ぜひ参照されたい（表2）。

頭部MRI検査

頭部MRI検査では，T2強調画像で両側淡蒼球に異常高信号を認めるのが特徴である[4]。正期産児のビリルビン脳症では，はじめにT1強調画像が両側の淡蒼球高信号を示し，数週後にT2強調画像やFLAIR画像が高信号となり，T1強調画像は正常または低信号となるといわれている。早産児においては全身状態などから生後早期の撮影が困難であり，予定日前後の撮影となるためT1強調画像での所見は報告されていない。

このT2強調画像での淡蒼球異常信号は，撮影時期によっては所見が変化することが報告されている。修正6～17カ月では高率にこの所見を認めるが，それ以外の時期では病変の検出率が低下するようである[5]。新生児期や幼児期以降検査で異常を認めなくても，ビリルビン脳症（核黄疸）を除外することはできない。

同じくアテトーゼ型脳性麻痺をきたす低酸素性虚血脳症を鑑別することも重要である。低酸素性虚血脳症の両側基底核視床病変では被殻および視床に病変を認めるが，淡蒼球病変を認めないことが多い。

聴性脳幹反応（ABR）検査

ABR検査では，早期変化としてⅠ～Ⅲ波間またはⅠ～Ⅴ波間の潜時延長，Ⅲ波とⅤ波の振幅の減少で，可逆段階のビリルビン脳症発症に先行するといわれている。進行するとⅢ波，Ⅴ波の消失や最終的にはⅠ波を含むすべての波が消失する。

早産児ビリルビン脳症の診断を受けた児の75%でなんらかのABR異常を認めたと報告されている[4]。MRI所見を認めやすい修正6～17カ月以降でも高

表1 早産児ビリルビン脳症（核黄疸）の暫定診断基準

1. 非対称な姿勢，情動による筋緊張の変動，反り返りの3つを特徴とする脳性麻痺もしくは運動発達遅滞を呈する
2. 在胎週数37週未満で出生
3. 頭部MRI（T2強調画像）で両側淡蒼球に異常信号を認める[*1]
4. 聴性脳幹反応（ABR）で異常を認めるが，聴覚反応は保たれている
5. 他の粗大な脳病変，脳奇形，進行性疾患を除外できる[*2]
   - *1：異常の検出率が高い生後6か月から1歳半の撮像で確認することが望ましい
   - *2：非特異的な脳室拡大，脳梁菲薄化，軽度の脳室周囲白質軟化症（PVL）は除外しない。両側視床および被殻に異常を認める例は除外する
   - ・確実例：1・2・3・5を満たす
   - ・疑い例：1・2・4・5を満たす

〔「早産児核黄疸の包括的診療ガイドラインの作成」班（奥村彰久 代表）：早産児ビリルビン脳症（核黄疸）診療の手引き．日本医療研究開発機構（AMED）難治性疾患実用化研究事業，2020，p.31 より引用〕

表2 早産児ビリルビン脳症（核黄疸）の神経症候

- ・安静時にもほとんど常に非対称な姿勢をとり，一側あるいは両側の股関節が屈曲する。
- ・筋緊張を一定に保てず，抗重力姿勢を保持しがたい。四肢は過剰に屈曲ないし伸展する。
- ・筋緊張が情動（喜怒哀楽）によって変動し，とくに不快・不安・不機嫌などで著明に亢進する。
- ・自発運動に伴って四肢，体幹，顔面に不随意な筋収縮が生じ，滑らかに運動を遂行できない。

〔「早産児核黄疸の包括的診療ガイドラインの作成」班（奥村彰久 代表）：早産児ビリルビン脳症（核黄疸）診療の手引き．日本医療研究開発機構（AMED）難治性疾患実用化研究事業，2020，p.23 より引用〕

Ⅲ. 8 黄疸／ビリルビン脳症（核黄疸）

率に異常を認めるため，診断に有用である。

　ビリルビンによる聴覚障害は，auditory neuropathyによる感音性難聴であることが特徴である。蝸牛神経の障害で，内耳の外有毛細胞機能は保たれていると考えられている。そのため，蝸牛

神経を含めた聴覚伝導路を評価するABR検査では異常所見を認めるものの，内耳機能を評価する耳音響放射（OAE）では異常を検出できないことが多い。日常生活が可能な聴覚は保たれていることが多い。

文 献

1) Morioka I, Nakamura H, Koda T, et al: Current incidence of clinical kernicterus in preterm infants in Japan. Pediatr Int 2015; 57: 494-7.

2) Bhutani VK, Johnson-Hamerman L: The clinical syndrome of bilirubin-induced neurologic dysfunction. Semin Fetal Neonatal Med 2015; 20: 6-13.

3) 「早産児核黄疸の包括的診療ガイドラインの作成」班（奥村彰久 代表）：早産児ビリルビン脳症（核黄疸）診療の手引き．日

本医療研究開発機構（AMED）難治性疾患実用化研究事業，2020.

4) Okumura A, Kidokoro H, Shoji H, et al: Kernicterus in preterm infants. Pediatrics 2009; 123: e1052-8.

5) Kitai Y, Hirai S, Okuyama N, et al: Diagnosis of bilirubin encephalopathy in preterm infants with dyskinetic cerebral palsy. Neonatology 2020; 117: 73-9.

III 超低出生体重児によくみられる疾患とその管理・看護

9 感染症

総論

> **Point**
> - 低出生体重児は免疫機能が未熟である。最大のバリアである皮膚も薄く，脆弱である。超低出生体重児は免疫不全患者・易感染性宿主である。
> - そのような状況であるにもかかわらず，超低出生体重児は多くの医療デバイス（気管挿管チューブ，中心静脈カテーテルなど）を必要とし，病原体が侵入しやすい。
> - 近年の抗菌薬の薬剤耐性化の問題は，早産児のような弱い立場の者に顕著である。日ごろからNICU内・院内・地域における菌の耐性化，抗菌薬適正使用に注意を払い対策することが，超低出生体重児を救うことにつながる。

早産児の免疫システム

早産児は免疫系が未熟なため，感染症に対する防御力が弱い傾向にある。これにはいくつかの要因が関与している。早産児の自然免疫系や獲得免疫系は未発達である。細胞性免疫システムでは，好中球は早産児では減少をきたすこともある。また好中球の走化能や粘着能は低下しており，感染に対する反応が遅れやすい。単球やマクロファージも数と機能は早産児では大幅に低下している。また補体系も活性にばらつきはあるが，早産児では量も少なく活性も低い。

乳児のB細胞系は未発達であり，免疫グロブリンも胎盤移行が可能な免疫グロブリンG（IgG）は在胎20週から胎盤からの輸送が増加し，在胎32週で母体の抗体のほとんどは胎児に移行する。つまり，この間に出生する超低出生体重児では移行抗体も十分ではなく，低ガンマグロブリン血症をきたす。

皮膚や粘膜といった物理的バリアが十分に発達していないため，病原体が侵入しやすい。在胎24週までに皮膚の構造は完成するが，早産児では角質層が未熟であり，生後に子宮外の環境に曝露されて発達するが時間を要する。特に超低出生体重児では2カ月かかる。その未熟な皮膚に各種医療デバイス〔末梢静脈挿入式中心静脈カテーテル（PIカテーテル），尿道カテーテル，各種モニタリングの電極〕が留置されることで，容易に病原体が侵入しやすくなる。加えて，常在菌叢の形成が不十分であることも早産児の免疫状態に影響を与える。常在菌は感染防御の一環として重要な役割を果たしており，健康な常在菌叢は病原体の侵入を防ぐバリアとなるが，早産児ではこれが未発達であるため，感染リスクが高まる。

超早産児は，バリアである皮膚の未熟性と細胞免疫，液性免疫システムの未熟性から，きわめて感染には不利な易感染性状態，さらにいえば，免疫不全であるという認識が重要である。

感染対策

標準予防策

「汗を除くすべての血液，体液，分泌物，排泄物，損傷した皮膚および粘膜には感染の危険性があるとして取り扱う」という考えのもとに，すべての人に適応される感染対策である。目の前のケアをする患者がどんなに感染を起こしている可能性が低い

と思われても行うべき感染対策である。

①手指衛生

手指衛生は感染対策の基本である。世界保健機関（WHO）は2009年に「手指衛生のための5つのタイミング」を発表した。これは以下の5つのタイミングからなる。

> 手指衛生のための5つのタイミング
> ①患者に触れる前
> ②清潔／無菌の処置の前
> ③体液に曝露されたリスクの後
> ④患者に触れた後
> ⑤患者の周囲に触れた後

医療従事者が患者ケアにおける重要な場面で手指を清潔に保つことで，感染伝播のリスクを減らすことを目的としている。基本，アルコールベースの消毒剤で手指衛生を行う。手袋の着用は手指衛生の代わりにならず，また手袋には目に見えない小さな穴が開いていることもあるため，手袋を着用する場合には着脱の際に手指消毒を行う。患者と患者にかかわる医療機器（人工呼吸器やモニタ，パソコンを含む）に触れた場合には，必ず手指衛生を行う。「手指衛生のための5つのタイミング」を順守するためには頻繁に手指衛生をする必要があるため，当院のNICUスタッフは個人持ちのアルコールジェルを持ちながらケアをしている。

手に明らかに血液や体液が付着して汚れた場合や嘔吐や下痢のある患者をケアする際には，アルコール製剤ではなく，流水と石けんによる手洗いを行う。

②個人防護具の着用

汗を除くすべての血液，体液，分泌物，排泄物，損傷した皮膚および粘膜に医療者の身体が触れる場合には，その部位に合わせて個人防護具を選択する。創部などの傷ついた皮膚を「手」で触れる際には「手袋」を着用し，吸引などで気管分泌物が「目」に飛ぶ可能性があれば「ゴーグル」をし，「口や鼻など」に付着する可能性があれば「マスク」をする。衣服は皮膚に付着する可能性があれば「ガウン」や「エプロン」を装着する。個人防護具の選択は医療者の行うケアや状況により保護すべき部位が異なる。個人防護具の選択には状況ごとの判断が必要となるため，ケアの経験や感染対策の理解の度合いによ

り個人差が生まれてしまう。マニュアルを作成し，感染対策の質の均一化をはかることは大切である。超低出生体重児のケアの際にはルーチンで手袋を着用する施設もあるが，手袋の着脱の前後で手指衛生をする必要があり，手指衛生の回数が増えるのが難点である。

感染経路別予防策

標準予防策以上の予防策が必要となる病原体に感染・保菌しているもしくは，その疑いのある患者に対し，標準予防策に加えて実施する感染対策である。病原体ごとに感染対策を選択するのではなく，病原体の感染経路ごとに感染対策を選択する。病原体が異なっていても感染経路が同じであればほぼ同じ対策で感染の伝播を予防できる。

①接触感染予防策

耐性菌や嘔吐や下痢を起こす病原体（ノロウイルス，ロタウイルスや *C. difficile* など）の保菌者や感染者に対して行われる対策。患者を個室隔離やコホート隔離（後述）をし，ケアの際には手袋やエプロン・ガウンの着用を行う。

②飛沫感染対策

病原体を含む直径5μm以上の飛沫を防ぐための対策。飛沫は患者の咳嗽やくしゃみにより，1～2m先まで空気中を飛んでいく。RSウイルスやインフルエンザが代表例である。飛沫感染対策では，サージカルマスクを着用する。小児（特に乳幼児）はよだれが多く，咳エチケットができないため，飛沫が飛びやすい。そのため，サージカルマスクに加え手袋やエプロン・ガウンも着用する。

③空気感染予防策

直径5μm以下の飛沫核とよばれる病原体を含んだ小粒子を防ぐための対策。空気中を漂い，換気の悪い部屋であれば部屋の隅々まで行きわたる。水痘帯状疱疹ウイルス，麻疹ウイルス，結核菌が代表的な病原体である。対策としては患者を陰圧個室に隔離する。水痘や麻疹では，免疫を有している医療者がケアをする。免疫がない場合にはN95マスクを着用する。

④エアロゾル感染予防策

2019年に世界的な大流行したSARS-CoV-2による感染様式として広く知られるようになった。病原体の付着したエアロゾルを吸入することで感染する。換気の悪い密閉空間では遠くまでエアロゾルは

浮遊し感染する。感染伝播を防ぐためには，換気をよくすることは大切である。個人防護具は，サージカルマスクやゴーグルの着用を基本とする。それ以外の手袋やガウンなどの個人防護具は状況により着用する。エアロゾルを吸入するリスクが高いエアロゾル産生手技※を行う場合には，N95マスク，手袋，ガウンとゴーグルの着用が求められる。換気の改善は施設の構造上の問題が関係するため，改善が難しい面はある。

※エアロゾル産生手技：気管挿管・抜管，気道吸引，ネーザルハイフロー装着，非侵襲的陽圧換気（NPPV）装着，気管切開術，心肺蘇生，用手換気，上部消化管内視鏡，気管支鏡検査，ネブライザー療法，誘発採痰など

耐性菌のアウトブレイクへの対策

耐性菌のアウトブレイクを早期に知覚するために，新生児の監視培養を行っている施設は多い。当院では全例，鼻前庭を拭い培養している。メチシリン耐性黄色ブドウ球菌（MRSA）や多剤耐性グラム陰性菌が検出された場合，隔離が望ましいが，スペースとマンパワーの問題から患者コホート（床に印をつけて耐性菌のあることを強調し，ディスポーザブルの手袋に加えエプロンを着用する。p.241参照）を行う。

常在菌叢の獲得

新生児が出生時に母体の常在菌叢を獲得することは，免疫系の発達，腸内バリア機能の強化，炎症性疾患のリスク低減，代謝健康の向上，さらには神経発達にも多大なメリットがある。これらの要素は新生児の短期的および長期的な健康に重要な影響を与えるため，新生児ケアにおいては母体の常在菌叢を最大限に活用することが試みられている。

① 母乳中常在菌叢の移行と初乳

MRSAの保菌予防のため，当院では，積極的に母乳綿棒の口腔内塗布を行っている。母乳綿棒の口腔内塗布により常在菌定着が早まり，MRSA保菌を抑制することができる[1]。

また，初乳は，超低出生体重児であっても急性期から口腔内塗布を行う（図1）。分泌型免疫グロブリンA（IgA）による感染予防，母体の常在菌の定着を期待しての取り組みである。

② 母体の皮膚常在菌の移行

当院では母体の常在菌の定着を期待して，母の胸に置くなどしたタオルを児に載せる（図2），あるいは保育器内に入れることがある。これは当初，母体の皮膚常在菌の移行・定着をねらって始めたが，タオルを児に載せる行為そのものが児との愛着形成を育む側面もある。現在は父親も積極的に行うケースも増えてきている。

母体スクリーニング

超早産児は，切迫早産の状態の母体から出生する。母体には感染を疑って抗菌薬投与がされていることも多い。それが長期にわたることもある。結果，耐性菌を保菌している母体から出生することも多い。特に早発型敗血症（early onset sepsis；EOS）の場合，垂直感染が主であることから，母体の培養情報に注意を払うことは重要である。

感染対策は，NICUにおける診療において患者を守るために重要である。しかし，感染対策は人々の行動を制限することにもなる。面会や母児の接触は愛着形成のうえで重要であるため，過度の感染対策によって制限することは避けるべきである。科学的根拠や十分に吟味されたガイドラインに基づい

図1 母乳綿棒（母乳の口腔内塗布）
母体の常在菌の定着を期待して，急性期から初乳の口腔内塗布を行う。

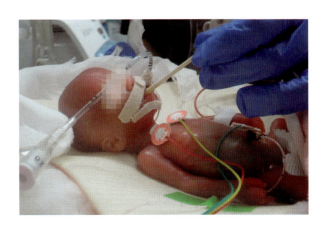

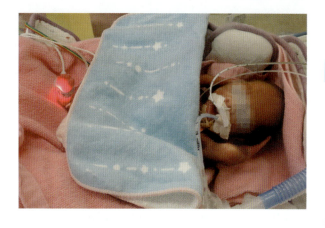

図2 母の常在菌を児に移行させるためのタオル
母体の常在菌の定着の期待と両親と児との愛着形成を図るため，母の胸に置くなどしたタオルを児に載せる。

た対策を講じることに異論はない。しかし，実際の現場では，科学的根拠が不十分でガイドラインにも推奨が記載されていない対策を取らざるをえない状況もある。そのような場合には，感染対策チームと協議し，過剰で効率の悪い対策になっていないか検討することが大切である。また，そういった対策を実施後に，効果を評価することが望ましい。（本項，FCC Pointも参照）

新生児敗血症の管理

敗血症とは全身性の重篤な感染症である。菌血症を伴わない敗血症もあり，細菌だけではなく，ウイルスや真菌も原因となる。

新生児敗血症は依然として早産児，超低出生体重児の主な死亡原因であり，症状が発熱，哺乳不良や不機嫌など非特異的な症状のみで診断が遅れてしまい，抗菌薬の開始が遅れることがある。新生児敗血症は生後72時間未満で発症する早発型敗血症（EOS）と遅発型敗血症（late onset sepsis；LOS）に分けられる。起炎菌はEOSとLOSで異なる。また，超早産児の予後が改善するにつれ，真菌感染症が問題となりその対策が取られている。ここではEOS，LOSと侵襲性真菌症について扱う。

早発型敗血症（EOS）

EOSの感染は子宮内や分娩時に成立していることが多いため，出生後早期から治療が必要となる。しかし，感染をしているか否かの判断は難しく，超低出生体重児や重症の新生児に対しては感染徴候にかかわらず，出生直後から抗菌薬を投与するプラクティスが広く行われている。一方，早産児に対する過剰な抗菌薬の使用はLOS，壊死性腸炎や死亡率の増加との関連が示唆されている。そのため，ルーチンで出生時に抗菌薬を投与するのではなく，母体感染徴候や感染を疑わせる胎盤の肉眼所見，前期破水があれば，出生直後から抗菌薬を投与するようにする。EOSの大半は母体からの感染であり，B群溶血性連鎖球菌（GBS）や大腸菌のような腸内細菌目細菌（主に大腸菌）が原因となる。そのため，当院ではアンピシリン（ABPC）＋ゲンタマイシン（GM）を第一選択としている。出生時に血液培養を提出し，培養陰性および全身状態が安定していることを条件に，なるべく早期に抗菌薬投与を中止するようにしている。当院では，培養開始から48時間経過しても陰性であることをもって抗菌薬を終了している。

遅発型敗血症（LOS）

LOSは環境や医療デバイスを介した感染であり，院内感染の一つである。起炎菌としてはEOSと同様GBSや大腸菌も原因となるが，コアグラーゼ陰性ブドウ球菌（CNS），黄色ブドウ球菌，腸球菌など多様な病原体が原因となる。術後創部，血管内カテーテルの留置やドレーンは病原体の侵入門戸となる。創部やカテーテル侵入部を清潔に保ち，ドレーンを適切に扱うことはLOSの予防として重要である。

新生児の敗血症を診断するためには，まずは強く疑うことが重要である。日々のケアのなかで，児のちょっとした違いがきっかけとなり診断に結び付くこともある。普段からの丁寧な児の診察とちょっとしたことでも相談できる医療者間の良好なコミュニケーションをとれる環境をつくることが重要である。また，LOSを早期に検出する目的で，1日2回の血算，C反応性蛋白（CRP）測定をルーチンとして

いる。白血球，血小板数の著明な増減，CRPの説明できない著明な増加がみられた場合は，抗菌薬の変更，真菌感染の可能性を検討する。

侵襲性真菌感染症

　侵襲性真菌感染症の予防のために抗真菌薬を投与することは一部施設で行われているが，その科学的根拠は十分ではない。早産児（在胎週数22～36週）のうち特に超早産児（在胎週数28週未満），極低出生体重児，超低出生体重児に抗真菌薬の予防投与がされ真菌感染合併率の有意な低下を示しているが，発症率においては地域や施設間の格差が大きく，侵襲性真菌感染症の発生頻度の少ない施設では不要な抗真菌薬投与となる可能性がある。そのため，抗真菌薬の予防的投与においては施設ごとの真菌感染症の状況を踏まえ検討する必要がある。当院では，在胎26週未満で出生した児にはフルコナゾール（FLCZ）の経口予防投与をする（生後30日まで連日）。また急性期にPIカテーテルもしくは臍カテーテル（UC）を挿入している場合は，ホスフルコナゾール（F-FLCZ）の予防の投与を行う（生後14日までは3日ごと，以後は2日ごと，中心静脈カテーテルが抜去されるまで）。

抗菌薬適正使用

ASP（antibiotics stewardship program）

　わが国では「抗菌薬適正使用支援プログラム」とよび，主に耐性菌感染症対策として抗菌薬の適正使用を目的としたシステムのことである。具体的には，主治医が抗菌薬を使用する際，感染症専門医や薬剤師，臨床検査技師，看護師が主治医の支援を行うことであり，ASPを実践するチームの整備やその指針が挙げられている[2]。当院ではカルバペネ

ム系，第4世代セフェム系，抗MRSA薬は届出制となっている。24時間，感染制御チーム（ICT）にコンサルトでき，抗菌薬の選択，投与期間などについて相談が可能である。また，血液培養陽性判明時には，全例で自動的にICTの介入が開始される。介入は治療終了まで継続され，主治医とともに感染症診療に参画してくれる心強い存在である。

TDM（therapeutic drug monitoring）

　超低出生体重児は，薬物動態（PK）／薬物力学（PD）がきわめて特殊である。腎毒性や聴覚毒性のあるGMやバンコマイシン（VCM）は定期的にピーク・トラフの血中濃度の測定を行い，病棟薬剤師と協力してTDMを計算し，投与量，投与法を決定している。なお，ピークは投与後1時間，トラフは投与前30分としている。おおむね血中濃度が定常状態に達する，3～5回目の投与前後で測定するようにしている。

Empiric therapyとDefinitive therapy

　Empiric therapyとは，経験に基づいた抗菌薬選択で治療を開始することである。ある程度はずれのないように比較的広域抗菌薬を使用することになるが，全身状態と耐性菌保持の可能性を見積もったうえで，不必要に広域抗菌薬を使用することを慎む。

　それに対してDefinitive therapyとは，感染臓器，原因菌および感受性が判明後に，その菌と臓器移行性を考慮したうえで，ターゲットを絞った抗菌薬で治療することである。empiric therapyからdefinitive therapyに移行し，狭域抗菌薬に変更することをde-escalationという。

Ⅲ．9 感染症／総論

![FCC Point] **感染症と NICU 面会**

　　感染対策には面会制限，個人防護具の着用，ワクチン接種，環境整備など多岐にわたるが，これらの対策のほとんどは人との交流を制限する。ファミリーセンタードケアでは家族をケアにかかわるチームの一員とみなすが，感染対策の強化はその重要なチームの一員を医療現場から遠ざける結果になってしまう。

　　SARS-CoV-2 は 2023 年に 5 類感染症に分類され，社会全体としての感染対策は緩和されたが，パンデミック初期は未知のウイルスであったため，厳格な感染対策が行われていた。患者を治療する場であると同時に，親子の絆を育む重要な場でもある NICU ではご家族の行動をどこまで制限するべきかの線引きが難しく，NICU 特有の難しさがあった。当院での SARS-CoV-2 のパンデミック時の経験が今後の新興感染症流行時の助けになればと考え，面会を中心とした当院での感染対策について簡単に紹介する。

SARS-CoV-2 と面会

　　NICU で両親が面会することは大きな意味がある。両親が入院中の児を直接確認することで精神的な安定が得られる。直接触れ，声掛けを通じて母子・父子の絆を深める機会にもなる。また，医療者とコミュニケーションをとる機会にもなり，信頼関係が築かれ，円滑な医療が行えるようになる。一方で，面会を制限することで外部からのウイルスの持ち込みを防ぎ，面会者の管理や感染対策にかかわる業務が軽減されるため，SARS-CoV-2 で増加した業務や少なくなったスタッフでも患者のケアを十分に行えるなどのメリットもある。NICU の面会制限は複雑でデリケートな問題である。

　　SARS-CoV-2 の感染対策は，流行時期やワクチンの普及状況により異なっていた。当院でも時期により感染対策は異なったが，一貫して面会を極力制限しない方針とした。それでも社会的に SARS-CoV-2 が流行し，今よりももっと大きな問題となっていた時期には一部面会制限を行った。面会者の親等，面会人数や面会時間の制限をし，面会時の感染症チェックを強化し，症状や接触歴などのチェックリストを作成した。入院中の患者が濃厚接触者となったケースや，PCR検査で SARS-CoV-2 が検出されたケースを経験したが，幸い大きなアウトブレイクとはならず，重症化する患者もいなかった。これらのケースでは対象患者を隔離し，隔離期間中は面会も禁止とした。SARS-CoV-2 の流行期にはさまざまな理由により，面会ができない両親が増えたため，タブレットを使い，面会を補助した。

　　SARS-CoV-2 の流行時期における NICU での面会制限は，感染リスクの低減という重要なメリットがあるが，両親の心理的ストレスや親子の絆の形成に対するデメリットも存在する。これらのメリットとデメリットを慎重にバランスを取りながら，限定的な面会制限やテクノロジーの活用など，柔軟な対応策を講じることが求められる。

看護のポイント

- 超低出生体重児は免疫不全患者・易感染性宿主であるため、感染予防が重要である。適切なタイミングで手指衛生や環境整備を行うことが重要である。スタッフは各々で手指消毒剤を持ち歩き、各患者のベッドサイドにも手指消毒剤を置いておくことが望ましい。
- できる限り物品は患者専用にする。やむを得ず共有する物品は清潔に管理する。
- 感染症（MRSA や多剤耐性グラム陰性菌など）の児が入院している場合は、ベッドの配置や受け持ち方にも配慮していくことが必要である。
- 新生児を観察していくなかで、「なんとなくいつもと違う、元気がない（not doing well）」という、看護師の観察から早期に感染に気が付き医師に報告することで早期対応できることがあるため、観察力を磨いていくことが必要である。

文献

1) 鈴木昭子, 中村友彦, 小宮山淳, ほか：超低出生体重児の上気道常在細菌叢と口腔内母乳塗布のMRSA保菌への影響. 日本小児科学会雑誌 2003；107：480-3.
2) 日本化学療法学会, 日本感染症学会, 日本環境感染学会, ほか；8学会合同抗微生物薬適正使用推進検討委員会：抗菌薬適正使用支援プログラム実践のためのガイダンス. 2017. https://www.kansensho.or.jp/uploads/files/guidelines/1708_ASP_guidance.pdf（2024年10月1日最終閲覧）

Ⅲ 超低出生体重児によくみられる疾患とその管理・看護

 感染症

後天性サイトメガロウイルス感染症
postnatal cytomegalovirus (CMV) infection

Point

- 後天性感染症は主に母乳，赤血球輸血，子宮頸管/腟分泌物を介して生じうる。特に母乳を介した感染が多いと考えられている。
- 経母乳感染を防ぐために凍結融解した母乳を使用している施設が多いが，感染を完全に防ぐことはできない。
- 無症状のこともあるが，敗血症様症状，肺炎，壊死性腸炎，血小板減少，好中球数減少，肝機能異常，胆汁うっ滞といった多彩な症状を呈しうる。
- 後天性感染症の診断は，先天性感染の除外と，日齢21以降の血液，尿，唾液（偽陽性を防ぐために授乳後1時間以上経過したもの），気道分泌物からのサイトメガロウイルス（CMV）DNAの検出に基づく。
- 後天性感染症の治療は確立したものはない。ガンシクロビルやバルガンシクロビルの投与を推奨するコンセンサスはない。

病態・病因

先天性サイトメガロウイルス（CMV）感染は「初感染の妊婦」と「非初感染妊婦のCMV再活性化もしくは再感染」により胎児感染が成立し，先天感染児が出生する。後天性CMV感染は主に母乳，赤血球輸血，子宮頸管や腟分泌物を介して感染が生じうる。特に母乳を介した感染が多いと考えられている。CMV血清陽性の母親の80％以上が母乳にウイルスを排泄し，そのDNAは産後10日目から検出され生後4〜8週でピークになり，3カ月ほどで分泌は終了する[1]。正期産児では無症候性だが，早産児では後述のさまざまな症状を呈することがある。

当院で2017〜2021年に在胎33週未満の早産児139例を対象として行った前方視的コホート研究[2]では，先天性感染は3例（2.2％），後天性感染は7例（5.0％）であった。この研究期間では，赤血球輸血はすべてCMV陰性血を用いられており，産道感染も否定的であったことから，後天性感染の全例が経母乳感染であったと考えられた。後天性感染予防に生後1週間から修正35週頃までは，母乳を−20℃以下で3日間以上凍結したものを融解して使用していたが，感染予防効果は十分ではなかったことが明らかとなった。Systematic Review[3]でも，CMV抗体陽性の母親から出生した児の後天性感染率は，凍結融解母乳群で13％だったと報告されている。

特に後天性感染のリスクとなるのは，超低出生体重児，早産児，母親の高齢，CMV-IgG低値である[2,4,5]。早産児では母体がCMV抗体を保有していても，それが十分に児に移行していないことが推測される。そのうえで，未成熟な臓器は感染による影響を受けやすく，種々の臓器障害をきたすと考えられる。

症状と所見

先天性感染症は，小頭症，精神発達遅滞，網脈

235

絡膜炎，感音性難聴などが特徴的であるが，後天性感染症の臨床症状は表1のようにさまざまである。無症状から敗血症様症状（sepsis-like symptoms；SLS），肺炎，腸炎，血小板減少（<100×10⁹/μL），好中球数減少（<1,500/μL），肝機能異常（AST>150U/L，ALT>90U/L），胆汁うっ滞といった多彩な症状を呈しうる。SLSは細菌性敗血症に似ており，無呼吸，徐脈，灰色の蒼白が特徴で，重症化して死亡することもある。検査所見は，血小板減少，好中球数減少，肝酵素上昇の順で多いと報告[6]されている。軽度C反応性蛋白（CRP）上昇（1～2mg/dL）が特徴的という報告[7]もある。

当院で行った研究[2]では，7例が後天性感染と診断され，うち1例でSLS，肺炎，壊死性腸炎（NEC），肝腫大・肝障害，胆汁うっ滞が生じ死亡した。5例で肺炎が生じたが，SLSを発症しなかった4例は，CRP値が1～2mg/dLと軽度上昇し，気管分泌液のグラム染色で細菌は検出されず，貪食像もなかった。血液検査所見では，6例に好中球数減少，4例に直接ビリルビン値上昇（＞1.0mg/dL），2例に血小板数減少，1/7例でASTまたはALT値上昇が認められた。

長期的には認知機能の低下[8]や，慢性肺疾患の関連[9]が報告されている。先天性感染が感音性難聴をきたすことが有名だが，後天性感染と感音性難聴に関連性はないといわれている[10]。当院で行った研究[2]でも後天性感染例で難聴をきたした症例はなかった。

検査

診断は先天性感染症の除外と，日齢21以降の血液，尿，唾液（偽陽性を防ぐために授乳後1時間以上経過したもの），気道分泌物いずれかからのCMV DNAの検出に基づく。尿中CMV DNA検査（Genelys，シノテスト社，東京）が感染の有無を調べるのに簡易で有用である。

問題点は後天性感染を疑い，尿検査で陽性となったとしても，それが先天性感染か後天性感染かを判断できないことである。当院で行った研究[2]では，生後3週以内と修正35週以降の2回検査を行うことで先天性か後天性かの判断が可能であったが，研究以外では生後早期に尿中CMV DNA検査を行うのは現実的ではない。マススクリーニング検査の濾紙血，臍帯，日齢21までの残血清，尿などを用いて先天性感染の有無を調べることができるが，専門の研究機関などでの検査を依頼することになる＊。

一般採血検査では症状と所見に記載のように血小板減少，好中球数減少，肝酵素上昇，CRP軽度上昇を認めることがあるが，いずれも非特異的で，それらの結果をもって後天性感染と判断するのは困難である。臨床症状からの診断も同様である。血清学的検査（CMV抗体）は参考にはなるが，確定的ではない。

このように診断が難しいこと，一般的な検査所見から後天性感染を疑うことが難しいことなどから，気付かれていない後天性感染例が多く存在すると考えられる。

＊国立研究開発法人 日本医療研究開発機構（AMED）成育疾患克服等総合研究事業 ─ BIRTHDAYのサイトから検査診断を申し込める。サイトメガロウイルス，トキソプラズマ等の母子感染の予防と診療に関する研究班，先天性感染症 中央診断・申し込みhttp://cmvtoxo.umin.jp/diag/01.html

表1 後天性CMV感染症を疑う所見

症状	検査値の異常
敗血症様症候群（SLS） 肺炎 壊死性腸炎 肝炎／肝障害 腸炎 胆汁うっ滞 肝腫大 播種性血管内凝固 症候群（DIC） 腹水 浮腫 網膜炎 慢性肺疾患（CLD）	好中球数減少 CRP値上昇（軽度） 直接ビリルビンの上昇 血小板数減少 肝酵素上昇 汎血球減少

治療と管理

先天性感染症に対する治療は，バルガンシクロビル経口投与やガンシクロビル点滴静注が有用であり，『先天性サイトメガロウイルス感染症診療ガイドライン』[11]も発表されている。しかし，後天性感染症の治療については，今現在，確立したものはない。早産児に対する抗ウイルス薬投与は薬物動態／薬力学が不明であり，副作用（骨髄抑制，肝機能障害，将来的な妊孕性の問題）が顕著に出る可能性が強い。生命が危ぶまれる場合や，血小板減少が改善しない，胆汁うっ滞性肝障害が改善しないことなどを理由に，抗ウイルス薬投与が試みられることもあるが，そのコンセンサスはない。当院の後天性感染例では，後天性ウイルス薬を投与しなかった。

後天性感染を予防することが何よりも重要となる。先に述べたように，感染経路は母乳と赤血球輸血が主であるが，輸血に関してはCMV陰性血を使用することで回避できるため，母乳の取り扱いが問題となる。前述のように凍結融解母乳は，日本では後天性感染を予防するために広く行われているようだが，その効果は不十分で感染を防ぎきれていない。さらに，母体の血清学的スクリーニングも推奨されていない。フランス[12]とドイツ[13]では，CMV抗体陽性の母親の母乳はウイルスを不活化するために低温殺菌処理〔p.185「Ⅲ⑤栄養 ドナーミルク（完全人乳由来栄養）」参照〕を行うことが推奨されている。UV-C (ultraviolet-C irradiation)[14]や高出力設定マイクロ波照射[15]がウイルスの不活化に有用という報告もある。

現時点では，当院ではコスト面などの問題があり低温殺菌処理は行わず，生後1週間から修正35週までは−20℃以下で72時間冷凍した母乳を用いるというこれまでどおりのプロトコールを用いている。

今後，早産児の生存率をさらに向上させるには，母体の血清学的スクリーニングの必要性，低温殺菌処理など母乳の取り扱いなどを含めた「後天性感染予防のガイドライン」の作成が必要である。

看護のポイント

- 凍結融解母乳を使用する際には，家族の協力が不可欠であるため家族への説明を行い，協力を得ることが必要である。
- CMV に感染した場合は，以下の症状に注意し観察を行う。
    - ・呼吸障害　　・好中球数減少
    - ・血小板減少　・肝機能異常
    - ・胆汁うっ滞　・壊死性腸炎症状
    - ・敗血症様　　・全身浮腫など
- 薬物療法で毒性のある薬剤を取り扱う際には，各施設で決められた方法で取り扱う。当院では，抗がん剤に準じた扱いで行っている。

文 献

1) Hamprecht K, Maschmann J, Vochem M, et al: Epidemiology of transmission of cytomegalovirus from mother to preterm infant by breastfeeding. Lancet 2001; 357: 513-8.

2) Ogawa R, Kasai A, Hiroma T, et al: Prospective cohort study for postnatal cytomegalovirus infection in preterm infants. J Obstet Gynaecol Res 2023; 49: 1506-13.

3) Lanzieri TM, Dollard SC, Josephson CD, et al: Breast milk-acquired cytomegalovirus infection and disease in VLBW and premature infants. Pediatrics 2013; 131: e1937-45.

4) Martins-Celini FP, Yamamoto AY, Passos DM, et al: Incidence, risk factors, and morbidity of acquired postnatal cytomegalovirus infection among preterm infants fed maternal milk in a highly seropositive population. Clin Infect Dis 2016; 63: 929-36.

5) Nijman J, van Loon AM, Krediet TG, et al: Maternal and neonatal anti-cytomegalovirus IgG level and risk of postnatal cytomegalovirus transmission in preterm infants. J Med Virol 2013; 85: 689-95.

6) Kurath S, Halwachs-Baumann G, Müller W, et al: Transmission of cytomegalovirus via breast milk to the prematurely born infant: a systematic review. Clin Microbiol Infect 2010; 16: 1172-8.

7) Neuberger P, Hamprecht K, Vochem M, et al: Case-control study of symptoms and neonatal outcome of human milk-transmitted cytomegalovirus infection in premature infants. J Pediatr 2006; 148: 326-31.

8) Brecht KF, Goelz R, Bevot A, et al: Postnatal human cytomegalovirus infection in preterm infants has long-term neuropsychological sequelae. J Pediatr 2015; 166: 834-9.e1.

9) Kelly MS, Benjamin DK, Puopolo KM, et al: Postnatal cytomegalovirus infection and the risk for bronchopulmonary dysplasia. JAMA Pediatr 2015; 169: e153785.

10) Gunkel J, de Vries LS, Jongmans M, et al: Outcome of preterm infants with postnatal cytomegalovirus infection. Pediatrics 2018; 141: e20170635.

11) AMED「症候性先天性サイトメガロウイルス感染症を対象としたバルガンシクロビル治療の研究開発」班：先天性サイトメガロウイルス感染症診療ガイドライン2023. https://www.jspid.jp/wp-content/uploads/2023/03/CMV-guidelines-2023.pdf（2024年10月1日最終閲覧）

12) Lopes AA, Champion V, Mitanchez D: Nutrition of preterm infants and raw breast milk-acquired cytomegalovirus infection: French national audit of clinical practices and diagnostic approach. Nutrients 2018; 10: 1119.

13) Buxmann H, Falk M, Goelz R, et al: Feeding of very low birth weight infants born to HCMV-seropositive mothers in Germany, Austria and Switzerland. Acta Paediatr 2010; 99: 1819-23.

14) Lloyd ML, Hod N, Jayaraman J, et al: Inactivation of cytomegalovirus in breast milk using ultraviolet-C irradiation: opportunities for a new treatment option in breast milk banking. PLoS One 2016; 11: e0161116.

15) Ben-Shoshan M, Mandel D, Lubetzky R, et al: Eradication of cytomegalovirus from human milk by microwave irradiation: a pilot study. Breastfeed Med 2016; 11: 186-7.

III 超低出生体重児によくみられる疾患とその管理・看護

9 感染症

新生児敗血症
neonatal sepsis

Point

- 小児成人領域での敗血症は,「感染症や感染症を疑う状態において臓器不全が進行する病態であり,感染に対する調節不全の宿主応答によって引き起こされる生命を脅かす臓器不全」と定義され,菌血症(血液培養陽性)の有無は問わないとされている。ここでは,「新生児敗血症（neonatal sepsis）」とは,菌血症に伴う全身の炎症とする。
- 72時間以内発症の早発型敗血症（EOS）と,それ以後に発症する遅発型敗血症（LOS）に分類される。EOSが主に垂直感染,LOSが環境感染・医療関連感染・水平感染であり,結果,主な病原菌群が異なり,抗菌薬の選択も変わってくるからである。

病因

早発型敗血症(early onset sepsis；EOS)病原菌

B群溶血性連鎖球菌(group B *Streptococcus*；GBS)は母体のスクリーニングと予防措置で大幅に減少した歴史があるが,いまだに重大な病原菌である。また,グラム陰性菌(Gram-negative bacteria；GNR)では特に大腸菌が問題になる。近年,多剤耐性化した大腸菌が問題になりつつある。

この2つがEOSの2/3を占めるとされている。古典的には,経胎盤感染をきたすリステリアや梅毒も重要な病原菌である。

遅発型敗血症(late onset sepsis；LOS)病原菌

医療関連感染,環境感染である側面が大きい。コアグラーゼ陰性ブドウ球菌(coagulase-negative *staphylococci*；CNS)はカテーテル血流感染に関連することが多く,さらにSPACEに代表されるGNRが主な病原菌である。

院内感染で耐性化が問題となるグラム陰性菌群

【SPACE】
- *Seratia*
- *Pseudomonas*
- *Acinetobacter*
- *Citrobacter*
- *Enterobacter*

リスク因子

早産,低出生体重,前期破水(PROM),母体感染徴候,前児がGBS感染症の病歴,胎児・分娩時のジストレス,多胎,侵襲的処置〔モニタリングの電極を含む,PIカテーテル挿入,臍カテーテル(UC)挿入,気管挿管チューブなどの医療デバイス〕,低酸素,先天代謝異常が主なリスクである。そのほか,男児,哺乳瓶哺乳もリスク因子に挙げられる。

臨床症状

非特異的,鑑別診断は多岐であり,小さな異常

も常に感染の可能性を念頭に置く。特に現場でよく観察している看護師が「何かおかしい」「元気がない」(not doing well)というときには，感染のred flagであることが多い。

① 体温異常：高体温，低体温
② 行動異常：無気力，易刺激性
③ 皮膚の色調
④ 経腸栄養の異常
⑤ 呼吸循環の異常：無呼吸，動脈管の再開通を含む
⑥ 代謝の異常：原因不明のアシドーシス，高血糖，低血糖など
⑦ 局所感染の所見（特に皮膚，PIカテーテル刺入部）

検査・診断

血液培養

滅菌手袋，マスク，帽子，覆布を使用して採血する。なお，在胎26週未満であれば皮膚障害の危険があるため，ポピドンヨードを消毒に使用する。最低量1mL，できる限り2カ所から採取する（感度を上げるためと，コンタミネーションを除外するため）。血液培養自動分析装置(computer assisted automated blood culture system)は48時間以内に9割以上を検出する。2セット提出した血液培養が48時間培養陰性であれば，敗血症をほぼ否定する。

腰椎穿刺

米国小児科学会(AAP)はLOS評価のルーチンとして推奨している。後遺症の重大性，抗菌薬の選択，投与期間が大きく変わってくるため，全身状態を鑑みて禁忌でなければ積極的に腰椎穿刺を行うべきである。超低出生体重児の急性期は腰椎穿刺を行うこと自体が呼吸循環不全や出血のリスクになるため，腰椎穿刺をせずとも髄膜炎と扱って抗菌薬投与を長めに行うこともある。

尿培養

生後24時間以内の尿路感染症はきわめてまれであるため，EOSの場合のルーチンではないが，LOSを疑った場合にはルーチン検査とする。

気道

挿管下であれば，肺炎の起炎菌の同定として気管吸引培養は必須である。鼻腔培養は監視培養の検体として使用しており，肺炎の起炎菌と断定することは難しい。

グラム染色

起炎菌の推測に非常に有用である。特に髄膜炎，尿路感染では威力を発揮する。しかし原則的にグラム染色それだけでdefinitive therapy（後述）に移行することはない。

その他の検査

全血球計算（CBC）

特に白血球減少は重症感染症を示唆することが多い。超早産児，絨毛膜羊膜炎(CAM)からの分娩では，著明な白血球上昇をみることもある（注：赤芽球を自動カウントしていることもあるので，補正した数を確認する）。

C反応性蛋白（CRP）

長らく炎症マーカーとしてルーチンに用いられているが，実のところ感度は高いが特異度は低い。しかし，依然，NICU領域では多用されている。感染以外の病態でも上昇しうる。呼吸窮迫症候群(RDS)，胎便吸引症候群(MAS)，低酸素，術後〔早産児の網膜症（未熟児網膜症；ROP）のレーザー治療を含む〕，ワクチン接種後でも上昇する。ピークは炎症が惹起されてから4～6時間とされ，タイムラグが問題になる。経時的に測定して，その変化を観察することが有用である。偽陽性は8%程度であり，CRPの経時変化は有用であるが，「陰性化」を抗菌薬中止時期とはしない。

プロカルシトニン（PCT）

生後早期は炎症がなくても上昇するためEOS検出には向かないが，CRPよりも上昇が早く，より病勢を反映しやすいとされ，LOSにはCRPよりも有用である可能性が指摘されている[1]。

管理

予防策

手指衛生は最も重要な対策である。NICUでは個人持ちの消毒ジェルを持ち，患者のみならず，医療機器，電子カルテのキーボードに触れるときも必ず手指衛生を行う。カテーテル関連血流感染は医療関連感染で最も重大である。カテーテル挿入時は，ガウンテクニックを用いたマキシマムプレコー

ションで行う。PIカテーテル早期抜去を常に念頭に置き、そのためにも経腸栄養を積極的に進める。ステロイド、H₂ブロッカーの投与も最低限にする。常在菌叢の早期確立を目指して、プロバイオティクスも出生後ルーチンで開始する。また、経口挿管中であっても、メチシリン耐性黄色ブドウ球菌（MRSA）の保菌予防のため初乳の口腔内塗布も行う[2]。監視培養を行い、MRSA、耐性化したGNRが検出された場合には隔離が望ましい。現実的には患者コホート（完全な別室隔離ではなく、床にマーキングをして注意を促す）を行い、感染拡大を防ぐ努力をする（図1）。

Empiric therapy（経験的治療）

EOS：アモキシシリン＋ゲンタマイシン（AMPC＋GM）

全身状態が悪く、母体の培養で多剤耐性の大腸菌（E. coli）などのGNRがすでに判明している場合は、GMに代えてメロペネム（MEPM）を考慮する。

LOS：セフメタゾール＋ゲンタマイシン（＋バンコマイシン）〔CMZ＋GM（＋VCM）〕

PIカテーテルがなければCMZ＋GMを投与する。当院の緑膿菌は、幸いCMZ感受性であることが多い。なるべくMEPMは使用せずに切り札としたい。しかし、耐性化していればMEPMもやむをえない。児に明らかな感染の臓器症状がなく、PIカテーテル挿入中であればPIを入れ替え、PIのカテーテル先端培養と別の箇所からの血液培養、尿培養を提出したうえで、CMZ＋VCMを開始する。児が耐性菌保持者ではなく、明らかに気道・肺に感染フォーカスがあれば、アンピシリン（ABPC）／スルバクタム（SBT）も考慮する。腹部の感染フォーカスがあれば、CMZ＋GM、髄膜炎が強く疑われればセフォタキシム（CTX）を選択する。その際、NICUのアンチバイオグラム、児の監視培養の情報が大いに参考になる。

Definitive therapy（最適治療）

起炎菌、感染フォーカスによって投与期間を設定している。CRP陰性化は必須ではない。臨床症状が順調に改善していることが必要条件だが、投与期間はおおむね菌血症は14日間、肺炎は7日間、髄膜炎は21〜28日間、尿路感染は7日間としている（有効な抗菌薬の投与開始からの日数、もしくは血液培養陰性からの日数）。血液培養陽性例は治療開始翌日にリピートの血液培養を提出し、培養陰性、治療の効果を確認する。

抗真菌薬

当院では、在胎26週未満の出生時には抗真菌薬の予防投与を行っている。EOS、LOSにおいて上記empiric therapyに反応がみられない場合、また皮膚所見が強く真菌感染を疑わせる場合、抗真菌薬を投与する。頻度的に多いのはカンジダ（Candida）であり、軽症例であればフルコナゾール（FLCZ）を選択するが、FLCZ予防投与中および重症例では、アムホテリシンBリポソーム製剤（L-AMB）が第一選択である。

Supportive therapy（その他の治療）

・在胎25週未満であればガンマグロブリンの投与
・ショックの際の呼吸循環補助
・播種性血管内凝固（DIC）時の凝固能補正
・低血糖、高血糖の是正、アシドーシスの補正
　新生児における抗菌薬の投与量を表1に示す。

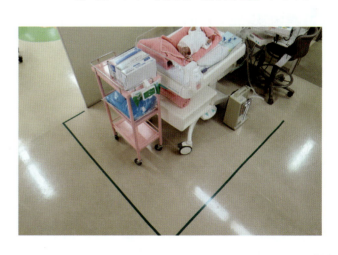

図1 患者コホート
MRSAなどの耐性菌保菌患者のマーキング。スペースやマンパワーの問題から完全な隔離が難しいときは、床にマーキングをするなどして注意を促す。また、手袋、ガウンなどすべてを個人用とする。

表1 抗菌薬の新生児投与量（長野県立こども病院 ICT）

	2kg未満		≧2kg		d28〜
	〜d7	〜d28	〜d7	〜d28	
アンピシリン ABPC	50×2	50×3	50×3	50×4	50×4
アンピシリン ABPC（髄膜炎）*	100×2	100×3	100×3	75×4	75×4
スルバクタム/アンピシリン SBT/ABPC	75×2	75×3	75×3	75×4	75×4
タゾバクタム/ピペラシリン TAZ/PIPC	112.5×2	112.5×3	112.5×2	112.5×3	112.5×3
セファゾリン CEZ	25×2	25×2	25×2	25×3	25×3
セフメタゾール CMZ	30×2	30×3	30×3	30×4	30×4
セフォタキシム CTX	50×2	50×3	50×2	50×3	50×4
セフォタキシム CTX（髄膜炎）*	50×2	50×3	50×3	50×4	75×4
セフタジジム CAZ	50×2	50×2	50×2	50×3	50×3
メロペネム MEPM	20×2	20×3	20×3	20×3	20×3
メロペネム MEPM（髄膜炎）*	40×2	40×3	40×3	40×3	40×3
ゲンタマイシン GM	5q48h	5q48h	4×1	4×1	2.5×3
アミカシン AMK	15q48h	15q48h	15×1	15×1	15×1

＊髄膜炎が否定できない場合は髄膜炎量で使用開始すること。　　　　　　　　　　(mg/kg，×投与頻度/日)

	1.2kg未満	1.2〜2kg		≧2kg		d28〜
	〜d28	〜d7	〜d28	〜d7	〜d28	
VCM※	15×1	15×2	15×2	15×2	15×3	15×3

※使用時は感染制御チーム（ICT）と相談し，適宜トラフ値を測定しながら慎重に投与量を決めていく。

真菌感染症の診断

　原因不明の高血糖，血小板低下，皮膚の紅潮，びらんがあれば，CRP上昇がなくても疑う。検査は以下を組み合わせて総合的に判断する。真菌血症があれば播種性病変の有無を確認する。

①顕微鏡検査：びらん部の浸出液や喀痰を提出する。真菌の有無を確認し，その形態から真菌属を推定する。

②培養：血液，髄液，尿，皮膚，便などを提出し，真菌の属，種を判定する。薬剤感受性については外注する。

③β-D-グルカン：侵襲性真菌症のスクリーニングとして有用である。ムコール症では上昇しない。

④特異的抗原検出法：*Candida*のマンナン抗原，*Aspergillus*のガラクトマンナン抗原が検査可能である。*Candida*では菌種により反応性が異なり，偽陰性が生じうる。

⑤超音波検査：播種性病変の検索をする。心，腎，肝，脾，カテーテル先端。

⑥眼科診察：カンジダ血症があれば眼内炎の精査をする。

真菌感染症の治療

まず，中心静脈カテーテルがあれば抜去する。皮膚のびらんに対しては，ファンギゾン®〔アムホテリシンB(AMPH-B)〕パッティングを1日3回行う。

軽症例

プロジフ®〔ホスフルコナゾール(F-FLCZ)〕：12mg/kg静注2日ごと（生後2週以降は連日）。*C. albicans*に有効だが，それ以外の*Candida*属には耐性率が高い。腎障害時は半量投与。

重症例またはプロジフ®予防投与中の発症

アムビゾーム®〔アムホテリシンB(L-AMB)〕：5mg/kg 2時間点滴静注連日。*Candida, Aspergillus*などに広く有効である。*C. lusitaniae*は低感受性である。

髄膜炎の場合

アムビゾーム®＋アンコチル®〔フルシトシン(5-FU)〕：100mg/kg/日，分4経口。髄液への移行が良好で，相乗効果がある。副作用に骨髄抑制，肝機能障害がある。

アムビゾーム®で効果不良の場合

ファンガード®〔ミカファンギン(MCFG)〕：6～10mg/kg 1時間点滴静注連日。*C. parapsilosis*には低感受性，*Mucor, Cryptococcus*には無効である。髄液・尿への移行はない。病状が安定したのちには感受性，臓器移行性の良好な内服薬への変更も可である。その場合，ジフルカン®〔フルコナゾール(FLCZ)〕6～12mg/kg 分1，ブイフェンド®〔ボリコナゾール(VRCZ)〕6mg/kg 分2など。

真菌感染症の治療期間

明らかな播種性病変がないカンジダ血症の場合

感染徴候が消失し，血液培養が陰性となってから14～21日間治療を続ける。

播種性病変がある場合

最低6～12週間の治療が必要である。感染フォーカスの外科的処置が必要な場合がある。

- カンジダ髄膜炎：すべての徴候が消失した後，最低4週間
- カンジダ眼内炎：6～12週間。場合により硝子体手術を行うこともある。
- カンジダ心内膜炎：最低6週間

看護のポイント

- 敗血症を予防することが重要である。超低出生体重児では，挿入されている医療デバイスが多いため，挿入時の無菌操作の徹底，挿入中の管理が重要である。また，手指衛生の徹底，環境整備を行うことも大切である。
- 以下の「なんだかおかしい（"not doing well"）」の症状に注意し観察を行う。
  - 高体温，低体温
  - 皮膚の色調，末梢冷感，
  - 頻脈，徐脈，心雑音
  - 筋緊張低下，自発運動低下
  - 無呼吸
  - 胃内容の有無，腹部膨満など
- 超低出生体重児は皮膚が脆弱であるため，皮膚の密着部位の観察や皮膚トラブルが生じないようにケアを行う。万が一皮膚トラブルが生じた場合は，皮膚科，形成外科や皮膚・排泄ケア認定看護師などに対応を依頼する。

* * *

超低出生体重児の敗血症など重症感染に気付くのに，最も早く鋭敏なのはCRPや血算などの検査ではなく，常に児のそばで観察している看護師の「なんだかおかしい（"not doing well"）」である。急性期のみならず慢性期であっても，物言わぬ新生児から，常に「おかしい」と感じる感性を経験から養ってほしい。

文献

1) Mohsen AH, Kamel BA: Predictive values for procalcitonin in the diagnosis of neonatal sepsis. Electron physician 2015; 7: 1190-5.

2) 鈴木昭子, 中村友彦, 小宮山淳, ほか：超低出生体重児の上気道常在細菌叢と口腔内母乳塗布のMRSA保菌への影響. 日本小児科学会雑誌 2003；107：480-3.

---

column

MRSA 保菌と常在菌保菌

　1990年代の後半, 長野県立こども病院が開院してまもなくの頃, 病院はMRSAの脅威に曝されていました。入院している児の90％近くがMRSA保菌者で, 新規入院児も次から次に保菌者となることもありました。さまざまな感染対策や予防策を講じましたが, まったく制御できませんでした。サーベイランスが重要だということで, 毎週月曜日の朝に入院している児全員の鼻腔培養を検査室に提出して細菌同定をしてもらっていましたが, 結果が判明する火曜日・水曜日は恐怖で, その結果によってベットの大移動, 家族への説明, 検査や手術の予定変更などに忙殺されていて, まるで最近の新型コロナウイルス感染症のアウトブレイクのような状況でした。

　そんなある日, 検査室の奥の暗い部屋で, 毎週大量に出されるNICUからの鼻腔培養検査を黙々と一人で培養していた中年の物静かな検査技師さんが, 「先生, 大発見です」と言って私の部屋に駆け込んできました。聞くと「私達が咽頭に常在菌として保菌しているαストレプトコッカスを入院後最初に保菌した児は, その後MRSAを保菌しない」とのこと。その後, 鼻腔に常在菌としている表皮ブドウ球菌を最初に保菌してもMRSAを保菌しないことがわかりました。この技師さんは, この事実に関して何遍かの英文論文を作成されて, わかったことは「無菌状態で出生した新生児がいち早く常在菌叢を獲得するとその後病原菌にさらされても, 病原菌が定着, 発症しない」ということでした。今では当たり前になったカンガルーケアも, この「早期常在菌獲得」が追い風になりました。「早期常在菌獲得は, 新生児を感染から守る」と, 感染管理がすっかり変わったのは嬉しいことです。

（中村友彦）

10 早産児の網膜症（未熟児網膜症）

早産児の網膜症（未熟児網膜症）
retinopathy of prematurity; ROP

> **Point**
> - 早産児の網膜症〔未熟児網膜症（ROP）〕は，出生時からその予防を意識する。すなわち，過剰な酸素投与の禁止である。
> - 急性期（72時間）を経過して，肺高血圧症の懸念がなければ，Target SpO$_2$（目標酸素飽和度）は88〜94%とし，過剰な酸素を避ける努力をする。
> - 眼科医と連携を取り，全身状態不良時の状態悪化と眼底検査の必要性をよく検討する。場合によっては全身状態の安定化を優先し，眼底検査の延期を依頼することもある。

疾患の概念 [1)]

早産児の網膜症〔未熟児網膜症（ROP）〕の病態は，血管病理学的に大きく2つの段階（Phase）に分けられる。一つは，発達途上の網膜血管の成長停止（Phase I），もう一つは網膜血管の異常増殖（Phase II）で，その結果，最終的に牽引性の網膜剝離を起こし失明する。

Phase I 網膜血管の成長停止 (vaso-obliterative phase)

在胎22〜32週では，胎児の網膜血管は，胎内では50〜70% SpO$_2$の低酸素血症に曝露される結果，血管内皮増殖因子（vascular endothelial growth factor；VEGF）の分泌が増加し，網膜血管の成長が盛んになる。ところが，この時期に出生した早産児の網膜血管は，出生後SpO$_2$（80〜100%）の正常〜高濃度酸素血症に曝露される結果VEGF分泌が減少し，網膜血管の成長が停止する。また，酸素とは関係なくインスリン様成長因子1（insulin-like growth factor-1；IGF-1）も血管新生に重要な役割を果たしている。出生後の栄養状態の不良や，感染症により代謝の亢進した児はIGF-1分泌が減少し，IGF-1を介して作用するVEGFの刺激が減少し，やはり網膜血管の成長が停止する。

Phase II 網膜血管の増殖 (vasoproliferative phase)

在胎33週以降は，VEGFの刺激に関係なく網膜血管は成長する。ところが胎外で修正33週以降に網膜血管に十分な酸素が供給されないとVEGF分泌が亢進し，また生理的に修正33週以降はIGF-1分泌も増加し，この結果，網膜血管が増殖する。

つまりPhase Iは網膜血管の相対的な高濃度酸素状態であり，Phase IIは網膜血管の相対的な低濃度酸素状態によって引き起こされる病態である。

その背景を反映して，超低出生体重児の蘇生においても，状態が安定していれば酸素飽和度をみながら投与酸素濃度を調整する。100%酸素で蘇生し続ける必要性は，現実的には多くない。また，超低出生体重児の急性期（72時間）を経過した後は，肺高血圧の懸念がなければ，Target SpO$_2$（目標酸素飽和度）を88〜94%に引き下げる。それに加えて，在胎25週未満の出生であれば原則Aラインを確保し，PaO$_2$を評価し，PaO$_2$が100 mmHgを超えるような過剰な酸素投与を避けるようにする。その後，修正33週を過ぎた頃には，相対的な低濃度酸素を避けるために，再びTarget SpO$_2$を94%以上に設

病期の分類

ROPの病期分類を，表1に示す[2,3]。
以下の5つに分類される。
①境界線
②隆起
③網膜外線維血管性増殖
④網膜部分剝離
⑤網膜全剝離

眼底のZONEシェーマ[2〜4]（図1）

ZoneとStageの組み合わせで治療方針を決める。Zone ⅠはZone Ⅱよりも未熟性が高く重症化しやすい。Zone Ⅱではplus diseaseがなければ治療適応はない。

表1 早産児の網膜症〔未熟児網膜症（ROP）〕国際分類の改訂（2021年）

Stage	特徴
Stage 1	Demarcation line（境界線）
Stage 2	Ridge（隆起）
Stage 3	Extraretinal fibrovascular proliferation（網膜外線維血管増殖） mild, moderate, severe
Stage 4	Subtotal retinal detachment（網膜部分剝離） ：4A Extrafoveal（網膜剝離は黄斑を含まない） ：4B Retinal detachment including fovea（網膜剝離は黄斑を含む）
Stage 5	Total retinal detachment（網膜全剝離） ：5A Disc visible with ophthalmoscopy（視神経乳頭透見可能） ：5B Disc invisible with ophthalmoscopy（視神経乳頭透見不可能） ：5C 5A & anterior segment abnormalities
AROP	新生血管の急速で病的な進展と顕著なplus diseaseがあり，stageどおりに進行せず重症化する。

Chiang MF, Quinn GE, Fielder AR, et al: International Classification of Retinopathy of Prematurity, Third Edition. Ophthalmology 2021; 128: e51-68.
太刀川貴子：ROPとは—その病態と治療の変遷—．日本の眼科 2022；93：1396-402．より作成）

図1 早産児の網膜症〔未熟児網膜症（ROP）〕の眼底記載チャート
国際分類での眼底チャート：病変の位置，範囲。

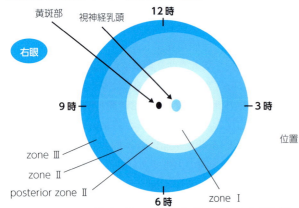

位置
- zone Ⅰ：視神経乳頭を中心に黄斑（中心窩）までの距離を2倍にした円の内側
- posterior zone Ⅱ：zone Ⅱのうち，zone Ⅰに接する2乳頭径幅の領域
- zone Ⅱ：視神経乳頭から鼻側末端（鋸状縁）までの距離を半径とする円の内側
- zone Ⅲ：zone Ⅱの周辺に残された三日月状の領域

（仁志田博司，楠田 聡 編：超低出生体重児 新しい管理指針 改訂3版．メジカルビュー社，東京，2006，p131．
Chiang MF, Quinn GE, Fielder AR, et al: International Classification of Retinopathy of Prematurity, Third Edition. Ophthalmology 2021; 128: e51-68.
太刀川貴子：ROPとは—その病態と治療の変遷—．日本の眼科 2022；93：1396-402．より作成）

眼底検査

対象

在胎35週未満の早産児，または出生体重1,800g未満の低出生体重児。

時期

在胎26週未満で出生した児は，修正29週以降。
在胎26週以上で出生した児は，生後3週以降。

検査のための散瞳薬

当院では，トロピカミド・フェニレフリン塩酸塩（ミドリン®P）を検査1時間前から，5分ごと3回点眼で投与している。

検査時の介助

呼吸・循環管理ならびに鎮痛・鎮静を十分行う（図2）。

治療と管理

適応

治療の適応は，以下となる[5,6]。
① Any stage ROP with "plus disease" in zone Ⅰ
② Zone Ⅰ stage 3 disease without "plus disease"
③ Zone Ⅱ stage 2 or 3 with "plus disease"
④ aggressive ROP（A-ROP）

当院における治療の流れを図3に示す。

当院におけるレーザー治療の実績

2007年11月〜2023年10月の16年間に，当院において施行されたレーザー治療の成績を表2に示す。
2007年10月以降の16年間に治療で，Stage 4より進行した症例は1例である。

ROPの病態に応じた予防と治療

Target SpO₂

これまでに，いくつかのグループがTarget SpO₂に関するランダム化比較試験（RCT）を行っている。米国国立小児保健・人間発達研究所（National Institute of Child Health and Human Development；NICHD）のグループの報告では，SpO₂を生後24時

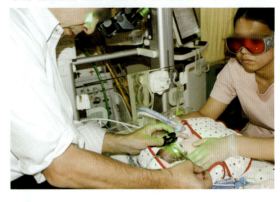

図2 眼底検査時の介助
呼吸，循環管理，鎮痛・鎮静を十分に行う。

表2 当院における16年間のレーザー治療の実績（2007年11月〜2023年10月）

在胎週数	発症人数	治療人数	治療の割合（%）
22週	21	16	76.2
23週	63	45	71.4
24週	54	32	59.3
25週	40	30	75.0
26週	48	15	31.3
27週	37	6	16.2
28週	43	4	9.3
29週	27	4	14.8
30週〜	45	4	8.9
計	378	156	41.3

＊治療後にstage 4以上に進行した症例は156人中1人。

間から修正36週まで，85〜89％または91〜95％の2群に分けて比較したところ，低いtargetの群では重症ROPは減少せず，むしろ死亡退院ならびに18〜22カ月での死亡が増加した[7,8]。オーストラリア，英国で行われた試験も同様の結果である[9]。最近のメタ解析でも，低いtarget rangeのSpO₂には有効性はなく，むしろ死亡率を上げるとの結論である[10]。

Cayabyabら[11]は，出生体重，妊娠期間ごとに修正週数（前項のROPのphase）に応じてTarget SpO₂を変更する管理法を提案している（表3）。理論的には魅力ある提案であるが，実際にはルームエアでも

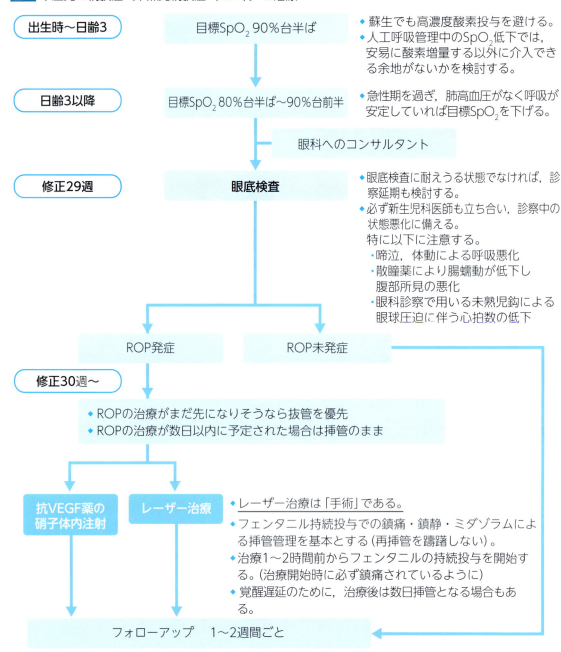

図3 早産児の網膜症〔未熟児網膜症（ROP）〕の治療

SpO₂が95%以上を示す出生直後の早産児のSpO₂を90%未満に維持することは臨床的には困難である。

表4にROPに対する治療法とその評価の一覧を示す。

インスリン様成長因子1（IGF-1）

修正32週までの期間は，VEGFはIGF-1を介して網膜血管成長に関与している。IGF-1は胎内では主に胎盤で産生されるため，出生後の早産児はIGF-1血中濃度が低く，特に低栄養の児，敗血症の児ではIGF-1血中濃度が低く，IGF-1血中濃度が低い児ではROP重症度が強い。現在，recombinant IGF-1 with binding protein（rhIGFBP-3）を持続的に静脈内投与してROPの発症予防を目指す治験が行われている。

anti-VEGF薬（抗VEGF薬）

修正33週以降のphase Ⅱでは，相対的な網膜血

Ⅲ. 10 早産児の網膜症（未熟児網膜症）retinopathy of prematurity；ROP

表3 出生体重，妊娠期間ごとの Target SpO₂ の管理

出生体重かつまたは妊娠期間	出生後の Target SpO₂（phase Ⅰ）	修正週数ごとの Target SpO₂（phase Ⅱ）
出生体重1,250g未満 妊娠期間29週未満 出生体重1,250g未満かつ 妊娠29週以降33週未満	85～89%	修正33週以降36週未満 90～94% 修正36週以降 94～98%
出生体重1,250g以上かつ 妊娠29週以降33週未満	90～94%	
妊娠33週以降	94～98%	

(Cayabyab R, Ramanathan R: Retinopahty of prematurity: Therapeutic strategies based on pathophysiology. Neonatology 2016; 109: 369-76. より引用)

表4 ROP に対する治療法とその評価

	Phase Ⅰ ROP（22～32週）	Phase Ⅱ ROP（33～36週）
Oxygen saturation target	Low SpO₂（85～89%）	High SpO₂（91～95%）
rhIGF-1/rhIGFBP-3	試験中	—
遺伝子組換えヒトエリスロポエチン(rHuEPO)	?	?
プロプラノロール(経口)	試験中	試験中
プロプラノロール(点眼)	No	試験中
ビタミン E	No	No
ベバシズマブ	No	レーザー治療を減らす

管における低酸素血症のためにVEGF産生が増加し，その結果，網膜血管の異常増殖となる。従って抗VEGF薬は，この増加したVEGFの作用を減らし，重症ROPの治療として期待され[12]，国際共同治験を経て[13]，2019年11月よりラニビズマブ（ルセンティス®）が初めて保険適用となった。しかし，VEGFレセプターは，中枢神経系にも存在し，血清VEGF濃度も有意に低下させる抗VEGF薬の使用が，神経学的予後不良のリスクを3.1倍にするという報告[14]もなされており，長期の全身発達への影響を慎重に評価していく必要があるとされる。現在は，レーザー治療，抗VEGF薬の硝子体内注射，どちらかの単独治療，または混合治療が施設の状況に合わせて行われている。

当院では，他施設の注射後の全身予後についての状況を慎重に判断してきたが，認可から4年が経過した2023年12月からA-ROP，zoneⅠおよび，

posterior-zoneⅡのROPの初回治療は抗VEGF薬の硝子体内注射，zoneⅡおよび，抗VEGF薬注射後の再燃後の追加治療はレーザー治療とした。生物製剤である抗VEGF薬は硝子体内に充満しているVEGFを中和して作用を抑え，ROPの進行を一時的に止めることができるが，VEGFの産生を止めるわけではないので，薬剤が分解すると再活性化のリスクを有する。その点，網膜虚血が強い境界線外側の無血管野領域といわれる網膜を主に焼灼するレーザー治療は，VEGFの産生自体を抑える効果があり，根治治療になりうる。

治療を早期に行う修正31～33週の早産児は，眼球が小さく，水晶体血管膜が残存していることも多い。眼底の視認性が不良で，硝子体動脈遺残を確認できないこともある。この状態でのレーザー治療は，合併症である白内障や炎症に伴う虹彩後癒着を完全に予防することはできない。また広範囲の網

膜を焼くことは将来的に強度近視や羞明の原因になり,視野も狭くなる。抗VEGF薬の使用でレーザー治療の時期を遅らせ,その間に網膜血管の伸長が期待できることは,こうした合併症を予防・軽減する。ただし水晶体の眼内に占める体積が相対的に大きくなり,開瞼器で開瞼した時の強膜露出部は非常に狭い。注射の針先による水晶体損傷を避け,感染症を予防する目的から[15],当院では手術室での全身麻酔管理で消毒,顕微鏡下治療としている(図4)。緊急で手術室が使用できない場合は従来どおりレーザー治療としている。

β遮断薬プロプラノロール

相対的な網膜血管における低酸素血症による網膜血管の異常増殖は,β-adrenoreceptor pathwayを介していると考えられており,β遮断薬であるプロプラノロールがROPの治療薬として期待されている。経口ならびに点眼プロプラノロールの効果について治験が行われている[16]。

エリスロポエチン

早産児の貧血(未熟児貧血)に使用されているエリスロポエチンは,Phase I では,網膜血管の成長停止を抑制し,Phase II では網膜血管増殖を助長する。エリスロポエチンはROPを増悪させるという報告[17]と増悪させないとの報告[18]があり,評価は一定していない。

図4 眼内注射の方法
水晶体損傷を避けるため,角膜輪部から1.0～1.5mm後方の強膜から30ゲージの注射針で,中心ではなく,下方に向けて刺入して薬液を硝子体内に注入する。
(『ルセンティス手帳(糖尿病黄斑浮腫)』,ノバルティスファーマ株式会社,2022,p23より作成)

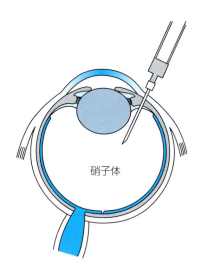

看護のポイント

ROP増悪を予防する看護

- 過剰酸素投与を回避するために,児の状態や週数に合わせた Target SpO₂ 値を確認し,過不足のない酸素投与・調整を行うこと,人工呼吸管理中,処置時に一時的に上げた酸素濃度の戻し忘れなどがないようにすること,などの注意が必要である。

眼底検査,抗VEGF薬の硝子体内注射,レーザー治療の看護

- 正確な検査のために十分な散瞳が重要であり,散瞳薬を確実に投与し,検査前にも散瞳を確認し,必要時には再度点眼する。散瞳薬の副作用として徐脈,腹部膨満が起こる可能性があるため,バイタルサインの変動に注意する。点眼時には全身への影響を抑えるため涙点を押さえるのが望ましい。
- 気管挿管やNIV-NAVA,SiPAPなど呼吸管理を行う児の場合,計画外抜管や無呼吸発作などの呼吸関連トラブルに対応できる準備と人材を整え,検査に適したポジションへ変更する。検査時は,児から目を離さずに児の体と頭を支える必要があるため,呼吸心拍モニタの心拍

(次頁へつづく)

同期音を出して児の変化に対応する。

- 新生児病棟内での検査は閉鎖式保育器の扉を開けて行うため，低体温防止に努める。また，短時間で検査が終わるよう児の安定化を図るため，ポジショニングマットやタオルなどで児を包み込むが，検査により迷走神経反射から徐脈や無呼吸となる可能性があるため，胸郭の動きなどの呼吸状態が観察できる程度で行う。
- レーザー治療時は事前に経腸栄養を中止し，末梢点滴を確保して輸液管理を行う。
- 硝子体内注射時は麻酔科の指示に従う。
- 眼底検査およびレーザー治療は児への負担が大きく，検査・治療後は，眼瞼の腫れや無呼吸発作の増加などが起こりうる。全身状態の観察と腹部ケアの強化はもちろん，児のストレス反応やバイタルサインの変動から検査や治療中の児の苦痛・痛みに気付いて配慮する，治療後は児をなだめる，いたわるなどの看護を行うことが重要である。また，術後炎症による虹彩後癒着などの合併症を予防するため，ステロイド薬，散瞳薬の点眼を使用する。硝子体内注射後は眼内炎予防から抗菌薬の点眼を使用する。

文 献

1) Cayabyab R, Ramanathan R: Retinopahty of prematurity: Therapeutic strategies based on pathophysiology. Neonatology 2016; 109: 369-76.

2) Chiang MF, Quinn GE, Fielder AR, et al: International Classification of Retinopathy of Prematurity, Third Edition. Ophthalmology 2021; 128: e51-68.

3) 太刀川貴子：ROPとは―その病態と治療の変遷―．日本の眼科 2022；93：1396-402.

4) 仁志田博司，楠田 聡 編：超低出生体重児 新しい管理指針 改訂3版．メジカルビュー社，東京，2006，p131.

5) Fierson WM; American Academy of Pediatrics Section on Ophthalmology; American Academy of Ophthalmology; American Association for Pediatric Ophthalmology and Strabismus; American Association of Certified Orthoptists: Screening examination of premature infants for retinopathy of prematurity. Pediatrics 2013; 131: 189-95.

6) Early Treatment for Retinopathy of Prematurity Cooperative Group: Revised indications for the treatment of retinopathy of prematurity: results of the early treatment for retinopathy of prematurity randomized trial. Arch Ophthalmol 2003; 121: 1684-94.

7) SUPPORT Study Group of the Eunice Kennedy Shriver NICHD Neonatal Research Network ; Carlo WA, Finner NN, Walsh MC, et al: Target ranges of oxygen saturation in extremely preterm infants. N Engl J Med 2010; 362: 1959-69.

8) Vaucher YE, Peralta-Carcelen M, Finer NN, et al; SUPPORT Study Group of the Eunice Kennedy Shriver NICHD Neonatal Research Network: Neurodevelopmental outcomes in the early CPAP and pulse oximetry trial. N Engl J Med 2012; 367: 2495-504.

9) The BOOST-II Australia and United Kingdom Collaborative Groups: Outcomes of two trials of oxygen-saturation targets in preterm infants. N Engl J Med 2016; 374: 749-60.

10) Askie LM, Darlow BA, Davis PG, et al: Effects of targeting lower versus higher arterial oxygen saturations on death or disability in preterm infants. Cochrane Database Syst Rev 2017; 4: CD011190.

11) Cayabyab R, Ramanathan R: Retinopahty of prematurity: Therapeutic strategies based on pathophysiology. Neonatology 2016; 109: 369-76.

12) Mintz-Hittner HA, Kennedy KA, Chuang AZ; BEAT-ROP Cooperative Group: Efficacy of intravitreal bevacizumab for stage 3+ retinopathy of prematurity. N Engl J Med 2011; 364: 603-15.

13) Stahl A, Lepore D, Fielder A, et al: Ranibizumab versus laser therapy for the treatment of very low birthweight infants with retinopathy of prematurity（RAINBOW）: an open-label randomised controlled trial. Lncet 2019; 394: 1551-9.

14) Morin J, Luu TM, Superstein R, et al: Canadian Neonatal Network and the Canadian Neonatal Follow-Up Network Investigators: Neurodevelopmental Outcomes Following Bevacizumab Injections for Retinopathy of Prematurity. Pediatrics 2016; 137: e20153218.

15) 未熟児網膜症眼科管理対策委員会：未熟児網膜症に対する抗VEGF療法の手引き．日眼会誌 2020；124：1013-9.

16) Bührer C, Bassler D: Oral propranolol: a new treatment in infants with retinopathy of prematurity? Neonatology 2015; 108: 49-52.

17) Kandasamy Y, Kumar P, Hartley L: The effect of erythropoietin on the severity of retinopathy of prematurity. Eye 2014; 28: 814-8.

18) Xu XJ, Huang HY, Chen HL: Erythropoietin and retinopathy of prematurity: a meta-analysis. Eur J Pediatr 2014; 173: 1355-64.

■参考文献

19) 北澤憲孝：新生児疾患と看護 10未熟児網膜症（ROP）．小児看護学③ 小児の疾患と看護 第3版，中村友彦，西沢博子 編，メディカ出版，大阪，2024，p46-8.

Ⅲ 超低出生体重児によくみられる疾患とその管理・看護

11 ポジショニング・皮膚保護

ポジショニング
positioning

Point

- 在胎25週未満児の急性期は，治療や皮膚損傷予防を優先しながら可能な範囲で四肢の屈曲位を保持する。
- 修正30週前半以前は，包み込み（swaddling）を中心としたポジショニングを行う。
- 修正30週前半以降は，児の全身状態を考慮しながら，徐々に囲い込み（nesting）へ移行し，修正週数に合わせて発達の促進を意識する。

超低出生体重児のポジショニング

　超低出生体重児，すなわち早産児は，本来胎内で生育すべき期間を胎外環境で過ごさざるをえない。胎児は子宮内で羊水の浮力を活用しながら，自分の身体に触れる，子宮壁を蹴るなどのさまざまな運動・行動を通して感覚運動経験を積み，安静時の全身の屈曲位（胎児姿勢）を通して屈筋緊張を高めるといわれている。しかし，胎外環境に身を置いた早産児は，在胎週数が早ければ早いほど低筋緊張であり，さらに重力の影響も受けることから不良肢位になりやすい。そのため，屈曲位および感覚運動経験を支援するよう修正週数に合わせた良肢位の保持と体位変換を行うことが早産児のポジショニングの目的とされている。当院でも修正週数や病態，治療内容を加味しながらポジショニングを実施している。本項では，修正週数や発達に合わせたポジショニングの実際について解説する。

在胎25週未満の出生〜1,2週間後まで

皮膚損傷リスクの回避

　この時期の新生児の皮膚は，早産であればあるほど角質層が薄く真皮と表皮の結合力が未熟で，皮膚のバリア機能が脆弱なため皮膚損傷のリスクが高まる。さらに，小さな体に多数のデバイスが挿入されており非常に繊細な治療・管理が求められることなどから，皮膚損傷なく治療やケアを実施しながらの生命維持が優先される時期である。そのため，そのいずれにも影響を与えない範囲でポジショニングを行う。

　まずは皮膚損傷をきたさない用具の選択が重要であり，図1に当院で使用しているポジショニング用具を示す。

図1 当院におけるポジショニング用具
下から，ポジショニング用のバスタオル，人工ムートン，ハイドロサイト®

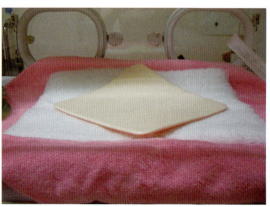

可能な限り四肢の屈曲・内転位を保持

　新生児の皮膚に密着する部分には，密着部の除圧と吸湿を目的に親水性ポリウレタンフォーム（ハイドロサイト®）を敷き，皮膚の保護を行う。その下にクッション性のある人工ムートン，さらにその下にバスタオルを敷きバスタオルで周囲を囲い込むことにより，出生直後は可能な限りの四肢の屈曲・内転位を保持している。また，バスタオルの形状を変化させることで，軽度に左右への体位変換が可能である。児に落ち着きがなく下肢がバタつく際には，臍カテーテル等を巻き込まないよう，ふんわりと下肢の上にハンドタオルを掛けて安定化を促す（図2）。

安静時の胎児姿勢

　おおむね1〜2週間の間に皮膚の乾燥・成熟状況や全身状態の安定化の度合いを判断しながら，ポジショニングも次の段階へステップアップしていく。皮膚の保護をしつつ，より安静時の胎児姿勢に近い肢位を保持するために，ハイドロサイト®を除去し人工ムートンを敷いたままポジショニング用具（ポジショニングマット・うつぶせクッション）を使用する（図3）。徐々に除圧寝具を抜いて通常のポジショニングへ移行させていく。

急性期離脱後〜修正30週台前半（人工呼吸器離脱のころ）まで

「包み込み」中心の時期

　人工呼吸管理を行いながら，全身の成長・成熟を待つ時期で，呼吸・循環等の治療上の観点からも安静が求められる時期である。当院では，ポジショニングマットを用いて包み込み（swaddling）を中心にしたポジショニングを行っている。その際には，胎児姿勢の良肢位を意識したポジションをとることで新生児が安定した肢位で感覚運動も経験でき，屈曲位の保持が屈筋緊張を高めることにもつながる（図4）。

「ガニ股」を避ける

　腹臥位の際に，体幹幅（もしくは体幹幅より少し細め）のうつぶせクッションやタオルを入れて体幹を持ち上げるが，その際，高さが不足すると下肢

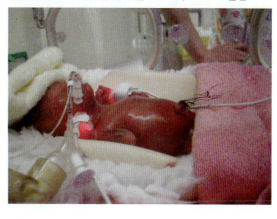

図2 在胎25週未満児の出生直後のポジショニング
可能な範囲での四肢の屈曲，安静なルート，チューブ管理

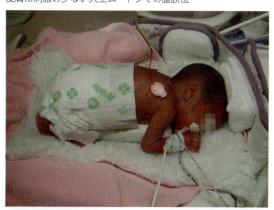

図3 在胎25週未満児の超急性期を脱したころのポジショニング
皮膚に刺激の少ない人工ムートンでの腹臥位

図4 胎児姿勢の良肢位
①頸部の軽度屈曲位
②肩甲骨の下制，前方突出
③骨盤の後傾位
④手を口元へ／肩・股関節の中間位（内外転位）／上肢・下肢の屈曲位

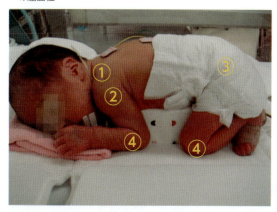

が外転・足関節が外旋し，いわゆる「ガニ股」になってしまう。この「ガニ股」は将来も継続する可能性が高いため注意が必要である(図5)。膝と足先が同一方向を向くように整える(図6)。

ただし，腹部膨満が強くうつぶせクッションやタオルにより腹部が圧迫されてしまう場合は，胸郭の下にのみ小さなクッションを入れる，腹臥位が可能と判断できる腹部症状に軽快するまでは腹臥位以外の体位を選択するなど，優先度を考慮する。

ポジショニング前のホールディング

腹臥位での良肢位を基本に，側臥位・仰臥位におけるポジショニングのポイントを図7〜9に示す。

ポジショニング用具で体位を保持させる前に，ケア実施者の手で十分なホールディングを行う。ホールディングを行っている手の中で新生児の動きが落ち着いたり，心拍数やSpO₂値などバイタルサインが安定化してきたと感じたら，ゆっくりと手を放す。手を放しても，新生児が自ら屈曲位を保持し続けられる状態まで実施するのが理想的である。ホールディングしていた手のサポートの代わりにポジショニング用具を用いて体位を保持する。

図5 体感の持ち上げが足りず，いわゆる「ガニ股」になった下肢

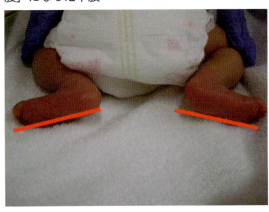

図6 体感を持ち上げる高さが十分な，良肢位の下肢

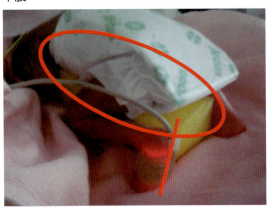

図7 側臥位 1
背部，殿部と足底がマットに触れ，骨盤後傾位で同じライン上になるようにする。

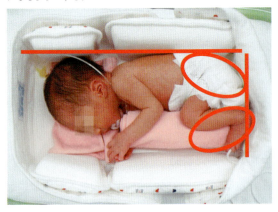

図8 側臥位 2
顔と体の軸がまっすぐになるように頭枕・抱き枕を用いる。

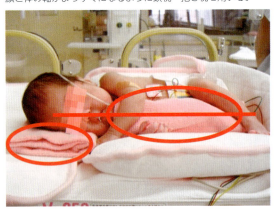

図9 仰臥位
肩枕で頭の位置を正中方向に調整し，殿部と足底がマットに触れ，肩下にハンドタオルを入れ四肢が屈曲・内転位で正中に向かうようにする。

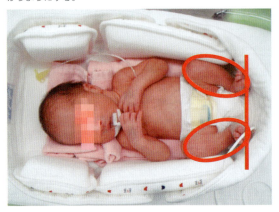

ポジショニング用具と新生児の身体の境（身体境界域）を密着させることが、安静の保持には有効である。ポジショニング用具と身体のサイズが合わない場合には、ハンドタオル等を用いて空間を埋めたりする。また、側臥位で上側の上肢が落ち着きなく不安定に動く際は、手を顔に近づけた状態で肩〜上肢をタオルで包み込むことで安静を保つことができる（図10）。

図10 側臥位 3
易刺激等により上肢が不安定な場合は、手を顔に近づけた状態で上肢を包み込み安静を保つ。

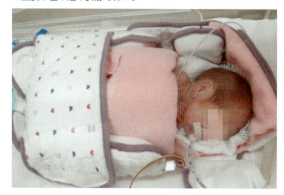

修正30週台前半以降（抜管後）
「包み込み」から「囲い込み」へ

抜管が可能な時期になると、包み込み（swaddling）から周囲の囲い込み（nesting）へと移行させていく。安静優先のポジショニングから行動優先のポジショニングへと変化させ、感覚運動経験を積み重ねていくことで発達を促す。

意図的に新生児の周囲のポジショニング用具を緩め、児自身が動けるスペースを確保する（図11）。その際、児の体幹は安定したまま四肢が動かせるようにし、動かした四肢（手足）がポジショニング用具に触れ、児自身の力で元の良肢位に戻れるようポジショニング用具を調整する（図11-b、図12）。

修正30週過ぎになると、同じ修正週数・同じ日齢・同じ体重であっても各児の治療方針や全身状態の違いや発達状況の違いによって新生児の反応には差がみられてくる。抜管困難で長期安静を強いられる児や修正週数と比して易刺激性が強い、不良肢位が続く等の場合は、包み込みの期間を延長す

図11 行動優先のポジショニング
a：タオルによる囲い込み。周囲をゆるめに囲い、四肢の運動を促す。
b：ポジショニングマットによる囲い込み。動かした四肢がポジショニング用具に触れ、児が自力で良肢位に戻れるようにする。

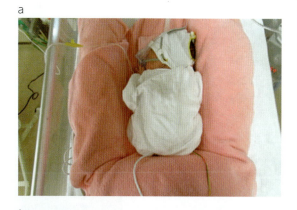

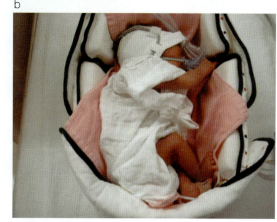

図12 行動優先のポジショニング（仰臥位）
仰臥位の場合、体にリネン等を触れさせることで四肢の屈曲位が維持しやすくなる。また、足底がポジショニング用具に触れることを意識する。

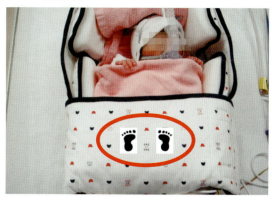

るのが望ましい。いずれにしても、新生児の発達状況（筋緊張・行動など）に合わせて各児に適したポジショニング方法を評価することが重要である。

FCC Point

ポジショニングはポジショニング用具を用いるだけでなく，人の手で包み込んで良肢位を保つこと（ホールディング）がとても重要である．人の手で包まれる心地の良い感覚を赤ちゃんに与えること，また，ホールディングを家族自身が実践し，そのときの赤ちゃんの反応や表情を家族が読み取れるようになることが，その後の育児にも大きな意味をもつことになる．家族がその意味を理解して実践できるための医療者のかかわりが重要である．

また，赤ちゃんがきちんと良肢位が取れている場合は，非常に寝姿が可愛らしくなっていると筆者は感じている．「可愛らしい寝姿」を家族と共有しながら，親子が幸せな時間を過ごせるように支援したい．

家族の手によるホールディングでポジショニングを実践する

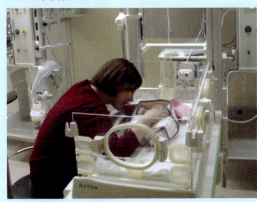

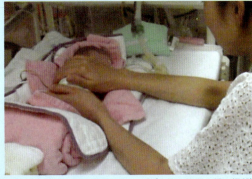

（ご家族の許可を得て掲載）

文献

1) 木原秀樹：ポジショニングとハンドリング．赤ちゃんにやさしい発達ケア ディベロプメンタルケアとリハビリテーションがいちからわかる本．メディカ出版，大阪，2015，p64-80．
2) 木原秀樹：新生児のポジショニングノート．メディカ出版，大阪，2013．
3) 山田恭聖：新生児の皮膚構造．新生児の皮膚 ケアハンドブック，八田恵理 編，メディカ出版，大阪，2013，p8-13．
4) 八田恵理：超低出生体重児の皮膚とケアのポイント 全身のスキントラブルマップ．メディカ出版，大阪，2013，p16-20．

Ⅲ 超低出生体重児によくみられる疾患とその管理・看護

11 ポジショニング・皮膚保護

皮膚保護

> **Point**
> ◆ 超早産児は皮膚が脆弱で，容易に皮膚損傷をきたす。皮膚損傷から全身感染に至ることもあり，皮膚の特徴を理解した緻密なケアが重要となる。

▌超早産児の皮膚の特徴

未熟な角質層

　超早産児の皮膚は，外観からもきわめて菲薄で湿潤傾向にあり，容易に損傷する。角質細胞は，成人や正期産児で10～20層あるといわれるが，在胎30週以前の早産児で2～3層，在胎25週未満ではまったくないこともある[1,2]。よって，早産であるほど角質層は未熟であるため，表皮の水分喪失は大きく，細菌・ウイルス，有害物質に対するバリア機能が低く，経皮吸収率も高い。また早産児の角質層のバリア機能は日齢10～14の間に急速に発達し[3,4]，在胎28週未満の児では，よりゆっくり発達する[5]。一方，経皮水分喪失や角質層の厚さは，在胎30～32週の間に成人レベルまで成熟する[6]。このことから，早産であるほどバリア機能の発達に時間を要するといえる。このようにバリア機能が未熟なため，化学的・機械的刺激から保護することが重要となる。

表皮と真皮間の結合力の脆弱さ

　表皮と真皮は，接合部で線維によって結合している。早産児では，線維間のスペースが広く数も少ない[1]。粘着力の強い医療用粘着テープでは，真皮と表皮の接合よりも強くテープと表皮がより接着し，剥離時に表皮剥離をきたしやすい(図1)。粘着物を剥離する際には，剥離剤を用いるなど愛護的なケアが必要となる。

不安定な真皮

　コラーゲンは在胎28週以降に胎児の真皮に蓄積し，真皮内への体液貯留を防ぐ。それ以前に出生した児の皮膚はコラーゲンや線維が少ないため，浮腫をきたしやすい[7]。浮腫をきたした皮膚は損傷しやすいため，圧迫や機械的刺激などから保護する必要がある。

アルカリ性の皮膚pH

　健康な皮膚表面は弱酸性を呈し，細菌やウイルスを繁殖させないよう作用する。出生直後の皮膚のpHは6.0前後のアルカリ性で，日齢とともに弱酸性に傾く。pHが5以下になるまでには，正期産児で4日以内[8]，在胎24～34週の早産児で21日間[9]

図1 医療用粘着テープによる表皮剥離
粘着力の強い医療用テープでは，超低出生体重児の場合，真皮と表皮の接合よりもテープと表皮の接着が強い。

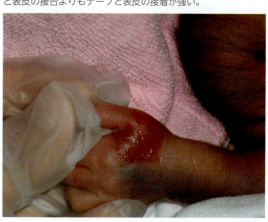

との報告もあり，早産児は正期産児より弱酸性を呈するまで時間を要す。

栄養の欠乏

在胎28週以降に，脂肪や亜鉛が胎児の体内に蓄積される。必須脂肪酸の減少が重篤な場合には，頸部・鼠径部・肛門周囲の表皮剥離や炎症をきたし，さらには血小板の減少や止血機能の悪化をきたすこともある[10]。亜鉛欠乏は，粘着剤を剥離した際の紅斑，頸部・鼠径部・口周囲・肛門周囲の炎症をきたす[11]（図2）。わが国の調査では，極低出生体重児の約40％に亜鉛欠乏が認められたという報告もある[12]。

皮膚全層の薄さ

超早産児では皮膚全層が薄いため，皮膚損傷が容易に全層に及ぶケースも少なくない。点滴漏れなどで皮膚の全層に及ぶ損傷が生じた場合，創傷ケ

図2 亜鉛欠乏による肛門周囲の炎症
亜鉛の欠乏は，粘着剤を剥離した際に紅斑や炎症を引き起こす。

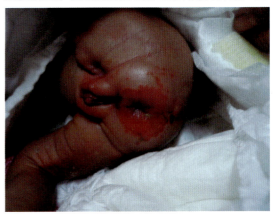

アで一見大きな問題がなく治癒したように見える創傷でも，成長に伴う皮膚の成熟や皮下脂肪の増加によって瘢痕化が明確となって現れるケースがあるため，長期的な観察が必要になる。

皮膚損傷部の処置を行う際には，児の状況によって，刺激や体動によりバイタルサインの変動リスクが伴うこともあり，丁寧かつ迅速に，刺激を最小限としたケアに努める必要がある。その場合，家族に席をはずしてもらうこともあるが，児の状態や家族・医師・看護師の合意が得られれば，家族も同席し，皮膚の状態や処置内容，治癒経過などを共有し，可能な範囲での見守りや声かけ，ホールディングなどを行ってもらえるようにしたい。傷跡が残る場合もあり，治癒後のケア・予防ケアの必要性に対する家族の理解や，ケアの積極的な習得意欲につながり，その後の児のスキンケアとトラブル対処法に活かされることが期待される。

看護のポイント

- 超低出生体重児の皮膚保護では，皮膚損傷の予防とともに，異常の早期発見が重要である。皮膚損傷のリスクが高いのは，皮膚と皮膚が密着する耳介裏・頸部・腋窩・鼠径部，リネンやオムツと密着したり排泄物が付着したりする背腰部から殿部である。それらの部位は，浸軟や摩擦が生じやすく，定期的な観察が必要である。背部から殿部など，頻繁に観察することができない部位は，全身状態が安定したタイミングで，児にストレスがかからないように複数名で体幹を保持する人と観察する人など役割分担し，短時間に観察する。
- 皮膚損傷部の感染が疑わしい場合は，医師と相談し，細菌培養検査等を検討する。

文 献

1) Holbrook KA: A histological comparison of infant and adult skin. Neonatal Skin: Structure and Function, Maibach HI, Boisits EK eds, New York, M. Dekker, 1982, p3-31.

2) Nonato LB, et al: Evolution of skin barrier function in premature neonates. Unpublished doctoral dissertation, University of California, Berkeley, UMI Publication, 1998.

3) Evans NJ, Rutter N: Development of the epidermis in the newborn. Biol Neonate 1986; 49: 74-80.

4) Harpin VA, Rutter N: Humidification of incubators. Arch Dis Child 1985; 60: 219-24.

5) Sedin G, Hammarlund K, Nilsson GE, et al: Measurements of transepidermal water loss in newborn infants. Clin Perinatol 1985; 12: 79-99.

6) Kalia YN, Nonato LB, Lund CH, et al: Development of skin barrier function in premature infants. J Invest Dermatol 1998; 111: 320-6.

7) Dietel K: Morphological and functional development of the

skin. Perinatal Physiology 2nd ed, Uwe S eds, New York, Plenum Medical, 1978, p761-73.

8) Peck SM, Botwinick IS: The buffering capacity of infants' skins against an alkaline soap and neutral detergent. J Mt Sinai Hosp NY 1964; 31: 134-7.

9) Fox C, Nelson D, Wareham J: The timing of skin acidification in very low birth weight infants. J Perinatol 1998; 18: 272-5.

10) Friedman Z: Essential fatty acids revisited. Am J Dis Child 1980; 134: 397-408.

11) Esterly N, et al: Neonatal skin probrems. Dermatology 2nd ed, Hurley HJ, Moschella SL eds, Philadelphia, Saunders, 1985, p1882-903.

12) 板橋家頭夫, 上谷良行, 小川雄之亮:極低出生体重児の亜鉛欠乏に関する前方視的検討. 日本新生児学会雑誌 2001；37：186.

III 超低出生体重児によくみられる疾患とその管理・看護

退院前検査

> **Point**
> - NICUからの退院は，病院の外で安全に生活するための準備として，乳児およびその家族に対してさまざまな評価を必要とする。
> - 退院前評価の目的は，胎児期から分娩を経てNICUでの入院管理の経過，および退院前時点の状態を評価し，今後の治療方針決定や予後予測を行うことである。
> - 当院では，ある程度明確に評価項目や時期を決めることで，退院前評価に漏れがないようにしている。
> - 「退院前検査チェックリスト」（表1）をまとめたので，参考とされたい。

 退院総論

NICUからの退院とは

　NICUの赤ちゃんが医療者の手を離れて両親のもとで安全に過ごすためには，さまざまな条件をクリアする必要がある。退院前評価は，退院後の生活のための準備が整っているかの確認である。

　退院に際して必要な最低限の基準を，退院基準とよぶ。明確なガイドラインとして設けている施設もあれば，慣習として持っている施設もある。項目は，施設や対象症例によってさまざまだが，おおむね以下のように分けられる：呼吸，体温調整，栄養と成長，両親など養育者の準備，必要な検査の実施である[1]。当院での慣習は表2のとおりである。

NICUからの退院を円滑に進めるために

　ある先進国での国際研究において，日本の早産児の退院は最も遅いことがわかっている[2]。在胎週数などを調整した後も，最短のフィンランドと比較して入院期間が3週間も長かったのである。最短のフィンランドと詳細を比較した研究によって，日本の退院準備の問題点が明らかになった[3]。退院の直前まで満たされずに残る基準を比較すると，フィンランドでは「呼吸」が最も多かったが，日本では「両

表2 退院基準：長野県立こども病院新生児科（NICU）

呼吸	無呼吸を48時間以上認めず，周期性呼吸などSpO₂モニタリングが不要になる
体温調整	保育器などの外部からの加温が不要になる
栄養と成長	原則必要栄養量を経口哺乳でき，それで十分な体重増加を得ることができる 体重が2,200gを超える
養育者の準備	個室で赤ちゃんと一晩以上過ごすなどして，医療者なしでケアを行えるといえる
必要な検査の実施	頭部MRIや聴力検査，その他血液検査など必要評価が終了している

Ⅲ. 12 退院前検査／退院前検査

表1 退院前検査チェックリスト

検査		詳細な検査内容	対象症例	検査時期
呼吸評価		CLD28・36・40，CLD病型・重症度，PIRS	在胎36週未満	適宜
	血液ガス分析		全症例	退院直前
	血算	WBC，WBC分画(機械カウント)，Hb，Hct，PLT，Ret		
	生化学	AST，ALT，LDH，T-Bil，D-Bil，U-Bil，ALP，CK，BUN，Cre，TP，Alb，Na，K，Cl，Ca，P，Ferritin，Fe，UIBC，(必要なら Zn，TSH，fT3，fT4)		
	その他	(必要なら)新生児マススクリーニング検査(濾紙血)の再検査		
尿検査		Cre，Na(補充している場合)，Ca，P	極低出生体重児など必要時	
単純X線検査		胸腹部	全症例	
		両手関節正面	極低出生体重児など必要時	
超音波検査		心血管系：スクリーニング，肺高血圧，心房間シャント 腹部：水腎症	全症例	
頭部MRI検査		T1強調画像：Axl(可能なら Sag，Cor) T2強調画像：Axl(可能なら Cor)	極低出生体重児	修正37週以降
ABR検査				
Hammersmith新生児神経学的検査(HNNE)，GMs評価				
眼科診察			在胎35週未満あるいは極低出生体重児	初診時期は，在胎26週未満は修正29週以降，在胎26週以降は生後3週以降
身体計測		身長・体重・頭囲 (それぞれのSDスコア / パーセンタイルも)	全症例	退院時
両親の準備		チェックリストを用いて，医療者と両親が準備状況を適宜確認する	全症例	入院早期から退院前まで

WBC；白血球，Hb；ヘモグロビン，Hct；ヘマトクリット，PLT；血小板，Ret；網状赤血球，AST；アスパラギン酸アミノトランスフェラーゼ，ALT；アラニンアミノトランスフェラーゼ，LDH；乳酸脱水素酵素，T-Bil：総ビリルビン，D-Bil；直接ビリルリン，U-Bil；アンバウンドビリルビン，ALP；アルカリホスファターゼ，CK；クレアチンキナーゼ，BUN；尿素窒素，Cre；クレアチニン，TP；総蛋白，Alb；アルブミン，Na；ナトリウム，K；カリウム，Cl；クロール，Ca；カルシウム，P；リン，Ferritin；フェリチン，Fe；鉄，UIBC；不飽和鉄結合能，Zn；亜鉛，TSH；甲状腺刺激ホルモン，fT3；遊離トリヨードサイロニン，fT4；遊離サイロキシン，% TRP；尿中リン再吸収率
MRI；magnetic resonance imaging，Axl；axial plane(体軸断面)，Sag；sagittal plane(矢状断面)，Cor；coronal plane(冠状断面)，ABR；auditory brainstem response，聴性脳幹反応，GMs評価；general movements評価

親の準備」であった。フィンランドでは，赤ちゃんの呼吸が安定してすぐ退院になる一方，日本では赤ちゃんの呼吸の安定後にも哺乳の問題や検査などのために退院が長引き，最後には両親の育児ケアなどの準備のためにさらに退院の延長が必要なのである。両親の準備を十分に早くから進めることで早産児1人当たり8日の入院期間短縮が見込める。

このように，退院に何が必要かを理解し，早期からその準備を計画的に進めることは，円滑に退院を迎えるために大切なことである。特に，両親の準備を早期から整えることは，入院期間の短縮に直結する。また，退院準備に両親にかかわってもらうことも重要である。退院後の生活は両親と赤ちゃんが中心となるため，両親が退院後の生活のために必要な事項を理解しておくことは当然のことである。

呼吸評価

慢性肺疾患（CLD）の評価と長期予後

早産児では以前から，呼吸状態の経過から長期予後の予測が行われてきた。ある時点での呼吸補助や酸素需要の有無，すなわち慢性肺疾患（CLD）の有無や病型分類が，呼吸や神経発達障がいを反映するという観点である。

退院前検査における呼吸評価では，主にCLD28，36，40の評価，病型，重症度を量る。詳細は「Ⅲ①呼吸 慢性肺疾患」（p.85）を参照されたい。

なお，CLDの診断は酸素投与や呼吸補助デバイス使用の有無で決定される。しかし，酸素は無呼吸などCLD以外の病態に対して使用されることがあり，また酸素投与を中止する時期は主治医の進め方に左右される。そのため，CLD診断の標準化を目的として，oxygen reduction testの実施が提唱された[8]。しかし高流量鼻カニュラ（HFNC）の普及とともに，この必要性は減少してきている。

神経評価

早産児の退院前神経評価として，身体計測，頭部MRI検査，聴性脳幹反応（ABR），Hammersmith新生児神経学的検査（HNNE），general movements（GMs）評価を実施している。各評価の詳細はp.128「Ⅲ③神経」など，各項目を参照されたい。

体格評価

体格評価は，栄養状態の指標であると同時に，神経学的評価ともいえる。特に身長や頭囲は，長期予後との関連が指摘されているため重要である。出生時にSGAである例や，退院時に身長や頭囲のキャッチアップが乏しい例は，神経学的にハイリスクである。退院後のフォローアップが望まれる。

頭部MRIスクリーニング

頭部MRI検査は，出生体重1,500g未満の児を対象に行っている。加えて，出生前後の呼吸循環動態が不安定であった場合，頭部超音波検査や他の神経学的評価で異常を認めた場合にも実施する。

実施時期は修正37週以降の全身状態が安定してからとしている。現実的には，呼吸補助装置が取れてからの実施がほとんどである。

頭部スクリーニングMRIとして当院では，T1強調画像〔体軸断面（axial plane），可能であれば矢状断面（sagittal plane）や冠状断面（coronal plane）も撮像〕およびT2強調画像（体軸断面，可能であれば冠状断面も撮像）を基本としている。経過中の頭部超音波所見で異常を認めた場合は，それに応じた撮像方法を放射線科医と相談し追加する。

聴力評価

ABR検査は音刺激に対する脳幹の反応を感知し，蝸牛から大脳皮質の聴覚経路を評価する方法である。ABRの波形の成分はⅠ〜Ⅶ波までに分けられるが，臨床的に意味をもつのはⅠ〜Ⅴ波までであり，実際の聴力検査という観点からはⅤ波の閾値が重要である。30dB nHL（normal hearing level；健常者の平均自覚閾値を0dBとした聴力レベル）でⅤ波が検出されるとき，正常聴力と判断する。

最近では35dB nHLの刺激音を用いた自動聴性脳幹反応（automated ABR；AABR）が普及している。当院では，出生体重1,500g未満の児はABRで評価し，それ以外の児にはAABRを実施している。

リハビリテーション，発達評価

修正37〜38週でHNNE，GMs評価も行っている。神経発達障がいの予測について，MRIよりも感度が高いとの報告もあるなど，重要な検査である。詳細は，「Ⅲ③神経 総論」（p.128）を参照いただきたい。

III. 12 退院前検査／退院前検査

神経発達障がいが疑われる児については，評価の後に入院中からリハビリテーション介入が開始され，退院後も外来でのリハビリテーションや定期的な神経学的評価が継続される（p.334「Ⅴ②フォローアップ健診の概要 リハビリテーション」参照）。

画像検査（頭部 MRI 以外）

単純X線検査

胸腹部単純X線写真は，ルーチンでの退院時検査としている。また，早産児では早産児骨減少症のリスクが高く，全例で両手関節正面のX線撮影も退院前に実施している。

超音波検査

超音波検査も同様に，退院時のルーチン検査である。頭部評価はMRIで行うため，必須ではない。心血管系では特に，動脈管開存症，心房間交通の有無とサイズ，形態，フォローアップの必要性，また肺高血圧について重点的に評価をする。特に，重症CLDの児や在宅酸素療法を導入する可能性がある児については，肺高血圧の評価は必須である。動脈管開存症，心房間シャントの形態やサイズから心房中隔欠損症が疑われる場合，肺高血圧症の疑いがある場合は，小児循環器科医へコンサルトする。

腹部はスクリーニング，特に水腎症の有無などを評価する。出生時に水腎症があっても，その後の自然経過で消失することも多い。当院では，退院時の水腎症評価はSFU（Society for Fetal Urology）分類[11]（表3，図1）で行い，SFU grade 1，2であれば退院後フォローは小児科で実施し，grade 3以上であれば泌尿器科など専門医へコンサルトしてい

る。

血液・尿検査

退院前検査として，血液検査・尿検査は必須事項である。当院では，通常，次の項目を退院前／転院前検査として実施している（表4）。

鉄動態・骨代謝評価

当院で出生の早産児の多くは，退院時に鉄製剤や活性型ビタミンD_3製剤（アルファカルシドール）の内服を要する場合が多い。鉄動態評価のため，ヘモグロビンなど血算に加えてフェリチンや鉄（Fe），不飽和鉄結合能（UIBC）などを測定する。骨代謝評価のため，後述の手関節X線検査に加えて，血中ALP・クレアチニン（Cre）・カルシウム（Ca）・リン（P），尿中Cre・Ca・Pを測定し，%TRPも計算する。

亜鉛欠乏の評価

また，早産児で多くみられる亜鉛欠乏のスクリーニングも実施している。早産児は，出生時の亜鉛貯蓄量が少なく，また生後2カ月頃にかけて母乳中の亜鉛分泌量が減少するため，亜鉛欠乏に陥るリスクが高い[9]。亜鉛欠乏の三主徴は皮膚炎・脱毛・下痢であるが，早産児ではおむつ皮膚炎や成長障害との関連に注意が必要である。そのため当院では，在胎32週未満の児では生後4週以降，あるいは皮膚炎症状が出現した際に血中亜鉛濃度を測定し，欠乏が疑われれば補充を開始する。

甲状腺機能評価

甲状腺機能も，早産児で注意が必要な項目であ

表3 先天性水腎症の SFU（Society for Fetal Urology）分類

grade 0	腎盂の拡張を認めない
grade 1	腎盂のみ観察される
grade 2	腎盂と数個の腎杯が観察される
grade 3	腎盂の拡張とすべての腎杯の拡張を認める
grade 4	腎盂，腎杯の拡張とともに，腎実質の菲薄化を認める

(Chung HR, Shin CH, Yang SW, et al: High incidence of thyroid dysfunction in preterm infants. J Korean Med Sci 2009; 24: 627-31. より引用)

図1 SFU 分類による水腎症の grade
a：grade 1，b：grade 2，c：grade 3，d：grade 4

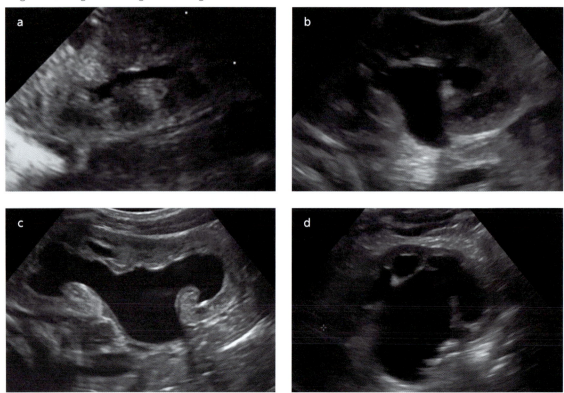

表4 退院前血液・尿検査の項目

血液ガス分析	
血算	WBC，WBC 分画（機械カウント），Hb，Hct，PLT，Ret
生化学	AST，ALT，LDH，T-Bil，D-Bil，U-Bil，ALP，CK，BUN，Cre，TP，Alb，Na，K，Cl，Ca，P，Ferritin，Fe，UIBC，（必要なら Zn，TSH，fT$_3$，fT$_4$）
その他の血液検査	（必要なら）新生児マススクリーニング検査（濾紙血）の再検査
尿検査	Cre，Na（補充している場合），Ca，P % TRP ＝ {1 -（尿 P ×血 Cre）/（血 P ×尿 Cre）} × 100

WBC；白血球，Hb；ヘモグロビン，Hct；ヘマトクリット，PLT；血小板，Ret；網状赤血球，AST；アスパラギン酸アミノトランスフェラーゼ，ALT；アラニンアミノトランスフェラーゼ，LDH；乳酸脱水素酵素，T-Bil；総ビリルビン，D-Bil；直接ビリルビン，U-Bil；アンバウンドビリルビン，ALP；アルカリホスファターゼ，CK；クレアチンキナーゼ，BUN；尿素窒素，Cre；クレアチニン，TP；総蛋白，Alb；アルブミン，Na；ナトリウム，K；カリウム，Cl；クロール，Ca；カルシウム，P；リン，Ferritin；フェリチン，Fe；鉄，UIBC；不飽和鉄結合能，Zn；亜鉛，TSH；甲状腺刺激ホルモン，fT3；遊離トリヨードサイロニン，fT4；遊離サイロキシン，% TRP；尿中リン再吸収率

り，特に SGA 児で甲状腺機能低下症のリスクが高いとされている．当院では在胎32週未満あるいは極低出生体重児に対して，生後2週間での甲状腺機能検査〔TSH，遊離トリヨードサイロニン（fT$_3$），fT$_4$〕の実施を原則としている．

その他

出生体重 2,000 g 未満の児では，新生児マススクリーニング検査の再検査が必要な場合があり，退院前までに忘れずに実施する．

眼科診察

早産児の網膜症（未熟児網膜症）のスクリーニングのため，在胎35週未満あるいは出生体重1,800g未満の児では，入院中に眼科診察を実施する。詳細はp.245「Ⅲ⑩早産児の網膜症（未熟児網膜症）」を参照されたい。

両親の準備の評価

両親など養育者の退院準備の基準は，主観的かつ曖昧である。個別性が高いため，全国共通のガイドラインなども存在しない。大切なことは，その準備の評価を両親とともに行うことである。NICU退院後の養育は両親がすべての責任を負うため，その準備の評価に両親の視点が必要なことは言うまでもない。両親の退院準備を促進する要素として，児のケア参加[12]やスタッフとの間のコミュニケーション[12,13]が挙げられる。

実際の現場では，早期から両親にケア参加を促すことから退院準備が始まる。スタッフとのコミュニケーションが，日々のケアで両親に退院を意識させることに有効である。当院では，退院のために必要な手技やその到達状況は，チェックリストを用いて，スタッフと両親で一緒に確認するように変わりつつある。スタッフからみれば手技が問題なくできていたとしても，両親にとっては自信を持つためにもっと時間が必要，などという認識の違いが頻繁にみられるからである。また，定期的な医師との面談は，現在の準備状況や退院までの道筋を確認するのに役立つはずである。一方，両親の退院準備を定量的に評価することは難しい。質問票などでの評価を行う試みもあるが[14]，広く使われる評価方法はいまだに存在しない。

両親の準備は，軽視されがちであるが，とても重要かつ実施の難しい退院準備である。両親の準備を円滑に進めることは，ファミリーセンタードケアの一部でもある。詳細は「Ⅰ⑥ファミリーセンタードケア（FCC）概論」（p.25）を参照いただきたい。

看護のポイント

- さまざまな退院前検査が行われるなか，確実に正確な検査結果が得られるような看護が必要である。
  安静が求められるMRI検査やABR検査では，催眠薬としてトリクロホスナトリウム（トリクロリールシロップ®）を内服するが，検査の予定時間に合わせて（逆算して）授乳と投薬を行い，検査時に必要な睡眠状態にする「あやしのケア」が重要である。MRIの際は心電図の電極を剥がす必要があるため，入眠させる前に外してSpO$_2$モニターのみでのモニタリングに切り替える。催眠薬の使用後は，それまで呼吸状態が安定していた児であっても，無呼吸・周期性呼吸・浅表性呼吸など呼吸状態が不安定となり低酸素となる可能性がある。検査時にはバイタルサインのモニタリングとともに，緊急対応のための酸素ボンベ，人工呼吸が行えるマスクとバッグ（自己膨張式，または流量膨張式）を必携する。検査終了後もしっかり覚醒するまでは，呼吸状態の変化に十分注意しながら観察を行う。
- 短時間の検査や催眠薬を使わずに検査する場合は，真空固定具（写真）を用いることで哺乳と自然入眠のみで検査を行うことができる。催眠薬を投与しないので，児に検査後の副作用や不安定さがない。真空固定具は，検査時，固定具で児をくるんで留めた後に固定具内部を脱気すると固定具の中の細かなビーズが身体の隙間に収まり，児の形にあった支持・固定がなされるというものである。真空固定する際に，児が不良肢位になっていないこと，過剰に締め付けすぎないこと，検査終了後は速やかに真空固定状態を解除し，皮膚トラブ

（次頁へつづく）

ルなどがないことを確認すること等が重要である。
- GMs 評価や Hammersmith 新生児神経学的検査はリハビリテーション科のスタッフによって行われる。対象児の日課に合わせて，あらかじめリハビリテーション科と検査時間の調整を行い，検査時間に評価に適した覚醒状態（State4 が望ましい）となるように，1 日のケアプランを立案する。

a. 固定具を開き，児の体位を整えながら寝かせる。

b. 児をくるむようにして固定具の留め具をとめる。良肢位の状態を保ち，締め付けすぎないように注意しながら固定具を脱気する。

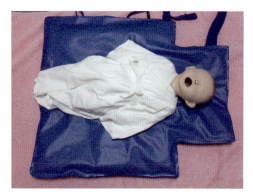
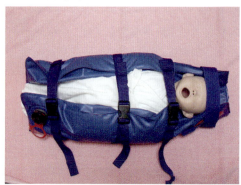

文 献

1) Arwehed S, Axelin A, Björklund LJ, et al: Nordic survey showed wide variation in discharge practices for very preterm infants. Acta Paediatr 2024; 113: 48-55.
2) Seaton SE, Draper ES, Adams M, et al: Variations in Neonatal Length of Stay of Babies Born Extremely Preterm: An International Comparison Between iNeo Networks. J Pediatr 2021; 233: 26-32.e6.
3) Itoshima R, Ojasalo V, Lehtonen L: Impact of discharge criteria on the length of stay in preterm infants: A retrospective study in Japan and Finland. Early Hum Dev 2024; 193: 106016.
4) Jobe AH, Bancalari E: Bronchopulmonary Dysplasia. Am J Respir Crit Care Med 2001; 163: 1723-9.
5) Higgins RD, Jobe AH, Koso-Thomas M, et al: Bronchopulmonary dysplasia: executive summary of a workshop. J Pediatr 2018; 197: 300-8.
6) Jensen EA, Dysart K, Gantz MG, et al: The Diagnosis of Bronchopulmonary Dysplasia in Very Preterm Infants. An Evidence-based Approach. Am J Respir Crit Care Med 2019; 200: 751-9.
7) Isayama T, Lee SK, Yang J, et al. Revisiting the definition of bronchopulmonary dysplasia: effect of changing panoply of respiratory support for preterm neonates. JAMA Pediatr 2017; 171: 271-9.
8) Walsh MC, Yao Q, Gettner P, et al: Impact of a physiologic definition on bronchopulmonary dysplasia rates. Pediatrics 2004; 114: 1305-11.
9) Terrin G, Canani RB, Di Chiara M, et al: Zinc in early life: A key element in the fetus and preterm neonate. Nutrients 2015; 7: 10427-46.
10) Niwa F, Kawai M, Kanazawa H, et al: Hyperthyrotropinemia at 2 weeks of age indicates thyroid dysfunction and predicts the occurrence of delayed elevation of thyrotropin in very low birth weight infants. Clin Endocrinol (Oxf) 2012; 77: 255-61.
11) Chung HR, Shin CH, Yang SW, et al: High incidence of thyroid dysfunction in preterm infants. J Korean Med Sci 2009; 24: 627-31.
12) Aydon L, Hauck Y, Murdoch J, et al: Transition from hospital to home: Parents' perception of their preparation and readiness for discharge with their preterm infant. J Clin Nurs 2018; 27: 269-77.
13) Miquel-Verges F, Donohue PK, Boss RD: Discharge of infants from NICU to Latino families with limited English proficiency. J Immigr Minor Health 2011; 13: 309-14.
14) Uehara K, Maeda K: The reliability and validity of the Japanese version of the Readiness for Hospital Discharge Scale–Parent Form: Adaptation to parents of infants being discharged from NICUs in Okinawa. Journal of Okinawa Prefectural College of Nursing 2022; (23): 1-10.

13 退院調整

退院調整

Point

- NICU入院中でも，家族が療育者として子どもとかかわれるような環境を整える。
- できるだけ早期から見通しを含めた説明を開始し，家族の不安を最小限にする。
- 特に，医療ケアを必要とする児や神経学的な問題などで育てにくさが予測できる児に，また，社会的ハイリスクな家族にも，より丁寧な家族アセスメントや調整が大切である。
- 関連する多職種スタッフで，入院中の経過，家族の意思や想い，子どもとの関係性などの情報を共有し，退院後のフォロー体制を検討していく。

超低出生体重児で生まれた児は，退院後もさまざまなケアを要する。家族が必要以上に不安にならずに自立して日常生活を送っていけるよう，また，児の長期のフォローアップにつなげるためにも，退院時のさまざまな環境調整は重要である[1〜3]。

当院における退院までの流れは，p.326「Ⅴフォローアップと予後 ①総論」の図2に詳しいので参照されたい。

ファミリーセンタードケア（FCC）のもと，愛着形成支援を開始

入院中の子どもとの過ごし方が，在宅での生活に影響を及ぼすことがある。そのため，入院中の子どもと分離状態にある家族が，より家庭に近い形で子どもと触れ合えるように環境を整える必要がある。親子の触れ合いを重ね，絆がより深められるよう，入院中から親であるとともに療育者としての自信をつけてもらえるように支援していくことが大切である。当院ではファミリーセンタードケア（FCC）の理念のもとに，入院早期から愛着形成支援を推進している。また，そのような支援を進めつつ，家族が子どもに対してどのような想いを抱いているかを傾聴し，在宅移行の意志を確認していくことにも

つなげている。

愛着形成に関する主な支援
- 早期授乳
- タッチング
- カンガルーケア
- 母乳支援

「Ⅰ⑥ファミリーセンタードケア（FCC）概論」（p.25〜）を参照されたい。

子どもの病状やケアなど見通しの説明

超低出生体重児では，退院後も医療ケアを必要とする場合が多い。患児の病状についてはもちろん，退院時期や在宅で必要となる医療ケアは何かなど，子どもの今後についての見通しを定期的に家族に説明し，なるべく早いうちから在宅移行の準備を開始することが理想である。見通しを伝えることで，どのようなことが不安であるか早期から家族に認識してもらい，医療者とともに解決していくことができる。不安をできるだけ最小限にしていく〔p.29「Ⅰ⑥ファミリーセンタードケア（FCC）と看護」も参照〕。

家族アセスメント

家族内の各人の強みや弱み，役割分担を家族と一緒に考えるために，「家族アセスメント用紙」(図1)を使用している。家族の細かな情報や家族内での支援体制，また，経済状況などを聴取することで，各々の家族に必要な事柄が明確になり，支援者となる方にどのような役割を担ってもらうかなど，家族内の役割分担を家族と看護師の双方で確認し，必要な退院支援を想定している。これらの情報は，退院調整カンファレンスで多職種スタッフと共有して退院支援計画書を作成し，支援の内容について検討・評価している。

退院に向けての指導

面会時には，オムツ交換や授乳など一般的な育児指導や，退院後も必要になると予測される医療ケアについて指導を進める。両親のほかにも，指導が必要とアセスメントされれば支援者にも指導をしていく。指導の際にはカレンダーを使用し，「誰が・いつ・何を・いつまでに」練習するかなど，予定や見通しを具体的に両親に書き込んでもらっている。そうすることで家族とスタッフ双方で目標が明確になり，指導が進めやすくなるからである。

過敏性や筋緊張が強い児には，リハビリテーションスタッフから家族に，あやし方や抱っこの仕方の指導を行っている。

在宅生活のイメージ化

「育児や医療ケアの指導が進んできたけれど，退院後の生活のイメージが湧かない」という家族は多い。当院では，家族とともに「1日のタイムスケジュール表」(図2)を作成し，児と家族のスケジュールを照らし合わせて，退院後の生活がより具体的にイメージできるようにしている。また，NICUに併設されているファミリールーム(p.29「I ⑥ ファミリーセンタードケア(FCC)と看護」，図1)では母子同室で在宅生活の模擬体験を実施し，面会時間だけでは想定できなかった子どもとの生活をイメージできる経験をしてもらい，不安の軽減につなげている。母子同室体験で不十分なケースでは，小児病棟での母子入院や試験外泊を調整している。

退院後のフォロー体制の調整

関連する多職種スタッフで，退院調整カンファレンスを早期から定期的に行っている。このときのカンファレンスの構成員は，退院調整専任の看護師，新生児病棟看護師，療育支援部の看護師と病院保健師，医療ソーシャルワーカー(MSW)，心理士等で，ときには担当医師も加わりそれぞれの家族に必要な地域の保健師への連携・かかりつけ医・社会資源・福祉サービスなどについて検討している。さらに必要であれば，退院前にも外来看護師やリハビリテーション科の療法士も加わって院内カンファレンスを行っている。また，院外カンファレンスを設けて地域の保健師・訪問看護師・行政などと両親との顔合わせをしている。

入院中になるべく不安を最小限にして退院してもらっているが，実際に在宅生活するなかで新たな不安に悩むことが予測されるので，その場合の相談窓口を明確にしておくことが重要である。当院では，新生児病棟看護師が退院後2週間以内に電話訪問で退院後早期の相談に対応している。また，初回の外来受診までは新生児病棟看護師が，24時間電話相談に応じている。

III. 13 退院調整／退院調整

図1 当院で用いている [家族アセスメント用紙]

主に医学的、社会的にハイリスクなケースの初期（必要時）に使用し、家族の情報を把握している。情報を図式化・可視化することができ、情報の整理・共有・アセスメントについては、退院支援に活用している。

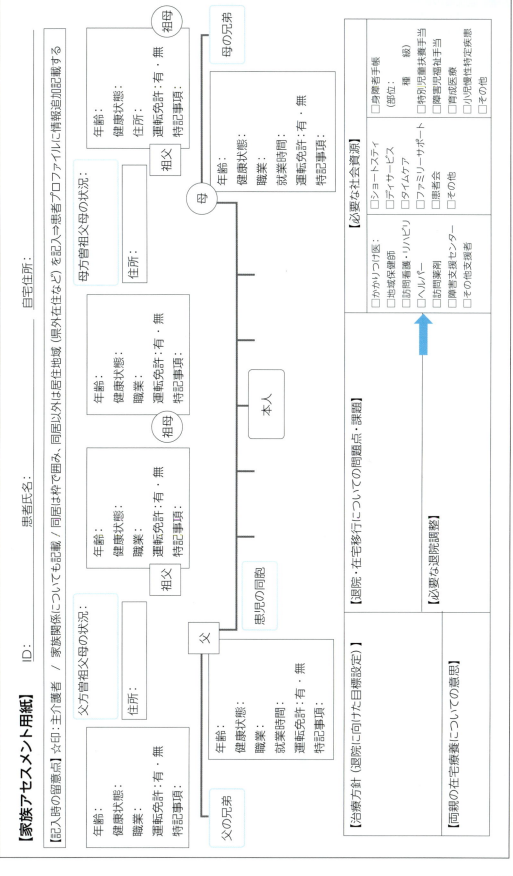

図2 退院後の家族のスケジュール例（「1日のタイムスケジュール表」）

なるべく具体的に記入していく。そうすることで，イメージも具体化できる。母一人に負担がかからないようなスケジュールになるように相談して作成する。

	Aちゃん	母	父	姉（4歳）	祖母
0:00		仮眠	入浴		
1:00			就寝		
2:00	注入	ミルク準備・注入・片付け			
3:00					
4:00					
5:00					
6:00	注入	ミルク準備・注入・片付け			起床
7:00			起床	起床	朝食準備・姉の準備
8:00		朝食	朝食	朝食	朝食
8:30		家事	姉送迎・出勤	登園	
9:00					
9:30					
10:00	浣腸・内服・注入	仮眠			浣腸・ミルク準備
10:30					注入・片付け
11:00					
11:30					
12:00		昼食準備・昼食			
12:30					
13:00	注入	ミルク準備・注入・片付け			昼食
13:30					
14:00					買い物
14:30					
15:00	沐浴	沐浴準備・実施			
15:30					
16:00	注入	ミルク準備・注入・片付け		帰宅	姉送迎
16:30					
17:00					姉の世話・夕食準備
17:30					
18:00		夕食	帰宅・夕食	夕食	夕食
18:30					
19:00	注入	入浴・姉の世話	ミルク準備・注入・片付け	入浴	
19:30					
20:00					入浴
20:30		仮眠		就寝	
21:00					
22:00	浣腸・内服・注入		浣腸・ミルク準備		就寝
23:00			注入・片付け		

文献

1) 和田雅樹：NICUからの退院支援とっておきノート. NEONATAL CARE 2018：31(12).

2) NEONATAL CARE 2013年秋季増刊号 NICUから始める退院調整&在宅ケアガイドブック. 前田浩利, 岡野恵里香 編, メディカ出版, 大阪, 2013.

3) NICUにおける地域連携・退院調整. 小児看護 2013：36(12).

III 超低出生体重児によくみられる疾患とその管理・看護

13 退院調整

在宅酸素療法（HOT）の調整

Point

- 在胎28週未満の早産児が在宅酸素療法（HOT）で退院することは少なくない。
- HOTの利点は，発育や発達の促進，入院期間の短縮，肺高血圧の予防などが挙げられているが，そのエビデンスは十分ではない。
- HOT導入基準についても十分なエビデンスはないが，海外のガイドラインではSpO₂ 93%がカットオフ値として用いられることが多い。
- HOTを要する重症な慢性肺疾患（CLD）の児では，肺高血圧症を合併している可能性があり，超音波検査などでその評価を行うことが重要である。
- パルスオキシメータによる在宅モニタリングを行うべきかについても，明確なエビデンスは乏しい。
- HOT導入にあたっては，家族への日々の生活に与える影響は大きく，目的と必要性を家族に十分理解していただくことが何よりも重要である。

在宅酸素療法（HOT）とは

　新生児慢性肺疾患（CLD）は周産期医療の進歩にかかわらず減少傾向になく，NICU／GCU退院時に在宅酸素療法（HOT）を導入して退院することは少なくない。筆者らのデータをみても2017年から2021年出生の在胎28週未満の早産児の約26％，在胎26週未満の約36％でHOTを要した。「新生児慢性肺疾患 厚生労働科学研究班分類（2023）」[1]（p.87,「Ⅲ①呼吸 慢性肺疾患」表2）をもとに解析を行うと表1のように，病理学的絨毛羊膜炎（CAM）のあった児，胸部X線写真所見で日齢28以内にbubbly/cystic所見を認めた児，特に両方を認める児はHOTを要する症例が多い傾向にあった。在胎不当過小（SGA）もCLDのリスク因子と報告されている[2]が，当院では十分な症例数がなく有意な結果を得ることができなかった。
　American Thoracic SocietyではCLDの児におけるHOTは「最大限の成長と発達を促すための安全かつ有効な手段」と位置付けている[3]。一般的にいわれているHOTのメリット，デメリットを表2にまとめた。一方で，そのメリットには十分なエビデンスがないのが現状である。導入基準や管理法に関しても同様に十分なエビデンスがなく，施設ごとにこれらが異なっている現状である。

HOTの導入基準

　HOT導入での退院に際しては，呼吸循環状態が安定し，経口哺乳もしくは経管栄養などで栄養状態が良好（体重増加が良好）で，家族が理解し協力的であることが前提となる。
　日本にはCLDに対するHOTのガイドラインはない。海外のガイドライン[3～6]に目を向けると表3のような基準が用いられている。導入基準にSpO₂が用いられているが，目標値は国によって多少異なる。

表1 CLD新分類をもとにしたHOT導入のリスク因子

病型	病理学的CAM	日齢28以内の胸部X線 bubbly/cystic所見	HOT	
			%	odds ratio（95% CI）
Ⅰ	−	+	33.3	2.20（0.17〜29.3）
Ⅱ	−	−	18.5	基準
Ⅲ	+	+	57.1	5.87（0.99〜34.9）
Ⅳ	+	−	26.8	1.61（0.49〜5.31）
Ⅴ	分類不能		20	−

表2 考えられているHOTのメリット・デメリット

メリット	・NICU／GCU入院期間の短縮 ・発育（体重・身長）の促進 ・発達の促進 ・二次的な肺高血圧症の予防・治療 ・哺乳不良の改善 ・身体活動性の改善 ・心臓への負担軽減 ・再入院率の低下 ・息切れの改善 ・期限不良の改善
デメリット	・外出準備の大変さ ・行動の制限 ・児が装着を嫌がる ・停電や災害時の脆弱性 ・家族の精神的負担 ・両親の受容／不安 ・家族の身体的負担 ・家庭生活上の制約（火気に注意など） ・機器トラブル

米国，英国，オーストラリアでは93%がカットオフ値となっているが，ヨーロッパでは90%がカットオフ値となっている。

　根拠となっているのは，HOTでSpO2 92%以上を維持した期間と，HOTなしでSpO2 88〜91%で経過をみた期間の体重増加を比較したところ，HOT期間で体重がより増加したという報告[7]であるが，症例数は14例と十分なエビデンスには至っていない。SpO2 90%以上を維持するためHOTが必要な児に対して，酸素なしよりも酸素投与を行ったときのほうが総睡眠時間，レム睡眠時間の増加，レム覚醒の減少と関連していたという報告[8]も根拠

として挙げられているが，やはり十分なエビデンスとはいえない。

　当院では，修正40週を超えた時点でHOT導入かを判断する方針としており，その基準は室内気で安静時や睡眠時のSpO2値が93%以下の時間が測定時間（24時間）の5%の時間を超える場合としている。Nellcor™パルスオキシメータ（コヴィディエンジャパン）を用いて24時間計測を行い解析ソフトで評価を行う。

肺高血圧症（PH）評価

　HOTを要する重症なCLDの児では，CLD-PH（肺高血圧症）を合併している可能性があり，肺高血圧症の評価を行うことは非常に重要である。そのリスクとしては超早産児，長期的な人工呼吸管理，気管切開，気管炎，脳室内出血（grade Ⅲ以上），全身ステロイド投与，高酸素血症，炎症／敗血症[9, 10]が挙げられている。当然ではあるが，CLDを減らす管理が予防として重要である。施設環境にはよるが，可能であれば循環器科医による超音波検査が望ましい。BNPやNT-proBNPによる評価も有用である[11]。経時的な測定は治療効果や悪化のスクリーニングになる可能性が報告されている。

　当院ではHOT導入が決まれば，必ず小児循環器科医に心臓超音波検査によるPH評価を行っている。退院後の外来でも定期的（少なくとも半年に1回）に，HOT終了後にも少なくとも1回は小児循環器科医による心臓超音波検査を行っている。

　CLD-PHが疑われる児はSpO2 93%以上，診断された児はSpO2 95%以上となるように酸素投与を行うべきとされている[12]。

Ⅲ. 13 退院調整／在宅酸素療法（HOT）の調整

表3 海外の HOT の導入基準と管理指針

	USA[3]	UK[4]	Europe[5]	Australia[6]
SpO₂ カットオフ値	93％以下が測定時間中に3回以上 or 測定時間の5％以上	93％未満	90％未満	平均値93未満 or 90％未満の時間が5％以上
在宅 モニタリング	**推奨**	不明	不明	**非推奨**
Follow-up	外来で連続パルスオキシメータ測定 ± polysomnography	夜間のパルスオキシメータ測定	－	4～8週間ごとに24時間パルスオキシメータ測定 ± polysomnography
SpO₂値による調整				
変更なし	－	－	－	平均値93～95％ or 90％未満の時間が5％以下
流量down	－	－	－	95％以上
流量up	－	93％未満	－	平均値93未満 or 90％未満の時間が5％以上
終了	－	－	－	酸素なしで平均値93～95％ or 最低値が88～90％

酸素供給装置

わが国では，ほとんどの施設が酸素濃縮器を選択している。酸素濃縮器は空気中の窒素を吸着することで酸素濃度90％以上の空気を作り出す装置で，最大7L/分までの流量が供給可能である。在宅では設置型，外出時などは携帯用酸素ボンベを用いる。メリットとしては電力さえあれば設置場所を選ばない点，使用が簡便である点，充填が不要な点などが挙げられる。デメリットとしては，一部のバッテリー内蔵の機種を除き停電時に停止する可能性がある点，電気代が発生する点，携帯用酸素ボンベが重い点などが挙げられる。

液体窒素装置もあるが，地域や住宅事情で使用が困難になることがある点，定期的な交換や充填が必要な点で選択されることは少ない。

在宅モニタリング

パルスオキシメータによる在宅モニタリングを行うべきかについても，明確なエビデンスは乏しい。表3にあるように，パルスオキシメータでの在宅モニタリングを米国のガイドライン[3]は推奨しているが，オーストラリアのガイドライン[6]では非推奨としている。

2011年に日本小児呼吸器学会で行われた全国アンケート調査では，在宅モニタリングを行っている施設は61％で，行っていない施設のその理由は保険適用になっていないことであった[13]。現在は，保険収載はないが，乳幼児呼吸材料加算としてパルスオキシメータの貸与が可能となった。また，酸素供給装置の業者より無償でレンタルしてくれるところが多数ある。こうした背景もあり，パルスオキシメータによる在宅モニタリングを使用する施設は増えている。

モニタリングを行うメリットとデメリットを表4としてまとめた。メリットやデメリットを鑑みながら，施設ごとに在宅モニタリングの必要性を判断しているのが現状であろう。当院では，在宅モニタリングを原則行う方針としている。症例ごとの判断となるが，パルスオキシメータを常時装着とはせず，定期的な値の確認，入眠時のみモニタリング，体調不良時の測定などポイントを絞った測定を行うように家族にお伝えしている。

表4 在宅モニタリング（パルスオキシメータ）のメリット・デメリット

メリット	・HOTの中止時期の判断に有用 ・病状悪化の早期発見につながる ・感冒時などの受診の目安となる ・酸素流量の調整に有用 ・機器トラブルの早期発見につながる
デメリット	・体動時など不必要なアラームが多くなる(モニタリング精度に問題がある) ・家族の負担増となる ・児の動きに制約が生じる ・家族がSpO_2値に依存した観察になる ・体調不良時の受診のタイミングが遅くなる可能性がある

HOTの管理

　退院後のHOT管理についても，日本には流量調整や終了時期に関して明確な指針がないのが現状である。海外のガイドラインをみても流量調整に関して明確なSpO_2目標値があるのはオーストラリアのみである[6]。オーストラリアのガイドラインでは4〜8週間ごとにオキシメータの24時間測定を行い，SpO_2中央値>95％で流量を下げ，SpO_2中央値<93％もしくはSpO_2<90％となる時間が5％以上であれば流量を上げる方針となっている。終了時期は，酸素なしでSpO_2中央値が93〜95％，最低値が88〜90％以上であることとしている。医療機関でpolysomnographyを行うケースもある。

　当院では，家族から聴取した自宅でのSpO_2値と外来受診時のSpO_2値（酸素あり，なし）を参考に流量調整を行う。0.25L/分で退院することが多いためか，実際は流量調整を行う機会はほぼない。HOT中止の時期に関しては室内気での安静時や睡眠時のSpO_2値をもとに決め，常時95％以上であることを目安としている。中止は最初から終日オフとする場合もあるが，日中オフ・夜間HOTを経るか，日中にオフの時間を徐々に伸ばして終日オフを目指すかを症例ごとに判断している。HOT離脱後も，在宅モニタリングや酸素濃縮装置は数カ月設置し

ている。特に感染が流行しやすい冬期は，離脱を春まで遅らせることも検討する。

家族指導（退院準備）

　HOT導入にあたっては，家族への日々の生活に与える影響は大きく，目的と必要性を家族に十分理解してもらうことが何よりも重要である。開始にあたっては，HOTの酸素濃度や流量，カニューラの使い方，パルスオキシメータの使用方法やアラーム設定，必要物品(経鼻カニューレ，蒸留水，固定テープ)を確認する。家族と共有すべき注意点を表5にまとめる。退院前には，一泊同室入院や外泊などを経ることが望ましい。また，地域の医療機関(可能であれば訪問診療医)，訪問看護師，保健師，医療ソーシャルワーカーなどと情報共有を行う。CLDによるHOTは6〜18カ月で終了できることが多いという見通しを伝えるとよいかもしれない。

　HOT中は医療機関を月1回受診することが必要となる。長野県は全国4位($13,562km^2$)の面積があり，当院に毎月通院していただくのは現実的ではない。地域周産期母子医療センターの病院と連携し，遠方の方の月1回の受診はご自宅近くの病院で行い，約3カ月ごとに当院で経過や管理の確認や発達フォローを行っている。

Ⅲ. 13 退院調整／在宅酸素療法（HOT）の調整

表5 HOT 導入に際して家族と共有すべきこと

日々の注意点

人混みを避ける
可能な限り感冒など感染症を有する人と接触しない
予防接種や抗RSウイルスモノクローナル抗体の接種の励行（可能であれば退院前に接種）
規則正しい生活の励行
同居者の禁煙
機器不調時の連絡先の確認

酸素供給装置の設置場所の注意点

火気（ストーブやガスコンロ），水気（流し台，加湿器）と2m以上離す
壁から15cm以上離す
たこ足配線はしない
直射日光に直接当たらない場所に設置する

外出・旅行時の注意点

外出時は酸素ボンベの残量，バルブの開閉を確認
公共交通機関での使用（飛行機に乗る場合は事前手続きが必要）
旅行支援サービス（事前申し込みが必要）

急変時の対応の確認

呼吸障害の見方（普段の状態，陥没呼吸，多呼吸，不機嫌など）
感冒時に急激に呼吸状態が悪化するリスクがあることを伝える
SpO_2の下限以下がどれくらい続けば相談すべきか
受診する医療機関
アンビューバッグによる蘇生方法の指導（急変のリスクがある場合）

停電や災害時の対応の確認

停電時は酸素ボンベに切り替える
取扱説明書，懐中電灯，予備電池をすぐ使える場所に置く
医療機関と在宅酸素事業者の緊急連絡先の確認
酸素ボンベの確認（日ごろから残量，1本で何時間使用できるかを確認する）
避難行動要支援者への支援制度の活用（登録）

外来フォロー

いつでも相談可能なことを伝えておく
在宅療養管理指導施設の確認（月1回の診察が必要）

FCC Point

　HOTが児と家族に与える影響は大きい。生活は大きく変化し，児のきょうだいの生活にも変化は生じる。HOT導入を家族が受け入れるため何が必要であろうか。一方的な情報提供や問いかけだけでは，家族が受け入れるのは難しいのではないだろうか。急に具合が悪くなったら，医療機器を扱えるのか，生活はどうなるのか，など家族の不安は絶えない。
　ファミリーセンタードケアは，そうした不安を軽減してくれる。日ごろから児の反応，見方，判断を医療者と家族で共有し，児への理解を深めることは，退院後の家族の自信につながる。そしてHOTが，児の成長や発達を助けてくれる欠かせないものと感じてくれるのである。

文 献

1) 日本新生児成育医学会：新生児慢性肺疾患 厚生労働科学研究班分類（2023）．https://jsnhd.or.jp/doctor/info/file/CLD2024-02.pdf（2024年10月1日最終閲覧）

2) Ito M, Kato S, Saito M, et al: Bronchopulmonary Dysplasia in Extremely Premature Infants: A Scoping Review for Identifying Risk Factors. Biomedicines 2023; 11: 553.

3) Hayes D Jr, Wilson KC, Krivchenia K, et al: Home Oxygen Therapy for Children. An Official American Thoracic Society Clinical Practice Guideline. Am J Respir Crit Care Med 2019; 199: e5-23.

4) Balfour-Lynn IM, Field DJ, Gringras P, et al: BTS guidelines for home oxygen in children. Thorax 2009; 64 Suppl 2: ii1-26.

5) Duijts L, van Meel ER, Moschino L, et al: European Respiratory Society guideline on long-term management of children with bronchopulmonary dysplasia. Eur Respir J 2020; 55: 1900788.

6) Kapur N, Nixon G, Robinson P, et al: Respiratory management of infants with chronic neonatal lung disease beyond the NICU: A position statement from the Thoracic Society of Australia and New Zealand. Respirology 2020; 25: 880-8.

7) Moyer-Mileur LJ, Nielson DW, Pfeffer KD, et al: Eliminating sleep-associated hypoxemia improves growth in infants with bronchopulmonary dysplasia. Pediatrics 1996; 98 (4 Pt 1): 779-83.

8) Harris MA, Sullivan CE: Sleep pattern and supplementary oxygen requirements in infants with chronic neonatal lung disease. Lancet 1995; 345: 831-2.

9) Nagiub M, Kanaan U, Simon D, et al: Risk factors for development of pulmonary hypertension in infants with bronchopulmonary dysplasia: systematic review and meta-analysis. Paediatr Respir Rev 2017; 23: 27-32.

10) Sheth S, Goto L, Bhandari V, et al: Factors associated with development of early and late pulmonary hypertension in preterm infants with bronchopulmonary dysplasia. J Perinatol 2020; 40: 138-48.

11) Montgomery AM, Bazzy-Asaad A, Asnes JD, et al: Biochemical screening for pulmonary hypertension in preterm infants with bronchopulmonary dysplasia. Neonatology 2016; 109: 190-4.

12) Hansmann G, Koestenberger M, Alastalo TP, et al: 2019 updated consensus statement on the diagnosis and treatment of pediatric pulmonary hypertension: The European Pediatric Pulmonary Vascular Disease Network (EPPVDN), endorsed by AEPC, ESPR and ISHLT. J Heart Lung Transplant 2019; 38: 879-901.

13) 長谷川久弥：小児在宅酸素療法（HOT）全国アンケート調査．日本小児呼吸器学会雑誌 2014；25：64-7.

IV

症例から考える管理

Ⅳ 症例から考える管理

1 呼 吸

呼吸窮迫症候群
respiratory distress syndrome;RDS

母体
28歳，妊娠24週，基礎疾患なし

症状
妊娠21週より切迫早産で入院加療。妊娠22週に当院産科に母体搬送された。2週間の子宮収縮抑制薬投与および絶対安静の早産管理でも子宮収縮抑制のコントロールがつかず，妊娠24週にて分娩となった。

分娩前超音波所見
推定児体重450g

出生前管理
出生1週間前に，ベタメタゾン（リンデロン®）の筋注済み。母体の炎症反応上昇に対し，抗菌薬投与中であった。

出生時管理
児は，在胎24週で出生。速やかにクベース内に収容され，プラスチックラップを併用して保温された。Apgarスコア1分値3，5分値6点。出生時は体動・筋緊張あり，皮膚色は全身蒼白，心拍数は60/分台であった。速やかにマスクバギング換気を開始し，心拍数は100/分以上となるも右手のSpO$_2$は60%台（FiO$_2$は60%）より上昇せず，生後5分で気管挿管（径2.5mm）した。胸部X線写真でチューブ位置を確認。マイクロバブルテストはweak（1視野当たり10個未満）のため，サーファクタント気管内投与を開始，3方向の体位をとりながら気管内投与した。その後SpO$_2$は90%台を超え，投与酸素濃度を25%まで低下できた。以上の処置を蘇生室で行い，NICUへ移動した。

出生時
蘇生室で処置後，NICUへ移動，同調性間欠的陽圧換気（SIMV）は最大吸気圧（PIP）/呼気終末陽圧（PEEP）22/5，呼吸回数30，Ti 0.5で呼吸管理を開始した。PIカテーテル等ラインを確保し，X線写真で気管挿管チューブ位置を確認した（図1）。気胸は認めなかった。フェンタニル1μg/kg/時の持続投与を開始した。

出生1時間後
酸素濃度は21%まで速やかに下げることが可能になった。血液ガスでCO$_2$の低下傾向もあり，人工呼吸器設定もPIP/PEEP 18/5，呼吸回数25と漸減した。出生時の血液検査でIgMは22，白血球数

IV. ① 呼吸／呼吸窮迫症候群 respiratory distress syndrome；RDS

は2万/μLを超え，絨毛膜羊膜炎（CAM）による炎症がベースにあることも示唆された。

生後24時間以内

依然，酸素濃度は21％でSpO₂は90％台後半を安定して維持。

生後72時間以内

72時間の経過ののち，フェンタニル（1μg/kg/時）を漸減中止した。SIMVの変更はなし。
胸部X線検査でも肺野は異常なかった。

生後1〜2週

鎮静終了後，自発呼吸も確認できたが，次第に肺野の網状陰影が出現，SpO₂の低下も出現し，酸素濃度が21〜30％以上の幅で必要となった。人工呼吸器は高頻度振動人工換気（HFO）に変更した。

生後3〜4週

酸素濃度が40％を超え，ヒドロコルチゾン投与を1クール行った。酸素化が改善したところで神経調節補助換気（NAVA）に変更。経腸栄養の増量に伴い，胃食道逆流によってのSpO₂低下もみられたため，十二指腸チューブを挿入し持続経腸栄養を開始した（図2）。

修正28週

NAVAでの管理を継続。次第に呼吸状態は安定し，NAVAレベルとPEEPを漸減し，無呼吸時間を延長した。

修正30週

抜管。その後noninvasive ventilation-NAVA（NIV-NAVA）管理とした。

修正32週

無呼吸は消失し，NIV-NAVAからsigh positive airway pressure（SiPAP）へ変更した。

修正34週

高流量鼻カニュラ（HFNC）に変更した。経口哺乳

図1 出生後NICU移動後のX線写真

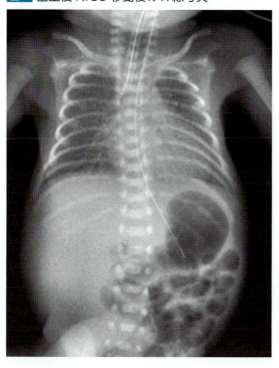

図2 X線写真で確認された十二指腸チューブ

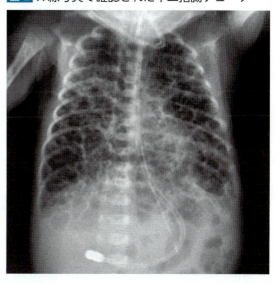

を開始しカフェインを中止した。

修正36週

鼻カニュラ酸素25%，1L投与。

修正40週

依然，鼻カニュラ酸素25%が必要であったため，在宅酸素療法の準備を整え退院した。超音波検査で肺高血圧はこの時点で認めなかった。

治療のアルゴリズム
呼吸窮迫症候群（RDS）

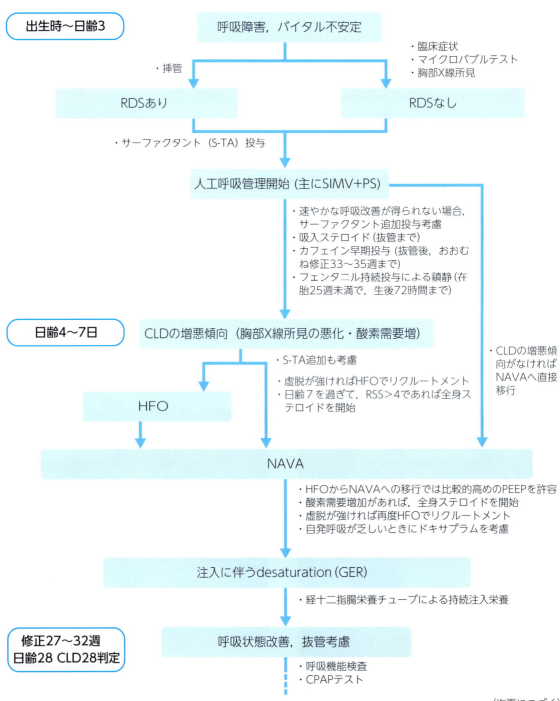

（次頁につづく）

Ⅳ. ① 呼吸／呼吸窮迫症候群 respiratory distress syndrome；RDS

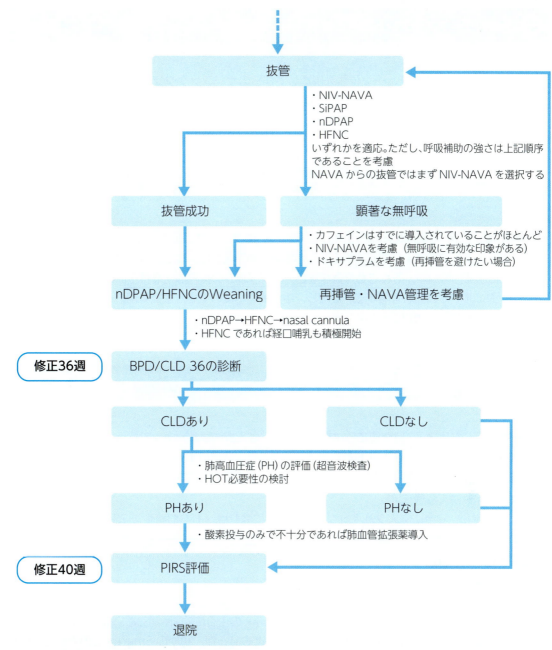

RDS；respiratory distress syndrome：呼吸窮迫症候群，SIMV；synchronized intermittent mandatory ventilation：同調性間歇的陽圧換気，PS；pressure support：プレッシャーサポート，PIP；peak inspiratory pressure：最大吸気圧，CRP；C reactive protein：C反応性蛋白，PDA；patent ductus arteriosus：動脈管開存，BPD；bronchopulmonary dysplasia：気管支肺異形成，HFO；high frequency oscillation：高頻度振動人工換気，NAVA；neurally adjusted ventilatory assist：神経調節補助換気，GER；esophageal reflex：胃食道逆流，CLD；chronic lung disease：慢性肺疾患，CPAP；continuous postive airway pressure：持続気道陽圧，NIV-NAVA；noninvasive ventilation-NAVA：非侵襲的神経調節補助換気，NIPPV；non-invasive positive pressure ventilation：非侵襲的陽圧換気，nDPAP；nasal-directional positive airway pressure：呼気吸気変換方式経鼻的気道陽圧，HFNC；high-flow nasal cannula：高流量鼻カニュラ，PH；pulmonary hypertension：肺高血圧，HOT；home oxygen therapy：在宅酸素療法，PIRS；premature infant respiratory status，RSS；respiratory severity score，S-TA；surfactant Tokyo-Akita

Q 予防的サーファクタント投与とは？

通常，胸部X線写真でチューブ位置を確認してからのサーファクタント投与である。マイクロバブルテストでweak（1視野当たり10個未満）以下，かつ蘇生時にバイタルサインの改善がみられない場合，胸部X線写真を確認前にサーファクタント投与を優先する場合もある。

Q 鎮静はどのように行うか？

当院では，生後72時間以内は頭蓋内出血予防目的にフェンタニル1μg/kg/時での鎮静を行っている。その後，体動による呼吸状態の悪化が顕著である場合に，フェノバルビタール（フェノバール®）による内服鎮静，それでも無効な場合，ミダゾラムの持続静注を行う。さらに無効な場合はフェンタニルでの鎮静も考慮する。ただし，中枢神経予後の点で，生後早期のミダゾラム投与を避け，最低でも生後2週以後としている。

Q ステロイド投与はどのように行うか？

状態が安定した生後72時間後ころよりステロイド吸入療法はルーチンで行う。ステロイドの吸入療法は，わが国でのエビデンスもある治療法である[1]。ステロイドの全身投与はまず，コルチゾールを選択する。これが無効な場合，デキサメサタゾンの投与を検討する。

■ステロイド吸入療法
状態が安定し，安全にマスクバギングできる状態になれば（おおむね生後72時間後），ステロイドの吸入療法を行う。

■ステロイド全身投与
ヒドロコルチゾン療法
第一選択はヒドロコルチゾンである。
5mg/kgから始め，5－3－2－1－（0.5）mg/kgのように48時間ごとに減量する。2mg/kg以下で安定していれば点滴から内服に移行することもあるが，初期の5mg/kgでの治療に反応が悪く，2クール目，もしくはデキサメタゾン投与が今後必要と思われる場合は，静注で減量し，点滴ラインは残す。

デキサメタゾン療法
ヒドロコルチゾンに反応不良の重症例に用いる。
デカドロン®0.5mg/kg/日を3日，0.3mg/kg/日を2日，0.2mg/kg/日を2日，その後ヒドロコルチゾン1～2mg/kg/日程度を使用し漸減する。デキサメタゾンの効果を減弱させるため，フェノバルビタールとの併用は避ける。

IV. ① 呼吸／呼吸窮迫症候群 respiratory distress syndrome；RDS

Q NAVA：neurally-adjusted ventilatory assist とは？

Edi（electrical activity of diaphragm）とよばれる横隔膜の筋電位を専用の電極付きカテーテルで感知し，横隔膜の収縮に合わせた呼吸補助を行う神経調節補助換気である。人工呼吸器と患者の同期性を大幅に改善し，換気圧の低下，酸素投与濃度の低下，鎮静薬の減量などのメリットが得られる[2]。これにより慢性肺疾患（CLD）の抑制にもつながる可能性が期待される。

当院では，積極的に NAVA での呼吸管理を試みている。急性期から使用する症例も増えている。NAVA ではそれまでの SIMV に比べ明らかに最大吸気圧（PIP）が低下でき，酸素濃度も下げられることが多い。安静になることで鎮静の必要も減る。NAVA は抜管後も使用でき，NIV-NAVA とよばれている。当院では NIV-NAVA も積極的に導入し，早期抜管や無呼吸に有効な印象である。

Q NAVA は超低出生体重児でも使えるのか？

NAVA が前提としているのは患者自身の自発呼吸である。呼吸中枢の未熟な超低出生体重児では，確かに管理が難しい場面もある。しかし，適切なレベルの設定，カフェインやドキサプラムの投与でそうした局面を打開できることもある。ただし，自発呼吸を前提としているがゆえに，肺が虚脱する病態に自発呼吸に依存した状態ではリクルートメントが不十分になることも多い。その際には，HFO などを積極的に使用してリクルートメントを図っている。

なお，Edi カテーテルは 500g 未満の超低出生体重児には使用していない。Edi（横隔膜電位活動）を適切に検出するためにカテーテル位置を調整すると，深くなり過ぎてしまい，胃壁の損傷や穿孔が懸念されるからである。

文 献

1) Nakamura T, Yonemoto N, Nakayama M, et al: Early inhaled steroid use in extremely low birthweight infants: a randomised controlled trial. Arch Dis Child Fetal Neonatal Ed 2016; 101: F552-6.

2) Lee J, Kim HS, Jung YH, et al: Non-invasive neurally adjusted ventilatory assist in preterm infants: a randomised phase II crossover trial. Arch Dis Child Fetal Neonatal Ed 2015; 100: F507-13.

Ⅳ 症例から考える管理

2 循環

a. 早産児動脈管開存症
patent ductus arteriosus; PDA

母体
30歳，妊娠26週

症状
妊娠23週より切迫早産で入院加療，妊娠24週に当院へ母体搬送された。1週間の子宮収縮抑制薬投与，および絶対安静の早産管理にても子宮収縮抑制のコントロールがつかず，妊娠25週にて分娩となった。

出生前管理
出生1週間前に，ベタメタゾン（リンデロン®）の筋注済み。

出生時管理
児は，在胎26週で出生した。速やかにクベース内に収容し，プラスチックラップを併用して保温された。Apgarスコアは1分値4点，5分値6点であった。出生体重750g。出生時体動，筋緊張あり，皮膚色は全身蒼白で，心拍数は80/分台であった。速やかにマスクバギングを開始し，心拍数は100/分以上，右手のSpO_2は90%台（FiO_2 0.3）となった。生後5分で気管挿管（径2.5mm）した。胸部X線写真でチューブ位置を確認。マイクロバブルテストはweak〔気泡数2～9個（mm²）〕のため，サーファクタント気管内投与を行った。その後もSpO_2は90%台を超え，酸素は中止できた。

出生時
蘇生室で処置後，NICUへ移動。同調性間歇的陽圧換気（SIMV）は最大吸気圧（PIP）/呼気終末陽圧（PEEP）20/5，呼吸回数30，Ti 0.5で呼吸管理を開始した。PIカテーテル等ラインの確保をし，X線検査で気管挿管チューブ位置を確認した。

生後3時間後
動脈管開存症（PDA）に対するインドメタシンの予防投与を開始した（0.1mg/kg，6時間で持続静注）。

生後24時間以内
血性気管内吸引物を認めたため，心臓超音波検査を施行したところ，PDA 2.6mm，左室拡張末期径（LVDd）12.3mm，左肺動脈拡張末期血流速度0.3m/秒，前大脳動脈拡張期血流の途絶，腎動脈拡張期血流の逆流を認めた（図1）。

PDAの症候化と判断し，イブプロフェン10mg/kgを30分で静注投与した。

治療のアルゴリズム
早産児動脈管開存症（PDA）

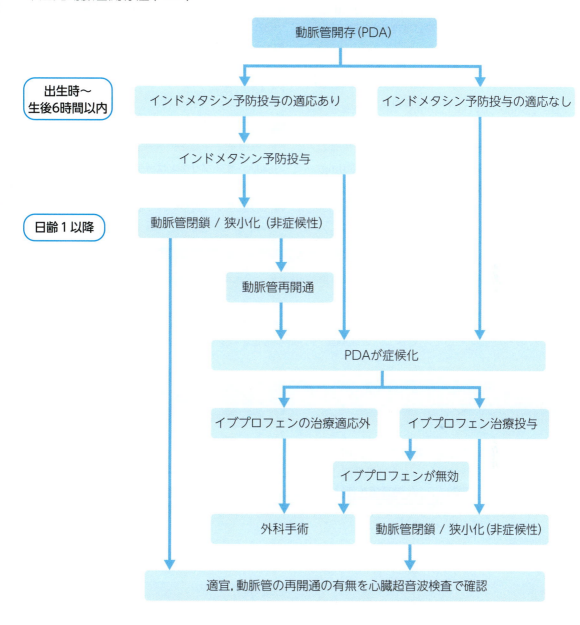

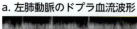 早産児動脈管開存症（PDA）の超音波画像
a：左肺動脈拡張末期血流速度の上昇，b：前大脳動脈拡張血流の途絶，c：腎動脈拡張器血流の逆流。

a. 左肺動脈のドプラ血流波形　　b. 前大脳動脈のドプラ血流波形　　c. 腎動脈のドプラ血流波形

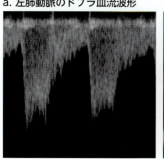 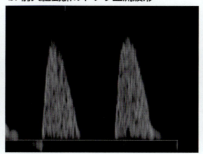 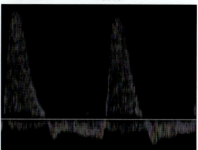

生後72時間以内

イブプロフェンは24時間ごと合計3回投与(10-5-5mg/kg)したが，PDAは完全には閉鎖しなかった。

日齢5

PDA 2.8mm，LVDd 12.5mm，左肺動脈拡張末期血流速度0.35m/秒，前大脳動脈拡張期血流の途絶，腎動脈拡張期血流の逆流を認めた。尿量は0.5mL/kg/時間と少なく，血清クレアチニン2.0mg/dLと腎障害を認めた。症候性PDAに対する外科手術の適応と判断し，同日動脈管結紮術を施行した。

術後，容量負荷，ドパミン塩酸塩(DOA)(5μg/kg/分)を投与し，心拍数143/分，血圧48/28(mean 35)mmHgと安定していた。術後の心臓超音波検査では下大静脈の虚脱はなく，LVDd 10.5mm，左室短縮率(fractional shortening；FS)は23%であった。血管拡張薬(オルプリノン0.2μg/kg/分)を追加し，FS 32%に改善した。

日齢6

DOA，オルプリノンは減量，中止した。
インドメタシンの副作用である低血糖を認めた。輸液の糖濃度の調整のみで血糖値は安定した。

Q PDAに対するインドメタシンの予防投与とは？

A PDAが症候化する前の生後早期からインドメタシンを投与する方法である。予防投与によりPDAの発症を抑えるだけでなく，重症脳室内出血の発症を減少させたとする報告がある[1]。

Q PDAによる血性吸引物を認める理由は？

超低出生体重児は心室拡張能が低く，PDAの左右短絡の増加により容易に心室拡張末期圧，心房圧が上昇し，肺うっ血から出血性肺浮腫となる。このため，血性吸引物を認めた場合は，PDAの症候化を疑い，早急にPDAの評価を行い，治療の必要性を判断する必要がある。

文献

1) Fowlie PW, Davis PG, McGuire W: Prophylactic intravenous indomethacin for preventing mortality and morbidity in preterm infants. Cochrane Database Syst Rev 2010; 2010: CD000174.

Ⅳ 症例から考える管理

b. 新生児遷延性肺高血圧症
persistent pulmonary hypertension of the newborn; PPHN

母体
30歳，妊娠23週

症状
妊娠20週より前期破水，切迫早産で入院加療され，22週に当院に母体搬送された。羊水指数（AFI）1cm，子宮収縮抑制薬の投与および絶対安静とするも子宮収縮抑制のコントロールがつかず，妊娠23週にて分娩となった。

出生前管理
出生1週間前にベタメタゾン（リンデロン®）の筋注済み。母体炎症反応上昇に対し，抗菌薬投与中。

出生時管理
児は，在胎23週で出生。速やかにクベース内に収容し，プラスチックラップを併用して保温した。Apgarスコア1分値2点，5分値5点。出生体重485g。出生時は体動，筋緊張あり，皮膚色は全身蒼白，心拍数は50/分台であった。速やかにマスクバギングを開始し，心拍数は100/分以上となったが，右手のSpO₂は50％台（FiO₂ 0.6）より上昇しなかった。生後5分で気管挿管（径2.5mm）した。胸部X線写真でチューブ位置を確認。マイクロバブルテストはweak（1視野当たり10個未満）のため，サーファクタント気管内投与を行った。その後SpO₂は90％台を超え，投与酸素濃度を30％まで低下できた。

出生時

蘇生室で処置後，NICUへ移動。同調性間欠的陽圧換気（SIMV）は最大吸気圧（PIP）/呼気終末陽圧（PEEP）22/5，呼吸回数30，Ti 0.5で呼吸管理を開始した。PIカテーテル等ラインを確保し，胸部X線写真で気管挿管チューブ位置を確認した。気胸は認めなかった。

カテコールアミンはドパミン塩酸塩（DOA）5µg/kg/分で開始した。鎮痛・鎮静はフェンタニルによる鎮静（1µg/kg/時）を開始した。

生後1時間後

酸素飽和度（SpO₂）が90％未満になるため，徐々に酸素濃度，呼吸器条件を上げた。人工呼吸器設定はPIP/PEEP 18/5，呼吸回数25，FiO₂ 75％。処置後，下肢のSpO₂が50％台に急激に低下した。同時に上肢SpO₂を測定したところ，上肢SpO₂は87％と明らかな上下差を認めた。血圧は32/20mmHg，心臓超音波検査では心室中隔は左室側に凸で，三尖弁逆流速度3.5m/秒，動脈管開存（PDA），卵円孔開存（PFO）の血流は右左短絡であった。先天性心疾患は認めなかった。血液ガス

治療のアルゴリズム
新生児遷延性肺高血圧症（PPHN）

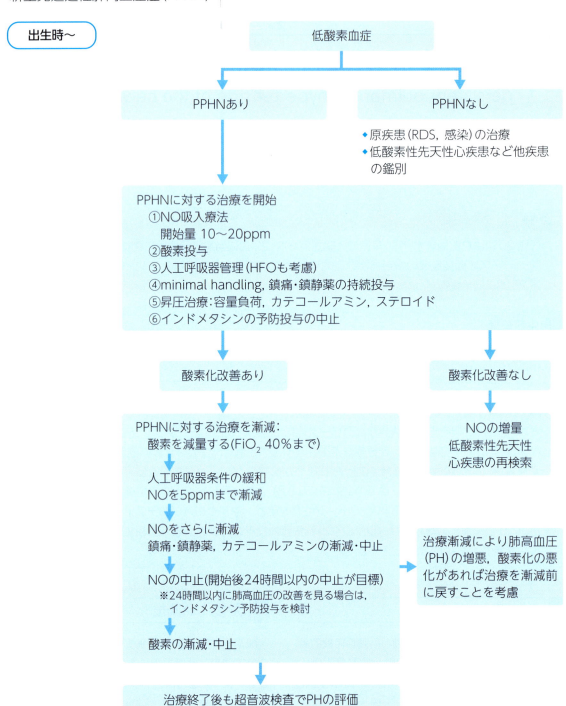

RDS；respiratory distress syndrome：呼吸窮迫症候群，NO；nitric oxide：一酸化窒素，HFO；high frequency oscillatory ventilation：高頻度振動人工換気，PH；pulmonary hypertension

Ⅳ． 2 循環／b．新生児遷延性肺高血圧症 persistent pulmonary hypertension of the newborn；PPHN

でのoxygenation index（OI）は23であった。

　体血圧を上昇するため，生理食塩水による容量負荷，ドパミン塩酸塩（5μg/kg/分）を開始，ヒドロコルチゾン1mg/kgを静注した。

　新生児遷延性肺高血圧症（PPHN）と診断し，FiO_2を100％へ増量，NO吸入療法を10ppmで開始した。フェンタニルの増量（1→2μg/kg/時間），で鎮静を強化した。

生後12時間以内

　NO吸入療法を開始後，酸素飽和度の上下差は消失した。心室中隔の左室への圧排は改善し，PDAは両方向性短絡となった。FiO_2は70％まで漸減したが酸素飽和度の低下は認めなかったため，人工呼吸器の最大吸気圧を漸減した。

生後24時間以内

　FiO_2 40％，PaO_2 90mmHg，人工呼吸器の最大吸気圧は15cmH_2Oまで下げられたため，NO濃度を1ppmずつ漸減した。NO漸減開始後もSpO_2の悪化はなく，OIは5，PDAは左右短絡の血流パターンとなった。NOは生後20時間で中止した。肺高血圧のため，インドメタシンの予防投与は行わなかった。

日齢1

　PDAは症候化せず自然閉鎖した。血圧は安定しており，カテコールアミンも漸減中止できた。

生後1週

　SpO_2は安定しており，鎮静も中止した。

生後3〜4週

　SpO_2の変動が大きくなり，X線写真で肺野の網状陰影が出現し，酸素必要量も増大し，慢性肺疾患（CLD）の増悪と考えられた。

Q NO吸入療法とは？

　人工呼吸器内へNOガスを投与することにより，吸入されたNOが肺血管平滑筋へ直接作用し，肺血管を拡張することで肺血管抵抗・肺動脈圧を低下させる。NOは肺血管内に拡散すると直ちに不活性化されるため，体血圧には影響がない。

Q 羊水過少に伴うPPHNについて述べよ。

　前期破水などにより羊水過少であった母体から出生した超低出生体重児では，肺低形成による呼吸障害を合併することがある。高い呼吸器条件を必要とすることが多く，早産児のPPHN発症のリスクも高い。早産児の呼吸不全に対するNO吸入療法の効果については議論があるが，早産児の長期羊水過少に伴う肺低形成に関連したPPHNでの効果が報告されている[1,2]。

文献

1）Kinsella JP, Steinhorn RH, Krishnan US, et al: Recommendations for the Use of Inhaled Nitric Oxide Therapy in Premature Newborns with Severe Pulmonary Hypertension. J Pediatr 2016; 170: 312-4.

2）Aikio O, Metsola J, Vuolteenaho R, et al: Transient defect in nitric oxide generation after rupture of fetal membranes and responsiveness to inhaled nitric oxide in very preterm infants with hypoxic respiratory failure. J Pediatr 2012; 161: 397-403.e1.

Ⅳ 症例から考える管理

3 神経

脳室内出血および出血後水頭症

母体
20歳，妊娠23週5日

分娩前超音波所見
胎児は異常指摘なし。

出生前管理
妊娠23週0日に性器出血，子宮収縮を軽度認めたため近医産婦人科を受診。子宮収縮抑制薬を開始し経過観察となっていた。妊娠23週5日に10分ごとの子宮収縮を認めたため近医産婦人科を受診，子宮口全開大していたため緊急で当院へ母体搬送となった。骨盤位のため緊急帝王切開となった。母体ステロイド投与は行われていなかった。

出生時管理
出生体重635g。出生時，足から娩出され頭が出るまでに時間を要しての出生となった。出生時啼泣なく，呼吸も認めなかった。筋緊張，反射とも認めず，生後速やかに気管挿管を試みるも時間を要し，生後11分で挿管となった。挿管後徐々にピンクアップし，NICU入院とした。臍帯ミルキングは実施した。
Apgarスコアは1分値1点，5分値6点。

出生時

出生時の頭部超音波検査では出血を認めなかった。動脈ラインを確保し血圧を測定したところ，血圧24/19（mean 21）mmHgと低値であった。動脈血液ガス検査はpH 7.21, pCO$_2$ 53mmHg, BE －8.0mmol/Lと混合性アシドーシスを認めていた。pCO$_2$ 40mmHg前後を目指して呼吸器設定の調整を行い，pH補正目的に炭酸水素ナトリウム補正を開始した。心臓超音波検査で動脈管は開存しており，脳室内出血予防にインドメタシン予防量投与を行った。さらに血圧を，平均血圧23mmHg以上を目標に，カテコールアミン，ドパミン塩酸塩（DOA），ドブタミン塩酸塩（DOB）投与を開始した。

生後24時間以内

生後3時間の動脈血液ガス検査はpH 7.36, pCO$_2$ 38mmHg, BE －3.0mmol/Lと改善していた。頭部超音波検査を行ったが，脈絡叢がやや高輝度な印象はあったが，明らかな異常は認めなかった。以降3～6時間ごとに動脈血液ガス検査を行ったが，大きな変動はなかった。血圧は平均血圧25mmHg前後で安定していた。生後24時間での動脈血液ガス検査はpH 7.28, pCO$_2$ 48mmHg, BE －7.3mmol/Lと，再度アシドーシスを認めた。また，血糖310mg/dLと著明な上昇を認めた。頭部超音波検査（図1）で，左に脳室腔の50%以上を占める脳室内出血を認めた。またその脳室壁の辺縁の脳実質

Ⅳ．3 神経／脳室内出血および出血後水頭症

図1 脳室内出血の頭部超音波画像

a：矢状断面

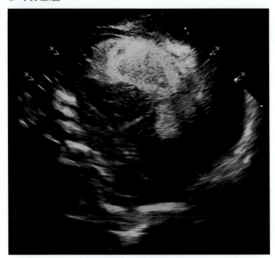

b：冠状断面

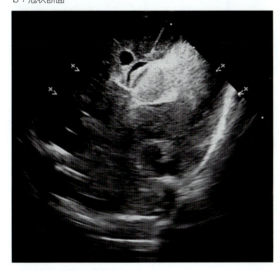

内の出血も疑われた。児は週数に比して動きが多く落ち着かない印象であった。呼吸器設定の調整，アシドーシスの補正，フェンタニル（1.0 μg/kg/時）による鎮痛・鎮静を開始した。また凝固検査を提出しPT-INR 1.7，APTT 78秒と凝固系の延長を認めたため新鮮凍結血漿（FFP）20 mL/kgを緩徐に投与とした。血圧に関しては平均血圧23～30 mmHgを目標に，適宜カテコールアミンの調整を行った。

生後72時間以内

生後48時間での頭部超音波検査で脳室内出血の拡大はなかった。鎮痛・鎮静は継続した。凝固能を再検したが，おおむね正常範囲に改善していた。

生後72時間でも，頭部超音波検査で脳室内出血の拡大はなかった。引き続き血圧の安定，呼吸の安定に努めた。

日齢4～7

日齢4での頭部超音波検査では脳室内出血の拡大はなく72時間経過し，全身状態も安定していたため，フェンタニルを半量（0.5 μg/kg/時）に減量した。

日齢5にはフェンタニル減量に伴い体動は出てきたが，頭部超音波検査で出血の拡大は認めなかったためフェンタニルは終了とした。左右側脳室はやや大きくなっており，全角の辺縁が丸くなっていた。大泉門は軽度膨隆していたが，縫合離解はわずかであった。児の明らかな神経症状は認めなかった。出血後水頭症と診断し頭部超音波検査を引き続き連日行い，頭囲測定も週3回実施する方針とした。また，脳神経外科にコンサルトし，併診となった。

頭位は日齢4から6にかけて0.8 cmの拡大を認めたが，以降は著明な拡大はなかった。頭部超音波検査でも日齢6は側脳室拡大傾向はあったが，以降は悪化なく経過した。大泉門膨隆は軽度あったが緊満感はなかった。縫合離解は認めていたが徐々に改善した。リザーバー留置に関しては，進行が緩徐になってきたため見合わせた。

日齢7～28

週2回の頭囲測定，頭部超音波検査を行ったが明らかな悪化所見はなかった。頭囲は成長に合わせて大きくなったが，標準頭囲と比較して+2SDを超えることはなかった。

生後1カ月～退院

週2回の頭囲測定，週1回の頭部超音波検査を継続したが悪化所見はなかった。頭部超音波検査所見は，脳室拡大の程度は徐々に目立たなくなった。無呼吸は修正38週頃まで頻回に生じ，脳室内出血の影響が考えられた。修正39週で行った頭部MRI検査では左側脳室三角部にT1WI低信号，T2WI高信号で，辺縁が低信号を呈する腫瘤状構造がみられ，陳旧性の血腫吸収後囊胞と考えられた。

治療のアルゴリズム
脳室内出血(IVH)

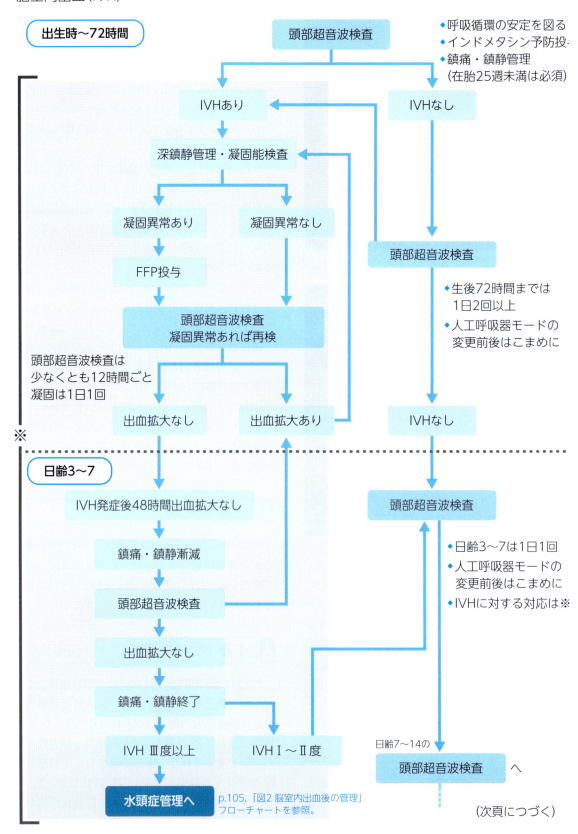

(次頁につづく)

Ⅳ．3 神経／脳室内出血および出血後水頭症

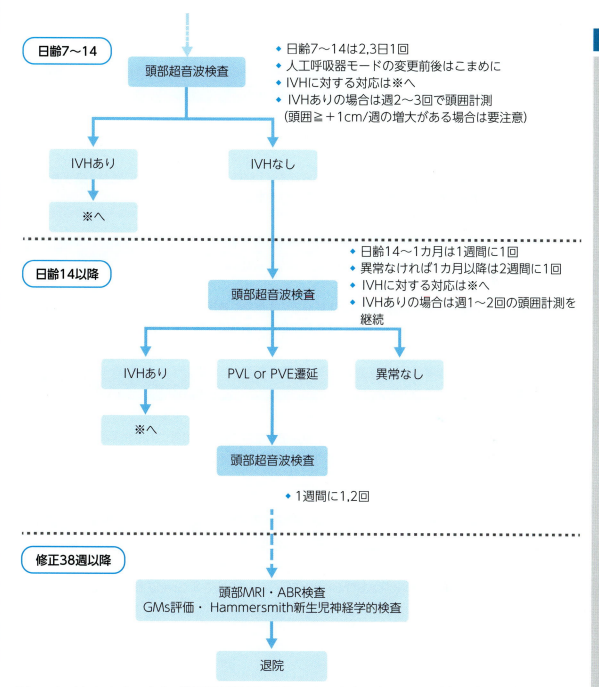

PVL；periventricular leukomalacia：脳室周囲白質軟化症，PVE；periventricular echogenicity：脳室周囲高エコー域，ABR；auditory brain stem response：聴性脳幹反応，GMs；general movements

T2WIでは三角部から後角壁沿いにも低信号があり，出血後変化が考えられた。聴性脳幹反応（ABR）検査は左右とも60dBで，難聴が疑われた。退院後は新生児科で発達を，脳神経外科で水頭症，耳鼻科で難聴疑いのフォローを予定した。

Q 本症例の脳室内出血の原因は何か？

特定の原因ではなく，いくつかの要因が積み重なったことが誘因と考えられる。早産，母体ステロイド投与未実施，分娩時の頭が娩出困難であったこと，気管挿管が難渋したこと，生後早期の低血圧，アシドーシス，高二酸化炭素血症が挙げられる。1時間をかけ緩徐に投与したが，高浸透圧である炭酸水素ナトリウム投与も一因になった可能性がある。

Q 血圧の目標値は？

当院では，平均血圧が在胎週数の数値以上になるのを目標に管理しているが，これに関して明確なエビデンスは存在しない。また，急激な変化が生じないように注意深く管理している。

Q 出血後水頭症の管理のポイントは？

頭部超音波所見，頭囲拡大の程度，大泉門所見，縫合離解の程度を参考に治療介入が必要かを判断する。特に頭囲拡大は簡便な指標で1週間に1cmを超える拡大や，標準頭囲より+2.0SDを超えてくる場合はリザーバー留置を検討する。

Q 本症例の左脳室内出血のGradeはいくつか？

Papile分類では脳実質にも出血がありGrade Ⅳ，Volpe分類ではGrade Ⅲとなる。

Ⅳ 症例から考える管理

4 消化器

a. 消化管穿孔

母体
35歳, 妊娠27週

症状
妊娠20週5日に子宮頸管の短縮を指摘された. 妊娠22週0日に子宮収縮を認めるようになり, 入院管理された. 妊娠27週2日に陣痛発来し, 頭位経腟分娩となった.

出生時管理
在胎27週2日, 体重1,180g (80パーセンタイル), 身長35.5cm (56パーセンタイル), Apgarスコア1分値8点, 5分値9点で出生した. 呻吟と陥没呼吸を認め, 気管挿管した.

出生後1時間
胸部X線検査, マイクロバブルテストで呼吸窮迫症候群 (RDS) と診断し, サーファクタントを気管内投与した.

日齢1
図1に胸腹部X線写真を示す. 拡張した腸管ガス像を認めた. グリセリン浣腸を開始し, 排便を認めた.

日齢2
呼吸状態は安定し, 抜管した. 抜管のためミルクの注入は行わなかった. グリセリン浣腸を定期的に行い, 少量ながら排便を認めた.

日齢3
排便を認めていたため, 母乳の注入を開始した. 胃内容物に胆汁が混じって引けたため, 注入を中止した.

図1 胸腹部X線写真
拡張した腸管ガス像を認めた (矢印).

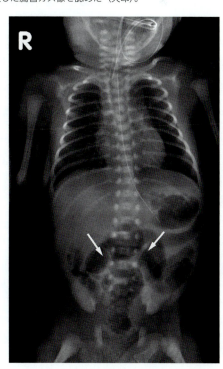

治療のアルゴリズム
消化管穿孔

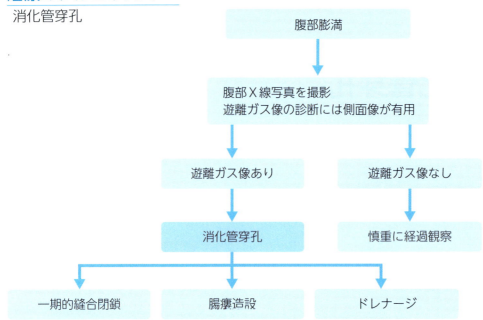

日齢4

腹部膨満が出現した。腹壁の色調の変化は認めなかった。図2に腹部X線写真を示す。腹腔内に遊離ガス像を認め，消化管穿孔と診断した。緊急手術とした。回盲部から15cm口側に2カ所，径5mmと1mmの小腸穿孔を認めた。腹水は混濁した黄色であった。腸管に壊死を認めず，限局性腸穿孔と診断した。大きな穿孔部位を開口部にして人工肛門を増設し，小さな穿孔部位は縫合し閉鎖した。

日齢8

人工肛門から排便を認めるようになり，母乳の注入を再開した。胃内容物が多く引けていた。

図2 腹部X線写真
a：正面像；矢印部位に遊離ガス像を認める。腸管拡張像は消失した。
b：cross-table view（側面像）；側面像では，正面像と比較して遊離ガス像（矢印）がより明確に確認しやすい。

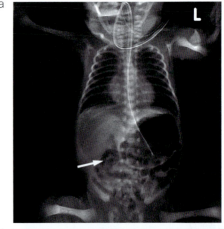

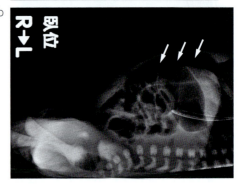

IV．4 消化器／a．消化管穿孔

▲ 日齢 16

胃内容物が多く引けてミルクの増量は困難であったが，減少してきたため少しずつ増量した。

▲ 日齢 29

ミルクのみで水分量は100mL/kg/日に達した。

▲ 日齢 50

人工肛門から出た便を，肛門側の人工肛門へ注入し始めた。

▲ 修正 40 週

体重は2,540gまで増え，人工肛門閉鎖術を行った。口側，肛門側の腸管は径15mmで口径差は認めなかった。3日後から経口哺乳を再開し，順調に増量できた。

Q なぜ腹部X線写真は，正面・側面像を撮影するのか？

正面像では遊離ガス像がわかりにくいことがあるため，cross-table view（側面像）を撮影する。側面像では遊離ガス像がよりわかりやすい。消化管穿孔を疑った際は，側面像も撮影することで早期の診断が可能な場合がある。

Q 壊死性腸炎との鑑別は？

全身状態の著明な悪化をきたすことなく，突然，腹部膨満が出現する。腹壁の発赤は伴わない。炎症反応の上昇はないことが多い。

Ⅳ 症例から考える管理

4 消化器

b. 胃食道逆流症
gastroesophageal reflux disease; GERD

母体
32歳，妊娠22週

症状
妊娠22週0日に破水し，陣痛発来した。妊娠の継続は困難であり，骨盤位のため全身麻酔下で緊急帝王切開となった。

出生時管理
在胎22週0日，518g，Apgarスコア1分値1点，5分値5点で出生した。自発呼吸がなくマスクバギングを行い，気管挿管した。サーファクタントを気管内投与し，NICUへ入院した。

出生後1時間
中心静脈路を確保し，輸液，鎮痛・鎮静を行った。

日齢3
母乳の注入を開始した。

日齢4
頭蓋内出血を認めず，鎮痛・鎮静を中止した。

日齢7
ミルクの注入時に酸素需要の増加がみられた。呼吸状態の悪化に伴い，一時禁乳とした。人工呼吸器の条件を調整した。

日齢8
呼吸状態は安定したため，ミルクの注入を再開した。注入時間を延長した。

日齢13
ミルク量は1回5mLを1日8回まで増量できた。ミルクの注入に伴って酸素需要が増加するため，胃食道逆流症（GERD）を疑ってEDチューブ（elemental diet tube）を挿入した。EDチューブからミルクの注入を開始した。

ミルク量は順調に増量でき，注入に伴う呼吸状態の悪化も認めなくなった。

修正32週
呼吸状態は安定していたため，抜管した。

修正33週
ミルクの注入を，EDチューブから胃管に少量ずつ移行し始めた。

修正34週
ミルクを全量胃管から注入でき，EDチューブを

Ⅳ．4 消化器／b．胃食道逆流症 gastroesophageal reflux disease；GERD

治療のアルゴリズム
胃食道逆流症（GERD）

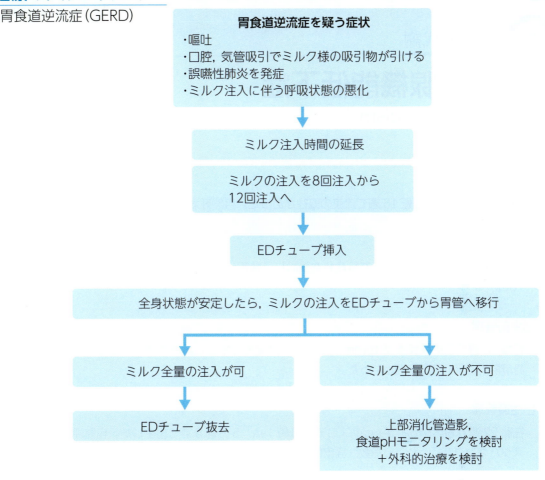

抜去した。
それ以降，嘔吐など胃食道逆流症を疑う所見は
なく経過した。

Q なぜGERDを疑った？

嘔吐や，口腔内などからミルク様の吸引物が目立たなくても，注入に伴う呼吸状態の悪化があれば胃食道逆流症が疑わしい。

Q 治療の目安は？

ミルクの注入量が増えて，GERDを疑ったら注入時間の延長や注入回数を増やしてみる。それでも軽快がなければEDチューブを挿入し，ミルクの注入を行う。胃内への注入でミルク量が十分に増やせないと，栄養が足りなくなってしまい，成長面での不利益が大きい。

Ⅳ 症例から考える管理

5 内分泌代謝

甲状腺機能低下症
hypothyroidism

母体
31歳，4妊2産。妊娠16週で流産の既往があった。自然妊娠した。

症状
妊娠21週3日に性器出血があり産科を受診し，頸管長が52mmであったため自宅安静を指示された。

出生前管理
妊娠22週0日に頸管長が10mmと短縮し，陣痛も発来した。高位破水を認め，骨盤位のため全身麻酔下で緊急帝王切開となった。

出生時管理
在胎22週0日，518g，Apgarスコア1分値1点，5分値5点で出生した。自発呼吸はなく，マスクバギングを行った。心拍数，経皮的酸素飽和度の上昇を認め，生後8分で気管挿管した。

出生時

NICUに入院後，中心静脈路，動脈路を確保して輸液を開始した。

生後2週

経腸栄養を開始してミルクは順調に増量できたが，日齢7に呼吸状態の悪化があり，一時禁乳にした。日齢8に少量から再開し，現在はミルクのみで90mL/kg/日まで増量できた。浣腸で排便を認めた。体重増加は緩やかに得られていた。日齢1から光療法を行ったが，日齢9に中止して以降再開はなかった。血液検査で甲状腺刺激ホルモン(TSH)3.54μIU/mL，遊離トリヨードサイロニン(fT3)1.0pg/mL，遊離サイロキシン(fT4)0.7ng/dLであった。経過観察とした。

生後2〜9週までの甲状腺ホルモンの値を**表1**に示す。

生後3週

ミルクを135mL/kg/日で注入し，体重増加は良好であった。血液検査でTSH 2.87μIU/mL，fT3 1.6pg/mL，fT4 1.0ng/dLであった。

生後5週

ミルクを155mL/kg/日で注入し，体重増加は良好であった。血液検査でTSH 2.00μIU/mL，fT3 2.1pg/mL，fT4 1.2ng/dLであった。

生後7週

血液検査でTSH 1.76μIU/mL，fT3 2.7pg/mL，fT4 1.6ng/dLであった。

治療のアルゴリズム
甲状腺機能低下症

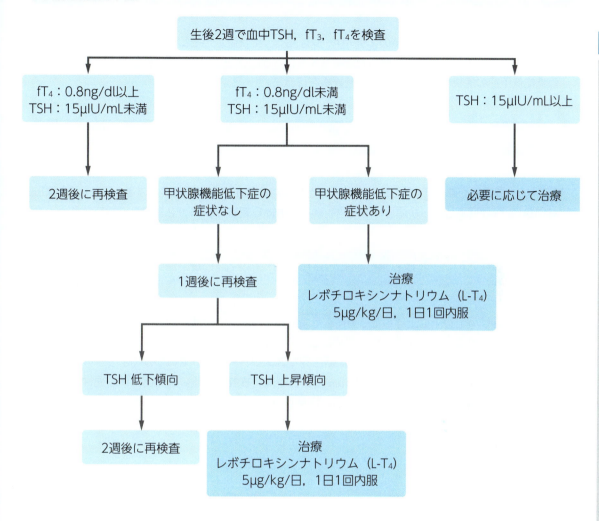

表1 生後9週までの甲状腺ホルモン値

	生後2週	生後3週	生後5週	生後7週	生後9週
TSH (μIU/mL)	3.54	2.87	2.00	1.76	2.97
fT$_3$ (pg/mL)	1.0	1.6	2.1	2.7	2.9
fT$_4$ (ng/dL)	0.7	1.0	1.2	1.6	1.4

生後9週

血液検査でTSH 2.97 μIU/mL, fT$_3$ 2.9 pg/mL, fT$_4$ 1.4 ng/dLであった。

以降, 甲状腺ホルモン検査を定期的に行った。甲状腺ホルモン値に問題はなく, 治療を行わずに退院となった。

Q 生後2週の血液検査で甲状腺ホルモン低下があるが，治療しないのか？

症例のような早産児では出生時のTSHサージは弱く，甲状腺ホルモンの反応も不十分である。この時期の甲状腺ホルモン低下に対して治療介入を行うかどうかはまだ結論は得られていない。甲状腺機能低下症の症状も認めないため経過観察を行った。

Q 生後2週での甲状腺機能を踏まえ，次回の甲状腺ホルモン検査はいつ行うか？

TSHの上昇を認めず，fT_4が0.8ng/dL未満と低値なので1週後に再検査をする。TSHが上昇しないか，fT_4が低下しないか注意して経過観察し，生後6週までは1〜2週ごとに検査する。

Q どうなったら治療を行うか。また，治療したらどのようなことに注意が必要か？

TSHが15μIU/mL以上に上昇したら治療を考慮する。TSHが15μIU/mL未満でも，fT_4が0.8ng/dL未満で甲状腺機能低下症の症状を認めたら治療を開始する。治療は甲状腺ホルモン薬（L-T4）を1日1回，3〜5μg/kg/日投与する。新生児マススクリーニングでみつかるような典型的な重症甲状腺機能低下症ではL-T4 10〜15μg/kg/日が推奨されている。超低出生体重児は，治療開始後に晩期循環不全を発症することがあり，注意する。

IV 症例から考える管理

a. 在胎23週の超低出生体重児の貧血管理

母体
33歳，2妊1産，自然妊娠

症状
妊娠22週3日に前期破水し入院管理となっていた。
在胎23週4日に陣痛発来し，同日経腟分娩にて出生。

出生前管理
胎児モニタリングでは特に異常なし。母の炎症反応上昇あり。不規則抗体スクリーニング陰性。
母B型Rh(+)

出生時管理
出生体重570g。Apgarスコアは1分値2点，5分値6点。貧血が予想されたため，臍帯のミルキングを行った。気管挿管，サーファクタント気管内投与を行い，NICUへ入室。

生後24時間以内

児の血液型を確認。B型Rh(+)。臍静脈カテーテル確保後，メナテトレノン(ケイツー®)1mgを静注，静注用免疫グロブリン製剤(IVIg)を投与した。臍動脈カテーテルも確保した。

血液検査でヘモグロビン(Hb)15.0g/dL。血小板数(Plt)13万/μL。フィブリノゲン85mg/dL，プロトロンビン時間(PT-INR)1.6，アンチトロンビンⅢ(AT-Ⅲ)42％，Dダイマー0.3μg/mLであり新鮮凍結血漿(FFP)15mL/kgを投与した。

生後72時間以内

FFP投与翌日に凝固能の正常化を確認した。生後30時間頃より炎症反応上昇を認め，Plt 3万/μL，フィブリノゲン80mg/dL，PT-INR 2.2，AT-Ⅲ 22％，Dダイマー11.2μg/mL，DICスコア6点で播種性血管内凝固症候群(DIC)と診断した。出血症状は認めず，脳室内出血(IVH)もなかった。

感染症に伴うDICに対して抗菌薬投与を開始，AT-Ⅲ低下に対し，人アンチトロンビンⅢ製剤(ノイアート®)60単位/kg，血小板減少，PT延長，フィブリノゲン低下に対して血小板15mL/kg，FFP 20mL/kgを投与した。全身状態も不良でありバンコマイシン(VCM)，メロペネム(MEPM)で治療を開始した。翌日の血液培養でグラム陽性球菌が陽性であったが，全身状態は改善し，血算および凝固検査ともに正常化を確認した。

生後72時間～4週

2回目の血液培養は陰性であり，2週間の抗菌薬治療を行い再燃を認めなかった。次第に経腸栄養を増量でき，生後2週には母乳栄養が100mL/kg日に達し，鉄剤投与を開始，エポエチンアルファ(遺

治療のアルゴリズム
低出生体重児の貧血管理

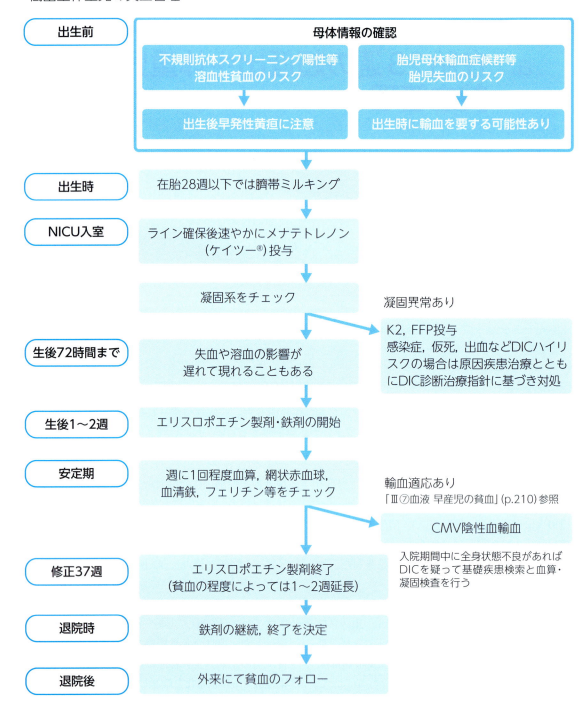

伝子組換え）製剤（エスポー®）の投与も開始した。生後2〜3週でHbが10.5g/dLまでゆっくりと低下した。この時点の呼吸管理は高頻度振動人工換気（HFO）を使用しており，使用酸素濃度は平均30％前半で酸素飽和度は90％前後で推移していた。

慢性的な酸素依存状態であり輸血適応ありと考え，サイトメガロウイルス（CMV）陰性赤血球濃厚液RBC-LR 20mL/kgを持続静注した。

IV．6 血液／ a．在胎 23 週の超低出生体重児の貧血管理

修正 32 週

修正31週で抜管。非侵襲的神経調節補助換気（NIV-NAVA）による呼吸補助を行っていた。使用酸素濃度は21〜30％未満で，無呼吸発作も各勤務1回程度あった。Hbが11g/dL台で経過していた。エスポー®，鉄剤，インクレミン®（溶性ピロリン酸第二鉄）を継続し，経過観察とした。

修正 35 週

呼吸が安定し，高流量鼻カニュラ（HFNC）を離脱。

経口哺乳も開始できた。

Hb 9.0g/dL台であったが，全身状態は安定しているため輸血適応なしと考えた。

修正 37 週

エスポー®皮下注は終了。Hb 9.8g/dL，Fe 50μg/dL，フェリチン 87ng/mL。

鉄剤内服は退院後も継続することとした。

Q DIC の診断・治療はどのようにしているか？

『新生児 DIC 診断・治療指針 2016 年版』に沿ってる。
治療に関しては原疾患の治療と並行して AT-Ⅲ製剤，FFP を積極的に使用し，凝固能の早期正常化を目指している。

Q 経腸栄養が進まないときのビタミン K 投与はどうしているか？

長期間の経静脈栄養を余儀なくされる症例では，胆汁うっ滞が生じることがある。胆汁うっ滞が続くと，腸管からの脂肪吸収が低下し，脂溶性ビタミンであるビタミン K の不足が問題になる。そのような状況では静脈路があればメナテトレノン（ケイツー®）1mg を生後 3 カ月を超えて静注している。静脈路がなければケイツー®シロップ 0.2％内服の投与頻度を増やして対応している（通常，週 1〜3 回）。

Q 輸血基準はどのように考えるか？

厚生労働省の「血液製剤の使用指針」の，新生児・小児に対する赤血球液の適正使用を参考にしている。(p.212「Ⅲ ⑦血液 早産児の貧血」表 3 参照)

Q 輸血症例での輸血後感染症チェックはどのようにしているか？

ルーチンでの感染症チェックは行っていない。日本輸血・細胞治療学会の指針では輸血後の感染症チェックについて，「1）輸血された患者全例に実施すべき検査ではない。2）以下の場合に担当医の判断で輸血後感染症検査を実施しても良い。①免疫抑制状態の患者，②患者の現在の病態から輸血後感染症が成立した場合に取り得る治療方法が限定されたり，治療法が変更される可能性がある患者」とされている。（一部抜粋）

b. 在胎27週の超低出生体重児の貧血管理

母体

37歳，1妊0産，自然妊娠

症状

妊娠24週頃より高血圧，蛋白尿があり，妊娠高血圧症候群として入院管理となっていた。母体の高血圧，蛋白尿は次第に増悪，肺水腫も出現し，妊娠27週4日，母体適応にて緊急帝王切開となった。

出生前管理

胎児モニタリングでは特に異常なし。胎児発育も順調であった。
不規則抗体スクリーニング陰性。母A型Rh(+)。

出生時管理

貧血が予想されたため，臍帯ミルキングを行った。出生体重850g。Apgarスコア1分値5点，5分値9点。努力呼吸が強くみられるため，気管挿管，サーファクタント気管内投与を行い，NICU入室となった。

出生1時間後

児の血液型を確認。A型Rh(+)。母の不規則抗体スクリーニングは陰性であり，血液型不適合のリスクは低いと考えられた。PIカテーテル確保後，メナテトレノン(ケイツー®)1mgを静注。

生後24時間以内

血液検査でヘモグロビン(Hb)18.0g/dL，血小板数(Plt)25万/μL。プロトロンビン時間(PT-INR)1.2，フィブリノゲン180mg/dL，Dダイマー0.1μg/mL，可視黄疸なし。総ビリルビン値(TB)1.4mg/dL，アンバウンドビリルビン値(UB)0.10μg/dLで貧血や凝固異常なく，早発黄疸も認めなかった。

生後72時間以内

呼吸状態は順調に改善し，日齢2で抜管，持続気道陽圧(CPAP)管理としていた。経腸栄養は生後

24時間以内に開始して順調に増量。母乳の分泌は良く，母乳のみ使用した。日齢7まで連日TB，UBをフォロー。光療法を計48時間行った。貧血の進行を懸念して，採血量は最小限にとどめた。

生後1～2週

経腸栄養は順調に増加でき，日齢6には100mL/kg/日に達した。この時点でHbは14.3g/dLと保たれていたがインクレミン®シロップ(溶性ピロリン酸第二鉄)3mg/kgを1日1回投与開始した。

その後，Hbは次第に低下して日齢13で11.8g/dLとなった。エポエチンアルファ(遺伝子組換え)製剤(エスポー®)定期注射を開始した。200単位/kgを週2回皮下注射。

生後4週

1日数回の無呼吸発作がみられたが，高流量鼻カニュラ(HFNC)でおおむね呼吸状態は安定した。週

に1回の定期採血を行い，電解質，黄疸のチェックとともに貧血のフォローを行った。定期採血でFe 30μg/dL，フェリチン37ng/mLと鉄欠乏状態であり，インクレミン®シロップを6mg/kgに増量した。

 修正32週

全身状態は安定していたが，無呼吸発作は1日2回ほどあった。努力呼吸はなく，HFNCのweaningは順調に進んでいた。

皮膚蒼白な印象であったが，Hb 9.4g/dL。貧血の進行はみられたが，全身状態は安定しており輸血適応なしと考えエスポー®，インクレミン®を継続し経過観察とした。

 修正35週

呼吸が安定し，HFNCを離脱。経口哺乳も開始できた。

Hb 9.6g/dLと貧血の進行はなし。Fe 86μg/dL，フェリチン127ng/mLで，鉄の過不足はないと推測された。

 修正37週

エスポー®皮下注を終了。Hb 9.8g/dL，Fe 50μg/dL，フェリチン87ng/mL。鉄剤内服は退院後も継続することとした。

Q 貧血の管理に関して，出生前に確認しておくべき項目にはどのようなものがあるか？

胎児心拍モニタリング（胎児頻脈や基線細変動の減少，サイナソイダルパターンなど）や胎児超音波ドプラで異常（中大脳動脈の最大収縮期血流速度の上昇）があった場合，母児間輸血症候群の可能性を考えておく必要がある。一絨毛膜二羊膜双胎で，羊水量や胎児の大きさに差があれば双胎間輸血症候群の可能性もある。溶血性疾患のリスクについても把握しておく必要があるので，母の血液型，不規則抗体スクリーニングの結果を確認しておく。

Q ビタミンK投与のタイミング，投与方法について工夫はあるのか？

出生後はラインの確保ができ次第，1回静注を行っている。その後は日齢5，あるいは「火曜日」のいずれか早いほうに投与する。以後は投与漏れのないように，毎週「火曜日」を投与日と決めるなど，曜日で投与スケジュールを定めるのも一つの方法である。静脈ラインがあるときは原則静注，ないときは経口投与を行っている。胆汁うっ滞など脂溶性ビタミンの吸収不良が疑われる場合を除いて全12回で投与終了している。

Q 採血量を減らすためにどのような工夫をしているか？

病棟に血液ガスと高感度CRPの機器がある。電解質等のフォローのみであれば，キャピラリーかつ必要最低量で検査を行っている。経過を把握し予測することも採血頻度を減らすことにつながる。例えば黄疸のフォローであれば，見た目の黄疸や光療法基準値と十分な差があるか，ピークを過ぎたかなどから判断し採血間隔を空けている。

Q 鉄剤内服の開始，終了基準はどうしているか？

当院では，在胎 37 週未満を対象に経腸栄養が 100mL/kg/ 日に達したら 2 ～ 3mg/kg/ 日で開始するようにしている。その後は定期採血で過不足を判断し，最大 6mg/kg/ 日まで増量している。輸血歴のある児でフェリチン≧ 500μg/L もしくは総輸血量≧ 50mL/kg では，開始の延期や中断を考慮する。終了の目安としては，離乳食完了を目安に地域のかかりつけ医と協力して判断している。そのため，母乳栄養か人工乳中心かなど，症例にもよるが，退院後も数カ月継続することが多い。

Q 定期的なモニタリングはどのようにしているか？

当院では生後 1 カ月までは週に 1 回，以降は 1 ～ 2 週に 1 回の定期採血に合わせて血算，網状赤血球，血清鉄，総鉄結合能（total iron binding capacity；TIBC），不飽和鉄結合能（unsaturated iron binding capacity；UIBC），フェリチンをフォローするようにしている。

◦ⓒⓞⓛⓤⓜⓝ ◦

ビタミン K 欠乏性出血症とビタミン K 予防投与

　私が最初にビタミン K 欠乏性出血症の児に出会ったのは，医師になって長野市の病院に赴任した 2 年目のときでした。ある日の夜に生後 1 カ月で痙攣の乳児が入院してきました。緊急で頭部 CT を撮ると大きな脳実質内出血があり，採血後なかなか止血しません。凝固検査結果を見て，"あー，これが教科書に載っている『ビタミン K 欠乏性頭蓋内出血』なんだ" とドキドキしました。ビタミン K を静脈内投与するとすぐに止血されましたが痙攣が続き，脳神経外科で緊急手術をしてもらいました。

　それから 1 カ月後，そっくりの症状の乳児が入院してきました。その頃「ビタミン K 予防投与」で乳児ビタミン K 欠乏性出血症が予防できるとの報告が出ていたので，長野市産婦人科医会の勉強会で症例報告と「ビタミン K 予防投与」の紹介をしたところ，当時の産科医会の会長先生の一言で長野市のすべての産科施設で「ビタミン K 予防投与」を開始してくれました。その後，長野市では「ビタミン K 欠乏性頭蓋内出血症」がなくなり，"あ～良かった" と思いました。

　実は，私はその会長先生に分娩を取り上げてもらって出生しており，私は頭が大きかった（現在進行形）せいか難産で，母からは「会長先生にお会いしたらお礼を言いなさい」といつも言われていました。会長先生は大分前に亡くなられてしまいお礼を言えませんでしたが，命を助けて頂いたうえに，まだ若造だった私の提案を即座に受け入れてくれた会長先生は，やっぱり素晴らしいと思いました。

（中村友彦）

Ⅳ 症例から考える管理

7 黄疸

黄疸
jaundice

母体
38歳，妊娠25週1日

分娩前超音波所見
胎児は異常の指摘はなかったが，母体に子宮頸管長の短縮を認めていた。

出生前管理
妊娠24週に性器出血あり。妊娠25週1日に下腹部痛の増強があり，産科受診された。診察時に破水し，子宮口に児頭も確認可能であった。陣痛発来し2分おきに認めるため，そのまま経腟分娩の方針となった。

出生時管理
出生体重650g，出生時，啼泣なく，呼吸も認めなかった。筋緊張，反射とも認めず，生後速やかに気管挿管した。挿管後は徐々にピンクアップした。サーファクタントを気管内に注入しNICU入院とした。Apgarスコアは1分値2点，5分値3点であった。

生後72時間以内

出生時の血液検査では，総ビリルビン（TB）2.3mg/dLであった。治療基準〔TB 5.0mg/dL，アンバウンドビリルビン（UB）0.4μg/dL〕以下であり，経過観察とした。

生後12時間でTB 3.7mg/dL，UB 0.17μg/dLと治療基準（TB 5.0mg/dL，UB 0.4μg/dL）以下であった。

生後24時間で，TB 5.1mg/dL，UB 0.18μg/dLとTBが治療基準（TB 5.0mg/dL，UB 0.4μg/dL）以上となり光療法開始とした。

生後36時間はTB 4.8mg/dL，UB 0.15μg/dLとやや低下がみられた。基準値（TB 5.0mg/dL，UB 0.4μg/dL）以下ではあったが，TB治療基準値が5mg/dLと近いこともあり，継続した。

生後48時間はTB 3.3mg/dL，UB 0.08μg/dLと治療基準（TB 5.0mg/dL，UB 0.4μg/dL）を大きく下回ったため光療法を中止とした。

生後60時間でTB 4.7mg/dL，UB 0.31μg/dLとなり光療法は再開せず。

生後72時間でTB 4.9mg/dL，UB 0.45μg/dLとUB値が治療基準（TB 6.0mg/dL，UB 0.4μg/dL）を上回ったため，光療法を再開した。

日齢4～7

日齢4はTB 3.7mg/dL，UB 0.26μg/dLとなり治療基準（TB 6.0mg/dL，UB 0.4μg/dL）を大きく下回ったため，光療法は中止とした。

日齢5はTB 6.3mg/dL，UB 0.35μg/dLと治療基準（TB 7.0mg/dL，UB 0.4μg/dL）以下のためこのままとした。

日齢6はTB 7.3mg/dL，UB 0.42μg/dLとなり

治療のアルゴリズム
黄疸

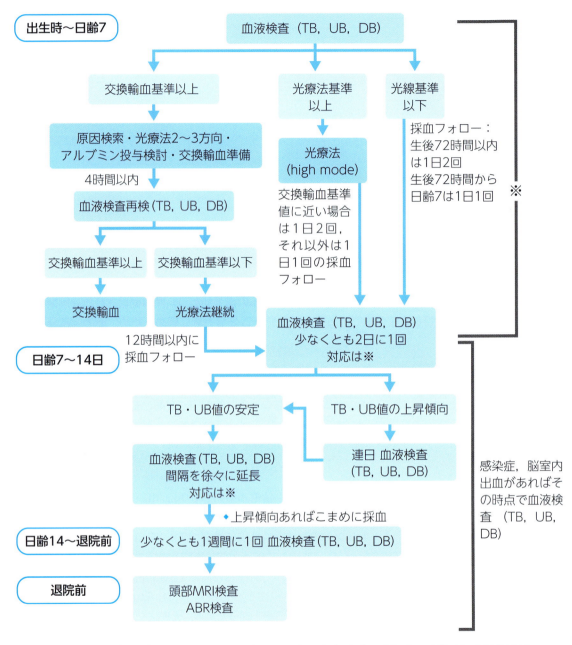

TB; total bilirubin: 総ビリルビン，UB; unbound bilirubin: アンバウンドビリルビン，DB; direct bilirubin 直接ビリルビン
ABR; auditory brain stem response: 聴性脳幹反応

治療基準（TB 10.0 mg/dL, UB 0.4 μg/dL）を上回ったため光療法を再開した。治療基準は生後120時間を超え，修正26週になったため治療基準は「26～27週」のスケールに変更した。

日齢7はTB 4.5 mg/dL, UB 0.28 μg/dLと治療基準（TB 10.0 mg/dL, UB 0.4 μg/dL）を大きく低下したため光療法を中止した。

日齢 8～14

日齢8はTB 4.2 mg/dL, UB 0.26 μg/dLでこのままとした。生後1週間を超え，自然低下傾向も認

IV . ⑦ 黄疸／黄疸 jaundice

めたことから徐々に採血フォロー間隔をあける方針
とし，隔日フォローとした。日齢10はTB 4.0 mg/
dL，UB 0.20 μg/dL。 日 齢12は TB 3.9 mg/dL，
UB 0.18μg/dL。日齢14はTB 3.7mg/dL，UB 0.14μg/
dLと大きな上昇なく，基準値（TB 10.0 mg/dL，
UB 0.4μg/dL）まで乖離があることから，フォロー
を1週間ごとの定期採血時とした。感染や脳室内出
血（IVH）など，変化があればその際にはフォローを
行う方針とした。

日齢 15 〜 25

日齢21に行った定期採血ではTB値，UB値，直
接ビリルビン（DB）値とも上昇は認めなかった。

日齢 25 〜 28

生後から気管挿管・人工呼吸管理を行っていた
が，日齢25（修正28週5日）になり急激な酸素需要
の上昇を認めた。気管分泌物は黄色で多量で，血
液検査で白血球数低下（2,800/μL），C反応性蛋白
（CRP）2.8mg/dL，胸部X線写真で右下肺野の浸潤

影を認め，肺炎と診断した。その際の血液検査で
黄疸をチェックし，TB 6.2mg/dL，UB 0.70μg/dL
と上昇し治療基準（TB 12.0mg/dL，UB 0.5μg/
dL）を認めた。感染に伴う黄疸と判断し，光療法を
開始した。また，感染に対しては血液培養，気管
分泌培養採取のうえ，抗菌薬投与を行った。IVH
なども懸念し，頭部超音波検査を行ったが明らか
な所見はなかった。

日齢26にはTB 4.8mg/dL，UB 0.48μg/dLと改
善傾向にあったが光療法を継続し，日齢27にはTB
3.2mg/dL，UB 0.28μg/dLになったため光療法を
終了した。日齢28にはリバウンド確認したが上昇
はなく，肺炎治療も奏効していたためフォロー間隔
を延ばす方針とした。

生後 1 カ月以降から退院まで

1週間に1回の定期採血のたびに，TB値，UB値，
DB値をフォローしたが上昇なく経過した。

修正38週に行った聴性脳幹反応（ABR）検査では
両側30dBであり，正常所見であった。頭部MRI
検査でも明らかな異常所見は認めなかった。

Q UB の測定はいつまで行うべきか？

早産児は退院まで，定期採血の際にはTB測定とともに継続して行っている。わが国の早産児の慢
性ビリルビン脳症症例を振り返った検討[1] では，著しい高TB血症を伴わない症例のなかに高UB
血症が含まれることが指摘されており，長期のフォローが望ましいと考えられている。

Q 生後急性期の黄疸管理の採血間隔は？

急性期はTB値，UB値とも急激な上昇をきたしやすく，注意が必要である。当院では，超早産児
の急性期（生後72時間以内）は12時間ごとの検査をルーチンとしている。以降も生後1週間ま
では少なくとも1日1回は生化学検査で値を確認している。急性期は，血液ガス分析を頻回に行
うが，血液ガス検査装置（ABLシリーズ）のTB値は，UBアナライザUA-2（アローズ，大阪）
による血清総ビリルビン（TSB）値とある程度の一致が認められる[2] ため，十分参考になる。急
激な上昇がある際には生化学検査で値を確認する。

Q 生後早期の急性期に急激な TB，UB の上昇を認めた際の対応は？

光療法を行うのはもちろん，未熟性以外の要因がないか鑑別を行う。特に IVH では急激な上昇をきたしやすく，超音波検査で評価を行う。溶血性黄疸も鑑別に挙がるが，早産児で多量の血液サンプルが必要になる Coombs 試験を提出するのはハードルが高い。森沢らの報告 [3] をもとに，カルボキシヘモグロビン（COHb）：1.4 をカットオフ値に鑑別を行っている。また早産児の生後早期は，アルブミン（Alb）値が低いことが多く，注意が必要である。TB 値，UB 値が交換輸血基準に近く，Alb 値 2.5mg/dL 以下のときは早めの Alb 補充を検討している。

Q 光療法中の注意点は？

光療法中は体温変動をきたしやすく，注意が必要である。LED 光源は発熱しないといわれていたが，high mode（≧60μW/cm²/nm）では体温上昇をきたしやすいという報告 [4] もあり，細やかな体温測定と調整が求められる。また，網膜毒性・性腺毒性を防ぐために眼を覆うこと，オムツなどで陰部を覆うことも忘れずに行う。

文献

1) Morioka I, Nakamura H, Koda T, et al: Serum unbound bilirubin as a predictor for clinical kernicterus in extremely low birth weight infants at a late age in the neonatal intensive care unit. Brain Dev 2015; 37: 753-7.

2) Nambara T, Katayama Y, Enomoto M, et al: Reliability of total bilirubin measurements in whole blood from preterm neonates using a blood gas analyzer. Clin Lab 2016; 62: 2285-9.

3) 森沢　猛，米谷昌彦，小寺孝幸，ほか：新生児血液型不適合溶血性黄疸におけるCOHbの検討．日本未熟児新生児学会雑誌 2012；24：285-9.

4) Aydemir O, Soysaldı E, Kale Y, et al: Body temperature changes of newborns under fluorescent versus LED phototherapy. Indian J Pediatr 2014; 81: 751-4.

Ⅳ 症例から考える管理

8 感染症

新生児敗血症 neonatal sepsis
（カテーテル血流感染 neonatal sepsis late onset sepsis）

母体
38歳，妊娠25週4日，初産

症状
妊娠22週で高位破水と切迫早産のため，当院産科に入院。母体発熱は認めなかったが，炎症反応上昇あり，抗菌薬投与開始。母体ステロイド投与も行われた。

分娩前超音波所見
推定体重500g。スクリーニングでは胎児発育不全（FGR）の指摘があったが，その他の異常は指摘されていなかった。

出生前管理
抗菌薬を合計3週間投与。腟培養からは *Candida albicans* 検出。B群溶血性連鎖球菌（GBS）は陰性。妊娠25週で陣痛発来。リトドリン塩酸塩を中止し，経腟分娩となった。

出生時管理
体重450gのsmall-for-gestational age（SGA）であった。羊水混濁なし。出生時，体動，筋緊張，弱い啼泣あり。皮膚色不良。クベース収容し，ラップで保温した。心拍数は100/分以下のため，マスク持続気道陽圧（CPAP）開始。FiO₂ 60％でSpO₂は80％台。努力呼吸を認め，挿管（径2.5mm）。胸部X線写真で気管挿管チューブ位置を確認。肺野はBomsel Ⅲ度，胃液マイクロバブルテストではweak（1視野当たり10個未満）の判定であった。サーファクタント3方向で投与。SpO₂は90％台後半となり，FiO₂は30％まで低下し，NICUへ移動した。

▲ 出生時
NICU入室後，同調性間欠的陽圧換気（SIMV）開始。設定は最大吸気圧（PIP）/呼気終末陽圧（PEEP）21/5，呼吸回数30回，Ti 0.5。FiO₂は21％まで速やかに低下できた。PIカテーテル確保。

▲ 出生1時間後
出生時の血液検査では，血糖40mg/dL，免疫グロブリンM（IgM）5 mg/dL，白血球数（WBC）1万5,000/μL，C反応性蛋白（CRP）2.0 mg/dL，予防的抗菌薬〔アンピシリン（ABPC）＋ゲンタマイシン（GM）〕投与開始。中心静脈栄養（TPN）開始。

▲ 生後48時間以内
SIMVの呼吸器設定はPIP/PEEP 18/5，呼吸回数25回として安定。血糖は90～100mg/dL台で安定。その他血液検査でも異常なく経過。初乳がわずか

治療のアルゴリズム
感染症

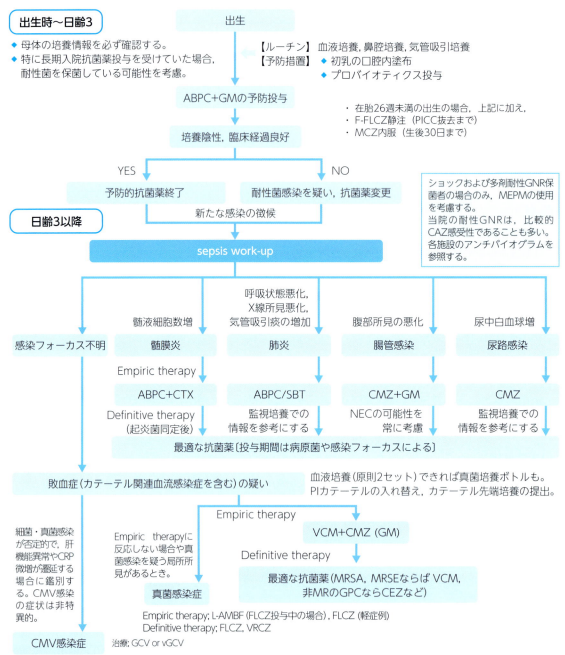

314

IV. 8 感染症／新生児敗血症 neonatal sepsis

に得られたので綿棒に浸し，口腔内塗布を行った。その後，少量ずつ経腸栄養を開始した。

生後72時間以内

呼吸および全身状態も良好で経過。経腸栄養は順調に増量可能で，WBC，CRPも上昇もなく，感染徴候はないと判断し，予防的抗菌薬投与は終了した。

生後1週（修正26週）

経腸栄養は増量可能であったが，SGAによると思われる低血糖が持続し，糖液の点滴を終了できず，PIカテーテルを抜去できなかった。動脈管開存（PDA）は閉鎖を確認した。

生後2週（修正27週）

敗血症発症1日目

当直帯の受け持ち看護師より，バイタルの変動は認めないものの，活気不良が指摘された。採血を行うと，血糖は正常範囲であった。しかし，CRPが0.5mg/dL → 0.8mg/dLと微増しており，血算を加えて施行すると，WBCが2,500/μLと減少していた。血小板数は正常であった。この時点で敗血症の疑いとして，PIカテーテルを入れ替え，末梢血での血液培養を2セット提出。カテーテル先端培養も提出した。気管吸引痰，カテーテル尿培養を提出。凝固能も検査したが，異常を認めなかった。腰椎穿刺も施行し，髄液検査では白血球上昇を認めなかった。

監視培養では耐性菌およびメチシリン耐性黄色ブドウ球菌（MRSA）を保菌していなかったが，PIカテーテルの長期挿入中であったことを考慮して，抗菌薬はセフメタゾール（CMZ）＋バンコマイシン（VCM）を選択した。動脈管の再開通は認めなかった。

敗血症発症2日目

血液培養2セットおよび，カテーテル先端培養でグラム陽性球菌が検出された。抗菌薬はVCMを継続した。WBCは1万/μLに回復，CRPは5 mg/dLまで上昇を認めた。

なお，陰性確認を目的に末梢血の血液培養を1セット提出した。

敗血症発症3日目

培養からはMRSA，メチシリン耐性表皮ブドウ球菌（MRSE）は否定され，メチシリン感受性黄色ブドウ球菌（MSSA）が培養された。グラム陰性菌は検出されなかった。CMZ＋VCMからセファゾリン（CEZ）単剤での投与に切り替えた。なお，VCMの血中濃度を測定したが，トラフは10μg/mLであった。

敗血症発症4日目

発症2日目の血液培養が陰性であることを確認。CEZ単剤で2週間の投与を計画した。WBCは1万/μL前後で推移し，CRPはピークアウトし低下傾向となった。

敗血症発症15日目

"血液培養陰性から2週間"（p.239「Ⅲ⑨感染症 新生児敗血症」参照）の予定どおり，CEZを終了とした。

修正28週

経腸栄養増量に伴い，血糖値は安定。輸液ラインを抜去した。

修正30週

抜管。経鼻持続気道陽圧（nCPAP）装着。

修正32週

CPAP離脱。鼻カニュラ酸素投与開始。

修正34週

哺乳を開始し，増量。経管栄養を漸減中止。鼻カニュラでの酸素投与を中止した。

修正36週

酸素投与を必要とせずに退院した。

Q "not doing well" と臨床検査について述べよ。

このケースでは看護師の"not doing well"（活気不良）が敗血症認知のきっかけになった。新生児敗血症では，感染の初期徴候として活気不良が指摘されることが多い。また，CRP や血算の変動以前に血糖の変動（高血糖も低血糖も起こりうる）が起こることもよく指摘されている。

このケースでは血糖値の異常はなかったが，血算で白血球の低下（増加よりも低下が重症感染症であることも多い）がみられた。感染初期には CRP は微増であった。NICU 内で簡易の CRP が測定できる施設も多いと思われるが，CRP で敗血症は否定できず，疑った場合は血算を含めた検査が望ましい。その後，より敗血症が疑わしい結果であれば，凝固能を提出すべきである。敗血症から播種性血管内凝固症候群（DIC）を発症する可能性もあるためである。

Q 培養 sepsis work-up とは？

いわゆる sepsis work-up とは，血液培養に加えて，気管吸引痰，カテーテル尿，髄液培養の提出を意味する。超低出生体重児の場合，急性期は腰椎穿刺を省略することもある。しかし，急性期でなければ，髄膜炎と菌血症では抗菌薬の選択も投与期間も大きく異なるため，積極的に施行すべきである。

Q 母体の保菌状態についての確認は？

母体の産道に保菌された耐性グラム陰性桿菌（GNR）のために，超低出生体重児の重症な敗血症を経験した。細菌検査室は母体の耐性菌情報をわれわれにアラートしてくれるようになっているし，われわれも母体の耐性保菌については，超低出生体重児の急性期には注意を払っている（特に長期抗菌薬投与されていた母体）。

Q 血液培養について述べよ。

血液培養は成人・小児では 2 セットが原則である。超低出生体重児の場合，複数の採血が難しい状況もあるが，感度と特異度を上げるために，やはり 2 セット採取を原則としたい。超低出生体重児の場合，1 セットの血液培養の最低採血量は，現実は 0.5mL としているが，1mL が望ましい。当院では，血液培養が陽性になった時点で細菌検査室から速やかに連絡が入り（夜間でも），自動的に感染制御チーム（ICT）の介入が開始される。細菌検査室からはグラム染色の結果を得ることもでき，起炎菌の推定（断定ではない）に大いに役立つ。

菌血症の場合，抗菌薬の有効性を確認し，投与期間を決定するために，治療開始翌日に再び血液培養を提出し，陰性を確認するようにしている。そして，この陰性時点から投与日数をカウントする。

IV. 8 感染症／新生児敗血症 neonatal sepsis

Q バンコマイシン（VCM）の治療薬物モニタリング（TDM）とは？

腎毒性，聴覚毒性のある VCM では血中濃度の測定を行い，薬剤師の協力を得て TDM を行うことで，有効で安全な投与法を選択する。おおむね 5 回目の投与前後でのピーク（投与 1 時間後）・トラフ（投与 30 分前）を採血する。このケースでは MRSA は検出されなかったため VCM の投与はそのまま終了となったが，継続して投与が必要な場合は，必ず TDM に沿った投与法とする。

Q PI カテーテルをルーチンで入れ替えるべきか？

当院では，「刺入部が発赤している」「汚染している」などの所見が明らかでない限り，ルーチンでの PI カテーテルの入れ替えは行っていない。しかし，漫然と PI カテーテルを留置し続けるべきではない。NICU セッティングにおいて，挿入期間が 2 週間，あるいは，35 日を超えるとカテーテル血流感染が増えるという報告がある[1]。日々，PI カテーテルの抜去を検討すべきである。

文 献

1) Milstone AM, Reich NG, Advani S, et al: Catheter Dwell Time and CLABSIs in Neonates With PICCs: A Multicenter Cohort Study. Pediatrics 2013; 132: e1609-15.

Ⅳ 症例から考える管理

9 皮膚保護

a. 在胎 22〜24 週

母体
27歳，妊娠22週4日

出生前管理
妊娠22週0日より胎動減少の自覚あり，妊娠22週4日胎児機能不全にて母体搬送後，子宮収縮を伴わない高度変動一過性徐脈が頻発し，同日緊急帝王切開となった。

出生時管理
児は，出生体重478g，出生時，啼泣なく，呼吸を認めず，蘇生にて気管挿管し呼吸管理，臍カテーテルを留置。フェンタニル®にて鎮痛・鎮静開始。蘇生後，温度38℃，湿度90％の保育器へ収容した。

出生時

全身皮膚はきわめて菲薄でゼラチン様の湿潤した状態であった。出生時は足から娩出され，下肢にはその際の手技による数カ所の皮下出血を認めた。

パルスオキシメータのプローブは，直接皮膚に接触しないよう小さく切ったガーゼを挟んで，皮膚に添わせるようにテープで固定した。心拍数は動脈ラインで確認した。

保育器内は保育器用マットの上に人工ムートン，その上に20cm×20cmのポリウレタンフォームドレッシング材（ハイドロサイト®プラス）を敷き，その上に児の体幹を載せた（図1）。ハイドロサイト®プラスは，湿潤した皮膚に固着しないとともに，良好な湿潤環境を保持できることから皮膚表面の浸軟を防ぎ，損傷を防ぐ目的で使用する。

また，オムツは，フラットタイプの超低出生体重児用オムツの上に，10cm×10cmメロリン®ガーゼを重ねて使用した。メロリン®ガーゼは湿潤した皮膚に固着せず，水分を吸収するドレッシング材

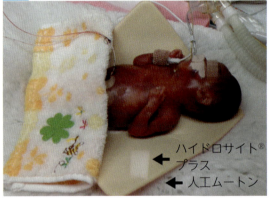

図1 保育器内の児の様子

← ハイドロサイト®プラス
← 人工ムートン

である。メロリン®ガーゼの外層は撥水加工がされているが，尿や水様便の排泄が染み出る場合があるため，オムツを重ねて使用した。

生後72時間以内

3時間ごとに，皮膚密着部（耳介裏，頸部，腋窩，鼠径部），背・腰部，殿部，医療機器類装着部に皮膚損傷がないか観察したが，異常なく経過した。パルスオキシメータのプローブは3時間ごとに異

治療のアルゴリズム
超早産児の皮膚損傷への対応（陰殿部を除く）

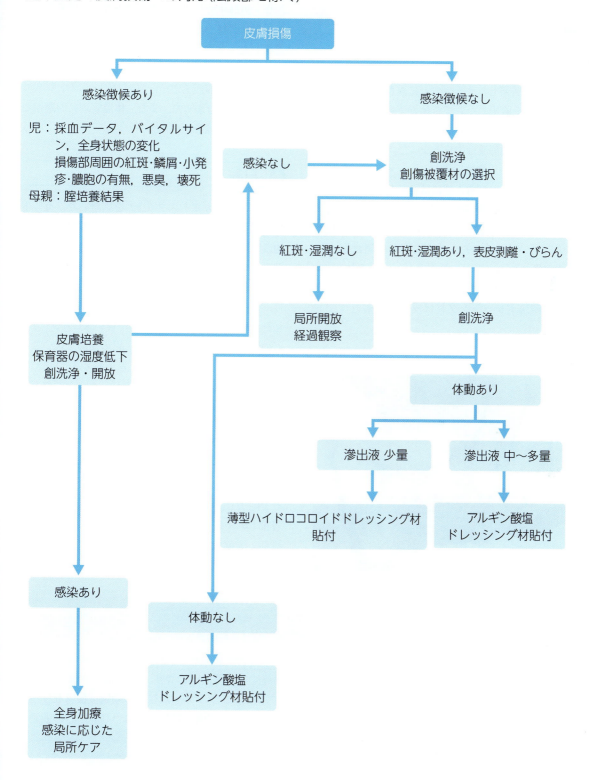

なった部位に巻き替えた。また，目立った電解質異常はなく，心拍数は動脈ラインでの観察を継続した。

日齢4〜7

日齢4に皮膚が全体的に乾燥してきたため，心電図モニタを装着し，オムツの上に重ねていたメロリン®ガーゼを除去した。また体幹下のポリウレタンフォームドレッシング材を除去し，人工ムートンとした。鎮痛・鎮静薬は中止となった。

同日，頸部の皮膚密着部に7mm×15mmのびらんを発見（図2）。びらん部には浸軟した黄白色の鱗屑が付着し，細菌培養へ提出した。鱗屑に悪臭はなく，びらん部辺縁にも発疹はなかった。肉眼上，感染の疑いは低かったため，温めた生理食塩水で創を洗浄した。アルギン酸塩ドレッシング材（カルトスタット®）を皮膚と皮膚の間に挟み込んだ。アルギン酸塩ドレッシング材は皮膚に固着せず，ドレッシング材自体の重さの15〜20倍の滲出液を吸収し，ゲル化する。皮膚損傷部は皮膚密着部であり，鎮痛・鎮静中で体動も少ないことから，固着するドレッシング材でなく，非固着性のドレッシング材を選択した。ケア中は，看護師1名がホールディングした。ケア中のバイタルサインの変化は，心拍数10/分以内，血圧も10mmHg以内で，ストレスサインもみられなかった。また，体温管理に問題がない範囲で，湿度を下げた。

日齢5

観察目的でカルトスタット®を剥離した。カルトスタット®は非固着性だが，滲出液を吸収して部分的に吸着することもあるため，剥離前には温めた生理食塩水を十分浸みこませてから，ゆっくりと剥離した。創は治癒を認めたため，開放した。また，同日，体動が目立ち始め，腰から殿部に紅斑が出現したため，摩擦による皮膚損傷を疑いメロリン®ガーゼの使用を再開した。さらに，児の安静を保つことができるよう，体幹の下（人工ムートンの上）にハンドタオルを敷き，その外側にポジショニングマットを使用し，ポジショニングを開始した。

日齢7〜修正32週

日齢7，腰部の紅斑は消失したためメロリン®ガーゼを除去し，オムツのみとした。その後は，皮膚密着部（耳介裏，頸部，腋窩，鼠径部），背・腰部，殿部，医療機器類装着部に皮膚損傷がないか観察を継続したが，異常はなかった。

図2 頸部に見られた糜爛
日齢4，頸部の皮膚密着部にびらんを認めた。

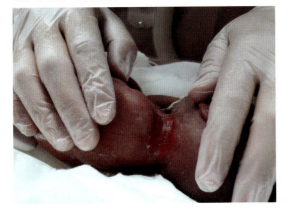

Q 超早産児の急性期の皮膚管理のポイントは？

きわめて菲薄で湿潤した皮膚は，接触面と摩擦係数が高くなって損傷しやすい。接触面が固着せず，皮膚が浸軟しにくいケアが重要となる。そのため，ポリウレタンフォームなどの創傷被覆材を使用している。オムツ交換や体位交換時にも，できるだけ湿潤した皮膚がずれないような配慮が必要である。

Ⅳ．⑨ 皮膚保護／a．在胎 22 〜 24 週／b．在胎 25 〜 27 週

Q 皮膚損傷部の培養は必要か？

皮膚損傷発生時は，皮膚損傷部の細菌培養で鑑別診断することは重要と考える。皮膚損傷部は感染徴候を観察することが原則であるが，超早産児では，皮膚のバリア機能や全身の免疫能が未熟なため，表在性感染が全身感染に移行し，重篤化しやすい。また児は高温多湿下に収容され，真菌感染などをきたしやすい環境におかれる。このことから，超早産児の急性期の皮膚管理では，①早期発見，②鑑別診断，③速やかな局所ケアを並行して実施することが重要となる。

Q ドレッシング材の交換頻度は？

感染の疑いがある場合には，被覆翌日には観察目的で交換している。その時点で感染徴候がなければ，治癒まで 1 日ずつ交換間隔を最長 3 日の範囲で延長している。また，感染徴候がある児や，腟培養で真菌が検出された母親の経腟分娩で出生した児などの場合は，閉鎖環境によって感染が悪化するリスクもある。その場合，局所は温めた生理食塩水で洗浄するのみとし，あえて被覆せずに開放し，経過観察する。

b．　在胎 25 〜 27 週

母体

28 歳，妊娠 26 週 0 日

出生前管理

妊娠 24 週時に切迫早産にて入院し，子宮収縮抑制薬を投与するも，妊娠 26 週 0 日に陣痛発来，分娩となった。

出生時管理

出生体重 890 g，気管挿管し，呼吸管理。末梢挿入中心静脈カテーテル（PI カテーテル）留置。心電図・パルスオキシメータ装着。出生時，皮膚損傷なし。

出生時

全身皮膚は菲薄さを認めるが，湿潤もない状態であった。保育器内は保育器用マットの上にポジショニングマット，ハンドタオルを敷き，その上に児の体幹を載せた。またオムツは，テープタイプの超低出生体重児用オムツを使用した。

生後 24 時間以内

皮膚密着部（耳介裏，頸部，腋窩，鼠径部），背・腰部，殿部，医療機器類装着部に皮膚損傷がないか観察を継続したが，異常はなかった。

生後 72 時間以内

日齢3，尿流出が少なく，全身浮腫を認めた。足底の採血後に貼付した絆創膏を剥離した際に，表皮剥離が発生した。温めた生理食塩水で局所を洗浄し，薄型のハイドロコロイドドレッシング材を貼付した。

日齢 4 〜 7

日齢6に，皮膚評価のためにハイドロコロイドドレッシング材を剥離した。その際，ハイドロコロイドドレッシング材と皮膚の間に剥離剤をしみこませ，「剥がす」というより粘着成分を溶かして「浮かす」ようにして剥

離した。皮膚損傷部は治癒を認めたため，開放した。上記ケア中は，看護師1名がホールディングし，適宜おしゃぶりを使用し，ストレスサインは問題なかった。

日齢 7 〜修正 32 週

日齢7，水様顆粒便を約3〜4時間おきに排泄，肛門周囲に紅斑が出現した。温めた生理食塩水で局所を洗浄し，消炎と撥水を目的にアズノール®とワセリンの混合軟膏を塗布した。排便後は，十分に温水を含ませたコットンで肛門周囲の皮膚をやさしく押し洗いして，アズノール®とワセリンを塗布することとした。日齢9，肛門周囲皮膚の紅斑は治癒した。

Q 本症例の下肢の表皮剥離の原因は？

在胎26週0日で出生した児であり，皮膚は超早産児ほど未熟ではなかったが，全身浮腫によって，皮膚の脆弱性が高まった。そのため，粘着物の剥離や，皮膚と医療機器類等の接触部など，皮膚損傷のハイリスク状態になるため，注意が必要である。

V

フォローアップと
予後

Ⅴ フォローアップと予後

1 総論

増加する早産児と支援のニーズ

早産児の出生頻度は出生10人に対し約1人で、横ばい状態である。また、初産の高齢化に伴い、母体合併症や母体の精神疾患合併、社会的サポートが必要な家族は増加している。当院の周産期センターでも、特に出産後の両親の精神疾患の合併や増悪、両親の養育能力、経済的問題、核家族化による周囲のサポートが得られない状態、すでに介護を要する人が家族にいる等、さまざまな問題を抱えて退院調整と支援を必要とするケースが増加している。

また一方で、新生児医療の進歩による超早産児を含むさまざまな疾患を合併した新生児の生存率改善に伴い、在宅における医療デバイスやケアを必要とする児が増加している。両親に対する心理的・社会的サポートの必要性の認識やサポート体制の構築、療育サポート等は進んではいるが、決して十分ではなく、家族への負担は大きくなっているのが現状である。

予後

早産児医療の進歩により、超早産児の生命予後は年々改善している。河野ら[1]の報告では、わが国で新生児臨床研究ネットワーク(NRN)に登録された2003〜2015年出生の極低出生体重児(超低出生体重児)55,444人のNICU内での生存率は92.5％(86.8％)、3歳生存率は91.9％(86.1％)である。また、3歳時点で評価された症例中、脳性麻痺6.8％(9.2％)、両側／片側失明2.1％(3.6％)、補聴器使用1.0％(1.6％)、新版K式発達検査DQ<70または主治医判定の発達遅滞を16.9％(24.4％)に認め、いずれかを合併する神経発達障がい(NDI)を19.3％(27.8％)に認めている。

極低出生体重児の死亡率は激減し、日本の新生児死亡率、乳児死亡率は先進国のなかでも最低を維持しているが、神経発達障がい合併頻度の大きな改善はみられていない。より短い在胎週の超早産児や重症例の生存症例が増加したことにより、在宅医療や外来発達支援などの退院後の支援が必要な症例は増加している。また、低出生体重児では主要神経発達障がいが明らかではない児であっても、学童期に行動障害や学習障害などの頻度が高いことが指摘されている[2, 3]。

長期フォローアップの必要性

NICUを退院した超低出生体重児には、下記のようなリスクがある。
- NICUから継続している早産児特有の疾患(慢性肺疾患、肺高血圧症、貧血、骨塩減少症、亜鉛欠乏症など)
- 在宅酸素療法
- 児童虐待
- 身体発育不全
- 発達の遅れ
- 気道感染や喘息
- 肝芽腫
- 視力(近視、遠視、弱視、斜視、視覚認知機能の低下など)・聴力・歯(歯列不正、う歯、不正咬合など)の問題
- てんかん
- 神経学的合併症(脳性麻痺・限局性学習症・知的能力障害・不安障害・うつ病など二次障害)
- 知的能力のアンバランス
- 行動上の問題〔自閉スペクトラム症(ASD)・注意欠如・多動症(ADHD)など〕
- 不器用(発達性協調運動障害)
- 早発乳房または思春期早発症
- 低身長
- 生活習慣病(高血圧、冠動脈疾患、インスリン抵抗性、脂質異常など)
- 腎機能不全
- 不登校、など

さまざまなリスクがあり、長期のフォローアップが必要である(表1)。

V. ① 総論

表1 極低出生体重児の退院後の問題

医学的問題	発育・発達的問題	社会的・保健的問題
●NICUから継続している問題 　慢性肺疾患，早産児の貧血， 　早産児骨減少症 等 ●感染の問題 ●乳幼児突然死症候群 ●脳性麻痺 ●生活習慣病 ●腎疾患 ●思春期早発症	●身体発育不良 ●発達の遅れ ●低身長 ●視力・聴力・歯 ●行動上の問題(自閉スペクトラム症，注意欠如・多動症) ●不器用(発達性協調運動障害) ●知的能力障害またはバランスの悪さ ●限局性学習症	●児童虐待のリスク ●不登校

フォローアップの目的

フォローアップの目的は以下の3点からなる。

①医学的支援：異常の早期発見と対策，予防，発育・発達支援，地域医療・療育・教育機関などとの連携の確立

②社会的支援：育児支援など，家族への支援

③移行期医療支援：

1. 小児医療から成人期医療への移行に際して，患者の社会的背景や病状に応じて，移行医療を円滑に進める。

2. 患者が成人となってよりよい社会生活を営むため，自身の病気に対する理解を深め，自己管理能力を習得することを目的とした心身の成長に合わせた自立支援を行う。

3. 看護，療育支援部門，医療技術部門，地域の福祉，教育関係の支援者との連携を円滑にし，多様化している患者および家族のニーズに応える。

4. 医療統計：予後データの集積

フォローアップの実施

妊娠時期からのかかわり
——妊娠時期から退院後の支援を考える

胎児診断症例が急速に増えている背景もあり，当院では，妊娠時期から産科外来や病棟で家族のチェックリストを看護師や助産師が利用し，支援が必要と思われる場合には療育支援部の保健師に連絡をする。当院はハイリスク妊婦症例のみを扱う医療機関のため，チェック項目が多くなっている。出産，退院後に支援が必要と想定される事例に関し

ては，妊娠中から地域との連携部門の保健師または担当者が面接し，許可を得て，地区担当保健師と連絡を取り合い支援体制について早めに準備を行うことが望ましい。必要があれば地区担当保健師と親との面接も入院中に行う。たとえ，フォローアップからドロップアウトした児がいても，地区担当保健師との連携が取れていれば，適切な支援が行える可能性が高くなる。必要に応じて出生前カンファレンスにて関係者における情報共有を行う。

退院前の関係者調整・家族支援

当院で行っている退院調整・支援について紹介する。図2は在宅における医療的ケア，または家族支援が必要な患児の退院(転院)までの流れを概略したものである。必要時，超早産児もこの流れに沿って関係者調節・家族支援が行われる。注意すべき点として，退院調整は児の退院だけが目標ではないという点である。親にとっては退院が生活の始まりであり，彼らが地元でどのように生活をするのかをイメージしながら医療的ケアやサポート体制を築いていき，安心して在宅生活を迎えられるようにすることが目標である。児だけを中心に考えるのではなく，親やきょうだいの生活も含めた家族としての日常生活や，緊急時の連絡網を含めたサポート体制を築かなくてはならない。療育支援部スタッフや関係施設などと相談をしながら体制作りを進めていく(p.267「Ⅲ⑬退院調整 退院調整」参照)。

当院では，退院後に必ず新生児病棟の看護師が自宅に電話をかけて，退院後の児や家族の様子を伺い，かかりつけ医療機関への受診の有無を確認している。

図2 医療的ケアまたは家族支援を必要とする児の退院（転院）までの流れ（概略）

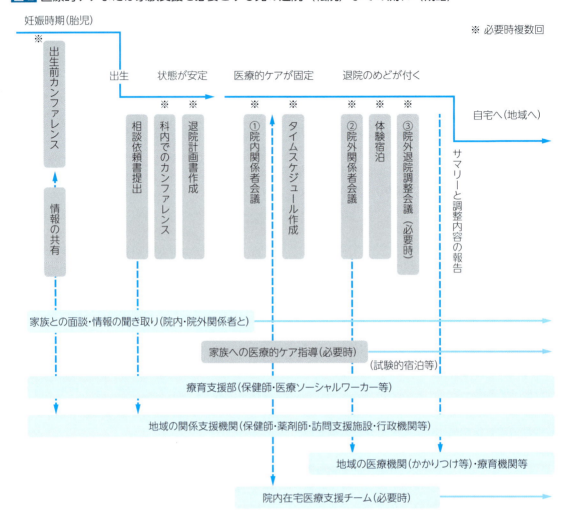

地域との連携

医療連携：専門医（眼科，耳鼻咽喉科，小児歯科，リハビリテーション科，小児神経科，その他各種必要な専門科），地域医療機関やかかりつけ医，訪問看護ステーション，療育機関など

身近な行政との連携：助産師・保健師など（保健所・市町村保健センター），在宅支援コーディネーター，ケアマネジャー，社会福祉士など

「保健所」は都道府県，政令指定都市，中核都市などに設置され，行政・専門機関として広域的・専門的なサービスを実施する。「母子保健」では，健康や発達に関する講習会や相談，健康診査などを行っている。一方，市区町村の「保健センター」は地域住民に対する健康相談，保健指導，予防接種や各種検診などを行っている。低出生体重児は保健センターの保健師による未熟児訪問を依頼できる。

教育機関との連携：保育園・幼稚園，学校関係者など

 医療資源の活用法と受けられる社会資源

育児教室・遊びの教室など

保健センターでは，乳児健診などで発達の遅れや情緒・行動・人とのかかわりなどで気になる児に対して，心理相談に並行して，定期的なフォローアップや医療機関への受診を促している。また，それとともに，育児支援（育児教室など）や，「遊び」を通して親子でのやりとりの方法や子どもの発達に合わせた育児を一緒に考え，保護者の育児不安を軽減したり，人とのかかわりを含めた子どもの発達を促したりすることを目的とした「遊びの教室」などを実

施している市町村が多い。

　早産児でも，社会性において気になる子どもで集団生活などに慣れていない児の場合には，「遊びの教室」などの参加を勧めるのもよい。また，筆者は早産児を含むすべての家族に，修正1歳健診の時点で，他者とかかわるための準備をしている段階として，お出かけなど社会経験を広げたり，人と楽しみを共有する体験ができる機会を増やすことを勧めている。

文　献

1) 河野由美：Neonatal Research Network of Japan（NRNJ）データベースからみた極低出生体重児の予後．日本周産期・新生児学会雑誌 2020；56：203-12.

2) Klebanov PK, Brooks-Gunn J, McCormic MC: Classroom behavior of very low birth weight elementary school children. Pediatrics 1994; 94: 700-8.

3) Saigal S, Hoult LA, Streiner DL, et al: School difficulties at adolescence in a regional cohort of children who were extremely low birth weight. Pediatrics 2000; 105: 325-31.

V フォローアップと予後

2 フォローアップ健診の概要

長野県立こども病院の
フォローアップ外来

フォローアップ体制（長野県）

いつでも，どこでも同じフォローアップ

長野県では，県内で出生したすべての極低出生体重児が，いつでも，どこでも，同じ発達フォローアップが受けられるように，長野県共通のフォローアップシステムができており，県内の総合・地域周産期母子医療センター，高度周産期医療機関すべてがこのフォローアップ事業に参加している。

長野県で出生した極低出生体重児のすべては出生連絡票にて長野県立こども病院内にあるフォローアップ事務局に出生連絡票が届き（在胎週数・出生体重・性別・出生予定日），事務局で番号登録され，番号は各医療機関と保護者に通知される。児が退院する前には共通の極低出生体重児フォローアップ手帳が保護者に渡される（図1）。2024年

図1 長野県の極低出生体重児と低出生体重児用フォローアップ手帳『たいせつなきみ』
a：極低出生体重児（～1,500g 未満）のフォローアップ手帳

b：低出生体重児（～2,500g未満）のフォローアップ手帳「ながのリトルベビーハンドブック」

低出生体重児（～2,500g未満）のフォローアップ手帳は，2024年から配布が始まった。長野県内の低出生体重児のご家族の希望者は共通の手帳を持つことができる。

生まれたときからおおむね3歳までの成長や受診の記録ができ，相談先や心配事へのサポート内容が記載されている。長野県内の周産期医療センターをはじめ分娩を取り扱う医療機関のすべてで入手可能のほか，県のHP「健康・医療・福祉」のサイトからもダウンロード可能である。

「ながのリトルベビーハンドブック」のサイトには，児や家族のサポート情報や先輩家族の経験談を含めた応援メッセージなど，豊富なコンテンツが揃っている。
https://www.pref.nagano.lg.jp/hoken-shippei/boshishika/little-baby.html

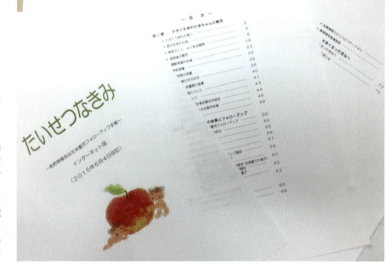

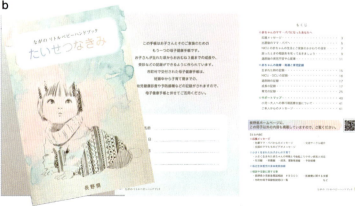

V．2 フォローアップ健診の概要／長野県立こども病院のフォローアップ外来

からは，2,500g未満の低出生体重児から使える「ながのリトルベビーハンドブック」も配布が始まっている。

極低出生体重児のフォローアップ手帳

極低出生体重児のフォローアップ手帳にはフォローアップの必要性と流れ，フォローアップで行われる発達検査内容の説明，病気のことやよくある質問・悩みへの回答，育児環境，離乳食の始め方，家庭でもできる赤ちゃん体操等運動発達の支援の仕方やリハビリテーション，極低出生体重児の一般的な成長・発育，予防接種，言語発達について，よくみられる疾患とその対応方法等，療育・就学相談などについて記載されている。

共通フォローアップシステムに従って，当院以外で発達検査が行われた場合には当院に送られるようになっている。

健診受診の促し

なお，当院で出生した極低出生体重児に関しては，フォローアップ健診時期が来たら担当者が保護者に通知を郵送している。当院以外で出生した極低出生体重児に関しては個人情報保護の点から当院からの連絡は難しいため，共通フォローアップ手帳を通して健診受診の必要性を伝え，必要時には当院で健診と発達検査を行っている。

フォローアップ健診の時期

・ハイリスク児フォローアップ研究会の健診プロトコール[1,2]

対象：極低出生体重児
施行時期：修正1歳6カ月，3歳，6歳，小学3年生
発達検査：修正1歳6カ月，3歳（新版K式発達検査）
6歳・小学校3年生（WISC検査）

長野県での健診プロトコール（図2）

長野県ではハイリスク児フォローアップ研究会の健診プロトコールに加えて，退院前の全極低出生体重児を対象に，リハビリテーションスタッフによるGeneral Movements（GMs）評価とHammersmith新生児神経学的検査（HNNE）を行っている。退院前の児に必要な医療的ケアの程度，児の発達・神経学的評価結果に家族の社会的支援の必要性も考慮し，退院後のフォローアップ体制を考える。

また，修正3カ月に全極低出生体重児を対象にGMs評価，HNNEを，修正6カ月に医師の診察に加え，リハビリテーションスタッフによる新版K式発達検査を行い，運動発達の遅れ，脳性麻痺，重度の精神遅滞などの早期発見と，保護者への赤ちゃん体操などの指導を行っている。必要時には早期のリハビリテーションを開始する。また，必要時に

図2 極低出生体重児のフォローアップ（長野県）

★退院前 退院前評価		≪退院前評価の内容≫ ○General Movements（GMs）評価 ○Hammersmith 新生児神経学的検査（HNNE）
★退院後		≪退院後の健診の内容≫
＊修正3カ月	（GMs）	○新生児科医師による診察
修正6カ月	（K式）	○フォローアップ担当看護師による聞き取り
＊修正1歳	（K式）	○保健相談（療育支援部所属保健師）
修正1歳6カ月	（K式）	修正6カ月
＊修正2歳	（K式）	修正1歳6カ月
3歳	（K式）	3歳
＊4歳	（K式）	○栄養相談（栄養科）
5歳6カ月	（WISC）	修正6カ月
9歳	（必要時WISC検査）	修正1歳6カ月
13歳		○発達・知能検査（リハビリテーション科）
16歳		

図3 当院の極低出生体重児フォローアップシステム

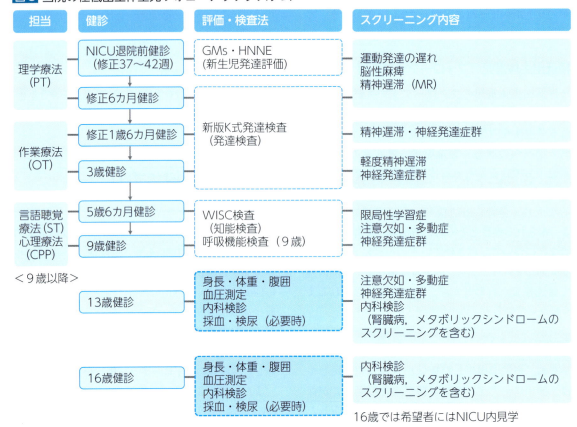

PT : physical therapist, GMs : general movemens 評価, HNNE : Hammersmith neonatal neurological examination, OT : occupational therapist, ST : speech-language-hearing therapist, CPP : certified public psychologist, WISC : Wechsler Intelligence Scale for Children, MR : mental retardation

は修正1歳，修正2歳，4歳にも新版K式発達検査を行う。

　早産児には将来的な神経発達症群や注意欠如・多動症，限局性学習症や生活習慣病などのリスクがあり，当院では9歳以降も中学・高校入学後（13歳，16歳）での一般的な内科検診を行っている。また，16歳健診時に希望者にはNICU見学を行っている。

健診プロトコールとスクリーニング内容（図3）

対象：極低出生体重児

施行時期：退院前，修正3カ月，修正6カ月，修正1歳6カ月，3歳，5歳6カ月，9歳，13歳，16歳

発達検査：

GMs評価，HNNE：退院前，修正3カ月

新版K式発達検査：修正6カ月，修正1歳6カ月，3歳（必要時は修正1歳，修正2歳，4歳再検査）

WISC検査：6歳・9歳（必要時）

保健相談：修正6カ月，修正1歳6カ月，3歳

栄養相談（栄養士）：修正6カ月，修正1歳6カ月

血液・検尿検査：適宜

呼吸機能検査：9歳（必要時）

文献

1) 健診スケジュール説明．ハイリスク児フォローアップ研究会．https://highrisk-followup.jp/schedule/（2024年10月1日最終閲覧）

2) ハイリスク児フォローアップ研究会 編：改訂第2版 ハイリスク児のフォローアップマニュアル 小さく生まれた子どもたちへの支援．メジカルビュー社，東京，2018．

Ⅴ フォローアップと予後

2 フォローアップ健診の概要

RSウイルスの重症化予防

退院後の重症化予防

　早産児，とくに超低出生体重児に多い慢性肺疾患（CLD）合併例では，RSウイルス感染症は重症化するリスクがあり，予防が非常に重要である。フォローアップ外来では，感染流行時期に合わせ，重症化予防を目的とした免疫グロブリン製剤（シナジス®，ベイフォータス®）を予防投与している。また，感染予防のための手洗いなど，一般的感染予防策の徹底などの指導も重要である。

　超低出生体重児にとって致命的となりかねないRSウイルス感染症と，フォローアップ外来における予防薬投与について概要を述べる。

RSウイルス感染症

　Respiratory syncytial（RS）ウイルスは気道粘膜に感染し，気道分泌物を増加させ，呼吸障害，無呼吸などを引き起こす。一般的に冬期に流行する感染症とされてきたが，地域間格差や年度ごとによる傾向も異なる。最近では新型コロナウイルスの流行の影響も受け，流行時期が変化してきている。

　特に，超低出生体重児は高率にCLDを合併し，呼吸予備能がきわめて弱く，容易に気道閉塞性病態を増悪させるため，発症予防，重症化予防が重要になってくる。

症状・所見

　気道分泌物は粘稠・多量である。気道分泌物の増加から湿性咳嗽，鼻汁，鼻閉をきたし，さらに進行すると呼吸障害（頻呼吸，陥没呼吸）をきたす。また，無呼吸も生じる。胸部X線検査では呼気障害を反映して過膨脹所見が特徴的ではあるが，気道分泌物の閉塞による無気肺も混在してみられる。

診断

　迅速検査キットが有用である。

治療

　対症療法である。二次性の細菌感染を除き，抗菌薬の使用も推奨されない。人工呼吸管理などの集中治療を要することもある。特にCLD合併例では肺高血圧症の急性増悪も起こりうることから，超音波検査による循環動態の評価も必要である。

パリビズマブ（シナジス®）

　RSウイルスに特異的な免疫グロブリンである。予防接種と異なり，罹患中でも注射が可能である。適応については定期的に見直しが行われ広がってきている。月1回の投与により，RSウイルス感染による入院を55％減らせたという報告[1]もあるが，投与開始月の判断が難しくなってきているのと同時に流行の終焉時期の判断も難しくなってきており，投与期間は都道府県によって異なる。パリビズマブは，RSウイルス感染症予防において非常に重要な役割を持つ。ただし，主に下気道で作用しあくまでも重症化を予防するもの[2]であり，感染，発症自体を予防するものではない。家族には，手洗いなどの一般的な感染予防策の徹底を指導する必要がある。

ニルセビマブ（ベイフォータス®）

　2024年に販売が開始された新薬である。シナジス®と同様RSウイルスに特異的な免疫グロブリンである。シナジス®との最大の違いは長期間作用型抗体であるため，1回投与のみでよいという点である。また，体重ごとの細かな投与量の調整も必要がない。適応疾患はやや限られるものの，患者家族の通院にかかる負担軽減が期待される。

シナジス®の適応（2024年）

RSウイルス感染流行初期*において

・在胎期間28週以下の早産で，12カ月齢以下の新生児および乳児
・在胎期間29～35週の早産で，6カ月齢以下の新生児および乳児・過去6カ月以内に気管支肺異形成症（BPD）の治療を受けた24カ月齢以下の新生児，乳児および幼児

・24カ月齢以下の血行動態に異常のある先天性心疾患（CHD）の新生児，乳児および幼児
・24カ月齢以下の免疫不全を伴う新生児，乳児および幼児
・24カ月齢以下のダウン症候群の新生児，乳児および幼児
・24カ月齢以下の肺低形成を伴う新生児，乳児および幼児
・24カ月齢以下の気道狭窄を伴う新生児，乳児および幼児
・24カ月齢以下の先天性食道閉鎖症の新生児，乳児および幼児
・24カ月齢以下の先天代謝異常症の新生児，乳児および幼児
・24カ月齢以下の神経筋疾患の新生児，乳児および幼児

＊上記RSウイルス感染流行時期は年度によって変動しており，さらに地域差があり，流行開始時期は各地域で異なる。感染症発生動向調査等を参考とされたい。

ベイフォータス®の適応（2024年）

RSウイルス感染流行初期*において

・在胎期間28週以下の早産で，12カ月齢以下の新生児および乳児
・在胎期間29～35週の早産で，6カ月齢以下の新生児および乳児・過去6カ月以内に気管支肺異形成症（BPD）の治療を受けた24カ月齢以下の新生児，乳児および幼児

・24カ月齢以下の血行動態に異常のある先天性心疾患（CHD）の新生児，乳児および幼児
・24カ月齢以下の免疫不全を伴う新生児，乳児および幼児
・24カ月齢以下のダウン症候群の新生児，乳児および幼児

当院での予防投与の流れ

「日本におけるパリビズマブの使用に関するコンセンサスガイドライン（2019）」，「小児RSウイルス呼吸器感染症診療ガイドライン2021」を参考に行っている。都道府県ごとに投与開始月を統一することが望ましいとされており，長野県の医療機関は当院に合わせて投与を開始している。

長野県は首都圏などと比べ流行時期が遅れる傾向にあり，首都圏の流行状況をみて投与開始月を決定している。当院で決定し次第各医療機関に周知し，投与を開始している。原則6回投与としているが，循環器科およびそのときの流行によっては，各施設の判断で7回投与を行っている。

FCC Point ご家族への指導として，家にウイルスを持ち込まないように伝えている。具体的には，特に流行期には手洗いなどの感染予防の徹底や，きょうだいが罹患してしまった場合は可能な限り隔離するよう指導している。また，感冒時などに早めに医療機関を受診するようにお願いしている。

文献

1) Palivizumab, a Humanized Respiratory Syncytial Virus Monoclonal Antibody, Reduces Hospitalization From Respiratory Syncytial Virus Infection in High-risk Infants. Pediatrics 1998; 102: 531-7.

2) 吉原重美, 森岡一朗, 岡田邦之, ほか 監修：小児RSウイルス呼吸器感染症診療ガイドライン2021. 日本小児呼吸器学会／日本新生児成育医学会, 2021.

---

column

新生児死亡率と周産期死亡率

新生児死亡率は,

1,000×(年間の新生児死亡数 [生後1カ月まで] /年間の出生数)

で, 日本が世界で最も低いことはよく知られています。よく似た統計に, 周産期死亡率,

1,000×{ (年間の妊娠満22週以後の死産数) + (年間の早期新生児死亡数 [生後1週まで]) }/(年間の妊娠満22週以後の死産数) + (年間の出生数) }

があります。つまり, 新生児死亡率は出生後の新生児医療の指標となり, 周産期死亡率は妊娠中も含む周産期医療の指標となります

長野県は, 1993年にこども病院が開院する前は, 県内4つの地域で周産期・新生児医療が完結していました。そこで各地域の新生児死亡率と周産期死亡率を調べてみたところ, 私が「新生児医療が充実している」と思っていた地域がむしろ新生児死亡率と周産期死亡率が悪い結果で, 「どうしてだろう？」と考えていたところ大発見をしました。周産期死亡率の「 (妊娠満22週以後の死産数) 」が, 1996年以前は「 (妊娠満28週以後の死産数) 」だったのです。妊娠27週以前に死産になった児は, 周産期死亡率にも新生児死亡率にも反映されなかったのです。そこで各地域の妊娠22週以後27週以前の死産数を調べてみたところ, ずばり「新生児医療が充実していない」地域の死産数が多かったのです。つまり新生児医療を受ける機会がなく, 妊娠27週以前の児は死産扱いとなっていたのです。

このことを30年程前の日本新生児学会(現在の日本周産期・新生児医学会)で発表しました。私としては"大発見"と思って意気揚々と発表したのですが, 会場の反応は乏しく, むしろ"し〜ん"となっており, 意気消沈して降壇してきたところ, 前列から3列目くらいに座っておられた紳士な先生が立ち上がって近寄って来られ, 「外でコーヒーでも飲みましょう」と誘われました。"やばいことしゃべっちゃったかな"と冷や汗ダラダラ。会場外の席に座ったところ「岩手の藤原です」。"えー, あのサーファクタントの藤原哲朗先生？"「先生の発表は素晴らしい, だから日本の新生児死亡率が低いことは世界では信じられていないんで。これからの先生に期待していますよ！」。

その後話したことは覚えていません。藤原哲朗先生は, たぶん今の私よりお若かったと思います。私もいつか藤原哲朗先生のように"かっこよく"若手新生児科医に"声掛け"したいと思います。

"マー無理か！"

(中村友彦)

V フォローアップと予後

2 フォローアップ健診の概要

リハビリテーション

リハビリテーションスタッフの役割

当院のフォローアップ健診におけるリハビリテーションスタッフの役割は，各施行時期に応じた評価・発達検査および知能検査を行い，早期発見・早期治療の一翼を担っている。評価・検査は図1に示すフォローアップシステムのとおり，各職種がそれぞれ専門性を活かし担当している。必要に応じ，評価・検査時にお子さんの発達段階に応じた発達支援方法などをご家族に助言している。また，評価・検査結果からリハビリテーション開始の必要性に関して医師に報告し，早期に診断，およびリハビリテーション開始となるようにしている。

理学療法士（PT）

理学療法士（physical therapist；PT）は，赤ちゃんから成人までを対象に，新生児理学療法，急性期治療における運動機能促進，発達促進，呼吸理学療法，在宅移行支援などに携わっている。

フォローアップシステムでは，新生児期から1歳までを担当している。

新生児期の修正週数37〜38週頃にGeneral Movements評価（GMs）（図2）とHammersmith新生児神経学的検査（HNNE）を併用し評価を行い，包括的に評価を行っている。これらの理学療法評価とMRIを併せて，脳性麻痺など異常筋緊張を示

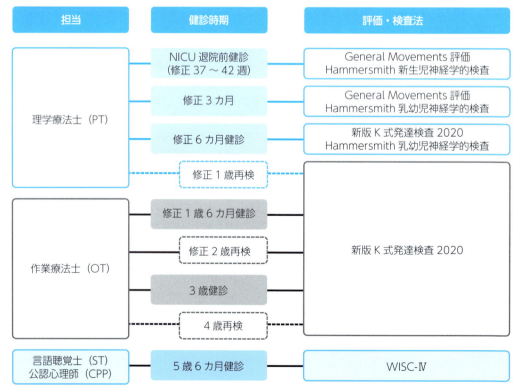

図1 当院の極低出生体重児のフォローアップシステム（リハビリテーションの役割）

すお子さんをスクリーニングし，より早期から発達支援のための理学療法を開始するようにしている。また，明らかに落ち着きがなく，育児を行いにくい可能性があるお子さんに対しては，お子さんの特徴を家族と共有したうえで，抱っこ方法(図3)や寝かせ方，遊び方，体操などをご家族へ助言し，家族の育児に対する不安が少しでも軽減するようサポートしている。

修正3カ月時評価では，GMsとHINEを行い，新生時期のGMsとHNNEでみられた児の特徴が，発育・発達とともに変化しているかも確認している。また，退院してからの家庭での様子や困り感などを聴取し，支援方法を提案している。困り感の訴えとしてよく聞かれる内容は，反り返りや向き癖の問題が多い印象であり，抱っこ方法の再確認や遊びの際の感覚(視覚や聴覚，触覚等)刺激の使い方や寝かせ方(ポジショニング方法)などの環境調整方法について助言している。

修正6カ月時評価では，新版K式発達検査2020(以下，K式検査)とHINE(図4)を行い，運動発達の遅れなどをスクリーニングしている。明らかに運動発達が遅れている場合には，すぐに発達支援のための理学療法を開始するようにしている。またこのときに，異常筋緊張など身体機能症状がなくても，運

図2 新生児期と修正3カ月時のそれぞれのGMsの様子

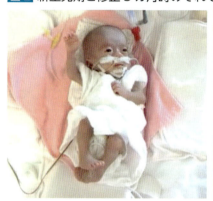
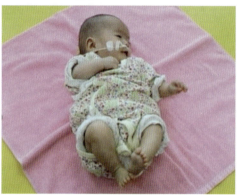

図3 新生児期抱っこ方法の一例
反り返って落ち着けないときに，手足をまとめて丸く抱っこすると落ち着くことをご家族と共有する。

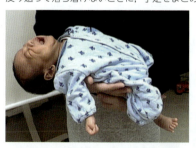

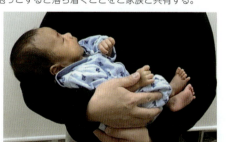

図4 修正6カ月時の新版K式発達検査2020やHINEの様子

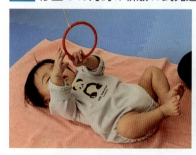
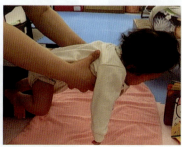
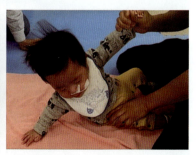

動の特性がみられ，行動面を含めて神経や知的発達症リスクが疑われる場合などは，修正1歳の再検につなげている。

作業療法士（OT）

作業療法士（occupational therapist；OT）は，発達の遅れや行動に問題のある，主に就学前の児を対象に，遊びを中心としたいろいろな作業活動を利用し，児の発達を促す療育を行っている。フォローアップシステムでは修正1歳6カ月〜3歳を担当している。

修正1歳6カ月時と3歳時にK式検査（図5）を行い，神経や知的発達症などのスクリーニングをしている。検査時の行動観察に加え，問診票を使用し家庭や保育園での日常生活の様子を確認し，感覚過敏（触覚・聴覚）や，対人関係面（強すぎる人見知り，馴れ馴れしすぎるなど），行動面においての困り感がある場合に，その支援方法についてお伝えしている。修正1歳6カ月時は，家族からはことばの遅れに関する相談が多く，言語理解の様子を聴取し，日常生活のなかでのことばかけや絵本の読み聞かせを推奨している。3歳時には落ち着きのなさやかんしゃく，切り替えの悪さなど行動面の困り感の相談が多い印象であり，家庭や集団場面での視覚刺激を減らす環境調整や，次に何をするのかを事前に予告するという行動コントロールを提案している。検査中の様子，問診票，家族からの聴取を包括的に評価した結果，神経発達症や知的発達症を疑う場合には，医師に報告し，早期診断・療育的な介入につなげている。

言語聴覚士（ST）　公認心理師（CPP）

言語聴覚士（speech-language-hearing therapist；ST）は，ことばの遅れやきこえに障害のある児や，発音や食べることに障害のある児を対象に，実物，絵カード，絵本などを使ってことばの理解や表現を促し，遊びを中心としたやりとりからコミュニケーションの相互性を高めたり，発音の練習や食事のアドバイスなどを行ったりしている。

公認心理師（certified public psychologist；CPP）は，児の入院・通院時の心理的サポートや家族の相談を受け，不安やストレスを和らげて前向きに治療に取り組めるようお手伝いをしたり，児の心理的成長に寄り添い，さまざまな問題を乗り越えられるように，心の健康を支えるお手伝いをしたりしている。

5歳6カ月時のWISC-Ⅳ（知能検査）は，当院ではSTとCPPが分担している。検査中は児と1対1でかかわり（図6），検査後に家族も同席し，児の普段の様子や困り感などを聴取している（図7）。家族からは就学適応について相談されることが多く，保育園から指摘される内容などを相談されることが多い。検査場面での行動観察から児の特性などの現状を家族にお伝えし，個別対応が必要と考えられる児に対しては，就学相談を受けることを診察時に

図5 修正1歳6カ月時の新版K式発達検査2020の様子（入れ子）

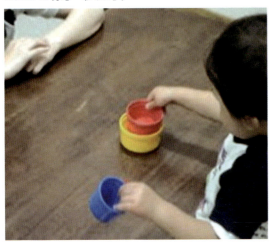

図6 5歳6カ月健診時の様子
WISC-Ⅳ検査場面の様子

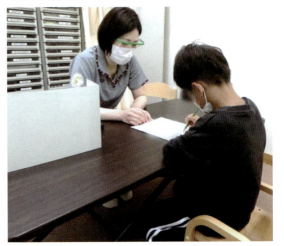

Ⅴ．2 フォローアップ健診の概要／リハビリテーション

図7 5歳6カ月健診時の様子
ご家族から聴取している間，お子さんは好きなおもちゃで遊びながら同席している。

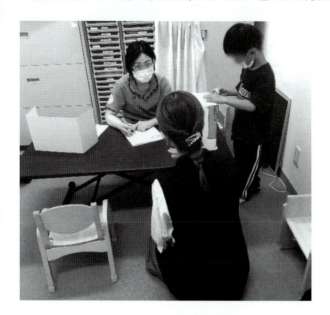

助言してもらうよう医師に報告している。

※使用している写真（図2〜7）に関して，本人・ご家族より口頭にて許可を得て掲載しています。

FCC Point　フォローアップ健診において各検査担当の療法士はただ検査を行うだけではなく，検査所見や問診票と併せて，ご家族からお子さんの様子やかかわるなかでの困り感・負担感などを聴取し，包括的にお子さんを評価し，支援方法などの助言を必要時行っている。ご家族は健診で，よりいっそうお子さんのことを知ることができ，かかわり方を見直したり，意識付けしたりする機会となっている。

Ⅴ フォローアップと予後

3 フォローアップの実際

年齢別のフォローアップ健診

修正6カ月健診

出生予定日から数えて6カ月になったころに行う。

- 身体測定
- 予防接種の進行状況，育児状況，発育状況の確認
- 栄養科による栄養・離乳食相談と指導
- 保健師による保健相談
- 必要時血液検査(貧血・早産児骨減少症など)

一般診察
- 修正6カ月健診でのチェックポイント(表1)
- 修正6カ月健診問診票(図1)
- 修正6カ月健診チェックリスト(表2)

修正1歳6カ月健診

出生予定日から数えて1歳6カ月になったころに行う。

一般に，1歳を過ぎ1歳半までの時期には，歩行が安定して階段を上るようになる。歩行が確立されていない場合にはリハビリテーションの紹介を検討する。大人が「〜どれ？」と尋ねると指さしで答え，意味のある言葉(単語)を話すようになる。有意語が出ていない場合には聴覚障害の否定が必要である。喃語で周囲と会話様にやりとりできる場合には，表出性の言語発達遅滞の可能性を考える。

表1 修正6カ月健診でのチェックポイント

	チェック項目	スクリーニングされる障害
運動面 姿勢・動作 観察が中心	□そり返りが強い □手で膝に触れない □頭部のコントロール欠如：保持や回旋ができない □腹臥位を嫌う □寝返りをしない □腹臥位で上肢で支持しない □座位がとりにくい □立位で下肢を突っ張らない，または突っ張りが強く，尖足位	脳性麻痺(CP) 重度精神遅滞(MR)
巧緻性	□リーチング □手指の伸展がみられない □両手で遊ばない	
対人関係	□笑わない □極端に人見知りが強い □視線が合わない	
感覚面	□物に触らない □触られることを極端に嫌がる □大きな音・体動で泣きやすい	

新版K式発達検査の結果でDQ85以下／上記のなかで気になる項目が多い場合は修正1歳にて再検査

V．3 フォローアップの実際／年齢別のフォローアップ健診

図1 修正6カ月健診 問診票

お名前　　　　　　　　男・女　　生年月日　　　年　　　月　　　日

1 入院するような病気にかかりましたか？　　　　　はい　　いいえ　　不明
　病名
　　　　　　　　　　　　　　　　　　　　　　　　　

2 気管支喘息など，かかりやすい病気がありますか？　はい　　いいえ　　不明

3 ひきつけをおこしたことがありますか？　　　　　はい　　いいえ　　不明

　そのとき高熱がでましたか？　　　　　　　　　　はい　　いいえ　　不明

4 首がすわったのはいつごろですか？　　　　　　　（　　　　　　　　　ヶ月）

5 寝返りができたのはいつごろですか？　　　　　　（　　　　　　　　　ヶ月）

6 おすわりができたのはいつごろですか？　　　　　（　　　　　　　　　ヶ月）

7 指しゃぶりはしますか？　　　　　　　　　　　　はい　　いいえ　　不明

8 足を上げたり，キックをしたりしますか？　　　　はい　　いいえ　　不明

9 服をつかんだり，引っ張ったりしますか？　　　　はい　　いいえ　　不明

10 玩具に興味を示し，手を伸ばしてきますか？　　　はい　　いいえ　　不明

11 玩具を振って遊びますか？　　　　　　　　　　　はい　　いいえ　　不明

12 お父さんやお母さんによく笑いかけますか？　　　はい　　いいえ　　不明

13 よくおしゃべり(発声)しますか？　　　　　　　　はい　　いいえ　　不明

14 泣いたとき抱っこなどでおちつくことができますか？　はい　　いいえ　　不明

15 呼ぶと振り向きますか？　　　　　　　　　　　　はい　　いいえ　　不明

16 音に反応しにくいなど，聞こえに関する心配はありますか？　はい　　いいえ　　不明

17 あまり両親を見ない，玩具を目で追わないなど，見ることに関する心配はありますか？

　　　　　　　　　　　　　　　　　　　　　　　　はい　　いいえ　　不明

18 ミルクはよく飲みますか？　　　　　　　　　　　はい　　いいえ　　不明

19 離乳食は始めましたか？　　　　　　　　　　　　はい　　いいえ　　不明

20 離乳食はよく食べますか？　　　　　　　　　　　はい　　いいえ　　不明

21 集団保育園等に通っていますか？　　　　　　　　はい　　いいえ

　　　はいの方　⇒どこへ通っていますか？　幼稚園，保育園，療育施設，親子教室，その他
　　　　　　　　お子さんは楽しそうに通園してますか？　はい　　いいえ　　不明

22 他にお子さんの事で心配な事や健診で聞きたい事がある場合にはお書きください。

表2 修正6カ月健診チェックリスト

検査項目		チェックポイント
注視・追視		
斜視の有無		
ハンカチテスト		左右
つかみ方		手全体または手掌で，口に持っていく，左右チェック
手の開排状況		
両手・両足の動き		左右差の有無
引き起こし反射		頸は平行または屈曲，上肢は伸展または屈曲，下肢屈曲
姿勢		顔が正面で屈曲有意の左右対称
仰臥位姿勢		手の正中可，手で膝または足をつかむ
腹臥位姿勢		on handsの有無，胸まで挙上するか
座位	5カ月	腰を支えると座れる
	6カ月	両手を前について座れる
	7カ月	背を伸ばして，手を離して座れる
	8カ月	お座りをしていて，上体をねじって横のものが取れる
	姿勢立ち直り反射	
	パラシュート反射(側方)	
腋支え立位保持		尖足の有無，踵までつくか
仰臥位水平抱き		
腹臥位水平抱き		下肢の平衡反応をみる
要注意徴候		
頭部のコントロールの欠如 下肢内転交叉の持続 背臥位のまま動かない 頭部挙上と保持・回旋ができない 下肢自発運動がない 下肢の内転交叉，足底屈の持続 介助座位での頭部保持困難，介助座位困難 頭部立ち直り反射の欠如と反応の遅れ		

また，小さなものを上手につまめるようになり，それらを並べたり，積んだりといろいろな遊びをするようになる。食事や着替えなどを自分でやりたがるようになる。自分以外の子どもに興味をもち，大人の真似を盛んにするようになるのもこの時期である。さまざまなことに興味をもち，探索しまわり，行動が非常に活発になる時期である。3歳までは特に男児で多動傾向のことが多く，かんしゃくも出てくるため，安易に神経発達症群と決めつけるのではなく，経過を追うことが重要となってくる。

人見知りは個人差が強いが，一般的に1～2歳がピークで，診察時にまったく拒否的なことも多々あり，経過を追うことが重要である。また人見知りがまったくなく，診察時に過剰になつく場合も注意深く経過を追う必要がある。

自閉傾向の簡単なスクリーニングとしてM-CHAT（Modified Checklist for Autism in Toddlers）が有用である（日本語版M-CHATは米国「M-CHAT™」のサイトの"Translations of M-CHAT-R/F"よりアクセスできる［https://

Ⅴ. ③ フォローアップの実際／年齢別のフォローアップ健診

表3 修正1歳6カ月健診でのチェックポイント

	チェック項目	スクリーニングされる障害
行動面	□ 気が散りやすい □ 着席行動がとりづらい □ こだわりがある □ かんしゃくが強い	中等度の精神遅滞 (MR) 自閉スペクトラム症 (ASD)
対人関係	□ 極度の人見知りや場見知りがある(orまったくなし) □ 視線が合いにくい □ 一方的なかかわり □ 指示に従えない □ 共感性が低い	
ことば	□ 指さしがない □ クレーン現象がある □ 逆手バイバイ □ オウム返しが多い □ 有意語がない	
運動面	□ 粗大運動の遅れ □ 極度の不器用さ □ 転びやすい □ ペタペタ歩く	
感覚面	□ 触る,触られることを嫌がる □ 音に敏感 □ 不安定な場所を怖がる(高い高い・ブランコ)	

新版K式発達検査結果でDQ85以下／上記のなかで気になる項目が多い場合は,**修正2歳**にて再検査

mchatscreen.com/〕)。

ただし,チェックリストの点数だけにとらわれるのではなく,社会的環境や経験,親の理解度や心配の程度など総合的に判断することが重要である。

- ・身体測定(体重・身長・頭囲・胸囲)
- ・予防接種の進行状況,育児状況,発育状況を確認する。
- ・栄養科による栄養相談と指導
- ・保健師による保健相談
- ・必要時血液検査

確認事項

- ・痙攣の有無
- ・眼鏡使用の有無
- ・補聴器使用の有無
- ・斜視の有無
- ・在宅酸素療法の有無
- ・療育の有無

・集団生活経験の有無(保育園,親子教室,支援センターなど)

一般診察

- ・修正1歳6カ月健診でのチェックポイント(**表3**)
- ・修正1歳6カ月健診問診票(**図2**)
- ・修正1歳6カ月健診チェックリスト(**表4**)

🔺 3歳健診(暦年齢)

3歳健診以降は,通常,誕生日から数えた暦年齢で行う。

運動機能・知的発達が進み,生活面では,基本的生活習慣形成の時期であるが,環境による個人差が大きい時期である。社会的集団生活に関しては経験の個人差が大きい時期でもあるが,集団生活において今まで意識していなかった人とのかかわり方,集団での気になる行動,こだわりやパニックなど,気になることが多くなる時期である。

図2 修正1歳6カ月健診問診票

修正1歳6カ月フォローアップ健診　問診用紙

お名前＿＿＿＿＿＿＿＿＿　男・女　生年月日　　年　　月　　日

1　入院するような病気にかかりましたか？　　　　　　　　はい　いいえ　不明
　　病名＿＿＿＿＿＿＿＿＿＿＿＿＿＿＿＿＿＿＿＿＿＿＿＿＿＿＿＿

2　気管支喘息など，かかりやすい病気がありますか？　　　はい　いいえ　不明
3　ひきつけをおこしたことがありますか？　　　　　　　　はい　いいえ　不明
　　そのとき高熱がでましたか？　　　　　　　　　　　　　はい　いいえ　不明
4　ひとり歩きをはじめたのはいつごろですか？　　　　　　（　　歳　　カ月）
5　かなりよく歩きますか？　　　　　　　　　　　　　　　はい　いいえ　不明
6　片手を引いてあげれば階段を昇りますか？　　　　　　　はい　いいえ　不明
7　干しぶどうのような小さなものを指先でつまみますか？　はい　いいえ　不明
8　自分でスプーンを使って食べようとしますか？　　　　　はい　いいえ　不明
9　鉛筆やクレヨンでなぐり書きをしますか？　　　　　　　はい　いいえ　不明
10　積木を2，3個重ねますか？　　　　　　　　　　　　　はい　いいえ　不明
11　車を走らせたり，人形を抱いて遊びますか？　　　　　　はい　いいえ　不明
12　くしや歯ブラシなどを使うまねをしますか？　　　　　　はい　いいえ　不明
13　「ワンワン」など意味のある単語が言えますか？　　　　はい　いいえ　不明
　　言える単語を3つ書いてください。（　　　　　　　　　　　　　　　）
14　絵本を見て，知っているものの名前を言ったり指差したりしますか？　はい　いいえ　不明
15　自分の名前を呼ばれると「はい」と返事をしますか？　　はい　いいえ　不明
16　簡単な言いつけを理解して実行できますか？　　　　　　はい　いいえ　不明
17　他の子どもに関心を示しますか？　　　　　　　　　　　はい　いいえ　不明
18　同じくらいの年齢の子どもと比べて，とても落ち着きがないと思いますか？
　　　　　　　　　　　　　　　　　　　　　　　　　　　　はい　いいえ　　不明
19　食事の間もじっとしていないで，歩き回っていますか？　はい　いいえ　不明
20　音に反応しにくい，テレビの音を大きくするなど，聴こえに関する心配はありますか？
　　　　　　　　　　　　　　　　　　　　　　　　　　　　はい　いいえ　不明
21　テレビをいつも近づいて見るなど，眼が悪いのではないかとの心配はありますか？
　　　　　　　　　　　　　　　　　　　　　　　　　　　　はい　いいえ　不明
22　集団保育園等に通っていますか？　　　　　　　　はい　いいえ
　　　はいの方⇒どこへ通っていますか？　　　幼稚園，保育園，療育施設，親子教室，その他
　　　　　　　お子さんは楽しそうに通園していますか？　　はい　いいえ　不明
23　他にお子さんの事で心配な事や健診で聞きたい事がある場合にはお書きください。
　　（　　　　　　　　　　　　　　　　　　　　　　　　　　　　　　　　）
24　この健診の結果を低出生体重児の予後統計のために使用する場合があります。
　　個人の情報として使用されることは一切ありません。同意いただけますか？
　　（　　はい　　・　　いいえ　　）

（次頁へつづく）

V．3 フォローアップの実際／年齢別のフォローアップ健診

図2 修正1歳6カ月健診問診票（つづき）

<生活のおたずね>

1 現在のお住まいの住宅は？　　　　　　　　　一戸建て　　集合住宅（居住階　　　　　階）
　※居住階とは玄関のある階をいいます。

2 家族構成は？　　　　　　　　　　　　　　　核家族　　三世代　　その他

3 主な育児者は誰ですか？　＿＿＿＿＿＿＿＿＿＿＿＿

4 普段どんな遊びがおきにいりですか？　お子さんの好きな遊びを自由にお書きください。
　（　　　　　　　　　　　　　　　　　　　　　　　　　　　　　　　　　　　　　）

5 おしゃぶりや指しゃぶりなどの特定の癖はありますか？　　はい　　いいえ

6 外遊びが好きですか？　　　　　　　　　　　　　はい　　いいえ

7 他のお子さんと遊ぶ機会はありますか？　　　　　はい　　いいえ

8 お子さんはよくいたずらをしますか？　　　　　　はい　　いいえ

9 自分でスプーンやフォークを持って食べようとしますか？　はい　　いいえ

10 コップから飲めますか？　　　　　　　　　　　はい　　いいえ

11 お昼寝を何回しますか？　　　　　　　　　　　しない　　1回　　2回

12 大体何時に起きますか？＿＿＿＿＿＿＿＿＿＿時

13 大体何時に寝ますか？＿＿＿＿＿＿＿＿＿＿時

14 お子さんが小さく生まれたので育児が大変ですか？　　はい　　いいえ

15 主な育児者がお子さんを預けて自由に活動できる時間はありますか？　はい　　いいえ

16 主な育児者が他のお母さんと交流を持つ機会はありますか？　はい　　いいえ

17 主な育児者の友人は近くにいますか？　　　　　はい　　いいえ

18 育児支援者（例：祖父母等）との支援はどのくらいの頻度で受けられますか？
　　　　　　　　　　　　　　毎日　　週に数回　　月に数回　　年に数回

19 主な育児者が一人で子育てをしていると感じてしまうことがありますか？　はい　　いいえ

20 その他，今日までの子育てで思うことや気になることがあればご自由にお書きください。

1日のリズム

0	2	4	6	8	10	12	2	4	6	8	10	0

修正1歳6カ月から3歳の間に，歩行のスピードや安定性が増し，ジャンプや飛び降りなどもできるようになる。階段は交互に足を出して上るようになる。

言葉の発達では，単語や指さしが主体だった1歳6カ月頃と比べて，二語文（「ママ　キタ」，「ワンワン　イタ」など）や三語文（「パパ　カイシャ　イッタ」など）を話すようになる。理解は名詞だけでなく，動詞や感情の言葉がわかるようになり，さらにものの用途（座るもの，書くものなど），比較の概念（大小，

表4 修正1歳6カ月健診チェックリスト

粗大運動	一人歩き(High guard歩行は要注意) かなりよく走れる 手すりで階段を上れる いすに登れる 後ずさり(後ろ歩き)できる	一般診察	人見知り 視線 切り替え 対人関係 落ち着き 追視・斜視 つかみ方：はさみ持ちか指先持ち 指さし： 発語：有意語を2つ以上言える 言語理解(簡単な指示の理解) 積木重ね： 音への反応： 座位： 独り立ち： 歩行 腋支え保持で尖足なし，足底全面接地する。 足首：固くない ホッピング反射(前後左右) パラシュート反射 筋緊張 腱反射 バビンスキー反射 引き起こし反射：頸は平行または屈曲，上肢は屈曲，下肢伸展
微細運動	鉛筆・クレヨンでの殴り書きをする 積木を2, 3個重ねられる 小さい物を指でつまめる 自分でスプーンを使用して食べられる コップでのめる		
コミュニケーション	人見知り ワンワンなど意味のある単語を5つ言える 有意語が何語か言える 絵本のキャラクターを指さししたり，名前を言える 応答の指さしができる 簡単な言いつけどおりの行動をする 「おいで」「ちょうだい」「ねんね」「おかたずけ」がわかる 「バイバイ」をする 相手をしてあげると喜び，ほかの子どもに関心を示す 親が帰ってくると出迎えをする 体の部位を指さす		
認知機能	名前を呼ぶと振り返る 自分の名前を呼ばれると返事をする さかさまの絵本を正しい向きに直す 容器の出し入れ遊びをする ごっこ遊びをする 模倣：親のまねをする(携帯等) 　　　車を走らせたり，人形を抱いて遊ぶ		
その他	同じくらいの年齢の子どもと比べての落ち着き ほかの子どもに興味がある かんしゃく 食事の間は歩き回らない 音に反応して，テレビの音を過剰に大きくしない テレビとは適切な間隔でみており，視力の心配はない		

長短など)へと大きく広がるのがこの時期である。

また，手の使い方も器用になり，積木を積むことだけでなく，何かに見立てて作るようなことができるようになる。お絵かきはなぐり描きから，一つの円を描いたり，縦や横の線を引いたりすることができるようになる。

オムツがはずせていなくてもオシッコの出そうな感じを教えたり，パンツが一人で脱げるようになる。食事については，こぼさないで一人で食べられるようになってくる。

3歳フォローアップ健診では診察，発達検査のほかに対人関係の取り方や，全体を通しての行動面

V. 3 フォローアップの実際／年齢別のフォローアップ健診

の観察も行う。1歳6カ月フォローアップ健診では
わかりにくかった人とのかかわりの遅れや，注意・
集中の問題，多動傾向がみられてくる子もいる。問
題がみられる場合は遊びの教室・子育て支援・未
満児クラスなどの集団生活の経験への促しや，医
療・療育機関への紹介，家族や保育（幼稚）園でで
きることのアドバイスをする。また，必ずその後の
集団生活での様子のフォローアップを行う。社会的
行動の発達は，経験によって個人差が大きいのが
特徴である。

- ・身体測定（身長・体重・頭囲・胸囲・腹囲
  の測定）
- ・血圧測定
- ・眼科検診（網膜症の有無に限らず）
- ・歯科健診（受けることが望ましい，市町村
  の健診でも OK）
- ・保健師による保健相談

確認事項

- ・家族構成
- ・両親の教育歴（最終学校）
- ・予防接種状況の確認
- ・在宅医療の有無
- ・療育の有無
- ・集団生活経験の有無
- ・痙攣の有無
- ・眼鏡の使用の有無
- ・斜視の有無
- ・補聴器使用の有無
- ・反復する気道感染症や喘息の有無
- ・入院の既往歴
- ・予防接種状況の確認

一般診察

- ・3歳健診でのチェックポイント（表5）
- ・3歳健診問診票（図3）
- ・3歳健診チェックリスト（表6）

問診票には，あらかじめ保護者に記載をしておい

表5 3歳健診でのチェックポイント
*修正1歳6カ月健診でのチェックポイントに加えて実施する。

	チェック項目	スクリーニングされる障害
行動面	□ **着席行動が続かない** □ 衝動的な行動 □ **こだわり** □ **かんしゃくが強い** □ 完璧主義	
対人関係	□ 極度の人見知り □ 馴れ馴れしさ □ 攻撃性 □ 一方的なかかわり □ 反抗的 □ 模倣をしない	**軽度の精神遅滞 （MR） 注意欠如・多動症 （ADHD） 自閉スペクトラム症 （ASD）**
ことば	□ **会話が成立しづらい** □ **オウム返しが多い** □ **指示の理解が困難** □ 発音の不明瞭さ □ 吃音	
運動面	□ 手先が不器用 □ 姿勢が崩れやすい □ つま先立ちがある □ 転びやすい	
感覚面	□ 特定の触感覚が苦手（水・砂遊び等） □ 音に敏感 □ 揺れる遊びが苦手（高い高い・ブランコ）	

新版K式発達検査結果でDQ85以下／上記の中で気になる項目が多い場合は，**4歳**にて再検査

図3 3歳健診 問診票

お名前＿＿＿＿＿＿＿　男・女　　生年月日＿＿＿　年　　　月　　　日

1　入院するような病気にかかりましたか？　　　　　　　はい　　いいえ　　不明
　　病名＿＿＿＿＿＿＿＿＿＿＿＿＿＿＿＿＿

2　気管支喘息など，かかりやすい病気がありますか？　　はい　　いいえ　　不明

3　ひきつけを起こしたことがありますか？　　　　　　　はい　　いいえ　　不明
　　そのとき高熱がでましたか？　　　　　　　　　　　はい　　いいえ　　不明

4　走れますか？　　　　　　　　　　　　　　　　　　　はい　　いいえ　　不明
　　歩き方や走り方がおかしいという心配はありますか？　はい　　いいえ　　不明

5　両足をそろえてぴょんぴょん跳びますか？　　　　　　はい　　いいえ　　不明

6　三輪車のかじをとって，押して歩きますか？　　　　　はい　　いいえ　　不明

7　三輪車に乗ってこげますか？　　　　　　　　　　　　はい　　いいえ　　不明

8　滑り台に登って，滑りますか？　　　　　　　　　　　はい　　いいえ　　不明

9　足を交互に出して階段を上りますか？　　　　　　　　はい　　いいえ　　不明

10　積木を横に2〜3個並べますか？　　　　　　　　　　はい　　いいえ　　不明

11　積木で家などを作って遊びますか？　　　　　　　　　はい　　いいえ　　不明

12　ひとつのマルを描きますか？　　　　　　　　　　　　はい　　いいえ　　不明

13　「おしっこ」を教えますか？　　する前に教える・した後に教える・教えない・不明

14　ほとんどこぼさないで，一人で食べますか？　　　　　はい　　いいえ　　不明

15　「ワンワンきた」などの二語文が言えますか？　　　　はい　　いいえ　　不明
　　　　いつ頃からですか？（　　　　　歳　　　　カ月頃から）

16　自分の姓と名前を言えますか？　　　　　　　　　　　はい　　いいえ　　不明

17　発音が気になりますか？　　　　　　　　　　　　　　はい　　いいえ　　不明

18　音に反応しにくい・テレビの音を大きくするなど，
　　聞こえに関する心配はありますか？　　　　　　　　はい　　いいえ　　不明

19　テレビをいつも近づいて見るなど，眼が悪いのでは
　　ないかとの心配はありますか？　　　　　　　　　　はい　　いいえ　　不明

20　仲良しのお友達はいますか？　　　　　　　　　　　　はい　　いいえ　　不明

21　友達ができやすい方ですか？　　　　　　　　　　　　はい　　いいえ　　不明

22　同じくらいの年齢の子どもと比べて，とても落ち着き
　　がなく，じっとしていないと思いますか？　　　　　はい　　いいえ　　不明

23　遊んでいる時に，とても気が散りやすいですか？　　　はい　　いいえ　　不明

24　いつも決まった遊びをしたがる，決まった物に興味を
　　示す，などがみられますか？　　　　　　　　　　　はい　　いいえ　　不明

25　集団保育園等に通っていますか？　　　　　　　はい　　いいえ
　　　　はいの方　⇒どこへ通っていますか？　　幼稚園・保育園・療育施設・親子教室・その他
　　　　　　お子さんは楽しそうに通園していますか？　　はい　　いいえ　　不明

26　気になる癖はありますか？
　　　指しゃぶり・つめ噛み・吃音・頻尿・抜毛・チック（まばたきや肩をあげる等の動き）・その他

（次頁へつづく）

V. ③ フォローアップの実際／年齢別のフォローアップ健診

図3 3歳健診 問診票（つづき）

27 現在の家族構成についてお書きください。

□父　□母　□兄　□姉　□妹　□弟　□祖父　□祖母　□その他

28 ご両親様の教育歴についてお伺いします。最終学校は

父　○中学校　○高等学校　○短大・専門学校　○大学以上

母　○中学校　○高等学校　○短大・専門学校　○大学以上

29 他にお子さんのことで，心配なことや健診で聞きたいことがある場合お書きください。

（　　　　　　　　　　　　　　　　　　　　　　　　　　　　　　　　　　　　　）

30 この健診の結果を低出生体重児の予後統計のために使用する場合があります。

個人の情報として使用されることは一切ありません。同意していただけますか？

（　はい　・　いいえ　）

<生活のおたずね>

1 現在のお住まいの住宅は？　　　　　　　　　　　一戸建て　　集合住宅（居住階　　階）

※居住階とは玄関のある階をいいます。

2 家族構成は？

核家族　　三世代　　その他

3 主な育児者はどなたですか？

4 普段どんな遊びがお気にいりですか？　お子さんの好きな遊びを<u>自由に</u>お書きください。

（　　　　　　　　　　　　　　　　　　　　　　　　　　　　　　　　　　　　　）

5 保育園・幼稚園への入園を考えていますか？　　　　　はい　　いいえ

6 最近言うことをきかなくなったと思うことがありますか？はい　　いいえ

7 お母さんの姿が見える範囲であれば，遊園地などでお母さんが横にいなくても遊べますか？

はい　　いいえ

8 こぼしてもおはしを使っていますか？　　　　　　はい　　いいえ

9 一人で着替えようとしますか？　　　　　　　　　はい　　いいえ

10 顔を自分で洗いますか？　　　　　　　　　　　　はい　　いいえ

11 昼間の排泄は自立しましたか？　　　　　　　　　はい　　いいえ

12 大体何時に起きますか？　　　　　　　時

13 大体何時に寝ますか？　＿＿＿＿＿時

14 お母さんが他のお母さんと交流を持つ機会はありますか？はい　　いいえ

15 市町村の乳幼児健診・教室等に参加していますか？

今まで行ったことのあるものに○をしてください。

乳児健診・離乳食教室・1歳6カ月健診・育児学級等・2歳児相談・3歳児健診

16 その他，今日までの子育てで思うことや気になることがあればご自由にお書きください。

（　　　　　　　　　　　　　　　　　　　　　　　　　　　　　　　　　　　　　）

1日のリズム

0	2	4	6	8	10	12	2	4	6	8	10	0

表6 3歳健診チェックリスト

チェック項目
入室時・診察時の様子
一般診察
多動性・衝動性
人への関心
視線
共感性
斜視の有無・眼球運動
歩行の様子
緊張の様子
指示への反応
切り替えの程度
不随運動：なし
一人で座る：可
名前を呼ばれると返事をする
言語：二語文が言える
言語理解：言われていることはわかる
今日は誰とどうやってきたのか答えられる
大きい・小さいがわかる
長い・短いがわかる
簡単な色の識別
聴力チェック
つかみ方(指先持ち)
利き手(積み木を積む主な手)：
微細運動：
積木を8つ以上積む
まねをして丸を描く
第1, 2指でtapping
つま先歩行
踵歩行
片足立ち(3秒以上)

てもらう。ただし，保護者によって記載の信頼性が大きく異なることに注意が必要である。特に児の行動面や社会性の特性については問診票では主観的な要素が強く，また，保護者が児の特性に気が付いていない，特性を否定したい気持ちが強い，保護者に同様の特性があるなどの場合には信頼性が大きく落ちる。

診察時の注意点

入室時・診察時の児の様子に留意する。呼びかけに対する反応，部屋に入るときの緊張の程度，人や物への関心の程度，歩き方，衝動性・マイペースの程度，指示への反応，切り替えの程度などを観察する。部屋では過度に児の注意を引きつける

ものは目につかないように配慮する。診察者が保護者と話をしているときに，介助者が児とかかわり，その様子を後で聴取するとよい。

診察室という閉鎖空間での行動で結論を出すのではなく，家庭や社会での行動面についての聞き取りが大事になってくる。家族からの情報が不十分な場合，集団生活を行っていればそのときの様子を関係者より用紙に記入してもらう。

▲ 5歳6カ月（就学前）健診

就学前の大事な健診となる。5～6歳頃になると，集団生活を経験して多くの児で社会性が発達する。集団行動が苦手な場合や，就学後の学業に不安がある場合には，早めの受診を勧める。

健診では，身辺自立の程度，家庭での様子，幼稚園・保育園などでの集団生活の様子の聴取，身体発育，運動機能，神経学的評価等を行う。WISC検査などによる知能発達の評価を行い，就学後の援助の参考にする。

就学後の子どもでは，一般的に生活の中心は学校に移る。

- ・身体測定（身長・体重・頭囲・胸囲・腹囲等の測定）
- ・血圧測定

確認事項

3歳健診に準ずる。
- ・加配の有無
- ・入学予定校
- ・進学相談の有無とその結果
- ・進学にあたっての心配事

一般診察

- ・5歳6カ月健診でのチェックポイント(**表7**)
- ・5歳6カ月健診問診票(**図4**)
- ・5歳6カ月健診チェックリスト(**表8**)

集団生活での様子は保護者からのヒアリングでは不十分または不正確なことも多く，あらかじめ保育所や幼稚園での様子を園の先生に書いてもらうとよい(**図5**)。必要時は封書してもらう。児に発達障害的な行動が目立っても，保護者は児の行動に

V. ③ フォローアップの実際／年齢別のフォローアップ健診

表7 5歳6カ月・9歳健診でのチェックポイント

	チェック項目	スクリーニングされる障害
行動面	□落ち着いて着席していられない □質問終了前に答え始める □よそ見や遊びが多い □思いつきでパッと行動する □気が散りやすい □こだわり □かんしゃく □失敗を嫌がる □不安や緊張が強い □チック □意欲がない	
対人関係	□視線が合いにくい □指示に従えない □一方的なかかわり □攻撃的 □反抗的 □興味関心のある話を繰り返す	限局性学習症(SLD) 注意欠如・多動症(ADHD) 自閉スペクトラム症(ASD)
ことば	□吃音 □構音が不明瞭 □語彙数が少ない □言語理解の不良 □言語表現の不良	
運動面	□手先が不器用(書字等) □姿勢が崩れやすい	
感覚面	□音への過敏さがある(にぎやかな場所を嫌がる) □特定の感触を嫌がる(服の素材・服のタグ等)	

慣れており，特異的な行動であると気が付いていない場合も多々あり，また，気になってはいるが認めたくないという親もおり，配慮を要する。園での様子を保護者と共通に把握することも重要である。ただし，入学を控えており，安易に経過観察をするのではなく，必要時は小児神経科や療育機関への紹介，教育機関との情報共有を保護者同意のもとに行う。

健診時に家族から，児が「何度言っても言うこと を聞かない」などの訴えがある場合には，「言ったことを理解できているのか？」(理解力，IQの問題？)，「言ったことが記憶できていないのか？」(注意記憶が低いのか？)，「児の特性なのか？」(神経発達症，注意欠如・多動症等？)など，さまざまな理由が考えられる。親からのヒアリング，検査結果や検査・診察時の児の行動や様子，園での様子など，より総合的に判断を行い，指導や環境整備を行う。

図4 暦5歳6カ月健診問診票

5歳6カ月　問診用紙

お名前 ＿＿＿＿＿＿＿＿＿＿＿＿＿　　　ID　1 ＿＿＿＿＿＿＿＿

○男　　○女　　　　　　　　生年月日 ＿＿＿＿＿＿＿＿＿＿＿

ご家庭でのお子さんの生活の様子を教えていただきたいと思いますので，以下の質問についてお答えください

1-1.　食事は1日 ＿＿＿ 回
　　　　○よく食べる　○普通　○あまり食べない　○ひどい偏食がある

1-2.　生活のリズムや睡眠時間のことで心配がありますか
　　　　　　　　　　　　　　　　　　○いいえ　○はい　○不明
　　　　「はい」の場合はその内容

　　　　＿＿＿＿＿＿＿＿＿＿＿＿＿＿＿＿＿＿＿＿＿＿＿＿＿＿＿

1-3.　入院するような病気にかかりましたか　　○いいえ　○はい　○不明
　　　　病名 ＿＿＿＿＿＿＿＿＿＿＿　　いつ頃ですか ＿＿＿＿＿

1-4.　気管支喘息のような，よくかかる病気がありますか　　　○いいえ　○はい　○不明
　　　　病名 ＿＿＿＿＿＿＿＿＿＿＿＿＿＿＿＿

1-5.　ひきつけを起こしたことがありますか　　○いいえ　○はい　○不明
　　　　そのとき高熱がありましたか　　　　　○はい　○いいえ　○不明

2-1.　自転車に乗れますか　　　　○はい（補助輪あり）　○はい（補助輪なし）　○いいえ　○不明

2-2.　ブランコに立ちのりしてこげますか　　　○はい　○いいえ　○不明

2-3.　スキップができますか　　　　　　　　○はい　○いいえ　○不明

2-4.　ジャングルジムの上のほうまで登りますか　　○はい　○いいえ　○不明

2-5.　走るのが遅い，転びやすい，歩き方がおかしいなどの気がかりがありますか
　　　　　　　　　　　　　　　　　　○いいえ　○はい　○不明
　　　　「はい」の場合はその内容

　　　　＿＿＿＿＿＿＿＿＿＿＿＿＿＿＿＿＿＿＿＿＿＿＿＿＿＿＿

3-1.　じゃんけんで勝ち負けがわかりますか　　○はい　○いいえ　○不明

3-2.　友達と鬼ごっこなどして遊びますか　　　○はい　○いいえ　○不明

4-1.　ひらがなは読めますか　　　　○ほとんど読める　○大体読める　○読めない　○不明

4-2.　ひらがなの自分の名前を読んだり，書いたりできますか
　　　　　　　　　　　　　　　　　　○はい　○読むだけ出来る　○出来ない　○不明

4-3.　ことばが遅いと思いますか　　　　○いいえ　○はい　○不明

4-4.　発音がおかしいと思いますか　　　○いいえ　○はい　○不明

5-1.　仲良しのお友達がいますか　　　　○はい　○いいえ　○不明

5-2.　友達はできやすいほうですか　　　○はい　○いいえ　○不明

5-3.　いじめられることがありますか　　○いいえ　○はい　○不明

5-4.　同じくらいの年齢の子どもと比べてとても落ち着きがなくじっとしていないと思いますか
　　　　　　　　　　　　　　　　　　○いいえ　○はい　○不明

（次頁へつづく）

V．③ フォローアップの実際／年齢別のフォローアップ健診

図4 暦5歳6カ月健診問診票（つづき）

5-5. 気が散りやすく，遊びを次々に変えますか　　○いいえ　○はい　○不明

5-6　不器用だと思いますか　　　　　　　　　　　○いいえ　○はい　○不明

6-1. 集団保育などに通っていますか

　　　　どこへ通っていますか　　　　　　□幼稚園　□保育園　□療育施設　□親子教室　□その他

　　　　お子さんは楽しそうに通園していますか　○はい　○いいえ　○不明　○通園していない

6-2. 気になる癖はありますか　　　　　　　その他

　　　_____

　　　□指しゃぶり　□爪かみ　□吃音　□チック（まばたきや，肩を上げるなどの動き）　□頻尿
　　　□抜毛

7.　　現在の家族構成についてお書きください

　　　□父　□母　□兄　□姉　□妹　□弟　□祖父　□祖母　□その他

8.　　他にお子さんのことで心配なことや健診で聞きたいことがある場合にはお書きください

　　　_____

　　　　　　　　　　　　　　　　　　　記入日

9歳健診以降

　一般的に小学校3年生以上になると，勉強の難易度が上がり，人間関係も複雑で難しくなる。9歳以降で学業面や社会的集団生活で不適応を起こすケースも比較的多い。

・身体測定（身長・体重・頭囲・胸囲・腹囲等の測定）
・血圧測定
・一般内科検診
・登校・学習・社会生活（学校・自宅での生活状況，注意集中や多動性，身辺自立状況，集団参加・対人交友関係など）の様子を確認する。

学力

・聞く：音が正確に聞き取れている。意味の理解
・話す：発音，表現力
・読む：字や文を正確に読み取れている。読解力
・書く：書字，表記の正確さ，表現力
・計算する：数概念，演算ができる，文章題
・推論する：量概念獲得，図形，論理的な思考

一般診察

・小学3年生問診票〔図6（p.18）〕

表8 5歳6カ月（就学前）健診チェックリスト

運動面	粗大運動の様子 歩きや走り 自転車：補助輪の有無 スキップ でんぐり返し ブランコの立ちこぎ，座りこぎ ジャングルジムなど高いところを登る	偏食	独特なこだわり行動 感覚過敏性 気になる癖
微細運動	折り紙 はさみで色々な形を切り取れる 三角形をまねして描ける 手のタッピング： 人物画（目，口，鼻，耳，毛，手足，身体）を描ける	診察	入室時・診察時の様子 切り替え： 視線： 注視保持：20秒可 会話のやりとり：保育園，先生の名前が言える 共感性の有無：「おかあさんのカレーはおいしいですか？」「園の先生とおかあさんではどっちが怖い？」
生活習慣	食事のあと，後片付けを手伝う 排便後一人で拭いて流せる 衣服の着脱がほぼ自分で可能		共同偏視 命令的指さし，陳述的指さし 構音： 左右： 用途：「この指なに？」「靴って何をするもの？」同様に「帽子」「お箸」「本」「時計」
言語理解・概念	ジャンケンの勝ち負け 発音 自分の名前が読める 自分の左右がわかる 主な色がわかる 10以上の数が言える（いくつまで） 大小・長短がわかる 反対類推： ひらがな：書ける・読める		じゃんけん しりとり 動作模倣：両腕の横・上・前に出す動作のまね
社会性	会話は双方向性 相手の質問に合う答えができる 言葉の裏の意味や冗談がわかる 相手が傷つくことを言わない いわゆる，場の雰囲気がわかる 集団行動を取れている 先生の指示に従うことができる 他の子どもに興味がない 親がいなくても平気 許しを得て他人の物を使う 仲良しの友達がいる 同じ年代の児と集団遊びができる・ルールがわかる 同じくらいの年齢の子どもと比べて，落ち着きは同じくらい 思うようにいかないとかんしゃくを起こす ほかの子どもにちょっかいを出したり喧嘩したりする 遊んでいるときに気が散りやすい いつも決まった遊びをしたがるなど，決まったものへのこだわり	運動	歩行 姿勢・四肢の異常 不随運動 深部腱反射 継ぎ足歩き つま先歩き 踵歩き 片足立ち（5秒以上） 片足ケンケン（5回以上） 前腕の回内・回外で鏡像反応 スキップ 鉛筆のつかみ方（指先持ち） 図形模写（三角と長方形の角に円が接している図：視知覚認知） 鉛筆の持ち方（三点持ち姿勢か動的三点持ち，握り持ち等）

V．3 フォローアップの実際／年齢別のフォローアップ健診

図5 保育所・幼稚園での様子

保育所・幼稚園での様子

施設名 _____

園児氏名 _____ 担任の先生 _____

_____さんの発達の様子を知りたいので，以下のことがらについて，日常のエピソードを入れ，できるだけ具体的にご記入し，必要時封印をして保護者にお渡しするようお願いいたします。

1. 行動面の様子はいかがですか。

2. 園での集団行動（園の行事など）の様子はいかがですか。

3. 先生との関わりはいかがですか。

4. 遊びの中での友達との関係の作り方はいかがですか。

5. 話しことばはいかがですか。

6. 話を聴いたり，理解することはいかがですか。

7. 歌唱（リズムの取り方，音程の正確さ），楽器の演奏はいかがですか。

8. 描絵（得意な絵と苦手な絵）はいかがですか。

9. 器用さについてはどんな風にごらんになりますか。

10. 得意な運動と苦手な運動はいかがですか。

11. 給食では好き嫌いが激しいですか。

12. 身辺自立はいかがですか。

13. 好きなことや興味をもっていることはありますか。

14. 保護者の養育環境について，お気づきの事がありますか。

15. その他，気がかりな事があればお書きください。

図6 9歳健診問診票

小学3年生問診用紙
お名前　　　　　　　　　　　　　　　　ID　　1
○男　　○女　　　　　　　生年月日

ご家庭や学校でのお子さんの生活の様子を教えていただきたいと思いますので，以下の質問について
お答え下さい。

1-1. 入院するような病気にかかりましたか　　　　　○はい　○いいえ　○不明
　　　病名　　　　　　　　　　　　　　　　　いつ頃ですか　　　年　　　月頃
1-2. 気管支喘息のような，よくかかる病気がありますか　○はい　○いいえ　○不明
　　　病名
1-3. ひきつけを起こしたことがありますか　　　　○はい　○いいえ　○不明
1-4. そのとき高熱がありましたか　　　　　　　○はい　○いいえ　○不明
2-1. 現在のお子さんをどのように感じておられますか

　　　　健康面　　○非常に丈夫　　○丈夫　　○普通　　○やや弱い　　　　○弱い
　　　　運動面　　○非常に上手　　○上手　　○普通　　○やや下手　　　　○下手
　　　　性格面　　○非常に活動的　○活動的　○普通　　○やや大人しい　　○大人しい

3-1. 下記のことは現在どの程度自分でできますか

　　　　起床　　　　○一人で出来る　○声かけすれば出来る　○そばについている　○手伝う
　　　　排泄　　　　○一人で出来る　○声かけすれば出来る　○そばについている　○手伝う
　　　　洗面　　　　○一人で出来る　○声かけすれば出来る　○そばについている　○手伝う
　　　　衣服の着脱　○一人で出来る　○声かけすれば出来る　○そばについている　○手伝う
　　　　食事　　　　○一人で出来る　○声かけすれば出来る　○そばについている　○手伝う
　　　　就寝　　　　○一人で出来る　○声かけすれば出来る　○そばについている　○手伝う
　　　　宿題　　　　○一人で出来る　○声かけすれば出来る　○そばについている　○手伝う
　　　　時間割　　　○一人で出来る　○声かけすれば出来る　○そばについている　○手伝う
　　　　忘れ物確認　○一人で出来る　○声かけすれば出来る　○そばについている　○手伝う

4-1. 補助なし自転車に乗れますか　　　　　　　○はい　○いいえ　○不明
4-2. 鉄棒で前まわりはできますか　　　　　　　○はい　○いいえ　○不明
5-1. かなり長い文を読んで内容をつかめますか
　　　　　　　　　　○殆ど読める　○大体読める　○読めない　○不明
5-2. 日記が書けますか　　　　　　　　　　　○はい　○いいえ　○不明
5-3. 文章の理解は同年齢の子どもに比べて苦手ですか　○はい　○いいえ　○不明
6-1. 四則計算が出来ますか　　　　　　　　　○はい　○いいえ　○不明
6-2. 繰り上がり繰り下がりのある計算が出来ますか　○はい　○いいえ　○不明
6-3. かけ算九九はマスターしていますか　　　　○はい　○いいえ　○不明
6-4. 時計の計算は理解していますか　　　　　　○はい　○いいえ　○不明

（次頁へつづく）

V . ③ フォローアップの実際／年齢別のフォローアップ健診

図6 9歳健診問診票（つづき）

7. 学校で得意な科目，不得意な科目は何ですか

算数	○得意	○普通	○不得意	○不明
理科	○得意	○普通	○不得意	○不明
国語	○得意	○普通	○不得意	○不明
社会	○得意	○普通	○不得意	○不明
図工	○得意	○普通	○不得意	○不明
音楽	○得意	○普通	○不得意	○不明
体育	○得意	○普通	○不得意	○不明

8-1. ルールのある遊びを理解して友達と一緒に遊べますか　　　○はい　○いいえ　○不明

8-2. 集団で遊べますか　　　○はい　○いいえ　○不明

9-1. なかよしのお友達がいますか　　　○はい　○いいえ　○不明

9-2. なかよしのお友達は何人くらいいますか　　　（　　　　　　　人）

9-3. 友達は出来やすいほうですか　　　○はい　○いいえ　○不明

9-4. 初対面の人にものおじしませんか　　　○しない　○する　○不明

10-1. 同じ位の年齢の子供と比べて，とても落ち着きがなく，
気が散りやすくて，じっとしていないと思いますか　　　○はい　○いいえ　○不明

10-2. 授業中時に，とても気が散りやすいですか　　　○はい　○いいえ　○不明

11-1. お子さんは楽しそうに通学していますか　　　○はい　○いいえ　○不明
○通学していない

11-2. 気になる癖はありますか

□指しゃぶり　□脱毛　□爪かみ　□吃音

□チック（まばたきや, 肩をあげる等の動き）　□頻尿　□その他（　　　　　　　）

11-3. 入学するときに心配だったことがありますか　　　○はい　○いいえ　○不明

「はい」の方はその内容

_____

11-4. 現在学校で困っていることがあれば各項目ごとに記入してください

学習	○なし	○あり	_____
体育，運動	○なし	○あり	_____
友人関係	○なし	○あり	_____
給食	○なし	○あり	_____
各種行事参加	○なし	○あり	_____
その他	○なし	○あり	_____

12. 他にこのお子さんの事で心配なことや健診で聞きたい事がある場合にはお書きください

_____

13. 現在の家族構成についてお書き下さい

□父　□母　□兄　□姉　□妹　□弟　□祖父　□祖母　□その他

14. 在学している学校名

_____

V フォローアップと予後

③ フォローアップの実際

発育および発達のフォローアップ

身体発育の評価

発育[1～3]

極低出生体重児では，退院後も満期産児に比し体格は小さい場合が多く，発育の伸びの評価が大事になってくる。フォローアップ外来での一般的な身体発育評価は，母子健康手帳などに掲載されている乳幼児身体発育曲線や体格標準値を用いて行われる。早産児では2歳頃までは，出産予定日を出生日として換算した「修正月齢」で評価し，3歳以降は暦年齢で評価する。特に低年齢の間は，修正月齢に換算しても，出生体重が小さいほど，また，早産であるほど，相当月齢と比べ発育値が下回ることが多い。さらに，小さく早く生まれた児ほど，暦月年齢相当の標準範囲にキャッチアップ（発育曲線の標準身長の－2SDを超える，または2.3パーセンタイルを超える）する時期は遅くなることが多い。そのため，発育の伸びを評価する場合には，「低出生体重児の発育曲線」〔図1～12，p.360～371，本項では超低出生体重児（1,000g未満）を掲載〕を利用する[1]。該当する出生体重・性別の発育曲線から大きく外れることなく成長している場合には，目安に沿った発育である。該当する発育曲線から大きく外れていく場合は，栄養状態や育児状況の聞き取りや保健指導，必要時医学的精査を行う。

身長

一般的に極低出生体重児では，当初身長は小さく推移する。多くの児は2～3歳までにキャッチアップするが，この頃までに平均的な成長を遂げていないと，その後の小児期を通じて小柄である可能性が高くなる。この傾向は在胎週数が小さいほど，また，SGA（在胎週数に比し身長と体重が小さい）児ほど，より強い傾向となる。また両親の身長も児の最終身長と関係がある。思春期の早期発来は，特

に男児で低身長のリスクとなる。

2～3歳時点で身長が正期産児の横断的標準身長曲線で－2SD（または－2.5SD）以下の場合，またはそれ以前でも，児の成長曲線の傾きが標準の曲線から小さいほうに離れていく場合には，必要であれば検査を行う。正期産児の横断的標準身長・体重曲線を図13，14（p.372～373）に示す。

眼

早産児で特に，早産児の網膜症〔未熟児網膜症（ROP）〕の治療を行った児は，将来的に近視や斜視，乱視，遠視，弱視などのリスクがあり，退院後も定期的な眼科受診を促す。3歳健診時には，ROP発症の有無にかかわらず眼科受診を促す。

視力

下記のような場面など，気になることがあれば，眼科を受診するよう親に指導する。

症状がない場合でも，3歳時および就学前に眼科を受診することを勧める。

・おもちゃに反応しない。
・親と目が合わない。
・目が揺れる。
・修正2カ月を過ぎても視線が定まらない。
・修正4カ月を過ぎても追視が揃わない。
・テレビに近付いて見る，目を細める，横目で見るなど視力低下の可能性を疑う場合。
・斜視（注視した際に黒目がずれている）を疑う場合。

耳（聞こえ）

早産児は難聴の発症率が高い。難聴の早期発見は，言語獲得や人格形成の面からきわめて重要である。検査で難聴を指摘された場合，成長とともに改善する場合もあるが，退院後の定期的耳鼻科受

診の有無を確認する。また，聴力検査で正常であった児でも，退院後は乳児健診での聞こえや言葉の発達の評価が必要となる。

大きな音に反応しない，音がする方向を向かない，言葉の遅れがみられるようであれば難聴の可能性があるので，耳鼻科受診あるいは聴覚検査を行う。

歯

歯は一般的に，生後7〜8カ月頃より下顎の前歯から萌出が始まり，10カ月頃には上顎の前歯が萌出するが，早産児では歯の萌出が遅れることがある。修正1歳までに歯の萌出がみられない場合には歯科受診を勧める。

早産児では，むし歯になると進行が早く重症化することがあるので，予防と定期的な歯科検診を勧める。歯が白くなってきたり，歯に着色がみられたら早めに歯科受診を促す。歯が生えてきたら1歯単位でフッ素塗布を行い，むし歯予防することも検討する。また1歳6カ月頃より歯磨き習慣を身に付けさせる。3歳健診では乳歯が生えそろう時期なので，歯列不正がないか診察を行う。早産児では歯列不正，不正咬合となる頻度が高い。

言語発達の評価

言語発達は個人差が大きいが，修正1歳6カ月から2歳時点で有意語が出ない場合や，3歳時点で2語文が出ない場合にはリハビリテーション科の紹介を検討する。言語発達の遅れが疑わしいときは，聴覚検査を行う。

簡単な言葉のスクリーニングの時期と内容

修正1歳：簡単な要求（「おいで」「ちょうだい」など）が理解できる。
修正1歳6カ月：有意語を話す。絵本を見て，知っているものを指さしする。
修正2歳で二語文を話す。
暦3歳で名前，年齢が言える。

発語の発達のめやす（個人差がある）

修正6〜7カ月以降：人に向かって声を出す（「マ」「バ」「パ」）。
修正10カ月以降：おしゃべりをさかんにする（喃語）。
修正1歳以降：1〜2語が言える。
修正1歳6カ月以降：絵本を見て1つのものの名前を言う。
修正2歳以降：「ワンワン 来た」など，二語文を言う。
暦3歳以降：自分の名前を言え，同年齢の子どもと会話をする。

言語理解の発達のめやす（個人差がある）

修正6〜7カ月以降：親の話し方で感情を聞き分ける。
修正1歳以降：「バイバイ」の言葉に反応したり，「おいで」や「ちょうだい」がわかるようになる。
修正1歳6カ月以降：絵本を読んでもらいたがったり，簡単な命令がわかるようになる。
修正2歳以降：「あたま」「ぽんぽん」「手」「おへそ」などの身体部分の名称を理解し，指さしができるようになる。また，「もう少し」「もうひとつ」などを理解できるようになる。
暦3歳以降：大小，長短などの対立概念，簡単な色がわかるようになる。
暦4歳以降：数の概念がわかり，用途による物の指示が可能となる。

注意点と親への指導

①耳の聞こえに問題はないか，小さな音（呼びかけ）への反応の有無を意識してもらう。
②乳児期には，抱っこや授乳時に児の目をしっかりと見て語りかけをするように指導する。
③テレビやビデオを見せすぎていないか確認する。2歳までは，テレビを見せるのは控えることが望ましい。
④絵本の読み聞かせをするよう指導する。児を膝の上に座らせて一緒に絵本を眺め，声をかけたり，絵に合わせて発語したり歌ってあげたりする。身の回りの物（食べ物・乗り物）や動物などの絵を一緒に見ながら，親から積極的に指さして，「ワンワンだね」「ブーブーだね」，などと話しかけたり，絵に合わせて音を発したり，歌ったりしてあ

げる。

言語環境を整える基本姿勢

- 言葉を出させようとする課題や試みよりも，一緒に楽しめる課題が有効である。必死になりすぎないようにし，楽しい雰囲気でのかかわり合い遊びを大事にする。
- 言葉の矯正（訂正，言い直させる）は，やめる。
- 生活のなかで豊かな言語表現を意識させる（散歩しながら「お花きれいね」と話しかけるなど）。
- 周囲がわかりやすく，短く，正しい発音で話す。
- 言語以外のコミュニケーション（指さし，ジェスチャーなど）も使用する。

行動・精神発達の評価

発達性協調運動障害

脳性麻痺や運動器の疾患がないにもかかわらず，協調運動が年齢，知能に比して低く，生活や学業上の困難を伴う。協調運動障害は，全身運動，手の巧緻運動のどちらか一方または両方に障害がみられる。

運動の苦手さが主訴になることは少なく，他の発達障害で受診して気付かれる場合が多い。発達性協調運動障害チェックリストを表1に示す。

限局性学習症（SLD）

全般的な知的能力は遅れていないが，特定の分野での学習に困難な状態で，読字障害，書字障害，算数障害が含まれる。自閉スペクトラム症（ASD）や注意欠如・多動症（ADHD）を伴う場合が多い。教育分野では聞く，話す，読む，書く，計算する，推論する能力の障害を含む。

主訴：単一または複数の分野の学習に問題がある。

注意欠如・多動症（ADHD）

多動性

いつも動いている，じっと座っていられない，座っていても体の一部がモジモジする，スーパーマーケットなどですぐにどこかに行ってしまう，相手の立場やその場の状況を考えずに話す，など。

不注意（注意力の適切な配分・コントロールができない）

話を最後まで聞くことが困難である，気が散りやすい，物をなくすことが多い，やるべきことに最後まで取り組むことが困難である，など。

衝動性（感情的・衝動的な行動，順番を待つのが難しい）

興奮しやすい，順番を待てない，列に横入りする，興味を感じたとたんに始めてしまう，他児の遊び・会話に無理矢理入り込む，授業中に教師が質問している最中に手を挙げてしまう，危険行為などがみられる。

興味のあるものに対する集中力，持続力，創造性，直感力，感受性，人への優しさ，ユーモアなど良い点があるが，行動が規定される環境では問題となる。ポイントは，日常生活・学校のなかで家族・教師，または本人の困り感が大事となる。

表1 発達性協調運動障害チェックリスト

	チェック項目	検査
全身運動	□ 駆け足が極端に遅いですか □ 走り方がぎこちないですか □ 平均台などでバランスがとれますか □ 縄跳び，鉄棒，跳び箱はできますか □ ボールを投げたり受けたりできますか	片足立ち， 片足ケンケン， 継ぎ足歩行， 指の形の模倣， 親指と他指の対立
手の運動	□ 箸を上手に使えますか □ はさみを線にそって切れますか □ 折り紙ができますか	

多動性・衝動性優勢型，不注意優勢型，混合型がある。

対処

■行動療法
①適切な行動を学習させるため，目標を達成できたら報酬を与える。
②ソーシャルスキル・トレーニング（集団参加行動，言語・非言語コミュニケーション，自己コントロールなど），ペアレント・トレーニング（保護者へのトレーニングで理解を深め，家族間の悪循環を断ち，円滑な生活を送れるようにする）

■環境設定
注意をそらすものを周りに置かない。

■家庭での配慮
①ルールやマニュアルを作成し，それを視覚化して目につくところに貼っておくなど，いつでも確認できるようにする。
②勉強をしているときの外的刺激を減らす。子どもの注意がそれた際に適切な導きを与えたり，頃合いを見計らって課題を与えたりする。
③ほめることを中心として親子関係を強化する。

■薬物療法
疑った場合や家族の心配がある場合は小児神経科に紹介する。
ADHDチェックリストを**表2**に示す。

表2 注意欠如・多動症（ADHD）チェックリスト

	チェック項目
不注意	□ 問題文の読み間違いが多い □ 計算でケアレスミスが多い □ 一つの課題や作業が終わるまでの注意力が続かない □ 指示されたことをしようとして，途中で忘れることがよくある □ 聞き返しが多い □ 忘れ物，なくし物が多い
多動性	□ 教室の席に着いていられない □ 席に着いているとき，常に体を動かしている □ 過剰なおしゃべり
衝動性	□ 質問が終わる前に答えてしまう □ 人の話に口を出す □ 順番を待てない □ 突然キレることが多い □ すぐに手を出してしまうことが多い

文献

1) 日本新生児成育医学会：厚生労働科学研究補助金（成育疾患克服等次世代育成基盤研究事業）「低出生体重児の成長・発達評価手法の確立のための研究」班作成；医療機関退院後の低出生体重児の身体発育曲線（2022年），保健・医療専門職向け利用の手引き．健やか親子21，こども家庭庁，2023．https://sukoyaka21.cfa.go.jp/media/tools/s03_mijyu_tebi002.pdf（2024年10月10日最終閲覧）

2) 厚生労働省：平成22年 乳幼児身体発育調査．http://www.mhlw.go.jp/toukei/list/73-22.html（2024年10月1日最終閲覧）

3) 厚生労働省雇用均等・児童家庭局：平成12年 乳幼児身体発育調査報告書．2001．https://www.mhlw.go.jp/houdou/0110/h1024-4.html（2024年10月1日最終閲覧）

図1 低出生体重児の発育曲線：出生体重 500g 未満の身長・体重（24カ月まで），男子

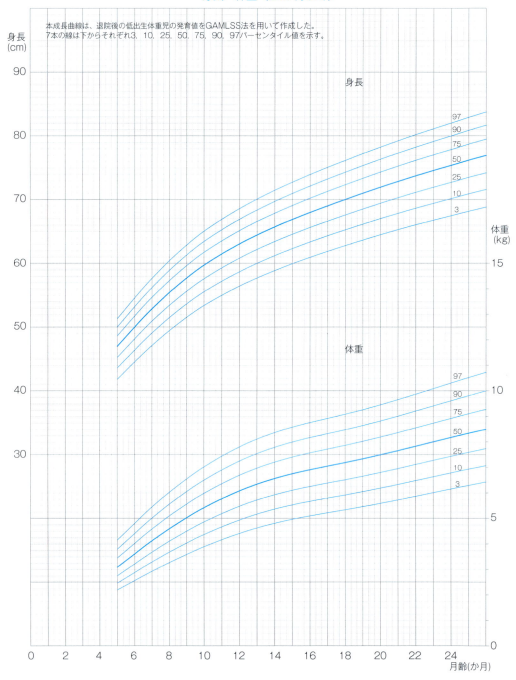

V.3 フォローアップの実際／発育および発達のフォローアップ

図2 低出生体重児の発育曲線：出生体重500g未満の身長・体重（6歳まで），男子

男の子/出生体重500g未満

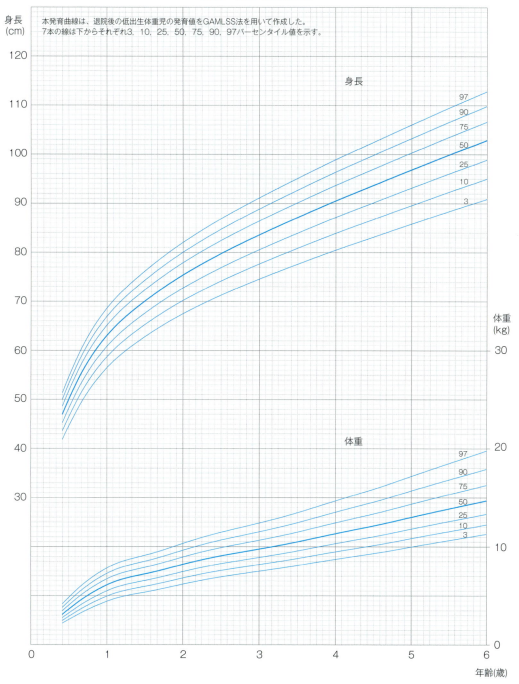

令和3－4年度厚生労働科学研究費補助金研究（成育疾患克服等次世代育成基盤研究事業）
「低出生体重児の成長・発達評価手法の確立のための研究」班作成
著作権：日本新生児成育医学会

図3 低出生体重児の発育曲線：出生体重500g未満の頭囲（24カ月まで・6歳まで），男子

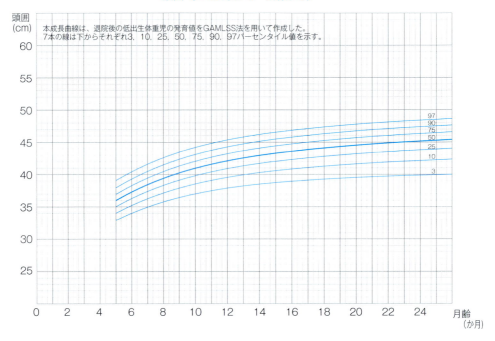

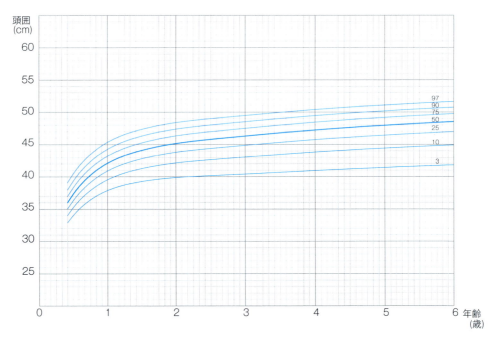

令和3-4年度厚生労働科学研究費補助金研究（成育疾患克服等次世代育成基盤研究事業）
「低出生体重児の成長・発達評価手法の確立のための研究」班作成
著作権：日本新生児成育医学会

Ⅴ．3 フォローアップの実際／発育および発達のフォローアップ

図4 低出生体重児の発育曲線：出生体重500g未満の身長・体重（24カ月まで），女子

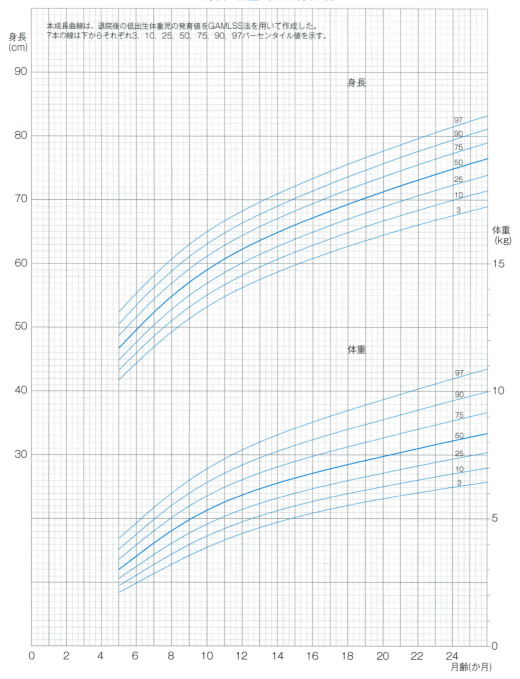

図5 低出生体重児の発育曲線：出生体重500g未満の身長・体重（6歳まで），女子

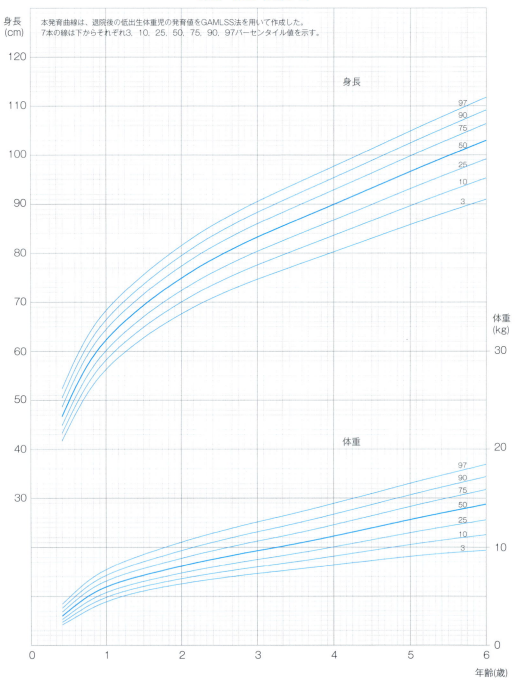

Ⅴ．3 フォローアップの実際／発育および発達のフォローアップ

図6 低出生体重児の発育曲線：出生体重 500g 未満の頭囲（24 カ月まで・6 歳まで），女子

女の子/出生体重500g未満

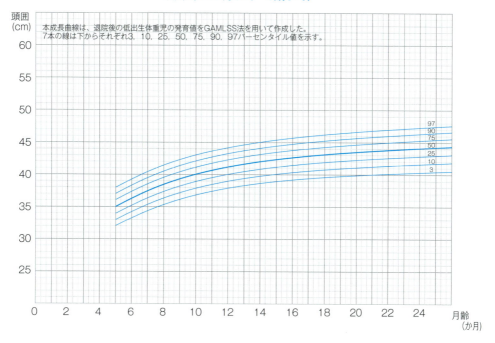

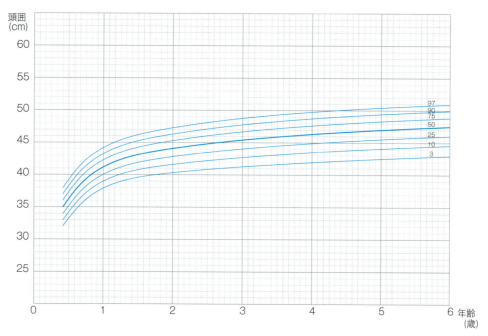

令和3-4年度厚生労働科学研究費補助金研究（成育疾患克服等次世代育成基盤研究事業）
「低出生体重児の成長・発達評価手法の確立のための研究」班作成
著作権：日本新生児成育医学会

図7 低出生体重児の発育曲線：出生体重 500g 以上 1,000g 未満の身長・体重（24 カ月まで），男子

男の子/出生体重500g以上1000g未満

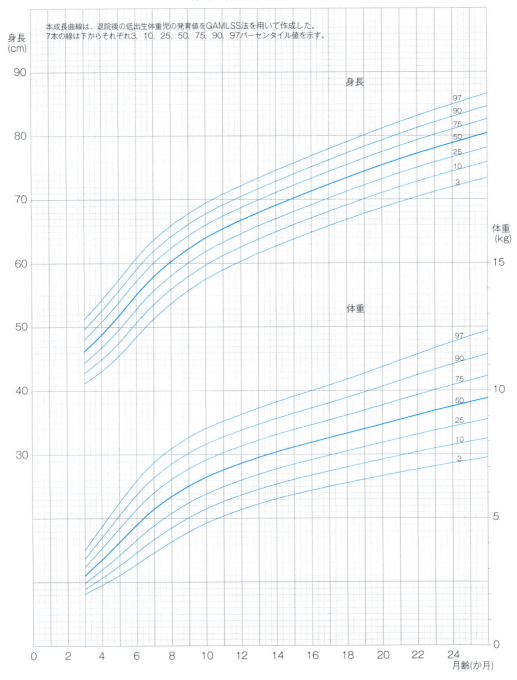

図8 低出生体重児の発育曲線：出生体重 500g 以上 1,000g 未満の身長・体重（6歳まで），男子

男の子/出生体重500g以上1000g未満

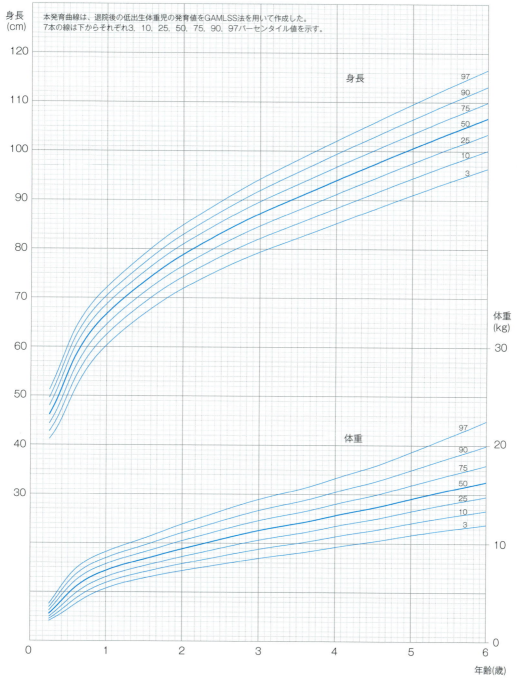

令和3-4年度厚生労働科学研究費補助金研究（成育疾患克服等次世代育成基盤研究事業）
「低出生体重児の成長・発達評価手法の確立のための研究」班作成
著作権：日本新生児成育医学会

図9 低出生体重児の発育曲線：出生体重500g以上1,000g未満の頭囲（24カ月まで・6歳まで），男子

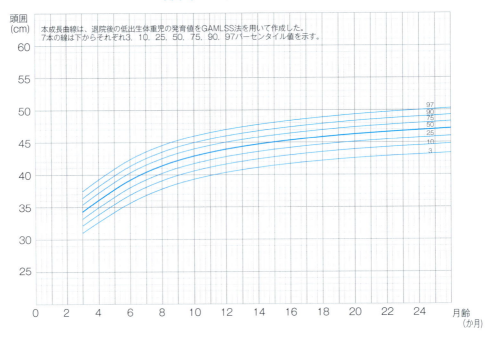

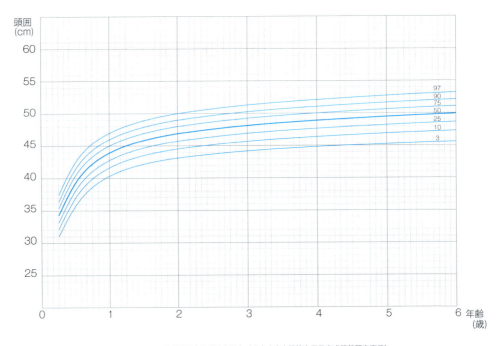

令和3－4年度厚生労働科学研究費補助金研究（成育疾患克服等次世代育成基盤研究事業）
「低出生体重児の成長・発達評価手法の確立のための研究」班作成
著作権：日本新生児成育医学会

V．3 フォローアップの実際／発育および発達のフォローアップ

図10 低出生体重児の発育曲線：出生体重 500g 以上 1,000g 未満の身長・体重（24カ月まで），女子

女の子／出生体重500g以上1000g未満

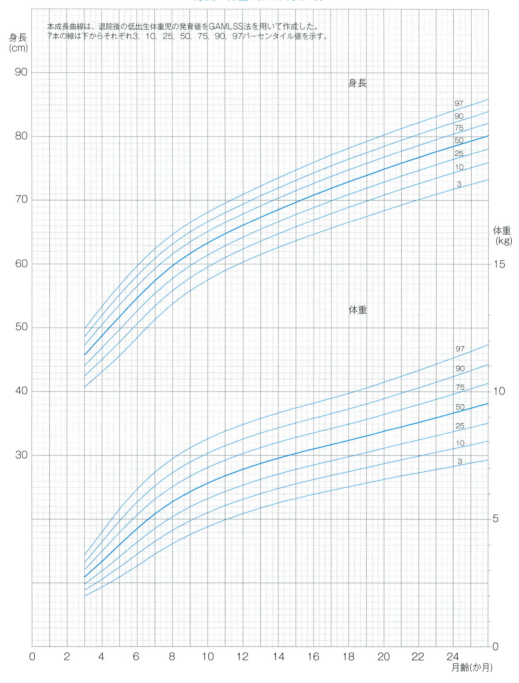

図11 低出生体重児の発育曲線：出生体重 500g 以上 1,000g 未満の身長・体重（6 歳まで），女子

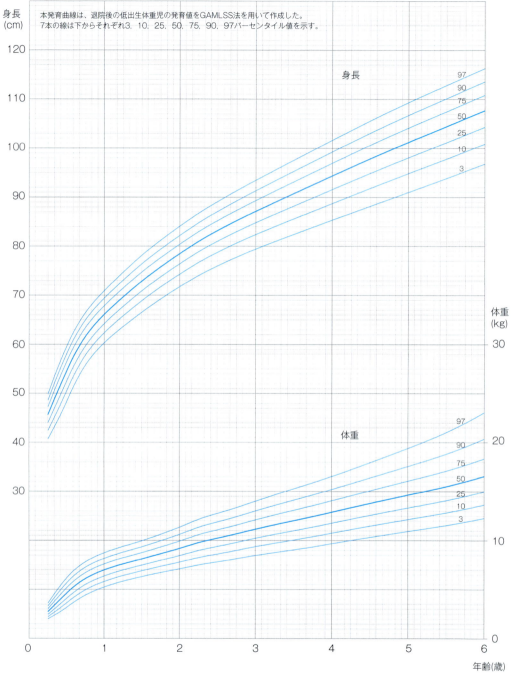

令和3-4年度厚生労働科学研究費補助金研究（成育疾患克服等次世代育成基盤研究事業）
「低出生体重児の成長・発達評価手法の確立のための研究」班作成
著作権：日本新生児成育医学会

Ⅴ．3 フォローアップの実際／発育および発達のフォローアップ

図12 低出生体重児の発育曲線：出生体重 500g 以上 1,000g 未満の頭囲（24 カ月まで・6 歳まで），女子

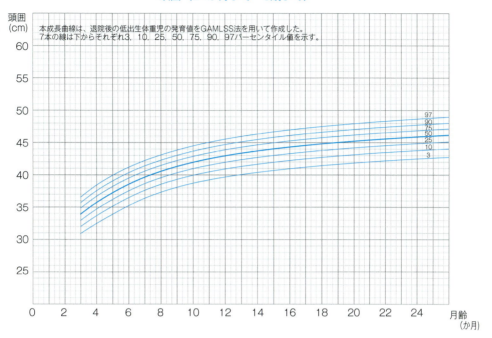

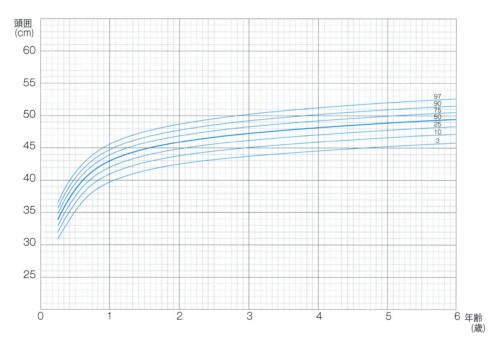

令和3-4年度厚生労働科学研究費補助金研究（成育疾患克服等次世代育成基盤研究事業）
「低出生体重児の成長・発達評価手法の確立のための研究」班作成
著作権：日本新生児成育医学会

図13 横断的標準身長・体重曲線（0〜18歳）（2000年度乳幼児身体発育調査・学校保健統計調査），男子（SD表示）

本成長曲線は，LMS法を用いて各年齢の分布を正規分布に変換して作成した。そのためSD値はZ値を示す。
−2.5SD，−3.0SDは，小児慢性特定疾病の成長ホルモン治療開始基準を示す。

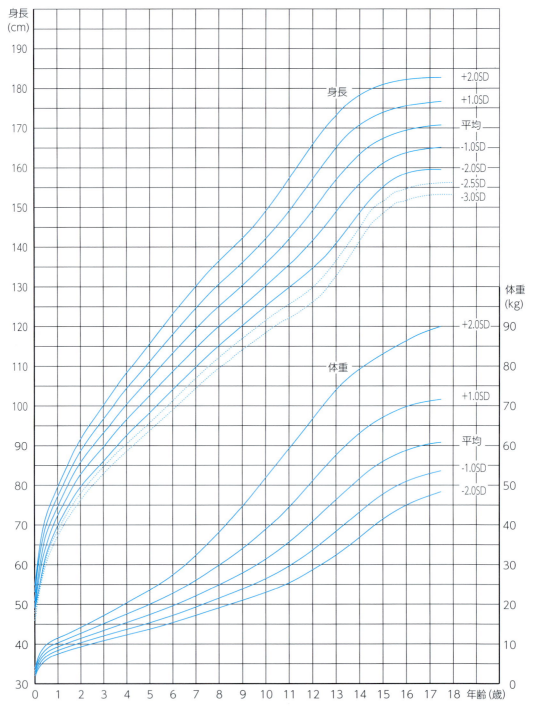

著作権：一般社団法人日本小児内分泌学会，著者：加藤則子，磯島豪，村田光範他：Clin Pediatr Endocrinol 25: 71-76, 2016.
（日本小児内分泌学会HP：http://jspe.umin.jp/medical/files_chart/CGC_boy0-18_jpn.pdfより転載.
アクセス日2024年10月1日）

V．3 フォローアップの実際／発育および発達のフォローアップ

図14 横断的標準身長・体重曲線（0〜18歳）（2000年度乳幼児身体発育調査・学校保健統計調査），女子（SD表示）

本成長曲線は，LMS法を用いて各年齢の分布を正規分布に変換して作成した。そのためSD値はZ値を示す。
−2.5SD，−3.0SDは，小児慢性特定疾病の成長ホルモン治療開始基準を示す。

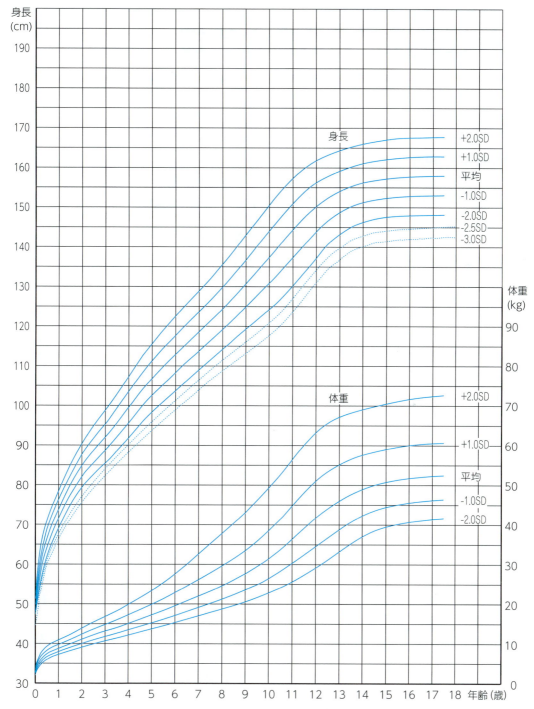

著作権：一般社団法人日本小児内分泌学会，著者：加藤則子，磯島豪，村田光範他：Clin Pediatr Endocrinol 25: 71-76, 2016.
（日本小児内分泌学会HP：http://jspe.umin.jp/medical/files_chart/CGC_girl0-18_jpn.pdf より転載.
アクセス日 2024年10月1日）

V フォローアップと予後

3 フォローアップの実際

神経発達症の評価と支援[1)]

神経発達症

対人関係や社会性の障害

人と情緒的に接したり，感情を交流させたり，感情を読み取ることが苦手で，他人と気持ちを共有しにくく，距離感がうまくとりにくい。

コミュニケーションの障害

個々の単語や文章がわかっても全体の意味がとりにくい，一方的な会話，形式的な言葉遣いや動作になりやすい。

興味の偏りや強いこだわり

症状は幅広く，鈍麻・過敏性，不器用，注意欠如・多動症などを合併する場合が多い。神経発達症を疑った場合や家族の心配がある場合は小児神経科に紹介する。

医学的対応

神経発達症への医学的対応には，以下のものがある。
- 正確な診断
- 作業療法（OT）：認知の発達を促す（行動面・巧緻動作）。
- 言語療法（ST）：言葉の遅れに対しての訓練
- ペアレントトレーニング：保護者が子どもにうまくかかわれない場合の，子どもへのかかわり方を学習する。
- ソーシャルスキル・トレーニング：社会性の未熟性に対し，人とのかかわり方やコミュニケーションスキルを教える。

早期発見に努め，二次障害（不登校，劣等感，対人恐怖，心身症，攻撃的な行動，いじめなど）を予防する。

幼児期神経発達症チェックリスト（表1）

主訴：言葉の遅れ，集団行動ができない，身辺自立の遅れ，親の指示に従わない，感覚過敏，育てにくい，または極端に手がかからない。

学童期神経発達症チェックリスト（表2）

主訴：対人相互交流の問題，集団行動ができない，同級生とのトラブル，会話がうまくできない，学習困難など。

なお，チェックリストはあくまでもチェックリストであり，社会的な適応状態，保護者や先生らの困り感などを参考にして，総合的に判断することが重要である。

リハビリテーション

理学療法（PT）

理学療法では，発達がゆっくり，運動機能に障害をもつ子どもを対象に，新生児期から青年期まで幅広くリハビリテーションを行う。具体的には，脳性麻痺・精神運動発達遅滞などにより障害のある児の発達や，筋ジストロフィー症・関節リウマチ・ペルテス病などにより障害のある児の運動機能の改善を図る。肺や心臓の病気のために，呼吸に障害をもつ子どものリハビリテーションも積極的に行う。

当院では，早産児では入院中からかかわり，発達の遅れの早期発見や軽減化に努めている。

作業療法（OT）

作業療法では，発達の遅れや行動に問題のある児を対象にリハビリテーションを行う。具体的には神経発達症領域（自閉スペクトラム症，注意欠如・

Ⅴ. ③ フォローアップの実際／神経発達症の評価と支援

表1 幼児期神経発達症チェックリスト

対人相互交流の障害	
視線反応	目を合わせますか
呼び名反応	名前を呼ぶと振り向きますか
身体接触	抱いたとき，しっかり抱きついてきましたか（乳児期） 手をつなぐことを嫌がりましたか
対人交流	人見知りはありましたか 指さしはありましたか（乳児期：命令的指さし，陳述的指さし） 親が本人の遊びに入ろうとすると嫌がりましたか（乳児期） 親に自分が見つけたものや描いたものを見せにきましたか（幼児期） 同年齢のこどもの集団に入って遊びますか（幼児期） 相手にお構いなしに要求を押しつけることがありますか クレーン現象の有無
コミュニケーションの障害	
全般	意味のある言葉を話しますか 言葉の指示に従いますか，どんな指示に従いますか 親に要求を表しますか 会話のやりとりができますか
意味不明語	意味不明のことを一人でごにょごにょ話しますか ものを自分だけの呼び名で言うことがありますか
独語	独り言は多いですか
独り語り	物語の主人公やその相手の役になりきって独り遊びをすることがありますか
オウム返し	オウム返しはありますか（例：「お名前は？」と聞くと「お名前は」と答えるなど）
立場の逆転	立場が逆の言葉を使うことがありますか（お帰り，と言いながら帰宅するなど）
発音	平坦な尻上がりの言い方など，イントネーションが独特なところがありますか
集団遊び	役割のある集団遊び（鬼ごっこ，ままごとなど）ができますか
活動・興味の限局	
遊び	物を並べることをよくしますか マーク，かな。数字，アルファベット，回転する物に強い興味がありますか 単調な遊びを延々とすることがありますか（水遊び，砂遊び，ドアの開閉など）
常同行為	つま先歩き，くるくる回るなど同じ動作をよくしますか 手のひらをひらひらさせることがありますか
変わった癖	変わった癖はありますか
感覚の異常	
聴覚過敏	特定の音に耳を塞ぎますか
視覚過敏	目に見える物で，好き嫌いの反応が特に激しいものはありますか
触覚過敏	べたべたしたものや，ざらざらするものが体につくと気にしますか
味覚過敏	特定のものを食べないことがありますか，偏食の有無
嗅覚過敏	においに敏感ですか
痛みへの鈍さ	けがをしても泣かないですか

375

表2 学童期神経発達症チェックリスト

対人相互交流の障害

友達がいる。また，友達とどのように交流しているか？
人の立場で物事を考えることができる。
ルールに沿った行動ができる。

コミュニケーションの限局

含みのある言葉やいやみを言われてもわからず，言葉どおりに受け止める。
会話の仕方が形式的であり，抑揚なく話したり，間合いが取れなかったりする。
言葉を組み合わせて，自分だけにしかわからないような造語を作る。
独特な声で話すことがある。
質問にまったく関係ないことを答えることがある。
自分の興味を一方的に話す。
いろいろなことを話すが，そのときの場面や相手の感情や立場を理解しない。
相手が気にすることを気付かずに言ってしまうことがある。
場に相応しい話題や態度を取れる。
共感性に乏しい。
友達と仲良くしたいという気持ちはあるけれど，友達関係をうまく築けない。
仲の良い友達がいない。
常識が乏しい。
球技やゲームをするとき，仲間と協力することに考えが及ばない。

活動・興味の限局と常同性

大人びている，ませている。
電車，カレンダー，その他非常に詳しい分野がある。
ほかの子どもは興味をもたないことに興味があり，「自分だけの知識世界」をもっている。
特定の分野の知識を蓄えているが，丸暗記であり，意味をきちんと理解していない。
特定のものに執着する。
とても得意なことがある一方で，極端に不得手なことがある。
ある行動や考えに強くこだわることによって，簡単な日常の活動ができなくなることがある。
同じ質問を何度も繰り返すことがある。
自分なりの独特な日課や手順があり，変更や変化を嫌がる。
切り替えの苦手さ：活動を切り替えることに抵抗がある。
新奇なものの苦手さ：新しいものと出会うと動揺する傾向がある。
動作やジェスチャーが不器用で，ぎこちないことがある。
意図的でなく顔や体を動かすことがある。
独特の表情をすることがある。
独特な姿勢をすることがある。
誰かに何かを伝える目的がなくても，場面に関係なく声を出したり，唇，舌を鳴らしたり，咳払い，のどを鳴らしたりする。

多動症，発達性協調運動障害など），脳性麻痺，精神発達遅滞の児に，遊びを中心としたいろいろな作業活動を利用して，個々の児の発達を促す療育（運動機能，日常生活技能，学習基礎能力，心理社会的発達など）を行う。また，問題となる行動への対応を家庭や保育園などと一緒に考えていく。

言語聴覚療法（ST）

言語聴覚では，ことばの遅れや聞こえに障害のある児を対象にリハビリテーションを行う。具体的には精神発達遅滞，自閉スペクトラム症などからくる言語障害，口蓋裂や脳性麻痺などからくる発音の障害，難聴など聞こえの問題からくる言語障害，吃音（どもり）などの子どもに，話を聞く，まねをする，声を出すなどことばの基礎作りや，やりとりをする力を養うなどコミュニケーションの相互性を高めること，正しい発音のために口や舌を動かす練習などを行う。リハビリテーションの詳細は，p.334「V②フォローアップ健診の概要 リハビリテーション」も参照されたい。

個別発達検査（新版K式発達検査）[2]

個別発達検査はそれぞれの児の発達を詳しくみる検査である。集団健診や，短い診察のなかで児の特性や課題（得意，不得意）を正確に理解するのは容易ではない。

新版K式発達検査は検査年齢での児の得意，不得意をみるだけではなく，年齢を追って検査することにより，それぞれの児の発達の伸びをみることにも用いる。

新版K式発達検査の概要と結果のみかた

新版K式発達検査は，328個の検査項目のなかから，それぞれの年齢に合わせた項目を実施し，精神運動発達を，姿勢−運動領域（P-M），認知−適応領域（C-A），言語−社会領域（L-S）の3領域に分類したうえで，全般的な発達の伸び（発達年齢）やバランスを評価し，療育に生かしていくものである。

姿勢−運動領域では，座位・立位・歩行・走行などを観察することによって，姿勢や運動能力などの発達段階をみる。

認知−適応領域では，積木を積む，積木とコップ・鈴と瓶・棒やボールを箱に出し入れするなどを観察

することによって，目と手の協調，物と物との関係，形の分別能力などの発達段階をみる。

言語−社会領域では，指さしの有無，語彙数の確認，絵指示，図形の比較，数の復唱などを観察することによって，語彙数，身体部分の理解，自分の姓名や性別，実物と絵の連合，数の概念，記憶能力，比較判断能力などの発達段階をみる。

これら3つの領域を合わせた全般的な結果は全領域で表され，その結果は児の発達段階の相当年齢と発達年齢，または発達指数（DQ）で示される。

発達指数（developmental quotient；DQ）
＝発達年齢（DA）/生活年齢×100

評価時の児の行動観察による視線，場見知り・人見知り，注意集中，多動性，意欲，社会性・コミュニケーション能力，こだわり・切り替えなど，気になる行動の有無や程度も重要な情報となる。また，過剰な緊張は本人の能力が点数に反映されない場合もあり，結果説明に注意が必要である。結果は単に点数を伝えるだけではなく，その結果をもとに適切な援助や助言，また発達の現状に合わせた発達を促すかかわり方や運動を助言する。

乳幼児期の発達評価はばらつきが多く，経験などによっても大きく変化することも多いため，1回のテストですべてを判定するのではなく，注意深く経過を追っていくことも重要である。

WISC検査の詳細 [3]

児童用ウェクスラー式知能検査（Wechsler Intelligence Scale for Children；WISC）-Ⅳ（**図1**）または-Ⅴは児童用知能検査で，知能指数（IQ）が算出できる。限局性学習症（SLD）など軽度神経発達症のアセスメントに使われることが多い。

IQ以外にも，検査場面（新奇場面）での行動面，初対面の人や初めての場所での反応，集中力，多動性，衝動性，こだわり，手先の不器用さの有無なども観察する（**表3**）。

知能検査を行うことで，就学前後の学習面での支援の参考となる。

適用年齢：5歳0カ月〜16歳11カ月
所要時間：90分程度
知能指数の測定ができる→全検査IQ

図1 WISC-Ⅳの構成

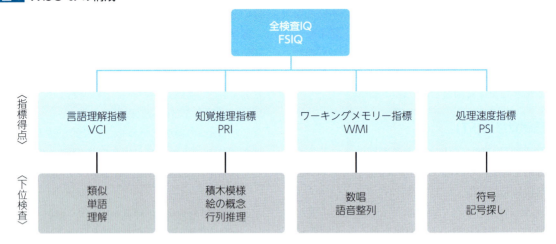

表3 WISC検査場面での観察ポイント

新奇場面での反応	
初対面の人への反応	人見知りしないで，すぐに慣れて話す 緊張しすぎて，意思表示ができない
初めての場所への反応	極端に緊張して，部屋に入るまでに時間がかかる すぐに席に座らず，部屋の中を探索する

検査態度	
集中力	部屋の中の物に気が散る 説明を聞いていなくて，何度も聞き直す
衝動性	検査中，席を離れてしまう 座っていられるが，体がそわそわと動く
多動性	気になるものがあると触ってしまう 説明を最後まで聞かずに，答える
こだわり	道具をきちんと揃えたがる 時間を気にせず，必要以上に丁寧に取り組む

課題への取り組み方	
質問への反応	質問の意図とはずれた答えをする ワンパターンでの答え方をする
発音	構音不明瞭 幼い言葉づかい
不器用さ	鉛筆の持ち方がぎこちない 書いた線が枠からはみ出す

指標得点の測定 *は補助検査

①言語理解 (VCI)：［類似・単語・理解・知識＊・語の推理＊］

　言語的な情報や，自分自身がもつ言語的な知識を状況に合わせて応用する能力

②知覚推理 (PRI)：［積木模様・絵の概念・行列推理・絵の完成＊］

　視覚的な情報を取り込み，各部分を関連付けて全体としてまとめる能力

③ワーキングメモリー (WMI)：［数唱・語音整列・算数＊］

　注意を持続させて，聴覚的な情報を正確に取り込み，記憶する能力

④処理速度 (PSI)：［符号・記号探し・絵の抹消＊］

　視覚的な情報を事務的に，数多く，正確に処理していく能力

　早産児では一般的に言語理解は比較的得意であるが，知覚推理が苦手な場合が多い。全般的なIQのみをみるのではなく，結果のばらつきが多いときには解釈に注意が必要となる。

全検査IQ：全般的な知的発達水準を把握

IQ80～120：平均内のレベル

IQ70～79：境界レベル

IQ69以下：軽度の遅れが認められるレベル

　IQは100が平均値になるので，前後20のIQ80～120が平均内のレベルとなる。同年齢との比較によって算出された数値になるので，平均内のレベルであれば，年齢相応の知的発達といえる。IQ70～79が境界レベルといわれ，知的に遅れがあるとまでは言い切れないが，集団での学習では支援や環境調整が必要となる場合が多い。IQ69以下は，知的に遅れが認められるレベルであり，学習面，生活面において，少人数や個別での対応が必要となってくる。おおよそ，IQ69～50までが，知的な遅れは軽度のレベルといわれている。

　ただし，就学前相談において，WISC検査の点数だけで支援内容を決めるのではなく，普段の児の園での行動や理解の様子が重要である。

指標得点

　指標得点は，知能のより詳しい分析や解釈を可能にするもので，4種類ある。

①言語理解

　言語理解は，言葉を理解し，自分がもっている言語的な知識を状況に合わせて応用できる能力である。下位検査の類似・単語・理解の得点から測定される。

単語：単語を聞いて，その意味を答える課題

　（言語発達水準，単語「問い」に関する知識）

理解：日常的な問題の解決方法や社会的ルールに関する質問に答える課題

　（実践的知識を表現する力，過去の経験や既知の事実を正確に評価する力，習慣的な行動基準についての知識）

類似：共通の概念をもつ2つのことばを聞いて，どのように似ているかを答える課題

　（論理的でカテゴリー的な思考力）

知識：日常的な事柄など，一般的な知識に関する質問に答える課題

　（一般的な知識についての知識量）

語の推理：なぞなぞ

②知覚推理

　知覚推理は，目で見た情報や刺激を取り込み，各部分を関連付けて全体に意味あるものへとまとめ上げる力になる。積木模様，絵の概念，行列推理の下位検査から成り立つ。

積木模様：積木や絵カードで見本に示された模様を，決められた個数の積木を組み合わせて作る課題

　（部分を全体にまとめて見る力，全体を部分に分けて見る力）

絵の概念：それぞれの段から共通の特徴のある絵を1つ選ぶ課題

　（食べるもの，身につけるもの，水にかかわるものなど）

　（カテゴリー的思考能力や，誤答をあまりにも早く選択することの抑制能力を測定する）

行列推理：複数の絵の法則性を見つけ，5つの選択肢から空欄の場所を選ぶ課題

　（非言語的抽象課題解決力，帰納的推理，空間推理，抑制能力を測定する）

絵の完成：絵を提示し，そこに足りないものを答える

　（視覚刺激に素早く反応する力，視覚的長期記憶）

③ワーキングメモリー

ワーキングメモリーは，集中して聞き，記憶する能力になり，聞いた数字を覚え，真似して言う課題である。

数唱：不規則に読まれた数字を聞いて，同じ順番(順唱)や逆の順番(逆唱)で答える課題

（口頭での指示を正しく聞き取る能力・記憶する能力）

語音整列：読み上げられる数字とかなの組み合わせを聞き，数字を昇順に，かなを五十音順に並べ替えて解答する

（注意の持続能力・短期記憶能力・記憶したことを頭のなかで操作する能力）

算数：算数の文章問題を聞いて，暗算で計算し答える

（計算力，量的推理）

④処理速度

視覚的な情報を事務的に，数多く，正確に処理していく能力。

符号：数字に対応した幾何学的な記号を，時間内にできるだけ速く見本と同じように書き入れる課題

（指示に従う力，動作の機敏さ，事務処理の速度と正確さ，視覚的短期記憶）

記号探し：できるだけ速く，見本と同じ記号の有無を判断して，「ある」か「ない」に○をつける課題

（視覚的探索の速さ）

絵の抹消：不規則，または規則的に並んだ一連の絵を見て，動物のみに素早くマークをつける課題

（効率的な視覚的探索能力，誤答をあまりにも早く選択することの抑制能力を測定する）

WISC 検査結果からの支援

児によって特徴は異なるので，これらのなかから必要な支援を用いる。

①言語理解が苦手な場合の特徴や支援方法

●児の状態として考えられること

・絵や図などの，目で見た情報の理解や操作は全般的に得意。

・複雑な言語理解を伴わない聴覚的な記憶は得意。

・言語での理解や表現は苦手。

●学習面などでの困難として考えられること

・言語での指示の理解が難しく，聞き返すことがある。

・音読はできても内容を理解していない，ことばの意味を間違えて用いる。

・作文を書く際，内容的に乏しい，何を書いてよいかわからない。

・算数の文章題を理解するのが難しい。

・日時や場所，あげる・もらうなどの理解と表現が不正確になってしまう。

・出来事や感情などを言語で説明できず，誤解されてしまうこともある。

●支援方法・工夫について

・言語指示は，わかりやすい言葉で，ゆっくり，はっきり，短めに伝える。また，一度で理解できないときには，繰り返し伝える。

・絵や図，文字やモデルを示して伝える。また，実際の生活場面と結びつけたり，お手本を示したりする。

・作文を書く際，写真や資料などを手がかりとして与える。

・文章題を解く際，キーワード(例：「あわせて」「のこりは」)に注目させる。内容を絵や図で示す。

> ◎言葉での指示は，やさしい言葉で簡潔に，ゆっくり，はっきり伝える。
>
> ◎一度で理解できないときには，繰り返して言う。理解できたか確認する。
>
> ◎絵や図，文字，お手本を示して，説明を伝える。
>
> ◎約束は，紙に書いて確認し，見える場所に貼っておく。

②知覚推理が苦手な場合の特徴や支援方法

●児の状態として考えられること

・耳から入る情報を聞いて覚えたり，理解することは得意である。また，言語での理解や表現は全般に得意。

・目で見た情報から推理したり，まとめることが苦手(例：パズル)。

・物事を空間的，総合的に処理することが苦手。また，動作を表現することも苦手。

●学習面などでの困難として考えられること

・聞いた情報を頭のなかで，イメージしてまとめる

V．③ フォローアップの実際／神経発達症の評価と支援

ことが難しい（例：なぞなぞ，算数の文章題）。
・文章を要約したり，話をまとめにくい（例：日記，作文）。
・形を弁別したり，まとめることが難しく，表や図にまとめにくい。
・机の中などの整理整頓が苦手で，どこに片付けてよいか考えることが難しい。
・場面や状況，社会的なルールが理解しにくく，その場に合った行動ができないことがある。

●支援方法・工夫について
・ひとつ一つ順を追って，言葉で説明する。また，部分から全体へ説明を行う。
　（例：段落を押さえてから，全体へ説明する）
・頭の中だけでイメージさせるのではなく，具体物を用いる。言葉での説明もつける。
・図形の特徴などは，言葉で定義付ける。また，位置や場所は上下左右，順序，方向，目印を言葉で確認する（例：上から○段目，左から△番目）。
・机など，持ち物をしまう場所を色付けやラベルなどで目印をつけておく。
・ルールは言葉を用いて，1つずつ確認を行う。
・場面や状況，そのときの気持ちなどをわかりやすい言葉で伝える。

◎片付けは，しまう場所に目印や文字を書いてわかりやすくする。
◎場面や状況を，わかりやすい言葉で，ひとつ一つ順を追って説明する。
◎具体的な道具を使って理解してもらう。
◎図形などの特徴を，言葉で定義付けたり，意味付けしたりする（三角を家の屋根など）。

③ワーキングメモリーが苦手な場合の特徴や支援方法

●児の状態として考えられること
・言葉での理解や表現が苦手。
・絵や図などの目で見た情報の理解や操作は全般的に得意。
・イメージや意味付けしにくい，耳からの情報の記憶は苦手。

●学習面などでの困難として考えられること
・聞き間違いがある，聞いたことをすぐに忘れてし

まう。
・ちょっとした雑音でも，注意がそれやすい。
・ひらがなやカタカナで，書けない文字がある。
・簡単な計算の暗算が難しい，九九が暗唱できない。
・友達の名前や約束を覚えていられない。
・相手の話を最後まで集中して聞いていられない。

●支援方法・工夫について
・注意の集中を促してから話しかけ，説明や指示は短めにする。
・一度で理解できないときには指示を繰り返す。
・絵や図，文字やモデルを補助的に示して伝える。
・覚える事柄を意味付けして覚えやすくする。
・紙を使って計算させる，九九を覚えられない場合は，九九表を使ってもよいことにする。
・覚えておくことは，メモを取る習慣をつける。

◎聞く準備ができているか確認し，集中を促してから話す。
◎説明は，短く伝える。
◎覚えることを意味付けして，覚えやすくする（数字のごろ合わせなど）。
◎覚えておくことをメモする習慣をつけてもらう。

④処理速度が苦手な場合の特徴や支援方法

●児の状態として考えられること
・耳から入る情報を聞いて覚えたり，理解することは得意。また，言語での理解や表現は全般に得意。
・目で見た情報から推理したり，まとめることは得意。
・目で見た情報を覚えることは苦手。
・不器用さがある。

●学習面などでの困難として考えられること
・文字を書き写すことが難しく，書くのが遅い。
・書くときの姿勢や，鉛筆などの筆記用具の持ち方がぎこちない。
・文章を読むのが遅く，似た形の文字と読み間違える。
・計算の記号（＋，－，×，÷）の理解が難しく，計算に時間がかかる。
・必要な道具がすぐに見つけられず，授業の準備が間に合わない。

381

- 活動時間内に課題が終わらない，板書を写し終わることができない。

●**支援方法・工夫について**

- ひとつひとつ順を追って，言葉で説明する。また，図形などの特徴を言葉で定義付けたり，覚える事柄を意味付けして覚えやすくする。
- 文章は分かち書きにして示す。
- 課題に費やす時間を十分に取る，使いやすい筆記用具（例：マス目の大きいノートなど）を用意する。
- 文字は子どもが読みやすい大きさにする，見本を子どもの近くに置く。
- 授業によって必要な準備や用具のチェックリスト

を作る。

- 課題の優先順位を考え，操作時間内に行う課題を選んでおく。

◎課題に取り組む時間を十分にとり，ゆとりをもって取り組ませる。
◎本人が使いやすい筆記用具（大きなマス目のノートなど）を用意する。
◎書き写す手本をなるべく子どもの近くに置く。
◎写すことが難しければ，まず，なぞることから始める。

FCC Point 外来フォローアップからの視点より

- 家族のつながり・絆の向上は，児や児の家族のしあわせ度の向上をもたらす。
- 家族のしあわせ度の向上は，発達予後とは必ずしも比例しない。外来が単なる発達評価外来にならないように注意し，家族の絆の向上への配慮が大事である。適切な時期における適切な情報提供を心がける。
- 家族のつながり・絆の向上のための働きかけは，フォローアップ外来がスタートではなく，NICU入院時から始められる。妊娠中からの働きかけも重要である。
- 周産期病棟における日常の業務にFCCの精神を取り入れるだけではなく，家族の絆を強靭にする働きかけを組織全体としてより積極的に取り組むことが望まれる。
- 産後ケア事業，訪問看護，新生児訪問指導事業等による地域の保健師，助産師，看護師と院内の関係者との連携も重要である。

文献

1) ハイリスク児フォローアップ研究会 編：改訂第2版ハイリスク児のフォローアップマニュアル 小さく生まれた子どもたちへの支援．メジカルビュー社，東京，2018.

2) 嶋津峯眞 監，生澤雅夫 編：新版K式発達検査法—発達検査の考え方と使い方．ナカニシヤ出版，京都，1985.

3) Wechsler D（2003）. Wechsler Intelligence Scale for Children-Forth Edition. Pearson.（=2010，上野一彦，藤田和弘，前川久男ほか；日本版WISC-Ⅳ刊行委員会訳，『日本版WISC-Ⅳ理論・解釈マニュアル』，東京，日本文化科学社）

Ⅴ．3 フォローアップの実際／神経発達症の評価と支援

column

ちいさく生まれたあなたたちへ

　最近，嬉しいことがありました。

　ひとつ目は，私が20代のときに初めて受けもった超低出生体重児の赤ちゃんとお母さんが，安曇野まで会いに来てくれました。お会いしたのは35年ぶりで，もう30代の立派な女性でしたが，面影は赤ちゃんのときのままで，お母さんもお会いしたらすぐにわかりました。一緒にお蕎麦を食べに行きましたが，「麺類を吸うのが苦手なんです。小さく生まれたせいでしょうかね？」と聞かれ，「うーん，そうかもしれませんね」と大笑いしました。今度お母さんのご実家のある静岡に引っ越しをされ，図書館で働かれるとのことでした。今度は私が静岡に遊びに行くことを約束して，お別れしました。

　ふたつ目は，出生後すぐに高アンモニア血症で血液濾過透析をし，その後，お母さんから生体肝移植をして助かった児のことです。最近，その児が生体移植をするかどうか迷っていたときに相談した先生にお会いすることがあり，「そういえばあの子はどうしているのかな？」と思っていた数日後にたまたまNICUに行ったところ，そこに来ていた県内の病院の看護師さんが，「先生！！」と声を掛けてきました。なんとその子のお母さんだったのです。お母さんから「○○は今，看護大学の二年生なんです」と聞いてびっくり。いつかこども病院で働いてくれたらと思います。

　みっつ目は，あるお母さんからお手紙を頂きました。その児は超低出生体重児で生まれて声帯に異常があり，気管切開をして退院した児です。気管切開をした児が学校に行くなんて考えられない時代でしたが，お母さんがぜひ普通小学校に通わせたいと言われ，お母さんと一緒に校長先生のところに御願いに行きました。「この子が気管切開してチューブを喉に入れているのは，超近視の僕が眼鏡を掛けているのと同じなんです」なんて，とんでもないことを言って校長先生を説得しました。「声帯の手術をして気管切開孔を閉じ，社会人になって仕事をしています」とのこと嬉しくなりました。

　新生児病棟のスタッフは，「そういえばあの子は今，どうしているのかな？」といつも思っています。

　小さく生まれたあなたが，多くの人に見守られて幸せになることを祈っています。

（中村友彦）

長野県立こども病院方式
超低出生体重児の管理マニュアル

索　引

和文

あ

愛着形成の促進	30
亜鉛欠乏	258
——の評価	263
アシデミア	117
アストログリア	141
遊びの教室	326
アテトーゼ型脳性麻痺	225
アミノ酸	179
アミノ酸製剤	179
アムホテリシンBリポソーム製剤	241
あやしのケア	265
アルカレミア	117
アンチトロンビンⅢ製剤	216, 302
アンバウンドビリルビン	220, 225, 309

い

育児教室	326
胃食道逆流症	172, 298
——の主な症状	172
——治療，注入時間延長	174
一過性甲状腺機能低下症	162
一酸化窒素吸入療法	101, 118
イブプロフェン	112, 113, 284, 285
イブリーフ®	114
医療資源の活用法	326
医療的ケア	326
医療連携	326
インクレミン®	305, 307
インクレミン®シロップ	211, 306
インスリン	195
インスリン様成長因子1	245, 248
インターロイキン-1	154
インドメタシン	111, 284-286
——の予防投与	112, 114, 286, 288, 289

え・お

エアリーク	79, 102
栄養	178
栄養管理レジメン	149
壊死性腸炎	110, 124, 152, 297
腸管灌流障害	152
腸のバリア機能	153
——の発症機序	154
——の予防	187
エスポー®	305
血液型不適合	221
エポエチンアルファ	303, 306
エリスロポエチン	250
エリスロポエチン製剤	211
エンドセリン-1	153
黄疸	219, 220, 309
オートクリン・コントロール	191
オキシトシンホルモン	192
親の潜在的育児能力	30
オルプリノン	114, 122
オンマイヤリザーバー	139

か

核黄疸	219
拡散テンソルイメージング	143
拡張能（心筋）	120
学童期神経発達症チェックリスト	374
囲い込み	224, 255
下行大動脈	111
ガストログラフィン®注腸	161, 162
家族回診	31
家族支援	326
家族指導（退院準備）（HOT）	274
家族と痛みのケア	23
活気不良	155, 163, 316
活性型ビタミンD	204
活性酸素種	141
活性窒素種	141
カテコールアミン	124, 125

か（続き）

カフェイン	77, 92, 283
カルシウム	195
カルチコール®	178
カンガルーケア	26, 30, 44, 267
——，挿管児	32
観察能力とアセスメント力	21
ガンシクロビル点滴静注	236
カンジダ	241
間質性肺気腫	79, 102
外科的な介入	103
保存的治療	103
感染管理	11
感染症	228
感染制御チーム	316
感染対策	228
感染経路別予防策	229
個人防護具	229
標準予防策	228
間代性運動	145
間代発作	145
眼底のZONEシェーマ	246
ガンマグロブリン	241
緩和医療	19

き・く

気管支肺形成症（BPD）	74, 87, 332,
基線細変動の減少	307
教育機関との連携	326
強化調整粉乳	206
強化母乳	43, 181
強化母乳栄養	181
凝固	132, 209
強直発作	145
虚血性大腸炎	153
——，先天性心疾患にともなう	
筋小胞体	106
緊張性気胸	82
グリセリン浣腸	148, 150, 174
グルタミン酸興奮毒性	141

クレアチンキナーゼMB分画 (CK-MB)	121

け

経験的治療 (empiric therapy)	232, 241
経静脈栄養	178
経腸栄養	181
ケイツー®	303
経皮ビリルビン	221
血圧低下	124
血液ガスビリルビン分析	221
血液脳関門	220
血液培養自動分析装置	240
血管内皮増殖因子	245
血糖	197
限局性学習症	358
限局性腸穿孔	152, 153, 164
言語聴覚療法	377
言語発達の評価	357
言語理解	379, 380
——の発達のめやす	357
健診プロトコール	329

こ

抗VEGF薬	248
高インスリン性低血糖症	198, 199
高カリウム血症	130, 183
抗菌薬の新生児投与量 (長野県立こども病院ICT)	242
甲状腺	195
甲状腺機能低下	126
甲状腺機能低下症	300
甲状腺機能評価	263
甲状腺刺激ホルモン	203, 300
甲状腺ホルモン検査	302
甲状腺ホルモン値	301
甲状腺ホルモン低下	302
抗真菌薬	241
後天性サイトメガロウイルス感染症	235
——の症状と所見	235
行動・精神発達の評価	358
公認心理師	336
高ビリルビン血症	220, 223
高頻度振動人工換気	101, 118, 126
後負荷	120
後負荷上昇	108
神戸大学 (森岡) の治療基準	221, 222

呼吸	10, 68
呼吸器weaningの手順	73
呼吸窮迫症候群 (RDS)	70, 278
——の合併症	73
——の呼吸器設定	73
呼吸中枢	68
呼吸評価	262
国際認定ラクテーションコンサルタント	193
極低出生体重児のフォローアップシステム	330, 334
混合性無呼吸	76
コンポジット評価	129

さ

サーファクタント	233, 309
——投与	72, 134, 284
細菌性腟症	39
臍 (静脈) カテーテル	178, 239
最大三尖弁逆流血流速度	118
在胎週数による新生児の分類	2
臍帯遅延結紮	10, 134, 211
臍帯ミルキング	10, 56, 134, 213, 303
在宅酸素療法 (HOT)	263, 271
——導入に際して家族と共有すべきこと	275
——の管理	274
——の調整	271
——の導入基準	271
在宅モニタリング (パルスオキシメータ)	273
——のメリット・デメリット	274
最適治療 (definitive therapy)	232, 241
サイトメガロウイルス感染	183, 211, 235
——予防	187
——の症状と所見	235
——, 後天性	235
——, 先天性	235
——症診療ガイドライン	237
サイナソイダルパターン	307
細胞性	228
作業療法	374
搾乳に関する支援	191
左室拡張末期径	107, 111
左室駆出率	121
左室短縮率	121
左肺動脈拡張末期血流速度	286

左肺動脈拡張期血流速度/収縮期血流速度比	111
左房 (LA)/大動脈 (aorta)比	111
酸興奮毒性	141
三語文	343
三尖弁逆流速度	287
酸素供給装置	273

し

ジアゾキシド	199
子宮外発育不全	148, 176, 177
子宮頸管ペッサリー	39
子宮頸管縫縮術	39
子宮頸管無力症	37
子宮卵管造影	203
実質性出血	132
シナジス®	331
児の吸啜刺激	192
脂肪	179
脂肪乳剤	179
社会的サポート	324
射乳反射	192
シャント留置	139
縦隔気腫	83
収縮期肺動脈圧	118
収縮能 (心筋)	106, 120
修正1歳6カ月健診	338
修正6カ月健診	338
修正Bell重症度分類	155
十二指腸栄養チューブ挿入	174
絨毛膜羊膜炎	3, 38, 85, 279
——頻度, 組織学的	4
出血後水頭症	137, 138, 290, 294
出血性肺浮腫	286
出生後低カルシウム血症	205
出生体重による新生児の分類	2
腫瘍壊死因子-α	154
循環	10, 106
循環障害	106
循環不全	124
消化管アレルギー	152, 153, 168
消化管穿孔	110, 164, 295
消化器	148
常在菌 (叢)	30, 230, 237, 241
静注用免疫グロブリン製剤	303
衝動性	358
小児神経科	349
静脈栄養期間の短縮・体重増加	188
少量頻回栄養	174

385

食物経口負荷試験	169
ショ糖	23
処理速度	381
真菌感染症	243
真空固定具	265
神経	128
神経行動学的発達	22
神経発達症	374
——の評価と支援	374
神経発達障がい	6, 11, 44, 95, 126, 134, 173, 177, 198, 324
神経発達症チェックリスト	374
神経評価	262
人工肛門増設術	162
侵襲性真菌症のスクリーニング	242
新生児・乳児食物蛋白誘発胃腸症	168
新生児MRI評価表	129
新生児遷延性肺高血圧症	116, 287, 288
——頻度	10
新生児敗血症	239, 313
新生児発作	144
——の原因疾患	145
新生児慢性肺疾患 厚生労働科学研究分類(2023)	87
新生児臨床研究ネットワーク	3, 9, 16, 128, 148, 181, 324
新鮮凍結血漿	216, 233
身体発育の評価	356
腎動脈拡張期血流	286
心拍出量	107, 108
新版K式発達検査	335, 377
心不全	120

す・せ

ステロイド	113, 124
ステロイド吸入	93, 282
ステロイド(全身)投与	93, 282
スパズム	145
生育限界と成育限界	16
生殖補助医療	7, 203
セイラムサンプ™チューブ	166
切迫早産	37, 42
セフメタゾール	166
前期破水	38
全身性炎症反応症候群	165
前大脳動脈拡張期血流	286
先天性感染症	235

先天性甲状腺機能低下症	201
先天性サイトメガロウイルス(CMV)感染	235
前負荷	120
線溶系	209

そ

総カロリー	179
早発型敗血症	231
早期経腸栄養開始	148
臓器血流波形	126
早産児骨減少症(未熟児くる病)	116, 204, 205
早産児動脈管開存症	110, 124, 284
早産児におけるドナーミルク	187
早産児の痛みのアセスメント	23
早産児の網膜症(未熟児網膜症)	245
——国際分類の改訂	246
——に対する治療法とその評価	249
——の眼底記載チャート	246
——の治療	248
(早産児)ビリルビン脳症(核黄疸)	221, 225
——の暫定診断基準	226
——の神経症候	226
『早産児ビリルビン脳症(核黄疸)診療の手引き』	219, 226
早産による心機能の低下	107
早産による心臓の構造的変化	107
総鉄結合能	308
総肺静脈還流異常症	104, 117
早発型敗血症	231, 239
——病原菌	239
総ビリルビン	220, 309
側面像	165, 166, 297
組織学的CAM頻度	4

た

退院基準:長野県立こども病院新生児科(NICU)	260
退院調整	267, 325
退院前検査	260
退院前検査チェックリスト	261
体格評価	262
胎児姿勢	253
胎児循環	106, 108
胎児発育不全	36, 40, 213, 313
胎児頻脈	307
耐性菌	230
耐性グラム陰性桿菌	316

大動脈縮窄症	117
胎便関連性腸閉塞	160, 164
——の診断基準	161
多胎	3
多動傾向	345
多動性	358

ち

知覚推理	379, 380
遅発型敗血症	231, 239
——病原菌	239
注意・集中の問題	345
注意欠如・多動症	358
中心静脈栄養	178
中枢性無呼吸	76
長期フォローアップ	324
聴性脳幹反応検査	226
超早期授乳	181
超早産児の急性期の皮膚管理	320
超低出生体重児の栄養戦略	176
超低出生体重児の疫学	3
超低出生体重児の看護	21
超低出生体重児の管理	9
超低出生体重児の呼吸の問題	68
超低出生体重児の死亡率	5
超低出生体重児の定義・分類	2
超低出生体重児の貧血管理	303
超低出生体重児の看取りの医療	18
超低出生体重児の要因	2
超低出生体重児の倫理的対応	16
腸内細菌叢	153
——のdysbiosis	148
——バランス	149
聴力評価	262
直接授乳に関する支援	192
直接ビリルビン	221, 236
治療薬物モニタリング	317

つ・て

包み込み	224, 253
低アルブミン血症	223
低温殺菌処理(ドナーミルク)	186, 236
低カルシウム血症	180
低血糖	198
低出生体重児の低サイロキシン血症	201
低出生体重児の発育曲線	356

低出生体重児用ミルク	186
低ナトリウム血症	126, 179
ディベロップメンタルケア	22
低リン血症	180
デキサメタゾン	95, 282
鉄	210
鉄剤内服	308
鉄動態・骨代謝評価	263
手指衛生	229
電動搾乳器使用	192
電解質	179

と

糖	179, 195
頭蓋内出血	110
動眼神経麻痺	225
凍結母乳栄養	183
透光試験	81
疼痛緩和に対するケア	22
糖濃度	179
頭部MRI検査(スクリーニング)	142, 262
頭部超音波検査	142
動脈管開存	116, 285
ドキサプラム	78, 280, 281, 283
ドナーミルク(完全人乳由来栄養)	149, 185
——の感染対策	186
——の心理的なサポート	189
——の成分	186
——利用	188
ドパミン塩酸塩	122, 287, 289, 290
ドブタミン塩酸塩	122, 290
トロポニンT	121

な・に・ね

内分泌代謝	195
二語文	343
尿中CMV DNA検査	236
尿量減少	124, 147
ニルセビマブ	331
妊娠高血圧症候群	3, 4, 37
認知行動障害	140
ネウボラセンター	193
年齢別のフォローアップ健診	338

の

脳・腎動脈血流波形	111
濃厚血小板	216
脳室周囲白質軟化症	124, 128, 129, 140, 143
脳室内出血	124, 128, 132, 290, 294
——(IVH)Grade	133, 137
——が生じやすい要因	132
——後の管理	138
脳室リザーバー	139
脳性ナトリウム利尿ペプチド	121
脳性ナトリウム利尿ペプチド前駆体N端フラグメント値	121
脳性麻痺	124
——症例	140
脳保護	11

は

肺高血圧(PH)	117
——評価	272
肺循環	69
肺低形成	39, 100, 289
ハイドロコロイドドレッシング材	322
ハイドロサイト®プラス	318
白質障害	140
播種性血管内凝固(症候群)	209, 213, 303
——時の凝固能補正	241
バソプレシン	125
発育および発達のフォローアップ	356
発語の発達のめやす	357
発達性協調運動障害	358
発達評価	262
パリビズマブ	331
バルガンシクロビル経口投与	236
晩期循環不全	124, 201, 202
——の診断基準	125
尿量減少	124
バンコマイシン	317

ひ

光療法	223, 312
ビタミン	184, 186
ビタミンA(レチノール)	98
ビタミンK	208
——投与	305
ヒトT細胞白血病ウイルス1型	183
ヒト免疫不全ウイルス	183

ヒドロコルチゾン	94, 125, 279, 282, 289
ビフィズス菌	183
皮膚損傷	257
——部の培養	321
皮膚の黄染	220
皮膚保護	318
微量元素	180
ビリルビン産生	220
ビリルビン誘発性神経機能異常	225
貧血	209, 210, 306

ふ

ファミリーセンタードケア	18, 23, 25, 29, 44, 233, 263, 267
フェノバルビタール	134, 146
フェリチン	210, 305
フェロミア®顆粒	211
フェンタニル	117, 134, 279, 287, 293, 318
フォローアップ	324
——と予後	324
——の実施	325
——の目的	325
フォローアップ外来	328
フォローアップ健診	328
——, 年齢別の	338
フォローアップシステム, 極低出生児	330, 334
フォローアップ体制(長野県)	328
副甲状腺ホルモン	204
副腎皮質刺激ホルモン放出ホルモン	108
腹部ケア	174
腹部膨満	78, 92, 120, 152, 161, 202, 247
浮腫	74, 97, 121, 126, 253
ブドウ糖濃度	198
不飽和鉄結合能	308
プラスチックラップ(ラッピング)	64, 278, 287
フルコナゾール	241
プロカルシトニン	240
プロゲステロン	125
プロスタグランジンE	110
プロトンポンプインヒビター	174
プロバイオティクス	148, 149, 157, 183
ブロンズベビー症候群	223
分娩予定日	36

へ・ほ

閉塞性無呼吸	76
ベイフォータス®	331
ベタメタゾン	278, 284, 287
ヘモグロビン	208, 210
ヘルペス感染	146
便秘	202
ホールディング	254, 135, 166
ポジショニング	189, 248
ホスホジエステラーゼ-Ⅲ阻害薬	
	135, 166, 254
ホスホリパーゼ	154
母体・胎児間の物質移行	195
母体ステロイド	9, 71, 133, 157
母体と胎児の内分泌環境	196
母体の感染症	183
母体の血清学的スクリーニング	237
母乳	181, 183
——の利点	148
母乳育児支援	183, 188, 191
母乳栄養	181
——の増量の仕方	181
母乳バンク	185, 188
ポリウレタンフォーム	
ドレッシング材	318, 320

ま・み

マイクロバブルテスト	
	71, 278, 295, 313
マキシマムプレコーション	240
マススクリーニング検査	236
慢性期肺高血圧	116
慢性肺疾患（CLD）	
	85, 110, 116, 149
——の身体所見	86
——の評価	262
——の分類	87
——の薬物療法	91
——の予防	92, 187
慢性肺疾患（CLD）新分類をもとにした	
HOT導入のリスク因子	272
慢性ビリルビン脳症	219
ミオクローヌス	145
ミクログリア	141
未熟心筋	107
ミダゾラム	134
身近な行政との連携	326

脈圧差の拡大	110
ミルリノン	122

む・め・も

無呼吸（発作）	75
——の原因	77
——，混合性	76
——，中枢性	76
——，閉塞性	76
メチシリン耐性表皮ブドウ球菌	315
メトヘモグロビン血症	118
メナテトレノン	303, 306
メロペネム	166
メロリン®ガーゼ	318
免疫システム，早産児の	224
細胞性	228
補体系	228
B細胞系	228
網膜血管の成長停止	245
網膜血管の増殖	245
もらい乳	186

ゆ・よ

遊離ガス	164
遊離トリヨードサイロニン	300
遊離ビリルビン	220
輸血	211
輸血後感染症	305
溶血性貧血	221
幼児期神経発達症チェックリスト	374
羊水過少	39, 89, 100, 116, 289
腰椎穿刺	240
予防的イブプロフェン投与	112
予防的インドメタシン投与	112,
	114, 286, 288, 289
予防的サーファクタント投与	
	71, 282

ら・り

ラッチオン	193
理学療法	374
リコモジュリン®	216
リトドリン塩酸塩	38, 313
利尿薬（フロセミド）	97
リハビリテーション	262, 334, 374

硫酸マグネシウム水和物	38
療育機関	345, 349
療育サポート	324
両親が実施する介入	25
両親と協働する包括的介入	26
両親の準備の評価	265
両親の養育能力	324
両親を支援する介入	25
臨床倫理カンファレンス	18
臨床倫理コンサルテーションチーム	
	18
リンデロン®	278, 284, 287

れ・ろ・わ

レーザー治療	247
レシピエント	187
レボチロキシン	126
ワーキングメモリー	381

数字

24時間食道pHモニタリング	177
25％グリセリン浣腸	163
3歳健診（暦年齢）	341
5歳6カ月（就学前）健診	348
9歳健診以降	351

欧文

A・B

air leak	79
allergen-specific lymphocyte stimulation test; ALST	169
amplituted-integrated electroencephalogram; aEEG	
	144
anti-VEGF薬	248
antibiotics stewardship program; ASP	232
antithrombin; AT	216
apnea	75
"APNEA CATCH BIRD"	77
attention-deficit/hyperactivity disorder; ADHD	358
auditory brain stem response; ABR	226
auditory neuropathy型聴覚障害	
	225

bilirubin-induced neurological dysfunction; BIND 225

biophysical profile scoring; BPS 44

blood-brain barrier; BBB 220

Bomsel分類 71, 313

bone mineral deficiency of prematurity; BMDP 204

bounding pulse 110

brain natriuretic peptide; BNP 121

bronchopulmonary dysplasia; BPD 87

C

calcium-induced calcium release; CICR 106

caliber change 161

capillary refilling time 120

cefmetazole; CMZ 166

certified public psychologist; CPP 336

chorioamnionitis; CAM 3, 85, 275

chronic lung disease; CLD 85, 91, 116

CLD-AD 89

CLD-PH 89, 272

Close Collaboration with Parents トレーニング 27

computer assisted automated blood culture system 240

congenital hypothyroidism; CH 201

corticotropin-releasing hormone; CRH 108

creatine kinase; CK 121

Critical CLD 88, 89

cross-table view 165, 166, 297

cupping 206

cystic PVL 141

cytomegalovirus; CMV 183

D・E

definitive therapy 232, 240, 241

delayed umbilical cord clamping 10

dexamethasone; DEX 95

diffuse white matter gliosis; DWMG 140

diffusion tensor imaging; DTI 143

direct bilirubin; DB 221

disseminated intravascular coagulation; DIC 209, 213, 241, 302

dobutamine hydrochloride; DOB 290

dopamine hydrochloride; DOA 290

dry lung syndrome 100, 101

dyskinetic cerebral palsy 225

early aggressive nutrition; EAN 177, 205

early onset sepsis; EOS 231, 239

ejection fraction; EF 121

electrical activity of diaphragm; Edi 283

electro-clinical dissociation 144

electrographic seizures 145

empiric therapy 232, 241

endothelin; ET 153

expected date of confinement; EDC 36

extrauterine growth restriction; EUGR 148, 176, 177

F・G

family centered care; FCC 23, 25, 29

FCC 時間捻出 31

fetal growth restriction; FGR 36, 40, 213, 313

focal intestinal perforation; FIP 152, 164

food protein induced allergic proctocolitis; FPIAP 168

food protein induced enteropath; FPE 168

foodproteininduced enterocolitis syndrome; FPIES 168

fractional shortening; FS 121, 286

free air 164

fresh frozen plasma; FFP 216, 303

gastroesophageal reflux disease; GERD 172, 298

general movements; GMs 評価 129, 262, 329, 334

glucose infusion rate; GIR 198

Gram-negative bacteria; GNR 316

H・I

H2 ブロッカー 153, 174

Hammersmith 新生児神経学的検査 129, 262, 329, 334

heart failure 120

hemoglobin; Hb 208, 210

heparin-binding EGF; HB-EGF 154

hepatitis B virus; HBV 183

hepatitis C virus; HCV 183

high frequency oscillatory ventilation; HFO 73, 101, 118, 126

Hirschsprung病 161, 163

HMS-2 181, 206

home oxygen therapy; HOT 271

Human immunodeficiency virus; HIV 183

Human T-cell leukemia virus type 1; HTLV-1 183

hydrocortisone; HDC 89, 94, 125

hypertensive disorders of pregnancy; HDP 3

hypothyroidism 300

inducible nitric oxide synthase; iNOS 154

infection control team; ICT 316

inhaled nitric oxide; iNO 101, 118

iNO 療法 288, 289

insulin-like growth factor-1; IGF-1 245, 248

intravenous immunoglobulin; IVIg 303

intraventricular hemorrhage; IVH 124, 128, 132

intubation- surfactant-extubation; INSURE 71

J・L・M

jaundice 309

late onset sepsis; LOS 231, 239

late-onset circulatory collapse; LCC 124

left ventricular end-diastolic dimension; LVDd 111

less invasive surfactant administration; LISA 71

『Levin による人間的な NICU に対する 11 カ条の提言』 24

light-for-date; LFD 161

liposomal amphotericin B; L-AMB 241

localized intestinal perforation; LIP 164

long-term tocolysis 38

maladaptation	116
maldevelopment	116
meconium disease	160
meconium ileus	160
meconium plug syndrome	160
meconium related ileus; MRI	160, 164
medium chain triglyceride; MCT	183
meropenem; MEPM	166
methicillin-resistant *Staphylococcus aureus*; MRSA	315
methicillin-resistant *Staphylo-coccus epidermidis*; MRSE	315
MINI study	16
minimal enteral feeding	181
minimal handling	22, 116, 117, 130, 134, 288
minimally invasive surfactant therapy; MIST	71
Modified Checklist for Autism in Toddlers; M-CHAT	340

N・O

N-terminal pro BNP; NT-pro BNP	121
necrotizing enterocolitis; NEC	124, 152
Neonatal Research Network; NRN	148, 181, 324
neonatal seizure	144
neonatal sepsis	239, 313
nesting	224, 255
neurally adjusted ventilatory assist; NAVA	10, 279, 283
——を活かしたCLD戦略	88
neuro- developmental impairment; NDI	11
NICU からの退院とは	260
NICUにおけるFCC	25
『NICUに入院している新生児の 痛みのケアのガイドライン』	23
NICU入院中の栄養が予後に 与える影響	181
Nissen術	174
non-stress test; NST	40
noninvasive ventilation-NAVA; NIV-NAVA	275, 283, 305
"Not doing well"	21, 316

occupational therapy; OT	374
oxygenation index; OI	116, 289

P・R

Papileの分類	133
patent ductus arteriosus; PDA	110, 116, 124, 284, 285
periventricular leukomalacia; PVL	124, 128, 129, 140
persistent pulmonary hypertension of newborn; PPHN	116, 287, 289
phosphodiesterase; PDE	122
——-Ⅲ(PDE-Ⅲ)阻害薬	135, 166, 254
physical therapy/physical therapy modality; PT	374
PIカテーテル	178, 239, 241, 317
positioning	252
Potter sequence	100
premature infant respiratory status; PIRS	88
preterm premature rupture of membranes; PPROM	38
procalcitonin; PCT	240
prostaglandin E; PGE	110
pulmonary hypertension; PH	116
pulmonary interstitial emphysema; PIE	79, 102
reactive nitrogen species; RNS	141
reactive oxygen species; ROS	141
recombinant IGF-1 withbinding protein; rhIGFBP-3	248
respiratory distress syndrome; RDS	70, 278
retinopathy of prematurity; ROP	245
RSウイルス感染症	331

S・T

sepsis work-up	316
short-term tocolysis	38
sigh positive airway pressure; SiPAP	279
small left colon syndrome	160
small-for-gestational age; SGA	313
Society for Fetal Urology; SFU分類	263
specific learning disorder; SLD	358
speech-language-hearing therapy; ST	377

spontaneous intestinal perforation; SIP	164
subclinical seizures	145
supportive therapy	241
swaddling	224, 253
systemic inflammatory response syndrome; SIRS	165
therapeutic drug monitoring; TDM	232, 317
thyroid stimulating hormone; TSH	201
toll-like receptor 4; TLR4	154
TORCH(症候群)	40, 221
total bilirubin; TB	220, 309, 312
total iron binding capacity; TIBC	308
total parenteral nutrition; TPN	178
TSHサージ	201
TSH遅発上昇	202
tumor necrosis factor; TNF	154

U・V・W

umbilical cord milking	10
unbound bilirubin; UB	220, 225, 309, 311, 312
underdevelopment	116
unsaturated iron binding capacity; UIBC	308
V-Pシャント	139
vancomycin; VCM	317
variants of food protein intolerance syndrome;FPIES	152
vascular endothelial growth factor; VEGF	245
vaso-obliterative phase	245
vasoproliferative phase	245
Volpeの分類	133
Wechsler Intelligence Scale for Children; WISC	377

改訂第2版 長野県立こども病院方式 超低出生体重児の管理マニュアル

2019年 4月 1日　　第1版第1刷発行
2022年 7月20日　　　　　第4刷発行
2024年11月20日　　第2版第1刷発行

監　修　中村友彦　　なかむらともひこ

編　集　廣間武彦・小田　新
　　　　小川　亮・深尾有紀

発行者　吉田富生

発行所　株式会社メジカルビュー社
　　　　〒162-0845 東京都新宿区市谷本村町2-30
　　　　電話　03(5228)2050(代表)
　　　　ホームページ https://www.medicalview.co.jp/

　　　　営業部　FAX 03(5228)2059
　　　　E-mail eigyo@medicalview.co.jp

　　　　編集部　FAX 03(5228)2062
　　　　E-mail ed@medicalview.co.jp

印刷所　シナノ印刷株式会社

ISBN978-4-7583-2147-1 C3047

©MEDICAL VIEW, 2024. Printed in Japan

・本書に掲載された著作物の複写・複製・転載・翻訳・データベースへの取り込みおよび送信(送信可能化権を含む)・上映・譲渡に関する許諾権は，(株)メジカルビュー社が保有しています．

・ JCOPY 〈出版者著作権管理機構 委託出版物〉
本書の無断複製は著作権法上での例外を除き禁じられています．複製される場合は，そのつど事前に，出版者著作権管理機構(電話 03-5244-5088，FAX 03-5244-5089，e-mail：info@jcopy.or.jp)の許諾を得てください．

・本書をコピー，スキャン，デジタルデータ化するなどの複製を無許諾で行う行為は，著作権法上での限られた例外(「私的使用のための複製」など)を除き禁じられています．大学，病院，企業などにおいて，研究活動，診察を含み業務上使用する目的で上記の行為を行うことは私的使用には該当せず違法です．また私的使用のためであっても，代行業者等の第三者に依頼して上記の行為を行うことは違法となります．